AF368855

# TRAITÉ
# DES POISONS.

# TRAITÉ

# DES POISONS,

ou

## TOXICOLOGIE

APPLIQUÉE

A LA MÉDECINE LÉGALE, A LA PHYSIOLOGIE ET A LA THÉRAPEUTIQUE;

### Par Ch. FLANDIN.

DOCTEUR EN MÉDECINE DE LA FACULTÉ DE PARIS, CHEVALIER DE LA LÉGION D'HONNEUR.

Sontibus unde tremor..... civibus unde salus.

*TOME TROISIÈME.*

## PARIS,

### MALLET-BACHELIER, GENDRE ET SUCCESSEUR DE BACHELIER,

Imprimeur-Libraire

DU BUREAU DES LONGITUDES ET DE L'ÉCOLE IMPÉRIALE POLYTECHNIQUE,

QUAI DES AUGUSTINS, 55.

1853

# TRAITÉ
# DES POISONS.



SUITE DE LA

## DEUXIÈME PARTIE,

## DES POISONS EN PARTICULIER.

## SECTION QUATRIÈME.

### DES ALCALIS ET DES SELS ALCALINS.

De même que j'ai rapproché, comme corps toxiques, les acides et les sels acides; de même je crois
devoir réunir ici, sous un même titre, les alcalis et
les sels alcalins. Ces composés se touchent par leurs
propriétés chimiques; ils ont une certaine analogie,
au moins sous le rapport des effets qu'ils produisent
sur l'économie; les mêmes méthodes d'analyse leur
sont applicables, quand il s'agit de les découvrir
dans des mélanges de matières organiques. En faut-

il davantage pour légitimer un groupement, à l'aide duquel j'espère épargner au lecteur de trop fréquentes répétitions?

## 1. — *Des alcalis caustiques.*

### *Potasse* (KO).

La potasse, aussi nommée *potasse caustique, oxyde de potassium*, *monohydrate* ou *hydrate de potasse*, *potasse hydratée*, est un produit de l'art. Dans la nature, cette base a trop de tendance à se combiner avec les acides, pour ne pas absorber l'acide carbonique de l'air, et se transformer ainsi en carbonate de potasse.

*Propriétés physiques et chimiques.* — Dans son état ordinaire, la potasse caustique se présente sous forme de petites masses ou lamelles blanches, opaques, à cassure cristalline. Elle se dissout si facilement et si complétement dans l'eau, que si elle n'a pas été mise à l'abri du contact de l'air, elle en absorbe l'humidité et se transforme ainsi en un liquide onctueux, dense, dans lequel nagent divers corpuscules colorés. Ce liquide a une odeur propre, celle de la lessive. Il réagit vivement sur les couleurs végétales, ramène au bleu le papier de tournesol rougi par un acide, verdit le sirop de violette, brunit le papier de curcuma. Il décompose ou dissout les matières animales et saponifie les corps gras. Il attaque la porcelaine et le verre, ce qui doit mettre en garde le chimiste quand il fait emploi de la potasse dans les analyses médico-légales. Le verre, en effet, peut contenir de l'arsenic et du plomb. De la potasse qui a été conservée pendant quelque temps dans un flacon, attaque insensiblement la silice, la dissout, et avec elle les oxydes vitrifiés auxquels elle est unie. On a vu de graves méprises produites par l'ignorance ou l'oubli de ce fait important.

La potasse est caractérisée par les réactions suivantes :

En dissolution dans l'alcool, elle brûle avec une flamme violette : la soude donne une flamme jaune ;

Elle précipite *en blanc* (bitartrate de potasse peu soluble) par l'acide tartrique : la soude ne précipite pas par cet acide ;

Elle précipite *en blanc* également par les acides perchlorique et hydrofluosilicique. Dans ce dernier cas, le précipité est gélatineux : c'est du fluo-silicate de potasse.

Elle donne :

Avec le sulfate d'alumine, un précipité *blanc* (sulfate d'alumine et de potasse, ou alun peu soluble) ;

Avec l'acide carbazotique, un précipité *jaune* ;

Avec le chlorure de platine, enfin (caractère essentiel), un précipité *jaune grenu* de chlorure double de platine et de potassium.

J'ajoute que les dissolutions potassiques, de même toutefois que les dissolutions sodiques, ne forment pas de précipités avec les dissolutions des carbonates alcalins, des sulfures et du cyanoferrure de potassium. Pour être négatifs, ces derniers caractères

n'en sont pas moins propres à faire reconnaître
promptement une base alcaline, les carbonates alcalins précipitant les sels des bases terreuses et métalliques.

La potasse se prépare avec le carbonate de cette
base. On fait dissoudre 1 partie de carbonate dans
10 à 12 parties d'eau; on porte à l'ébullition et l'on
ajoute, par fraction dans le liquide bouillant, une
dissolution de chaux dans l'eau. Il se forme du carbonate de chaux solide, et la potasse reste en dissolution dans l'eau. On concentre la liqueur dans une
capsule d'argent, et lorsqu'elle est arrivée à un degré
convenable, on la verse sur une plaque de cuivre ou
dans une lingotière. Elle s'y fixe immédiatement.
On a ainsi la potasse dite *à la chaux*, qui contient
toujours quelques sels : carbonate, sulfate et chlorure potassiques. Pour la purifier, on la traite par
l'alcool concentré à une chaleur modérée. L'opération se fait dans un flacon. Par le refroidissement et
le repos, il se forme trois couches distinctes dans la
liqueur : la couche inférieure est un dépôt de sulfate
de chaux et de chaux; la couche moyenne est formée de sulfate, de carbonate et de chlorure potassiques; la couche supérieure est une dissolution alcoolique de potasse. On décante celle-ci; on enlève
l'alcool par distillation et l'on concentre ensuite rapidement dans une capsule d'argent. On a ainsi la potasse dite *à l'alcool,* toujours plus pure que la précédente, ou potasse *à la chaux*.

La potasse a de nombreux usages : elle sert aux
chimistes de réactif, et elle est employée en méde-

cine comme agent caustique. Elle prend alors le nom
de *pierre à cautère*.

### *Soude* (NaO).

La soude a les plus grandes analogies avec la potasse. Voici les différences essentielles que présentent ces deux bases :

La soude, ainsi qu'il a été dit, donne, au chalumeau, une flamme jaune, tandis que la potasse brûle
avec une flamme violette.

La soude est déliquescente, ainsi que la potasse ;
mais, comme avec la soude non moins qu'avec la
potasse, au contact de l'air, il se forme des carbonates, et que le carbonate de soude est efflorescent,
le carbonate de potasse étant déliquescent, la soude
abandonnée à l'air reste à l'état solide ou s'effleurit ;
tandis que la potasse garde l'état liquide ou tombe
en déliquescence. De même encore, la soude unie à
l'acide acétique forme un acétate cristallisé, solide ; la potasse donne, avec le même acide, un sel
extrèmement déliquescent.

Les composés sodiques, enfin, ne donnent pas de
précipités avec le chlorure de platine.

La soude se prépare absolument comme la potasse,
et a les mêmes usages.

### *Chaux* (CaO).

Les composés de chaux (carbonates, sulfates,
phosphates et silicates) sont abondamment répandus
dans la nature.

La chaux proprement dite est un produit de l'art. À l'état pur et anhydre, c'est une matière blanche, amorphe, friable, qui provoque la toux, exerce une action caustique, et bleuit le papier de tournesol rougi par un acide. Elle se carbonate promptement à l'air et en absorbe l'humidité. On dit, dans ce dernier cas, qu'elle s'éteint, se délite ou s'hydrate. Ce phénomène d'hydratation, quand il se produit en grand, détermine un dégagement de chaleur considérable, et qui suffit à vaporiser une partie de l'eau mise en présence de la chaux.

L'eau qui est restée quelque temps en contact avec la chaux, en retient une certaine quantité. Cette dissolution porte le nom d'*eau* ou de *lait de chaux*. C'est un réactif fréquemment employé. Il est à remarquer que l'eau froide dissout une plus forte proportion de chaux que l'eau chaude. Si l'on chauffe, en effet, cette dissolution calcique, on voit une partie de la chaux se précipiter. La pellicule solide qui se forme à la couche supérieure de l'eau de chaux, est un carbonate de chaux formé sous l'influence de l'acide carbonique de l'air.

Les dissolutions calciques se reconnaissent aux caractères suivants :

Elles donnent :

Avec les carbonates alcalins, un précipité *blanc* (carbonate de chaux) ;

Avec l'acide oxalique ou l'oxalate d'ammoniaque, un précipité *blanc* (oxalate de chaux) insoluble dans l'eau et dans l'acide acétique, mais soluble dans l'acide azotique (réaction essentielle et caractéristique).

La chaux se prépare par la calcination du carbonate ou du nitrate de cette base. On connaît ses usages dans les arts. A l'état pur ou anhydre et mêlée à la potasse, elle constitue le *caustique de Vienne*.

### *Baryte* (Ba O).

La baryte anhydre et pure est un produit de l'art. On ne trouve dans la nature que les carbonate et sulfate de cette base.

*Propriétés physiques et chimiques.*—Telle qu'on la prépare dans les laboratoires, la baryte est une matière d'un blanc gris, quelquefois tachée de vert, très-caustique, qui, au contact de l'air et de l'eau, a la propriété, comme la chaux, de se transformer en carbonate et en hydrate. L'hydrate est un réactif fréquemment employé. On le prépare soit en traitant simplement de la baryte anhydre par l'eau, soit en faisant bouillir une dissolution de sulfure barytique avec de l'oxyde de cuivre :

$$BaS + CuO = BaO + CuS.$$

On reconnaît que le sulfure de barium est transformé en baryte quand il ne donne plus de précipité par une dissolution d'acétate de plomb.

Les caractères chimiques de la baryte et de ses composés sont les suivants :

Avec les carbonates alcalins, précipité *blanc* (carbonate de baryte);

Avec l'acide sulfurique et les sulfates solubles, précipité *blanc* (sulfate de baryte), insoluble dans l'eau et dans l'acide azotique (caractère essentiel);

Avec le chromate de potasse, précipité *jaune* (chromate de baryte), soluble dans un excès d'acide;

Avec le phosphate de soude, précipité *blanc* (phosphate de baryte), insoluble dans l'eau, soluble dans l'acide azotique;

Avec l'arséniate de soude, précipité *blanc* (arséniate de baryte), insoluble dans l'eau, soluble dans l'acide azotique.

La baryte se prépare généralement par la calcination du nitrate de baryte convenablement purifié. Il faut élever graduellement la température pour éviter le boursouflement du nitrate de baryte. Les cornues en terre et en porcelaine étant attaquées par cette base, on doit choisir, pour cette calcination, des cornues en terre réfractaire, qu'on puisse briser sans entraîner trop de frais. En raison de son prix élevé, la baryte est sans usages dans l'industrie. Elle n'est employée que comme réactif.

Récemment, M. Boussingault a tenté quelques essais pour la faire servir à la préparation en grand de l'eau oxygénée. Ces essais ne resteront sans doute pas sans résultats pratiques.

### *Ammoniaque* ($AzH^3$ ou $AzH^3, HO$).

L'ammoniaque est un gaz composé d'hydrogène et d'azote, qui se produit lors de la décomposition des matières animales. Sous l'influence de l'électricité, elle peut, de même que l'acide azotique, se former dans l'atmosphère. On a constaté la présence de l'azotate d'ammoniaque dans certaines pluies d'orage. Dans l'eudiomètre, un mélange d'hydrogène et d'azote peut, en partie, être transformé en ammoniaque par l'étincelle électrique.

*Propriétés physiques et chimiques.*— Le gaz ammoniac est incolore, doué d'une odeur pénétrante et suffocante toute caractéristique. Il est irrespirable ; il éteint les corps en combustion. Alcalin au même degré que la soude et la potasse, propriété d'où lui vient le nom d'*alcali volatil*, il verdit le sirop de violette, ramène au bleu le papier de tournesol rougi, et neutralise les acides les plus énergiques.

A la température rouge, au contact de la porcelaine, du cuivre, du fer, du platine, il est décomposé en azote et en hydrogène (1 volume d'azote pour 3 volumes d'hydrogène, d'où la formule $AzH^3$).

Il se dissout dans l'eau en toutes proportions, et l'on donne aussi indifféremment le nom d'*ammoniaque* à cette dissolution qu'au gaz lui-même. Telle est la solubilité du gaz ammoniac dans l'eau, qu'on a coutume, dans les cours de chimie, de remplir une éprouvette de ce gaz et de l'introduire sous l'eau, en la tenant fermée par une soucoupe à moitié remplie de mercure : au moment où, en laissant tomber le mercure, on met l'eau en communication avec le gaz, l'eau se précipite si instantanément dans l'éprouvette, qu'elle la brise. L'expérience, pour être faite sans danger, exige qu'on enveloppe l'éprouvette de linges épais.

Toutefois, l'ammoniaque liquide la plus concentrée ne répand dans l'air aucune fumée ou vapeur, parce qu'elle ne forme pas avec l'eau de combinaison définie. Mais, si l'on approche du gaz se dégageant dans l'air, un tube de verre mouillé par un acide, l'acide chlorhydrique particulièrement, à l'instant il se produit des vapeurs blanches épaisses tout à fait caractéristiques.

A l'état de gaz, l'ammoniaque est donc nettement caractérisée par son odeur, son alcalinité et les vapeurs blanches qu'elle donne en présence de l'acide chlorhydrique. Pour obtenir les mêmes réactions avec un composé ammoniacal solide, il suffit de chauffer ce composé avec de la chaux. La chaux prenant la place de l'ammoniaque, celle-ci se dégage et se reconnaît aux trois caractères indiqués.

Outre ces caractères, les sels ou composés ammoniacaux donnent :

Avec l'acide tartrique, un précipité *blanc;* avec le sulfate d'alumine, un précipité *blanc;* avec le chlorure de platine, un précipité *jaune* de chlorure ammoniaco-platinique, que l'on distinguera du précipité analogue fourni par les sels de potasse, en le faisant sécher et le chauffant au contact de la chaux : il se dégagera ainsi de l'ammoniaque reconnaissable à son odeur.

C'est sur la propriété d'être facilement déplacée par la chaux qu'est fondée la préparation de l'ammoniaque gazeuse ou liquide. Pour obtenir le gaz, on mélange intimement des poids égaux de chaux vive et de sel ammoniac (chlorydrate); on les introduit dans un matras ou dans une cornue qu'on ne remplit qu'à moitié; on place par-dessus de la chaux vive qui a pour objet de dessécher le gaz produit;

on chauffe graduellement, et l'on recueille le gaz au-
dessus du mercure. Si l'on veut avoir une dissolution. on reçoit le gaz dans divers flacons d'eau distillée, après l'avoir fait passer préalablement dans
un flacon laveur où l'on a mis un lait de chaux, afin
d'absorber les corps étrangers entraînés par le courant gazeux.

L'ammoniaque liquide est un des réactifs les plus
employés dans les laboratoires. En médecine, elle
sert spécialement à appliquer des vésicatoires dits
*extemporanés*. Quand on en fait usage pour réveiller
la sensibilité dans les cas de syncope, d'asphyxie.
d'apoplexie ou de paralysie, il ne faut pas oublier
qu'il est extrêmement dangereux de la faire aspirer
ou de la tenir trop longtemps sous les narines.

Le gaz ammoniac peut être une cause d'asphyxie.
spécialement dans le curage des égouts et la vidange
des fosses.

## II. — *Des sels alcalins.*

*Carbonates alcalins* $(KO, CO^2)$: $(NaO, CO^2)$:
$(CaO.CO^2)$: $(BaO.CO^2)$: $(AzH^3.CO^2)$.

Les carbonates alcalins diffèrent des alcalis caustiques en ce qu'ils font effervescence avec les acides.
Ils présentent, d'ailleurs, les mêmes réactions chimiques. Les carbonates de potasse, de soude et
d'ammoniaque sont extrêmement solubles : ceux de
chaux et de baryte sont insolubles.

On prépare en grand les carbonates de potasse et
de soude, en incinérant certains végétaux riches en

sels de ces bases. Par la combustion, on transforme les acétates, oxalates, etc., en carbonates qui se trouvent ainsi mêlés à des chlorures de potassium et de sodium, à des sulfates de potasse et de soude, à des carbonates et à des phosphates de chaux et de magnésie, à des silicates d'alumine.

On obtient le carbonate de potasse pur, en calcinant, dans un creuset de fer, du bitartrate de potasse (crème de tartre); on obtient ainsi un mélange de carbonate de potasse et de charbon qui porte dans les laboratoires le nom de *flux noir*. Par l'eau on dissout le carbonate de potasse que l'on fait ensuite cristalliser. Quand au bitartrate de potasse on ajoute du salpêtre ou nitrate de potasse, et qu'après la calcination, on incinère les matières charbonneuses, on obtient pour résidu une masse blanchâtre qu'on appelle *flux blanc*. Le carbonate de potasse le plus pur est celui que l'on prépare en décomposant, par la chaleur, le bioxalate de potasse dans un creuset de platine.

On prépare aujourd'hui en grand le carbonate de soude par le procédé dit de LEBLANC, qui consiste à transformer d'abord le chlorure de sodium ou sel marin en sulfate de soude, par l'action de l'acide sulfurique; puis, à décomposer le sulfate de soude par la chaux et le charbon. On obtient ainsi du carbonate de soude soluble et cristallisable, et un oxysulfure de calcium insoluble. En fabrique, durant la première opération, on recueille l'acide chlorhydrique; et, dans la seconde, l'oxi-sulfure, qui est utilisé comme engrais. Le carbonate de soude naturel, qui porte le nom de *natron* ou *sel de Trona*, et qui nous vient d'Égypte, des Indes ou du Mexique, est un sesquicarbonate dont la formule est

$$2 NaO\ 3 CO^2 + 4\ HO.$$

Il se forme dans de petits lacs ou dans des mares d'eaux qui se déssèchent. Il ne s'effleurit pas à l'air : il est plus dur que le carbonate de soude $NaO\ 2\ CO^2 + HO$. Il paraît prendre naissance par une réaction du carbonate de chaux sur le sel marin.

Le carbonate ou sesquicarbonate d'ammoniaque se produit dans la décomposition des matières animales ; mais on le prépare dans l'industrie, en chauffant un carbonate alcalin ou terreux, et particulièrement le carbonate de chaux, avec le sulfate ou chlorhydrate d'ammoniaque. Il y a double décomposition des sels, et le carbonate d'ammoniaque étant volatil, on l'obtient par sublimation.

Les carbonates de chaux et de baryte se trouvent dans la nature. Mais on prépare le carbonate de baryte artificiel par double décomposition, en traitant un sel de baryte par un carbonate soluble.

Les carbonates alcalins ont divers usages qui intéressent le médecin. On se sert fréquemment des bicarbonates pour faire de l'eau de Seltz. Les pastilles de Darcet ont pour base le bicarbonate de soude. Le carbonate de baryte naturel, qui est assez commun en Angleterre, y est employé comme *mort aux rats*.

*Sulfures alcalins* $(KS)$; $(KS^2)$; $(KS^3)$; $(KS^4)$; $(KS^5)$.

Le soufre, en se combinant au potassium et au sodium, donne divers sulfures qui sont connus en chimie sous les noms de *monosulfure*, *bisulfure*, *tri-sulfure*, *quadrisulfure* et *quintisulfure*. Le monosulfure, d'où dérivent tous les autres, se prépare, soit en chauffant dans un creuset un mélange de sulfate de potasse ou de soude et de charbon, soit en faisant passer, jusqu'à saturation, un courant d'hydrogène sulfuré dans une dissolution de potasse ou de soude, et ajoutant au mélange une quantité d'alcali égale à la première.

Exprimant la formule d'une manière générale, on a :

$$RO + 2\,HS = RS + HS + HO ;$$
$$RS + HS + RO + HO = 2\,RS + 2\,HO.$$

C'est au moyen du monosulfure de potassium et de sodium qu'on prépare tous les autres sulfures, en chauffant 1 équivalent de monosulfure avec 1, 2, 3 ou 4 équivalents de potasse ou de soude. Le pentasulfure est celui qu'on obtient le plus facilement, en chauffant le monosulfure avec un excès de soufre. Mais alors on obtient un mélange de pentasulfure et de sulfate de potasse ou de soude, qui est désigné sous le nom de *foie de soufre*. Quand il est récemment préparé, le foie de soufre est brun-rougeâtre ; mais il absorbe facilement de l'eau, et se transforme en sulfhydrate sulfuré avec séparation de soufre. Il devient alors vert avec une teinte jaune. Selon les nuances qu'il présente, il peut contenir des proportions diverses d'hyposulfite et de sulfate ou de soufre libre. On conçoit que, selon sa composition, le foie de soufre donnera des réactions variables. Ce que le médecin n'ignore pas, c'est que tout sulfure soluble donne avec l'acide sulfurique ou l'acide chlorhydrique, du gaz acide sulfhydrique, reconnaissable à son odeur :

$$RS + SO + HO = RO\,SO + HS ;$$
$$RS + H\,Cl = H\,Cl + HS.$$

En outre, si le sulfure est un multisulfure, il se sépare pendant la réaction une certaine quantité de soufre :

$$RS^2 + SO + HO = RO\,SO + HS + S ,$$
$$RS^2 + HCl = HCl + HS + S ,$$
$$etc. . . .$$

Tout sulfate soluble précipite par l'eau de baryte : tout sulfure chauffé avec un mélange de carbonate et d'azotate de potasse donne des sulfates alcalins solubles. Ces caractères suffisent pour faire reconnaitre très-facilement un sulfure.

Le foie de soufre est employé en médecine pour la préparation des bains sulfureux, dits bains de Baréges. Les sulfures de calcium, de barium et le sulfhydrate d'ammoniaque ne sont en usage que dans les laboratoires.

### *Hypochlorites alcalins* (RO, ClO).

On désigne indifféremment sous les noms de *chlorures désinfectants*, *hypochlorites de potasse, de soude ou de chaux, eaux de Javelle, liqueurs de Labarraque*, des composés alcalins, qui sont obtenus dans l'industrie en faisant passer un courant de chlore dans des dissolutions de potasse, de soude ou de chaux. Il se forme ainsi de l'acide hypochloreux ClO, qui, en se combinant avec les bases KO, NaO, ou CaO donnent les hypochlorites KOClO, NaOClO, CaClO qui possèdent des propriétés comparables, sinon identiques. Ainsi, ces hypochlorites exhalent l'odeur de chlore ou d'acide hypochloreux; ils décolorent la plupart des matières végétales ou animales; ils donnent, selon la nature de la base avec laquelle est combiné l'acide hypochloreux, les réactions de la potasse, de la soude ou de la chaux. On les reconnaît :

1°. A leur odeur;

2°. Par la réaction d'un acide fort, l'acide sulfurique par exemple, qui fait dégager avec effervescence l'acide hypochloreux. Si l'hypochlorite a pour base la chaux, l'acide sulfurique la précipite à l'état de sulfate; tandis qu'il ne donne aucun précipité avec la soude ou la potasse. Au moyen d'une réaction fort simple, on peut immédiatement savoir si l'eau dite de Javelle est à base de soude ou de potasse. Il suffit d'en faire évaporer quelques gouttes sur une lame de platine, au-dessus de la flamme d'une lampe à alcool. Si, après évaporation du liquide, le résidu sec, chauffé au rouge, colore la flamme en pourpre, la base de l'hypochlorite est de la potasse; s'il colore la flamme en jaune, la base est de la soude. Pour les besoins du commerce, on vend en détail une eau de Javelle plus ou moins étendue, qui possède, mais à un moindre degré,

les propriétés des hypochlorites concentrés. Cette
eau de Javelle est habituellement colorée en rose
par un sel de manganèse. Le chlorure ou hypochlorite de chaux se vend à l'état liquide ou à l'état
solide. A l'état solide, c'est un corps essentiellement
hygrométrique qui attire fortement l'humidité de
l'air. Il exhale l'odeur de chlore, on le reconnaît à
ces seuls caractères. La quantité de chlore que contient un hypochlorite se détermine par un procédé
tout spécial, que je ne crois pas avoir à décrire ici,
et que l'expert trouverait, au besoin, dans les livres
de chimie sous le titre de *chlorométrie*. La quantité de base alcaline se détermine avec non moins de
précision au moyen des opérations simples qui constituent l'*alcalimétrie*.

A côté des sels précédents, bien qu'il n'ait pas de
propriétés alcalines proprement dites, il faut placer
comme corps toxique, le chlorure de barium.
BaCl + 2 HO. C'est un sel blanc, cristallisé, d'une
saveur âcre, très-soluble, qui précipite en blanc
par l'acide sulfurique et par l'azotate d'argent. Dans
le premier cas, le précipité, qui est du sulfate de
baryte, est insoluble dans l'eau et dans l'acide azotique: dans le second cas, le précipité (chlorure
d'argent) est caillebotté, lourd, insoluble dans l'eau
et dans l'acide azotique, mais soluble dans l'ammoniaque. Ces deux caractères réunis sont exclusivement propres à ce sel, et le font facilement reconnaître.

On prépare en grand le chlorure de barium, en calcinant, dans un four à réverbère, un mélange d'équivalents égaux de sulfate de baryte et de chlorure de calcium provenant de la fabrication de l'ammoniaque. Il se fait une double décomposition, et le chlorure de calcium se change en chlorure de barium :

$$Ba\,O\,,\,SO^3 + Ca\,Cl = Ca\,O\,,\,SO^3 + Ba\,Cl.$$

On remarquera que, sous l'influence de la chaleur, il se produit une réaction qui est la réaction inverse de celle que l'on obtient, lorsqu'en opérant par la voie humide, on verse une dissolution de sulfate de chaux dans du chlorure de barium ; alors, en effet, on a du sulfate de baryte et du chlorure de calcium :

$$Ca\,O\,,\,SO^3 + Ba\,Cl = Ba\,O\,,\,SO^3 + Ca\,Cl.$$

Dans la préparation en grand du chlorure de barium, on doit avoir le soin de reprendre rapidement le produit de la calcination par l'eau. Avec le temps, une réaction inverse à celle obtenue par le feu aurait lieu. Le sulfate de chaux, en présence du chlorure de barium, repasserait à l'état de sulfate de baryte, et il se reformerait du chlorure de calcium. Cela tient à ce que, dans l'eau, les éléments des sels satisfont à leurs affinités en raison de l'insolubilité ou de la solubilité des composés qu'ils peuvent former. Dans les conditions présentes, le sulfate de baryte est le plus insoluble des sels qui peuvent se

former, et le chlorure de calcium, au contraire, le
plus soluble.

Le chlorure de barium est sans usage en médecine, mais c'est un réactif sans cesse employé en
chimie.

Aux sels à base alcaline que je viens d'étudier,
les auteurs de Traités généraux sur les poisons
ont ajouté l'azotate de potasse ou sel de nitre, et
le chlorhydrate d'ammoniaque, etc. Mais quelle
limite s'imposer en toxicologie, s'il faut reprendre
l'étude spéciale de tous les composés qui peuvent
exercer une action nuisible sur l'économie? A mon
avis, il faut cesser de classer parmi les poisons, les
sels neutres, tels que l'azotate de potasse et le chlorhydrate d'ammoniaque, dont il faut de fortes doses
pour produire des effets réellement toxiques. Ce ne
seront pas ces composés, d'une action trop incertaine, qu'iront chercher les malfaiteurs. Et je l'ai
déjà dit, ce n'est pas toute la chimie, non plus que
toute l'histoire naturelle, qu'on peut reprendre dans
un Traité pratique sur les poisons. Il suffit d'y poser
des principes, d'y rappeler des règles auxquels tous
les cas imprévus doivent se rapporter. Or, je me le
demande, quand on connait les procédés à l'aide
desquels il faut rechercher analytiquement, dans
un mélange quelconque, d'une part, les acides ; de
l'autre, les alcalis: ne possède-t-on pas toutes les
connaissances nécessaires pour retrouver des composés formés avec ces divers éléments, le nitrate de potasse, le chlorhydrate d'ammoniaque, par exemple?
Il y a peut-être déjà trop de répétitions dans ce livre,

comme dans les livres de mes prédécesseurs. Je veux qu'il soit dit, au moins, qu'il en est que j'ai voulu éviter, assuré que je suis que l'intelligence du lecteur est *le fonds qui nous manque le moins.*

III. — *Effets des alcalis caustiques ou des sels alcalins sur l'économie animale. Applications physiologiques, thérapeutiques et médico-légales.*

Les alcalis et les sels alcalins exercent-ils la même action ou des actions toutes spéciales sur l'économie animale? C'est à l'observation à répondre d'abord; les faits nous serviront ensuite à tirer nos inductions.

*Empoisonnements par la potasse.* — Un enfant de trois ans croyant voir de la bière au fond d'un vase qui était sous sa main, le porta immédiatement à sa bouche, et but une certaine quantité de carbonate de potasse qui était devenu liquide par déliquescence. Une heure après, les lèvres, la langue et la gorge étaient gonflées; la respiration était laborieuse et accompagnée de râles très-forts; le pouls était petit et fréquent; la peau froide. Un vomitif lui fut aussitôt ordonné, et ensuite on lui fit prendre autant de suc de citron étendu d'eau qu'il fut possible; puis un vésicatoire fut appliqué sur l'épigastre. Il n'y eut point de vomissements. L'enfant alla continuellement en s'affaiblissant; il eut des convulsions et mourut au bout de vingt-quatre heures (1).

---

(1) ORFILA, *Traité de Toxicologie,* t. 1er, p. 215, édit. de 1843.

Une jeune blanchisseuse avala le matin, par mégarde, environ une cuillerée de potasse d'Amérique
tombée en *deliquium;* immédiatement après l'accident, la malade éprouva la sensation d'une brûlure
depuis la bouche jusqu'à l'estomac, avec un resserrement considérable dans les mêmes parties : l'épiderme des lèvres, de la langue, des joues, du palais,
se détacha et tomba en lambeaux; des nausées, des
vomissements accompagnés de douleurs atroces dans
l'estomac se montrèrent bientôt après. La malade
était dans une anxiété continuelle : l'abdomen était
très-sensible au toucher; des sueurs froides inon-
daient tout le corps; les membres étaient agités de
tremblements et de mouvements convulsifs. Les hoquets, la faiblesse se succédaient rapidement. Quatre
minutes après l'accident, on lui fit boire une grande
quantité de lait et d'huile : elle en éprouva un peu
de soulagement; cependant les hoquets et les vomissements persistèrent toute la journée, et furent remplacés par de violentes coliques et des déjections
alvines très-abondantes, dans lesquelles on voyait
flotter des lambeaux membraneux noirâtres et des
stries de sang. La malade eut de trente-six à quarante selles en vingt-quatre heures. Le surlendemain,
les accidents persistèrent avec moins d'intensité; cependant, la fièvre se déclara, des frissons généraux,
un froid des plus vifs dans les extrémités se montrèrent également; les vomissements et les hoquets
reparurent. La malade, amenée à Paris le 4 octobre
1817 (six semaines après l'accident), était pâle, décolorée et dans le marasme le plus complet; ses yeux

étaient caves et cernés, elle ne prenait que très-difficilement des aliments liquides qui lui occasion-
naient toujours des douleurs fort vives, et qui sortaient souvent par régurgitation ; les vomissements
n'étaient pas continuels, ils n'avaient lieu qu'après
l'introduction des aliments et des boissons dans l'estomac. La malade dormait peu, et éprouvait continuellement dans tout le ventre, et spécialement dans
la région épigastrique, des douleurs brûlantes qui
augmentaient par la pression ; les selles étaient liquides, purulentes, et parfois sanguinolentes ; les urines
rares et très-colorées ; les membres étaient habituellement froids, et ce n'était qu'avec la plus grande
peine qu'on parvenait à les réchauffer ; l'épiderme
de la langue et des autres parties de la bouche
était régénéré, et la sensation des saveurs, qui
avait été abolie pendant assez longtemps, était rétablie. Le praticien auquel cette jeune malade fut
amenée, introduisit une sonde de gomme élastique
dans l'œsophage et jusque dans l'estomac, mais son
contact excita de si violentes douleurs et des vomissements si fatigants, qu'on fut obligé de la retirer ; elle sortit couverte de pus et de sang, ce qui fit
connaître l'état d'ulcération de l'œsophage. On
prescrivit des adoucissants à la malade, qui quitta
Paris, sans doute pour retourner mourir dans son
pays (1).

---

(1) Observation rapportée par M. J. Croquet. — Orfila, Toxicologie, t. 1er, p. 115, édit. de 1843.

*Empoisonnements par la chaux.* — Une jeune femme, dans un accès de pica, avala une certaine quantité de chaux vive. Il s'ensuivit des douleurs aiguës dans l'abdomen, un mal de gorge et une très-grande sécheresse à la bouche, une soif ardente, de la toux, des anxiétés précordiales et de l'embarras dans la respiration ; mais le mal se dissipa sous l'influence de boissons prises en grande quantité (1).

Un jeune enfant ayant avalé une petite quantité de chaux, dans un gâteau de pomme, fut saisi de soif ardente, de douleur brûlante à la bouche et à l'épigastre, avec constipation opiniâtre. Il mourut des suites de cet accident, le neuvième jour (2).

*Empoisonnement par le carbonate de baryte.* — Une jeune femme qui n'avait pas mangé depuis vingt-quatre heures, et qui était probablement sous l'influence de quelque affection morale triste, remplit à moitié une tasse de thé avec du carbonate de baryte, ajouta de l'eau et avala le tout, sans y trouver aucun goût particulier. Peu de temps après, on lui administra une médecine qui la fit vomir. En se rendant à l'hôpital de Midlesex, dans la soirée, deux heures après l'accident, elle éprouva, pour la première fois, une obscurité de la vue, suivie de diplopie, des tintements d'oreilles, de la céphalalgie, des battements dans les tempes, une sensation de distension et de pesanteur à l'épigastre ; la malade

_______________

(1) *Journ. Compl. des Sc. Médicales*, xviij, ...

(2) *Corvisart, Gazette de Médecine*, ... ; Nuremberg, ...

se sentait comme gonflée par le gaz, et se plaignait de palpitations. Quand elle fut couchée, elle accusa d'abord de la douleur dans les jambes et dans les genoux, et des crampes dans les mollets. Elle vomit, à deux reprises, une matière qui ressemblait à un mélange de chaux et d'eau et qui déposa. La peau était chaude et sèche, le visage injecté, le pouls à quatre-vingts, plein et dur. On prescrivit le sulfate de magnésie à doses répétées. Pendant la nuit, elle eut quinze selles, et fut privée de sommeil par la céphalalgie, la douleur de l'épigastre et le tintement d'oreilles. Le lendemain, la peau était chaude, couverte de sueurs; le pharynx était le siége d'une légère douleur; la langue était humide et tapissée d'un enduit blanchâtre. Un ou deux jours plus tard, les crampes devinrent très-intenses dans tous les membres, qui faisaient éprouver à la malade une sensation de pesanteur et qui étaient douloureux au toucher. Ces symptômes persistèrent pendant longtemps, à quelques modifications près; ceux qui ont duré le plus longtemps sont la céphalalgie, la douleur du côté gauche et de l'épigastre, des palpitations violentes et longtemps prolongées. La guérison fut très-lente (1).

*Empoisonnements par le chlorure de barium.* — Un malade à qui l'on avait prescrit comme purgatif du sulfate de soude, prit, par méprise, au lieu de ce

_______________

(1) *Medico-chirurgical Review,* octobre 1834. — ORFILA, ouv. cité, t. 1er, p. 248.

sel, 3o grammes de chlorure de barium. Aussitôt la potion avalée, il éprouva une chaleur ardente, un sentiment de brûlure à l'épigastre : il eut des vomissements, des convulsions, une céphalalgie avec surdité : il mourut au bout d'une heure (1).

Plusieurs cas ont été rapportés par divers auteurs (2). Outre la douleur locale, les effets observés furent les vomissements et une agitation convulsive suivie d'un état adynamique, avec perte de la voix, crampes et paraplégie.

Le D<sup>r</sup> Campbell a rapporté, dans sa Dissertation inaugurale, une expérience qui montre que le carbonate de baryte agit non moins énergiquement lorsqu'il est absorbé par la peau que lorsqu'il est ingéré dans les voies digestives.

Une incision ayant été faite à la peau du col d'un chat, on y introduisit 60 centigrammes du sel barytique, et l'on referma la plaie au moyen d'une suture. Le troisième jour, l'animal était tombé dans un état d'affaissement extrême, il avait la respiration lente, le pouls faible. Plus tard, il y eut des convulsions dans les membres postérieurs, dilatation extrême des pupilles, et l'animal expira.

Injectés dans les veines, les sels de baryte produisent des effets promptement mortels. Les expérimentateurs qui ont constaté ces résultats, ont expliqué la

<hr>

(1) *Henke's Zeitschrift für die Staatsarzneikunde*, 1855, XXX. 1. Observation due au D<sup>r</sup> Wach.

(2) Christison, *on Poisons*, p. ..., édit. de 18..

rapidité de la mort chacun à leur manière. Les uns ont dit que le poison agissait exclusivement sur le système nerveux ; les autres qu'il paralysait les mouvements du cœur. Mais cette action n'est-elle pas essentiellement chimique? Ne se lie-t-elle pas à une altération, à la coagulation des principes protéiques ou albumineux du sang?

*Empoisonnements par l'ammoniaque.* — Un médecin, âgé de trente ans, était sujet à des attaques d'épilepsie. Son domestique, le trouvant un jour sans connaissance, lui appliqua sous les narines un mouchoir sur lequel il avait répandu à flots de l'ammoniaque. Peut-être même lui versa-t-il du liquide dans la bouche.

En reprenant ses sens, M. X. se plaignit d'une chaleur brûlante depuis la bouche jusqu'à l'estomac, d'une grande difficulté à avaler, de gêne dans la respiration. Il eut une toux violente, une expectoration abondante, un écoulement de mucosités par les narines, des excoriations à la langue. De jour en jour, l'irritation bronchique augmenta d'intensité, et elle se termina par la mort, le troisième jour. Il n'y eut ni convulsions, ni délire, ni désordre dans les facultés mentales (1).

Un fait, unique jusqu'ici dans la science, a été rapporté par M. Paget. Il a trait à un enfant de deux ans affecté d'un nœvus ( anévrisme par anastomose ). Dans la pensée d'opérer la cautérisation , on injecta

---

(1) ORFILA, *Traité de Toxicologie*, t. 1er, p. 658, édit. de 1843.

dans ce nœvus de l'ammoniaque suffisamment affai-
blie, pour qu'on pût la respirer sans danger. L'injection fut suivie immédiatement de convulsions, et
l'enfant expira en une minute (1).

*Empoisonnements par les sulfures alcalins.* —
Madame D..., affectée depuis longtemps de pyrosis,
prend un matin un verre d'eau de Baréges pour
bain (16 grammes de foie de soufre), au lieu d'une
eau artificielle pour boisson. Quelques instants
après, elle vomit, perd connaissance, et meurt dans
l'espace de quelques minutes (2).

M. L...., âgé de vingt-quatre ans, avale 30 grammes de foie de soufre destiné à un bain. Il en rejette
environ la moitié par les vomissements; puis surviennent : feu ardent dans l'estomac, fièvre aiguë
avec constriction à la gorge, vomissements convulsifs,
sueurs abondantes, pouls fort et fréquent, hoquets,
évacuations alvines; quelque temps après, état comateux, pouls petit, imperceptible, face grippée,
sueur froide, apparence de la mort, refroidissement
complet du corps (sinapismes, frictions alcooliques
camphrées). Réaction : fièvre intense, symptômes
d'une violente phlegmasie intestinale (médication
antiphlogistique). Le cinquième jour, le malade
entre en convalescence (3).

*Empoisonnement par l'hypochlorite de potasse*

---

1 London medical Gazette, 1847, XXI, [illegible]. — Christison, on
Poisons, p. [illegible] édit. de 1845.

2 Devergie, Médecine légale, t. III, p. [illegible] édit. de 1840.

3 Id., ibid.

*ou de soude* (*eau de Javelle*). — Une jeune fille de dix-sept ans, apprenant la mort de son amant, avala tout d'un trait un plein verre d'eau de Javelle du commerce. Pendant un quart d'heure, elle n'éprouva aucun accident; mais alors, obligée de courir à son lit, elle fut prise de convulsions qui durèrent une demi-heure. A la suite de ces convulsions, elle perdit connaissance, et on la transporta à l'hôpital. Il était deux heures de l'après-midi, et le poison avait été pris à neuf heures du matin.

Au moment où elle arrive à l'hôpital, voici quel est l'état de la malade : Elle éprouve une douleur très-vive et une sensation de chaleur intense dans le pharynx et dans toute l'étendue de l'œsophage; le larynx est douloureux à la pression, ainsi que toute la région cervicale antérieure; les lèvres sont un peu pâles; les amygdales ne présentent rien de particulier; la déglutition est difficile, douloureuse; la parole assez libre; la langue est un peu sèche et blanchâtre; céphalalgie légère; peau chaude, un peu moite; pouls régulier à soixante-seize; la région épigastrique est douloureuse à une pression modérée; cette douleur commence au niveau de l'appendice xyphoïde et s'irradie dans toute la partie sous-ombilicale; pas de selles depuis vingt-quatre heures; la malade urine facilement (émétique, vingt sangsues à l'abdomen, de l'eau albumineuse et un lavement).

La malade a eu plusieurs vomissements abondants de matières dans lesquelles se trouve une grande quantité de flocons d'albumine coagulée; pas de selles; nuit calme, mais sans sommeil; pouls parfai-

tement normal: il y a peu de moiteur à la peau: le
larynx n'est plus douloureux à la pression; le ventre
présente encore une sensibilité assez grande, surtout
dans la direction du côlon transverse: du reste, il a
son volume normal; langue pâle, un peu sèche; pas
de soif, pas de céphalalgie: l'appétit revient (vingt
sangsues sur le ventre, lavements soir et matin, solution de sirop de gomme, julep, diète).

Le 24, la malade a eu beaucoup d'agitation pendant la nuit: il y a de la céphalalgie, de la moiteur
à la peau: pouls à soixante-douze; deux selles après
les lavements: il n'y a plus de sensibilité au ventre:
la langue reste toujours un peu sèche (orge, sirop de
guimauve, lavements, cinq bouillons). Le 25, la
malade est en pleine convalescence (1).

Injectée dans les veines et dans les cavités séreuses, l'eau de Javelle produit rapidement la mort
à *la manière des poisons irritants,* dit M. Orfila; *en
agissant en outre et secondairement sur le système
nerveux,* dit M. Ségalas. Double erreur: ce sont
encore là des effets chimiques ou de coagulation du
sang.

Si j'interprète bien les observations ci-dessus, il
me semble permis d'en conclure que les alcalis et
les sels alcalins produisent sur l'économie deux sortes
d'effets bien distincts : des effets locaux d'irritation
ou d'ustion: des effets généraux consécutifs à l'absorption et subordonnés à la nature même de l'élé-

---

(1) Devergie, *Médecine légale,* t. III, p. 89, édit. de 183.

ment toxique. Tous les alcalis cautérisent : la potasse est la *pierre à cautère* des chirurgiens ; la
potasse et la chaux forment le *caustique de Vienne*.
Mais tous les alcalis n'exercent pas la même action
secondaire sur le cœur ou le système nerveux,
comme on s'exprime encore en physiologie ; la chaux
produit d'autres effets que la potasse et la soude ; la
baryte produit d'autres effets que la chaux, et l'ammoniaque elle-même n'agit pas à l'instar des autres
bases alcalines. Distinguer de tels effets est la tâche
du médecin toxicologiste.

Les effets immédiats ou locaux des alcalis et des
sels alcalins sont donc le sentiment de brûlure
éprouvé sur tous les points touchés par ces agents
caustiques, et la réaction inflammatoire locale ou
générale qui en est la conséquence. Les effets généraux ou secondaires sont l'atteinte plus ou moins
profonde portée à l'organisme, et qui amène, ici, une
excitation des plus tranchées, des congestions encé-
phaliques, du délire, des convulsions, le tétanos
(*voir* le paragraphe Ammoniaque) ; là, une prostration profonde, une sorte de narcotisme, la perte de
la vue, de l'ouïe, de la voix, une paralysie partielle
ou générale du sentiment et du mouvement (*voir*
le paragraphe Baryte). Le rappellerai-je ? La chaux,
sur des enfants dont j'ai rapporté l'observation,
amena une constipation opiniâtre. N'est-ce pas là un
effet tout spécial, dû à la nature astringente de
cette base alcaline ?

Si je passe aux altérations anatomiques, ne trou-
verai-je pas de même encore des différences assez

tranchées entre l'action des alcalis et celle des acides
ou des autres corps minéraux toxiques.¹ Les composés métalliques n'entraînent généralement que des
injections vasculaires, des congestions, des érosions
bornées ou circonscrites : les acides brûlent, tachent
ou noircissent les tissus organiques : les alcalis les
ramollissent, les dissolvent, et le plus souvent même,
les transforment en une matière pultacée qui peut
rester encore empreinte d'une odeur caractéristique,
l'odeur de lessive, propre à la soude et à la potasse,
l'odeur pénétrante de l'ammoniaque, l'odeur nauséabonde et sternutatoire de la chaux ou de la baryte. Dans les cas d'empoisonnement par les acides,
les matières des vomissements, celles qu'on recueille
dans le tube digestif après la mort, font effervescence avec les carbonates calcaires ou autres : dans
les cas d'empoisonnement par les alcalis, les mêmes
matières ne produisent pas d'effervescence avec les
carbonates. Les hypochlorites alcalins, alors même
qu'ils sont mêlés à des matières organiques, peuvent
dégager une odeur caractéristique d'acide hypochloreux ou de chlore.

Règle générale, quand la matière toxique est une
base alcaline pure ou presque pure, les lésions anatomiques sont extrêmement tranchées : ces lésions,
au contraire, peuvent être effacées ou nulles, quand
le poison est donné à l'état de sel, à l'état de chlorure de barium par exemple.

Alors que la maladie s'est terminée par la mort,
voici les altérations pathologiques signalées dans les
diverses observations rapportées plus haut.

Chez l'enfant de trois ans qui but du carbonate de
potasse liquide, on trouva la muqueuse de la langue, des lèvres et de la gorge gangrenée, et le tissu
cellulaire environnant ramolli. La glotte était rétrécie par une injection vasculaire et une forte extravasation de sang dans le tissu sous-muqueux; l'œsophage présentait dans toute sa longueur des taches
couleur de chocolat, que l'on retrouva également
dans l'estomac; la muqueuse, tuméfiée autour de
ces taches, formait comme un bourrelet saillant humide, sur les limites duquel on avait peine à reconnaître la texture de la membrane muqueuse du ventricule.

Dans le fait relatif à l'empoisonnement par le
sulfure de potasse, ou foie de soufre, on nota la
couleur violette des lèvres, des extrémités des doigts
et de presque tout le côté gauche du corps. Il n'y
avait pas trace d'inflammation dans le pharynx et
dans l'œsophage. L'estomac, très-petit, contenait
peu de liquide et la muqueuse était saine, excepté
dans quelques points qui étaient rouges et sur lesquels il s'était déposé du soufre. On retrouva des
parcelles de ce corps jusque dans les intestins.

Dans le cas d'empoisonnement par le chlorure de
barium, rapporté par le Dr Wach (*voir* p. 24),
on trouva l'estomac d'un rouge marbré, tacheté de
sang ou de mucosités sanguinolentes. Près du cardia
existait une perforation de 5 à 6 centimètres de diamètre, à bords frangés, et avec épaississement marqué de la membrane muqueuse. Les petits intestins
étaient non moins rouges que l'estomac, et ils con-

tenaient également des mucosités colorées par des
caillots de sang. Les gros intestins étaient très-con-
tractés. Les poumons offraient des traces de congestion. Le cœur était rempli de sang noir, et il en était
de même des sinus veineux du crâne. On retrouva,
par l'analyse, le chlorure de barium dans les intestins.

Dans les expériences du Dr Campbell (*voir*
page 25), alors que l'empoisonnement a été produit par l'introduction, sous la peau, du carbonate
de baryte, on a retrouvé des traces très-manifestes
de congestion dans le cerveau. Dans un cas, dit cet
expérimentateur, la congestion simulait une véritable apoplexie capillaire.

Dans le cas d'empoisonnement par l'ammoniaque
rapporté page 26, et qui est dû à Nysten, les narines étaient remplies de mucosités et de fausses
membranes. Le larynx, la trachée, les bronches,
jusque dans leurs ramifications, étaient obstrués par
des lambeaux de lymphe coagulable; des stries de
sang existaient dans l'œsophage, dans l'estomac et
dans les intestins. Nysten compara ces altérations à
celles d'un croup aigu.

Il est des auteurs qui ont compris la strontiane et
ses sels dans les poisons alcalins; mais, d'après les
expériences de Pelletier, de Blumenbach, et surtout
du professeur Gmelin, les effets de cette substance
sont peu redoutables. Huit grammes de nitrate de
strontiane donnés à un lapin ne lui ont causé qu'une
diarrhée légère. Cinquante centigrammes injectés
en dissolution dans la veine jugulaire d'un chien,

n'ont produit, de même, aucun effet toxique. M. Blacke dit pourtant avoir tué des chiens en leur injectant, à doses un peu plus fortes, il est vrai, des sels de strontiane dans les veines. Mais ce résultat ne saurait m'engager à ranger la strontiane au nombre des poisons.

J'ai presque à répéter ici, au sujet de la thérapeutique qu'il convient d'opposer aux empoisonnements par les alcalis et par les sels alcalins, ce que j'ai dit au sujet des empoisonnements par les acides. Il est trois indications capitales à remplir :

1°. Neutraliser l'alcali ;

2°. Évacuer l'agent toxique ;

3°. Combattre les effets consécutifs aux lésions anatomiques ou à l'absorption elle-même.

Pour remplir la première indication, on a l'eau pure, les acides étendus, l'albumine ou blanc d'œuf. L'albumine qui est coagulée par les alcalis non moins bien que par les acides, est encore ici une sorte d'antidote que l'empirisme avait fait découvrir longtemps avant que M. Devergie se flattât de l'avoir proposée le premier, il y a une dizaine d'années, dit-il, contre l'empoisonnement par l'eau de chlore. Elle a l'avantage d'être un corps inerte, de se trouver partout sous la main, et d'agir réellement comme un corps neutralisant (1).

---

(1) Voici les passages du livre de M. Devergie auxquels je fais ici allusion :

« Aucun antidote n'a été conseillé pour combattre cet empoisonnement. L'empoisonnement par le chlore en dissolution dans

A l'action de l'eau, du vinaigre étendu, de l'albumine, on ne manquera pas toutefois d'ajouter les

l'eau); j'ai proposé, depuis longtemps, l'eau albumineuse en
grande quantité. Il résulte des expériences faites à ce sujet, que le
chlore se combine très-facilement avec l'albumine, et forme une
matière blanche, granuleuse, insoluble, dont on peut ensuite provoquer le vomissement par l'eau tiède et les moyens ordinaires.
DEVERGIE, *Méd. lég.*, t. III, p. 334, édit. de 1852.

M. Devergie ne se rend pas bien compte de l'action exercée par
le chlore, par les acides ou par les alcalis sur l'albumine. Tous ces
agents ont la propriété de former avec l'albumine une matière
blanche granuleuse insoluble. Cette matière blanche insoluble est
*l'albumine coagulée.*

A propos de l'eau de Javelle (hypochlorite de potasse), voici, en
effet, comment s'exprime M. Devergie : « *Antidotes et traitement.* Il
« n'y a pas d'antidote de ce poison... ; » et plus loin, à la suite
d'une observation où l'on fit emploi avec succès de l'eau albumineuse : « Ce qu'il y a surtout de remarquable dans cette observa-
« tion, c'est l'effet produit par l'eau albumineuse. Cette circon-
« stance tend à prouver l'efficacité de ce contre-poison que nous
« avons conseillé il y a plus de dix ans. » Devergie, *Méd. lég.*,
t. III, p. 341, édit. de 1852.

Contre les sels alcalins, M. Devergie n'a pas conseillé l'emploi de
l'albumine. Au sujet du foie de soufre, voici ce qu'il dit : « Le meil-
« leur antidote, c'est le vomissement provoqué au moyen de beau-
« coup d'eau ; ensuite l'administration de chlore liquide, une
« cuillerée par verre, afin de décomposer le reste du poison : mais
« il faut être sobre de ce moyen. Les acides n'auraient pas le même
« avantage, car ils se borneraient à mettre l'acide sulfhydrique à
« nu, et, sous ce rapport, ils pourraient être très-dangereux. »
*Méd. lég.*, t. III, p. 351, édit. de 1852.

A propos de l'alun, l'omission est la même. Voici comment parle
M. Devergie : « Dans le cas où l'ingestion de l'alun dans l'estomac
« déterminerait des accidents, le médecin devrait favoriser les vo-
« missements qui en sont presque toujours la suite, en employant
« l'eau tiède, sans en exagérer toutefois la quantité. Il faudrait
« ensuite qu'il s'attachât à arrêter les progrès de la phlegmasie du
« tube digestif à l'aide des antiphlogistiques ordinaires. La ma-

vomitifs, les purgatifs, et, au besoin, la pompe gastrique. Il faut, et dans le moins de temps possible,
soustraire les organes à des actions de contact toujours redoutables.

Ultérieurement, sans négliger l'eau albumineuse,
les limonades minérales ou végétales, on pourra re-

---

» gnésie a été employée dans un cas analogue ; elle est tout à fait
» inutile, car l'alun n'est pas un sel tellement acide qu'il puisse agir
» sur l'estomac comme un poison de ce genre. » (DEVERGIE, *Méd.
*lég.*, t. III, p. 361, édit. de 1852.)

L'alun coagule l'albumine. L'albumine serait contre les effets de
ce sel un très-utile antidote. Qui le croirait ? M. Devergie, qui soi-
disant a découvert l'albumine comme contre-poison du chlore, ne
l'indique pas comme neutralisant de la potasse ou des alcalis en
général. Voici ce qu'il dit au sujet des alcalis, article Potasse :

« *Antidotes et traitement.* — Ici il faut s'adresser à des substances
» acides afin de saturer immédiatement les propriétés alcalines ; un
» mélange d'eau et de vinaigre, dans la proportion d'un tiers de
» vinaigre d'abord, puis d'un quart, est la première substance à
» employer. L'usage d'une potion huileuse avec l'huile d'amandes
» douces paraît avoir produit beaucoup d'amélioration dans l'état
» des malades. Il faut ensuite combattre les phlegmasies en obser-
» vant les précautions que nous avons indiquées pour les acides. »
( *Méd. lég.*, t. III, p. 333.)

M. Devergie se répète aux articles Soude et Ammoniaque ( p. 369
et 370), de même qu'à l'article Chlorhydrate d'ammoniaque. « Il
» n'existe pas d'antidote du chlorhydrate d'ammoniaque, dit-il ;
» il faut donc faire vomir, s'attacher à traiter l'affection de l'esto-
» mac par les antiphlogistiques, et combattre les symptômes ner-
» veux par les opiacés. » ( *Méd. lég.*, t. III, p. 371.)

N'ai-je donc pas raison de dire que M. Devergie ne s'est pas
bien rendu compte de l'action de l'albumine comme antidote ou
neutralisant chimique ? Et c'est lui, à l'en croire, qui a proposé, le
premier, ce contre-poison contre le chlore ! Absolument comme
M. Orfila l'a proposé, le premier, contre d'autres poisons, contre le
deutochlorure de mercure spécialement. Et ceux qui ne lisent pas,
ou qui ne lisent que les livres d'hier, ont consacré ces prétentions !
*Odi profanum vulgus et arceo.* »

courir aux émollients, aux boissons lactées, qui agiront à la fois par leurs propriétés adoucissantes et par les corps gras qu'elles renferment. D'après le témoignage des observateurs, l'huile a rendu d'heureux services. Elle peut former, avec les alcalis, des savons inertes ou qui jouissent même de propriétés évacuantes.

Les premiers accidents calmés, on peut prescrire des bains préparés avec le sérum de sang de bœuf étendu d'eau, ou avec le lait. Il faut, et par toutes les voies, faire pénétrer dans l'économie les principes propres à neutraliser l'alcali qui a été absorbé.

Le traitement antiphlogistique proprement dit ne peut être appliqué efficacement que lorsqu'il reste à combattre des inflammations franches, et qui sont un effet consécutif d'une action de contact.

Contre les composés de baryte, il faudrait insister sur la limonade sulfurique ou sur l'emploi des sels qui, comme les sulfates de soude, de potasse ou de magnésie, sont propres à transformer une préparation barytique soluble (chlorure de barium) en sulfate insoluble. Des expériences directes ont montré, à Crawfort spécialement, l'efficacité de ces sels dont l'action est toute chimique.

Aux affections consécutives, on opposera surtout la sévérité du régime.

La médecine légale offre peu d'exemples d'empoisonnements par les alcalis ou par les sels alcalins. Il faut se tenir en garde, toutefois, contre des éventualités qui peuvent se présenter. Il existe dans le corps humain de la potasse, de la soude et de la chaux;

par suite de la putréfaction, il se développe dans les cadavres, de l'ammoniaque; mais, dans aucun cas, il ne s'y rencontre de baryte. Ces notions resteront présentes à l'esprit de l'expert qui, dans un cas présumé d'empoisonnement, aura à rechercher dans les restes d'un corps un alcali pur ou un sel à base alcaline.

Soit l'un quelconque de ces poisons à découvrir, on s'assurera tout d'abord, au moyen des papiers réactifs, si le mélange suspect est alcalin, s'il dégage ou non l'odeur de l'ammoniaque. Dans ce dernier cas, on procédera à la distillation pour recueillir l'ammoniaque pure ou le composé ammoniacal; mais ici, on devra éviter de confondre un produit naturel de putréfaction avec le corps de délit. Toutes les fois que la décomposition putride se sera produite, il sera peut-être impossible d'affirmer que l'alcali volatil ne provient pas uniquement de cette source. Les circonstances commémoratives aideront à former la conviction de l'expert.

Si, après la distillation, le mélange suspect conserve ses propriétés alcalines, le corps de délit est une base fixe, la baryte, la chaux, la soude ou la potasse.

Ainsi qu'on l'a conseillé, agira-t-on immédiatement sur le mélange par l'eau distillée, puis par les réactifs? On ne pourrait opérer ainsi, que si la proportion du corps toxique était réellement très-considérable, relativement surtout aux matières étrangères ou organiques. Ce ne serait pas le cas le plus ordinaire, celui dans lequel l'expert se trouve en

présence de difficultés réelles. Il faut se placer dans
ces conditions communes, et prévoir même les com-
plications que l'on peut rencontrer.

On agit sur des matières extraites du tube digestif, ou sur les organes mêmes de la victime présumée d'un empoisonnement. En tels cas, comment
procéder? M. Orfila a tracé des règles qu'il a regardées comme à l'abri de toute objection. Faites évaporer, a-t-il dit, les matières suspectes à une douce
chaleur et dans une capsule de porcelaine. Lorsque
le produit sera froid, agitez-le pendant huit ou dix
minutes avec de l'alcool pur et concentré marquant
44 degrés; lavez, et à plusieurs reprises, avec l'alcool bouillant; filtrez, et faites évaporer à sec les dissolutions alcooliques réunies. « Dans cette opération, dit textuellement M. Orfila, l'alcool dissout
la potasse caustique libre, celle qui a été transfor-
mée en savon, une partie de celle qui s'est combinée
avec des matières organiques autres que la graisse,
et enfin une portion notable du carbonate de potasse
que la masse pourrait contenir, soit parce que ce sel
aurait été mélangé avec cette masse, soit parce que
la potasse caustique aurait passé à l'état de carbonate par suite de son action sur l'acide carbonique
de l'air, ou sur celui qui aurait pu se former pendant
l'acte de l'évaporation (*Traité de Toxicologie*, t. I,
p. 249, édit. de 1843). » Je l'accorde, l'alcool entraine
la potasse libre et la potasse en combinaison avec les
graisses ou les autres matières organiques; mais pour
cette raison même, il entraine donc des matières organiques. Or, comment dire, ou comment prouver

que la potasse est libre dans ce mélange? Ce mélange
bleuira le papier de tournesol rougi, répond M. Orfila. Les tissus organiques, le sérum du sang lui-
même, donnent cette réaction ; contiennent-ils pour
cela de la potasse libre? M. Orfila l'a pensé, mais
il est le seul chimiste et le seul physiologiste de cet
avis, je le suppose. Et toutefois, si les matières organiques donnent naturellement une réaction alcaline, comment soutenir que cette réaction peut servir
à fournir la preuve ou l'indication même d'un empoisonnement?

Le mélange aura-t-il des propriétés caustiques?
Dans les conditions où s'est placé M. Orfila, après
la dessiccation à l'air libre des matières organiques
suspectes, qui ne prévoit que la potasse aura passé
à l'état de sel, à l'état de carbonate? Dans le cadavre
même, avec le temps, cette transformation n'aura-
t-elle pas eu lieu? Ce serait réellement une exception, une exception rare qu'il en fût autrement.
M. Orfila a rencontré cette exception, ou l'a fait
naître : en expérimentant sur les animaux, il a retrouvé de la potasse libre dans leur canal digestif;
c'est sur ce résultat même qu'il a fondé et justifié le
procédé d'analyse qu'il propose. Il est curieux de se
reporter aux expériences mêmes de M. Orfila pour
en apprécier la valeur. Les voici d'après lui-même :

« J'ai souvent fait prendre DEUX GRAMMES CINQ
DÉCIGRAMMES OU TROIS GRAMMES de potasse à l'alcool
dissoute dans 80 ou 100 grammes d'eau, à des chiens
à jeun et à d'autres qui avaient copieusement mangé
une ou deux heures auparavant, et J'AI LIÉ L'OESO-

PHAGE pour les empêcher de vomir. Ces animaux sont morts au bout de vingt ou de vingt-quatre heures. J'ai ramassé toutes les matières contenues dans l'estomac; j'ai lavé celui-ci avec de l'eau distillée, et après avoir mélangé les eaux de lavage aux substances alimentaires déjà en partie digérées, je me suis assuré qu'UN PAPIER DE TOURNESOL ROUGI était PROMPTEMENT RAMENÉ AU BLEU, dès qu'il était touché par la liqueur: j'ai fait chauffer le mélange pendant vingt minutes, puis j'ai filtré. Je désignerai la liqueur par la lettre A, et la portion solide par la lettre B. La liqueur A, évaporée jusqu'à siccité dans une capsule de porcelaine, puis traitée par l'alcool bouillant marquant 44 degrés, a donné une dissolution qui, étant filtrée bouillante, RAMENAIT AU BLEU LE PAPIER DE TOURNESOL ROUGI PAR UN ACIDE; je l'ai évaporée jusqu'à ce qu'elle fût carbonisée et qu'il ne se dégageât plus de fumée; le charbon mis en contact avec un papier rougi légèrement humecté, LE BLEUISSAIT; une portion de potasse avait été évidemment dissoute à la faveur de la matière organique. J'ai incinéré le charbon dans un creuset d'argent; la cendre, traitée par l'alcool concentré bouillant, a donné un liquide qui ne BLEUISSAIT pas le papier rouge, parce que pendant l'incinération LA POTASSE AVAIT PASSÉ A L'ÉTAT DE CARBONATE INSOLUBLE DANS L'ALCOOL; le résidu non dissous par ce menstrue, était fortement alcalin; dissous dans l'eau, il a fourni un liquide bleuissant fortement le papier rougi et donnant avec le chlorure de platine et l'acide perchlorique des précipités abondants semblables à

ceux qu'on obtient avec le carbonate de potasse;
d'ailleurs ce résidu faisait effervescence.

» La portion de A non dissoute dans l'alcool
bouillant, traitée par l'acide acétique, a donné encore la réaction bleue au papier de tournesol rougi,
et des précipités avec le chlorure de platine et l'acide
perchlorique.

» B, c'est-à-dire le résidu solide obtenu après
avoir fait bouillir pendant vingt minutes les matières
extraites de l'estomac, a été traité par l'alcool concentré bouillant; la liqueur filtrée était alcaline au
papier; on l'a évaporée dans une capsule de porcelaine jusqu'à ce qu'elle fût carbonisée et qu'il ne se
dégageât plus de fumée; le charbon BLEUISSAIT FOR-
TEMENT le papier rougi; je l'ai incinéré dans un
creuset d'argent; la cendre, traitée par l'alcool bouillant, a fourni un liquide qui NE RAMENAIT PAS AU
BLEU LE PAPIER ROUGI, alors même qu'il avait été
concentré par l'évaporation; en traitant, au contraire, par l'eau distillée bouillante, le résidu cendré sur lequel l'alcool avait agi, on obtenait une
dissolution qui, après avoir été concentrée, BLEUIS-
SAIT FORTEMENT le papier, et donnait, avec le chlorure de platine et l'acide perchlorique, des précipités abondants, semblables à ceux que fournit le
carbonate de potasse.

» B, épuisé par l'alcool..., traité par l'acide
acétique, a encore donné les réactions propres aux
sels de potasse. » (*Traité de Toxicologie*, t. I,
p. 223, édit. de 1843.)

Je ne sais si je me trompe, mais il me semble que

ces expériences mêmes de M. Orfila sont la condamnation du procédé qu'il indique pour retrouver la potasse *libre* dans un mélange de matières organiques.

S'il ne la retrouve pas sous cet état pourtant, ce n'est pas faute d'en avoir ingéré dans l'estomac des animaux. Il en injecte chaque fois jusqu'à DEUX GRAMMES ET DEMI et TROIS GRAMMES, et il prend la précaution de LIER L'OESOPHAGE. Et, en définitive pourtant, que trouve-t-il dans toutes ses opérations, si ce n'est du carbonate de potasse? Il le trouve en proportions *abondantes*, il est vrai, et cela devait être; mais ce n'est pas de cette *abondance* qu'il se préoccupe, c'est de l'idée qu'il n'a entraîné, avec l'alcool, que la potasse d'empoisonnement, et non les sels alcalins naturellement contenus dans les matières organiques.

Poursuivez la lecture de l'ouvrage de M. Orfila, vous y lirez ce qui suit :

« Je ne conseillerai pas de pousser plus loin les opérations et de traiter, par exemple, par l'eau ou par l'acide acétique, la masse déjà épuisée par l'alcool, parce que, tout en reconnaissant que l'on pourrait dissoudre, à l'aide de ses agents, une certaine proportion de la potasse qui proviendrait d'un empoisonnement, il est certain que l'on dissoudrait aussi une assez grande quantité de sels potassiques *naturellement* contenus dans les liquides animaux et dans les matières alimentaires, en sorte que l'on serait exposé à commettre des erreurs graves, en attribuant à de la potasse ingérée comme poison des réactions qui appartiendraient aux sels potassiques dont je parle; MIEUX VAUT CENT FOIS NE PAS CHERCHER A SÉPARER LA TOTALITÉ DE LA POTASSE QUI A EMPOISONNÉ. » (*Loc. cit.*, p. 231.)

M. Orfila ne veut pas absolument que l'on fasse usage de la balance en médecine légale; il l'a répété bien des fois dans son livre, il le répétera une fois de plus à l'occasion des alcalis et des sels alcalins :

« En médecine légale, il faut éviter autant que possible de faire servir à la solution d'un problème d'empoisonnement, l'*abondance* ou les *traces* d'un précipité, parce que ce qui paraîtra abondant à tel expert pourra sembler peu de chose à un autre expert; il faut arriver à ce résultat incontestable : on retire d'une matière donnée une substance vénéneuse par un procédé déterminé, qui n'en fournit pas lorsque la même matière n'a pas été mêlée avec cette substance; donc le poison trouvé a été ajouté. » (*Loc. cit.*, p. 228.)

Mais, répondrons-nous à M. Orfila, les alcalis de même que le phosphore, qui par eux-mêmes sont des corps toxiques, ne restent pas longtemps à cet état d'alcalis ou de phosphore au contact des matières organiques; ils passent, les premiers à l'état de sels; le second à l'état d'acide ou de sel également. Alors que cette transformation a eu lieu, faut-il renoncer à trouver dans des matières organiques une plus forte proportion de potasse ou de phosphore que ces matières n'en doivent contenir ? Les analyses *quantitatives,* si précieuses en chimie, ne sont-elles pas applicables à la médecine légale ? L'expert ne doit-il s'arrêter, s'attacher qu'à des analyses *qua-litatives*? Revoyez le Rapport que j'ai donné à l'article du phosphore. MM. Persoz, Oppermann et Willemin se servent de la balance, et, en rappelant quelle est la plus forte quantité de phosphore que peuvent contenir les matières organiques, ils arrivent nettement à établir qu'il en existe des proportions beaucoup plus considérables dans les matières suspectes renvoyées à leur examen. Pourquoi n'agirait-on pas de même quand il s'agit d'alcalis, de potasse, de soude et de chaux?

M. Devergie a voulu qu'on attaquât, qu'on détruisît les matières animales avec le chlore. Mais n'avons-nous pas vu déjà que le chlore gazeux n'attaque ou ne détruit qu'incomplétement ces matières, et que les réactifs n'ont plus leur valeur ordinaire dans des mélanges qui contiennent des composés organiques?

Pour rester fidèle à nos principes, quand il s'agit de retrouver, soit dans des produits de sécrétions ou d'excrétions, soit dans les restes mêmes d'un corps, une des bases alcalines qui font naturellement partie de l'organisme vivant, c'est le plus souvent à des analyses quantitatives qu'il faut s'attacher, en s'imposant la tâche de déterminer, d'une part, les proportions d'acides unis aux bases; de l'autre, la quantité proportionnelle de la base alcaline qui fait le plus spécialement l'objet des recherches.

A cet effet, les opérations préliminaires que nous avons indiquées étant jugées insuffisantes, il faudra, s'il s'agit de la potasse ou de la soude, procéder à la calcination et à l'incinération même des matières organiques, reprendre les cendres par l'eau distillée. concentrer le liquide des lavages, et le soumettre successivement aux réactifs propres à faire reconnaître tel ou tel de ces alcalis fixes.

S'il s'agit de la chaux ou de la baryte, il faudra reprendre les cendres par l'acide chloro-azotique, avant de les traiter par l'eau. Dans les produits d'une calcination, en effet, la chaux et la baryte sont vraisemblablement à l'état de carbonates insolubles. Si l'on supposait avoir affaire au sulfate de baryte, il faudrait préalablement recourir à l'action du carbonate de soude, pour attaquer et décomposer ce sel qui résiste à l'action des acides.

Recueillis au moyen du petit filtre que j'ai fait connaître (t. I<sup>er</sup> des Poisons en général, *Pl. I, fig.* 1), les derniers précipités obtenus (chlorure double de potassium et de platine, carbonate ou oxalate de chaux, carbonate ou sulfate de baryte, etc.) seront séchés, pesés, puis conservés, au besoin, comme pièces de conviction.

Il est de règle que, pour former sa conviction, l'expert rapprochera des résultats de l'analyse chimique, et les effets morbides observés pendant la vie de la victime, et les altérations pathologiques constatées par l'ouverture du cadavre.

Ici surtout, chacun de ces trois ordres de preuves a sa signification propre qui est d'une très-haute valeur.

# SECTION CINQUIÈME.

## DES GAZ TOXIQUES.

Dans chacune des sections précédentes, il a déjà
été question des gaz dont la composition se rap-
portait à l'ordre de corps étudiés. Ainsi, dans la section des poisons métalliques, il a été parlé de l'hydrogène arsénié et de l'hydrogène antimonié; dans
la section des métalloïdes, il a été fait mention du
chlore, des acides iodhydrique, bromhydrique, et de
l'hydrogène phosphoré; dans la section des acides, il
a été traité du gaz acide sulfureux et du gaz acide
chlorhydrique; et dans celle des alcalis, on a fait
l'histoire de l'ammoniaque. Ce sont des connaissances
acquises, et qui, nous le pensons, ont été données à
leur place. Mais les gaz, considérés comme poisons,
ont une action propre qu'il importe d'étudier à part.
En pénétrant dans l'organisme par la voie d'absorption la plus largement ouverte, celle de la respiration, ils produisent des effets si rapides et si instantanément funestes, qu'à bon droit on peut dire que
ce sont là les poisons les plus redoutables, ceux dont
il serait trop facile d'abuser, s'ils étaient à la portée
des malfaiteurs.

Je suppose que l'on a adopté le principe déjà plusieurs fois rappelé dans ce livre, que l'empoisonne-

ment est l'effet de l'absorption ou de l'entraînement, dans l'organisme, d'une substance inassimilable, incompatible avec l'exercice des fonctions vitales. Or qui l'ignore? D'une part, les gaz sont l'état de la matière sous lequel les combinaisons s'effectuent le plus rapidement, les atomes étant aussi séparés ou isolés que possible ; de l'autre, les poumons présentent une surface d'absorption de 500 mètres carrés. A l'état de gaz ou de vapeurs, quelle quantité de poison, et de poison immédiatement absorbable, ne peut pas être introduite, en un instant, dans l'économie, et mêlée au sang, l'agent principal et le plus intime des mouvements vitaux? Aussi l'expérience a-t-elle montré que, dans une atmosphère confinée, 4 millièmes d'oxyde de carbone suffisaient pour vicier l'air et le rendre irrespirable. Il faudrait aussi peu d'hydrogène arsénié, et encore moins peut-être d'acide cyanhydrique ou prussique. Qu'étaient ou que pouvaient être ces empoisonnements instantanés produits par le parfum d'une fleur dont parlent les anciens, si ce n'est l'aspiration d'un gaz mortel? Que sont ces effets non moins frappants, mais qu'au moins on a fait tourner au profit de l'humanité, de l'aspiration d'une certaine quantité de vapeurs d'éther, de chloroforme ou d'éther chlorhydrique chloré? Outrez la dose de ces agents qu'on a appelés *merveilleux,* vous avez une asphyxie, c'est-à-dire un empoisonnement.

Dans certaines circonstances, le médecin chimiste peut donc être appelé à déterminer par quels agents gazeux une asphyxie, ou un empoisonnement a eu

lieu. Il lui importe d'être mis à même de reconnaître
analytiquement les gaz, et, au besoin, de savoir en
saisir les traces dans les débris d'un corps.

Trente-six gaz sont aujourd'hui connus en chimie.
Ce sont :

L'oxygène ;
L'hydrogène ;
L'azote ;
Le protoxyde d'azote ;
Le deutoxyde d'azote ;
L'acide carbonique ;
L'oxyde de carbone ;
Le chlore ;
L'acide hypochlorique ;
L'acide hypochloreux ;
L'acide chloreux ;
L'acide sulfureux ;
L'acide sulfhydrique ;
L'hydrogène protocarboné ;
L'hydrogène bicarboné ;
Le bicarbure d'hydrogène ;
L'hydrogène phosphoré ;
L'hydrogène arsénié ;
L'hydrogène antimonié ;
L'acide chlorhydrique ;
L'acide bromhydrique ;
L'acide iodhydrique ;
Le fluorure de silicium ;
Le fluorure de bore ;
Le chlorure de bore ;
L'acide chloroxicarbonique ;
L'ammoniaque

Le sulfhydrate d'ammoniaque ;
Le chlorure de cyanogène ;
L'acide sélénhydrique ;
L'acide tellurhydrique ;
Le cyanogène ;
Le monohydrate de méthylène ;
Le méthylène ;
Le fluorhydrate de méthylène ;
Le chlorhydrate de méthylène.

Sur ces trente-six gaz, il n'y en a que deux, l'oxygène et l'hydrogène, qui puissent être respirés pendant quelque temps sans inconvénients. Tous les autres sont asphyxiants ou toxiques à des degrés divers.

### I. — *Histoire naturelle, physique et chimique des gaz toxiques.*

Il n'existe dans la nature que sept des gaz ci-dessus énumérés : l'oxygène, l'azote, l'acide carbonique, le gaz des marais, le gaz oléfiant, le gaz ammoniac et l'acide sulfureux. Tous les autres sont le produit de l'art.

*Histoire naturelle.*—L'oxygène, l'azote et l'acide carbonique font partie de l'atmosphère; le gaz des marais, le gaz oléfiant (hydrogène protocarboné $C^2H^4$, hydrogène bicarboné $C^4H^4$) et l'ammoniaque sont produits, dans diverses circonstances, par la décomposition des matières organiques; l'acide sulfureux s'exhale des cratères volcaniques en ignition, etc.

*Propriétés physiques.* — Certains gaz se distinguent immédiatement par leurs propriétés physiques, la couleur et l'odeur. Ainsi le chlore, l'acide hypochlorique, l'acide chloreux et l'acide hypochloreux sont jaunes ou jaunes-verdâtres, et ils exhalent une odeur de chlore qui n'est pas moins caractéristique que leur couleur.

Le plus grand nombre des gaz a une odeur propre : ainsi, le gaz acide chlorhydrique, l'acide sulfureux, l'acide sulfhydrique, l'hydrogène phosphoré, l'hydrogène arsénié, le gaz ammoniac, etc. Il suffit également de ce caractère pour les reconnaitre. Les seuls gaz inodores sont l'oxygène, l'azote, l'hydrogène, l'oxyde de carbone, l'acide carbonique, le protoxyde d'azote et les hydrogènes carbonés.

Un seul gaz est alcalin, c'est-à-dire qu'il bleuit le papier de tournesol rougi par un acide : c'est le gaz ammoniac. Quelques-uns répandent à l'air des vapeurs blanches : ce sont les gaz acide chlorhydrique, bromhydrique, iodhydrique, fluorure de bore, fluorure de silicium, chlorure de bore. Ces vapeurs sont le résultat de l'extrème affinité de ces gaz pour l'eau : ils condensent les vapeurs aqueuses dissoutes dans l'atmosphère.

*Propriétés chimiques.* — Outre ces caractères si faciles à saisir, les gaz étudiés comparativement sous le rapport chimique, en présentent d'autres qui les différencient avec la plus grande netteté.

Ainsi les gaz sont solubles ou non solubles, c'est-à-dire absorbables ou non absorbables par la potasse.

Ils sont inflammables ou non inflammables au contact d'un corps en ignition.

4.

A l'aide de ces deux caractères, pris alternativement comme caractères positifs ou négatifs, il n'est pas un gaz dont on ne puisse, en quelques instants, déterminer la nature.

Ainsi, les gaz absorbables par une dissolution de potasse et non inflammables, sont les suivants :

| | | |
|---|---|---|
| L'acide | chlorhydrique ; | L'acide hypochlorique ; |
| » | bromhydrique ; | Le chlore ; |
| » | iodhydrique ; | L'ammoniaque ; |
| » | carbonique ; | Le chlorure de cyanogène ; |
| » | sulfureux ; | Le fluorure de silicium ; |
| » | chloroxicarbonique ; | Le fluorure de bore ; |
| » | hypochloreux ; | Le chlorure de bore. |
| » | chloreux ; | |

Les gaz absorbables et inflammables sont :

| | | |
|---|---|---|
| L'acide | sulfhydrique ; | Le sulfhydrate d'ammoniaque ; |
| » | sélénhydrique ; | Le cyanogène ; |
| » | tellurhydrique ; | Le monohydrate de méthylène. |

Les gaz non absorbables par une dissolution de potasse et non inflammables sont :

| | |
|---|---|
| L'oxygène ; | Le protoxyde d'azote ; |
| L'azote ; | Le deutoxyde d'azote. |

Les gaz non absorbables et inflammables sont :

| | |
|---|---|
| L'hydrogène ; | L'hydrogène arsénié, |
| L'hydrogène phosphoré ; | L'oxyde de carbone ; |
| L'hydrogène antimonié ; | L'hydrogène protocarboné ; |

L'hydrogène carboné. — Le fluorhydrate de méthylène; le bicarbure d'hydrogène; le chlorhydrate de méthylène; le méthylène;

Pour faire une analyse de gaz, on déterminera donc d'abord à quel groupe il appartient; et selon qu'il sera absorbable ou non absorbable par la potasse, qu'il s'enflammera ou ne s'enflammera pas à l'air, au contact d'une allumette en ignition, on n'aura plus qu'à le distinguer parmi les gaz de la même catégorie.

Exemple: Supposons qu'on ait à reconnaître le gaz acide carbonique. Ce gaz est sans couleur et sans odeur, et il ne fume pas à l'air (caractères négatifs); on en prend une petite quantité dans une éprouvette, et on essaye de l'enflammer: il ne brûle pas (premier caractère dont on prend note).

On y fait passer quelques gouttes d'une dissolution de potasse: il est absorbé immédiatement (second caractère qui place le gaz dans le premier groupe, ou celui des gaz absorbables par la potasse et non inflammable).

On a dans ce groupe quelques autres gaz:

Les acides chlorhydrique,
            bromhydrique,   } qui fument à l'air.
            iodhydrique,

L'acide analysé n'est pas l'un de ces acides.

L'acide carbonique } Réservons cet acide, dont toutes les propriétés se rapportent à celles du gaz analysé

L'acide sulfureux :    Il a une odeur caractéristique.

L'acide chloroxicarbonique : { On a rarement l'occasion de rencontrer ce gaz.

Les acides { hypochloreux ; chloreux ; hypochlorique ;
Le chlore ;
L'ammoniaque ;
Le chlorure de cyanogène ;
Le fluorure de silicium ;
Le fluorure de bore ;
Le chlorure de bore.

Ils ont tous une odeur propre et qui les signale à l'avance.

Dans le groupe donc, deux gaz dont les propriétés se rapportent à celles du gaz essayé : l'acide carbonique, le gaz chloroxicarbonique. Mais le gaz chloroxicarbonique a une odeur piquante, et, décomposé par l'eau, il donne de l'acide chlorhydrique qui précipite le nitrate d'argent. Le gaz acide carbonique ne possède pas ces propriétés, et il forme, avec l'eau de chaux, un précipité blanc insoluble dans l'eau, et soluble seulement dans un excès d'acide carbonique. Cette dernière réaction étant obtenue, on sera certain que le gaz examiné est de l'acide carbonique.

Pour aider la mémoire du chimiste, voici, d'après nos Traités classiques de chimie (PELOUZE et FREMY, *Cours de Chimie générale*, tome II, page 762), les propriétés caractéristiques des gaz les plus importants :

*Gaz absorbables par la potasse et non
inflammables.*

1°. *Acide chlorhydrique.*—Fumant, très-acide,
très-soluble : sa dissolution forme, avec l'azotate
d'argent, un précipité blanc, caillebotté, devenant
violet à la lumière, soluble dans l'ammoniaque et les
hyposulfites. Le chlore est sans action sur l'acide
chlorhydrique.

2°. *Acide bromhydrique.*—Fumant, très-acide,
très-soluble, décomposé par le chlore avec dégagement de vapeurs de brome d'un jaune orangé.

3°. *Acide iodhydrique.*—Fumant, très-soluble,
très-acide, décomposé lentement par le mercure qui
absorbe l'iode et dégage l'hydrogène ; formant, avec
les sels d'argent, un précipité à peine soluble dans
l'ammoniaque ; détruit subitement par le chlore,
qui en dégage des vapeurs violettes d'iode ; se colorant en brun au contact de l'air humide.

4°. *Fluorure de silicium.* — Fumant, acide ;
donne, avec l'eau qui l'absorbe, un dépôt de *silice
gélatineuse* et une dissolution d'acide hydrofluosilicique.

5°. *Fluorure de bore.* — C'est le plus fumant de
tous les gaz ; il est absorbé par l'eau en quantité très-
considérable ; il noircit et carbonise le papier.

6°. *Acide carbonique.*—Inodore, ne fume pas à
l'air ; l'eau en dissout à peu près son volume, et rou-

git faiblement le tournesol. Il forme, avec l'eau de chaux, un précipité blanc, insoluble dans l'eau, soluble dans un excès d'acide carbonique.

7°. *Acide sulfureux.*—Odeur piquante, caractéristique. Sa dissolution, exposée à l'air ou mêlée à de l'acide azotique, forme, avec les sulfates solubles, un précipité blanc de sulfate de baryte.

L'acide sulfureux est absorbé par le borax, par le bioxyde de manganèse, et surtout par l'acide plombique, avec lequel il forme du sulfate de plomb. La solution aqueuse d'acide sulfureux, mêlée à de l'acide chlorhydrique, produit, avec le zinc, de l'hydrogène et de l'acide sulfhydrique ; la liqueur précipite alors en noir les sels de plomb.

8°. *Chlorure de bore.* — Fumant à l'air, acide, absorbé en forte proportion par l'eau. La dissolution contient un mélange d'acide chlorhydrique et d'acide borique ; elle précipite les sels d'argent : lorsqu'après avoir évaporé cette dissolution à siccité, on traite le résidu par l'alcool, ce liquide acquiert la propriété de brûler avec une flamme verte.

9°. *Acide chloroxicarbonique.* — Odeur piquante, particulière ; décomposé par l'eau en acide chlorhydrique et en acide carbonique.

10°. *Acide hypochloreux.* — Couleur jaune-orangé peu intense : odeur vive particulière, qui rappelle celle du chlore ; absorbé en grande quantité par l'eau ; cette dissolution dégage du chlore avec une vive effervescence, quand on la traite par l'acide chlorhydrique : $ClO + HCl = HO + 2Cl$. Ce gaz est détonant.

11°. *Acide chloreux.* — Jaune-verdâtre, moins soluble dans l'eau et beaucoup plus stable que l'acide hypochloreux. Une dissolution aqueuse, saturée d'acide chloreux, est d'un jaune d'or : elle contient cinq à six fois son volume de ce gaz, et elle n'attaque ni l'or, ni l'antimoine.

L'acide chloreux détone quand on le chauffe, et donne du chlore et de l'oxygène dans le rapport de 2 à 3 en volume.

12°. *Acide hypochlorique.* — Jaune foncé, légèrement verdâtre, d'une odeur de chlore et de caramel : l'eau en dissout environ 3 fois son volume : ce gaz détone violemment par une légère chaleur.

13°. *Chlore.* — Jaune-verdâtre : odeur caractéristique. L'eau en prend environ 3 fois son volume à + 8°. Le chlore se distingue surtout des trois gaz précédents, parce qu'il ne détone pas, et que même, après avoir été chauffé, il est entièrement absorbé par les alcalis : il détruit les couleurs végétales, s'unit à l'arsenic et à l'antimoine avec incandescence : il se combine à volumes égaux avec l'hydrogène.

14°. *Ammoniaque.* — Odeur caractéristique, très-piquante. C'est le seul gaz *alcalin* connu : il répand d'épaisses fumées par le contact de l'acide chlorhydrique légèrement étendu d'eau. Il est absorbé en quantitité considérable par l'eau.

15°. *Chlorure de cyanogène.* — Odeur piquante : neutre aux réactifs : décomposé par la potasse avec laquelle il forme du chlorure de potassium et du cyanate de potasse. Ce dernier sel, sous l'influence

d'un excès d'alcali, produit un dégagement d'ammoniaque.

DEUXIÈME DIVISION.

*Gaz absorbables par la potasse et inflammables.*

1°. *Acide sulfhydrique.* — Odeur fétide, caractéristique; il brûle avec une flamme bleue, en produisant, en général, un dépôt de soufre. L'eau en
dissout 3 fois son volume. Il noircit l'argent, précipite en noir les sels de plomb et de cuivre; il est
décomposé par le chlore qui produit un dépôt de
soufre.

2°. *Acide sélénhydrique.* — Odeur fétide; le
chlore en sépare une poudre d'un rouge cinabre.
L'air humide le décompose; il se produit de l'eau et
un dépôt de sélénium. Il forme avec les sels de zinc
un précipité couleur de chair.

3°. *Acide tellurhydrique.* — Il produit un dépôt
de tellure sous la forme d'une poussière brune d'un
aspect métallique, lorsqu'on le mêle avec de l'air
humide, ou qu'on le traite par le chlore.

4°. *Cyanogène.* — Odeur vive, particulière, qui
affecte les yeux; brûle avec une flamme pourpre, et
précipite, après cette combustion, l'eau de chaux.

5°. *Monohydrate de méthylène.* — Odeur éthérée, agréable, neutre aux réactifs colorés; soluble
dans l'alcool et l'esprit-de-bois; précipite l'eau de
chaux après la combustion.

### TROISIÈME DIVISION.

*Gaz non absorbables par la potasse et non inflammables.*

1°. *Oxygène.* — Presque insoluble dans l'eau. sans odeur: rallume une allumette présentant encore un point rouge: s'unit. sous l'influence d'une étincelle électrique ou du platine divisé. au double de son volume d'hydrogène. rend le bioxyde d'azote rutilant. en le transformant en acide hypoazotique.

2°. *Azote.* — Incolore. inodore: éteint les corps en combustion. Comme il n'y a que quatre gaz non absorbables par la potasse et non inflammables, et que l'azote est compris au nombre de ces quatre gaz. on ne peut le confondre qu'avec l'oxygène. le protoxyde et le bioxyde d'azote: la distinction est facile à établir. puisque les deux premiers activent la combustion. tandis que l'azote l'empêche. et que le bioxyde d'azote devient rutilant au contact de l'air.

3°. *Protoxyde d'azote.* — Rallume les corps en combustion comme l'oxygène. mais avec moins de vivacité: soluble dans le double environ de son volume d'eau: décomposé au rouge. dans une cloche courbe. par des corps avides d'oxygène. comme le sulfure de barium. en laissant un résidu d'azote dont le volume est égal à celui qu'occupait le gaz avant sa décomposition.

4°. *Deutoxyde d'azote.* — Il devient jaune-orange

au contact de l'oxygène; il est absorbé par les sels
de protoxyde de fer, et leur donne une couleur brune;
il est décomposé, comme le protoxyde d'azote, par les
corps avides d'oxygène, et laisse un résidu d'azote
égal à la moitié de son propre volume.

## QUATRIÈME DIVISION.

### Gaz non absorbables par la potasse et inflammables.

1°. *Hydrogène.* — Inodore lorsqu'il est pur, mais
ordinairement mêlé à des substances étrangères qui
lui communiquent une odeur alliacée; presque insoluble dans l'eau, produisant en brûlant une flamme
peu éclairante; s'unit avec la moitié de son volume
d'oxygène, sous l'influence de la mousse de platine.

2°. *Hydrogène phosphoré.* — Odeur fortement
alliacée. La flamme est très-vive et très-éclairante,
et produit en brûlant des fumées épaisses d'acide
phosphorique; il brûle aussi par le contact du chlore;
forme un précipité brun avec les sels de cuivre et
d'argent, et se trouve absorbé en quantité considérable.

3° et 4°. *Hydrogène arsénié.* — Odeur nauséabonde, flamme alliacée, d'un jaune livide, accompagnée d'un dépôt arsenical d'un brun marron. L'air
humide et l'eau de chlore en séparent l'arsenic. (Les
auteurs ont omis dans cette énumération l'*hydrogène
antimonié*, dont l'odeur est désagréable, fétide, la
flamme livide, et qui donne en brûlant un dépôt
brun).

5°. *Oxyde de carbone.* — Il brûle avec une flamme bleue, en se transformant en acide carbonique qui précipite l'eau de chaux.

6°. *Hydrogène protocarboné.* — Gaz des marais. Il brûle avec une flamme bleuâtre beaucoup moins éclairante que celle de l'hydrogène bicarboné; il est presque insoluble dans l'acide sulfurique concentré. Il exige, pour se transformer en acide carbonique et en eau, deux fois son volume d'oxygène et donne son propre volume d'acide carbonique.

7°. *Hydrogène bicarboné.* — Il brûle avec une flamme blanche très-éclairante; forme avec le chlore un liquide huileux (liqueur des Hollandais); il est très-soluble dans l'acide sulfurique monohydraté; il exige, pour brûler, trois fois son volume d'oxygène, et donne deux fois son volume d'acide carbonique.

8°. *Bicarbure d'hydrogène.* — Insoluble dans l'eau, très-soluble dans l'acide sulfurique, soluble dans l'alcool et les huiles grasses; sa flamme est très-éclairante; il exige, pour brûler, 6 volumes d'oxygène, et produit 4 volumes d'acide carbonique.

9°. *Méthylène.* — Ce gaz est à peine connu; il absorbe, pour brûler, une fois et demie son volume d'oxygène, et produit son propre volume d'acide carbonique.

## II. — *Effets des gaz toxiques sur l'économie animale : Exemples d'empoisonnements* (asphyxies).

Rien de plus prompt, rien de plus redoutable que l'action toxique des gaz. Ils agissent directement sur l'un des organes les plus essentiels à la vie, le poumon, qui, dans le langage figuré des physiologistes, fait partie du *trépied vital*. Ils pénètrent atomiquement et par mille bouches à la fois dans les vaisseaux capillaires de la grande et de la petite circulation ; ils sont mis en contact avec le sang, au moment où le fluide doit se régénérer par l'action de l'air , dans la circonstance peut-être où ses éléments mobiles sont le plus entraînés vers des combinaisons nouvelles : selon la nature de leurs principes, selon l'instabilité de leur composition propre, quelles modifications rapides et profondes ne peuvent-ils, ne doivent-ils pas apporter dans la constitution intime du liquide réparateur ! On dispute encore sur le mode d'action des poisons ; on se demande s'ils portent atteinte aux phénomènes physiques, chimiques , nerveux ou vitaux de l'organisme. Qui ne voit, comme je l'ai déjà dit, qu'ils produisent à la fois tous ces effets ; qu'en agissant, par exemple , sur le sang , au moment de l'hématose , ils doivent troubler profondément la fonction de calorification, et c'est en effet, pour l'asphyxie, ce que l'observation démontre.

Le refroidissement, on ne l'a peut-être pas assez signalé, c'est là un des effets les plus saillants de tout empoisonnement par asphyxie ou aspiration de gaz irrespirables.

Simultanément, toutes les autres grandes fonctions physiologiques ne doivent-elles pas être profondément troublées ?

La respiration et, par suite, la circulation sont troublées, ralenties, quelquefois complétement suspendues.

L'innervation a reçu le contre-coup de ces effets immédiats. Ou la sensibilité a été promptement abolie, ou il y a eu convulsions, délire, trismus, tétanos, etc. Mais ici que l'on fasse une distinction : nulle part il n'y a apparence de congestion, comme dans l'apoplexie par exemple ; comme dans la somnolence ou dans le coma qui suit l'ivresse ou l'empoisonnement par diverses substances dites narcotiques. Les organes de sens sont insensibles : la face est blème, les yeux ternes, la peau décolorée. Cependant, si le gaz est de la nature de ceux qui irritent vivement avant de produire ou en même temps qu'ils produisent une action toxique (acides sulfureux, nitreux, chlorhydrique, ammoniac, etc.), tous les symptômes qui se rattachent à l'irritation sont les premiers effets qui se manifestent : ainsi, excitation de la gorge et des bronches, toux, douleurs locales, accélération de la respiration et de la circulation, exaltation, délire, convulsions mêmes, précèdent les effets d'insensibilité ou de prostration, c'est-à-dire l'asphyxie ou l'intoxication proprement dite.

Suivez l'enchaînement ou la série des phénomènes

physiologiques : quand les fonctions les plus essentielles, la respiration, la circulation, l'innervation,
sont profondément troublées, les fonctions de sécrétion, qui s'y subordonnent, ne peuvent continuer, et
nécessairement elles se suspendent. Telle est la succession d'effets pathologiques dans toute espèce d'empoisonnement. De même, à part quelques anomalies
peut-être, qui sont relatives à la nature de la matière
inassimilable, tels sont les effets des gaz toxiques.

Aux symptômes correspondent les altérations pathologiques. Alors que, par suite de l'aspiration d'un
gaz extrêmement délétère, la mort est pour ainsi
dire instantanée, les lésions anatomiques, s'il en est
d'appréciables, sont plutôt générales que locales.
Elles portent sur le sang même, qui est plus fluide,
moins coagulable, ou ne se partage pas nettement
en sérum et en caillot. La rigidité cadavérique est
moins prononcée, la putréfaction est plus rapide.

Si les gaz sont de la nature de ceux qui irritent
toutes les parties qu'ils touchent (gaz nommés plus
haut), les lésions cadavériques sont très-prononcées ;
on les suit depuis l'arrière-gorge jusque dans les
troncs bronchiques et dans le tissu pulmonaire.
Elles peuvent s'étendre plus loin, parce que le sang
charrie partout l'élément d'irritation. Ainsi le système nerveux peut présenter des traces d'inflammation, de turgescence, de suffusion sanguine ou séreuse.

Si les gaz sont de ceux qu'il faut désigner sous le
nom d'irrespirables, toute lésion organique peut
manquer absolument ; mais, ainsi que j'ai déjà eu

maintes fois à le rappeler, dans les cas présumés
d'empoisonnement, cette absence de lésions cadavériques n'est pas elle-même sans signification. Dans
certains cas, elle peut être une révélation tout
entière.

On trouvera dans les auteurs un grand nombre
d'observations d'asphyxies par les différents gaz. Je
n'en rapporterai ici qu'une seule que je crois digne
d'intérêt, et sur laquelle il m'a été donné, comme
membre du Conseil d'hygiène publique et de salubrité, de faire un Rapport à M. le préfet de police.

*Rapport sur un cas de double asphyxie produite
par un poêle mal éteint et dont on avait fermé
la clef.*

« Monsieur le Préfet.

» Le 31 décembre 1851, deux jeunes gens ont été
trouvés morts dans une petite chambre, au cinquième
étage d'une maison garnie, située rue d'Enfer, n° 19.
Le jeune homme était un étudiant en droit âgé de
vingt-deux ans; la jeune femme, sa cousine ger-
maine, âgée de vingt-huit ans, était sortie depuis
un mois du couvent des dames de Saint-Joseph, rue
Saint-Jacques. Elle demeurait passage Sainte-Marie,
n° 5, où elle vivait de son travail, mais elle allait
clandestinement rue d'Enfer, chez l'étudiant, où il
lui arrivait de passer plusieurs jours de suite.

» Nés dans le même pays, à X.... près de Dijon,
et enfants de deux frères, ces deux jeunes gens se

connaissaient depuis leur enfance. A seize ans, la
jeune fille s'était engagée dans un ordre religieux
consacré à l'éducation, et très-jeune encore, elle
avait été envoyée dans une de nos colonies, à la
Martinique; elle y était restée environ dix ans, et
n'était rentrée en France qu'au mois de septembre
dernier. A cette époque, elle se rencontra dans sa
famille avec son cousin l'étudiant en droit. Au mois
de novembre, tous deux durent repartir pour Paris;
la jeune fille partit la première, et rentra dans le
couvent des dames de Saint-Joseph, rue Saint-
Jacques; le jeune homme alla habiter non loin de là,
rue d'Enfer. Dans les premiers jours de décembre,
la jeune fille avait quitté le couvent et était allée
s'établir passage Sainte-Marie. En même temps qu'il
faisait son droit, le jeune homme, depuis quelque
temps, travaillait comme surnuméraire dans les bu-
reaux de l'enregistrement. A la date du 30 décembre,
à l'occasion du jour de l'an, il en exprimait sa joie
à son père; il lui écrivait que, grâce à la faveur qu'il
avait obtenue, il arriverait plus vite à la place qu'il
ambitionnait, celle de receveur de l'enregistrement
en province. On suppose que dans la pensée d'épou-
ser sa cousine, il songeait déjà à se créer une position indépendante. Sans être très-aisée, l'existence
des deux jeunes gens, à Paris, était au moins à l'abri
du besoin. A leur mort, on a trouvé en leur possession une somme de 175 francs, deux montres dont
l'une en or, et divers bijoux. Ces détails, qu'il fallait
recueillir, vous serviront, monsieur le préfet, comme
ils nous ont servi à nous-même, pour apprécier les

causes réelles d'un événement qui a donné lieu à diverses conjectures.

» Le 30 décembre, Marie F... passe la journée rue d'Enfer, dans la chambre de l'étudiant en droit. Tout porte à croire qu'elle y était depuis la veille. Ce jour-là, le 30, la jeune femme est souffrante ; on appelle, pour lui donner des soins, un voisin de chambre, étudiant en médecine, qui croit à des attaques d'hystérie, et conseille quelques calmants, l'eau de fleurs d'oranger et l'éther. Les attaques se dissipent ; mais par précaution, le soir, en rentrant chez lui, l'étudiant en droit y apporte une bouteille d'eau de fleurs d'oranger et un petit flacon d'éther. Il fait voir l'éther à l'étudiant en médecine qui indique la manière d'en faire emploi, en répétant qu'il est à la disposition de ses voisins, en cas de nouveaux accidents. Entre minuit et une heure du matin, tout le monde dort dans l'hôtel, à l'exception du jeune étudiant en médecine qui est allé au bal, et qui ne rentre qu'à une heure avancée de la nuit. En souvenir de l'appel qu'on lui a fait pendant le jour, il s'approche de la porte de ses voisins, écoute un instant, n'entend rien, pense qu'ils dorment, et va lui-même se mettre au lit.

» Le lendemain matin, personne n'a rien entendu d'insolite dans l'hôtel garni, non plus que dans la chambre des deux jeunes gens ; on croit qu'ils dorment plus longtemps que de coutume, on ne cherche pas à les éveiller : mais, dans l'après-midi, ils n'ont point encore paru. Le maître d'hôtel ouvre leur porte à l'aide d'un passe-partout : il recule d'épouvante

5.

à l'aspect de deux cadavres, et court éperdu appeler l'étudiant en médecine. Celui-ci arrive (nous tenons ces détails de lui-même) et voit ces deux corps à demi nus sur le carreau, celui de la femme au devant du lit, celui du jeune homme en travers de la porte. La chambre est extrèmement étroite, elle n'a guère plus de 2 mètres carrés, et elle contient un lit, une commode, une table à écrire, une table de nuit, deux chaises et un poêle en faïence. Il n'y a littéralement de place sur le plancher que pour les deux corps. En tombant du lit, aux derniers moments de la vie sans doute, le corps de la femme a entraîné une partie des draps et des couvertures; la table de nuit est renversée.

» Le commissaire de police du quartier et le médecin chargé de la constatation des décès, ont vu et relevé les cadavres. Ils ont fait chacun de leur côté des Rapports, et ils ont conclu, l'un et l'autre, que la mort avait été l'effet d'une asphyxie par le charbon. Mais des bruits divers ont circulé, on a parlé d'empoisonnement et de suicide, et l'un des employés de l'administration des domaines, le supérieur immédiat du jeune F..., M. de L..., vous a écrit, monsieur le préfet, pour appeler votre attention et sur l'événement lui-même, et sur la circonstance grave, à ses yeux, de la délivrance qui a été faite, à un étudiant en droit, d'une quantité notable d'éther sans ordonnance de médecin. M. de L... croit que c'est à l'éther qu'est due l'asphyxie des deux jeunes gens, et voici à ce sujet comment il s'exprime :

« La jeune personne a-t-elle été saisie dans la nuit

« d'une indisposition nouvelle, semblable à celle
» qu'elle avait éprouvée dans la journée? C'est ce
» qu'on ignore; quoi qu'il en soit, le flacon d'éther
» a été débouché, et la respiration du liquide a dû
» en peu d'instants, dans une petite pièce fermée de
» toutes parts, assoupir, puis tuer les personnes
» qui s'y trouvaient. Toute la nuit, cette vapeur
» d'éther s'est échappée par les légères fissures des
» portes et fenêtres et par le trou de la serrure; ce-
» pendant, on n'aurait pas pu séjourner dans la
» pièce, même le lendemain.

» Il faut donc nécessairement en conclure que
» M. F... et sa cousine ont été tués par l'éther
» qu'ils avaient acheté comme remède. »

» M. de L... parle en homme étranger aux connaissances médicales, et surtout aux propriétés
que possède l'éther; nous lui avons présenté,
à ce sujet, des observations qu'il a bien voulu accepter. L'éther, en effet, qui comme le chloroforme
et l'éther chlorhydrique chloré, est si souvent employé aujourd'hui pour engourdir la sensibilité des
patients auxquels on fait subir de graves opérations,
l'éther, disons-nous, ne peut produire la mort que
s'il a été inspiré à très-haute dose et sans relâche,
pendant un temps assez long, vingt à trente minutes
au moins. Or, ce n'est pas ici le cas d'une pareille
supposition qui, d'ailleurs, n'expliquerait pas la
mort, simultanée sans doute, de deux personnes en-
fermées dans une chambre.

» Une autre supposition, se liant à la précédente,
et qui nous a été soumise verbalement par M. de

L..., serait que la jeune personne a été reprise, la nuit, d'une attaque d'hystérie; que l'éther lui a été administré comme boisson par son cousin, qui n'en connaissait pas les effets; que ce poison lui a donné la mort, et que, de désespoir, son amant est tombé frappé d'une congestion cérébrale ou d'une syncope mortelle, au moment où il allait chercher du secours.

» Mais cette supposition n'est pas plus admissible que l'idée première d'une asphyxie par les vapeurs du soi-disant poison. Le flacon d'éther, il est vrai, a été retrouvé débouché, et il est possible qu'on en ait fait usage la veille au soir, ou pendant la nuit; mais il y restait quelques gouttes de liquide, et la quantité qu'il avait pu contenir (une cuillerée au plus) était trop faible, à supposer qu'elle eût été bue, pour déterminer un empoisonnement rapide. D'ailleurs, les cadavres ont été examinés avec soin; celui de la femme, non plus que celui de l'homme, n'exhalait, du côté de la bouche, aucune odeur d'éther, et M. de L... paraît avoir été induit en erreur quand il a dit, qu'en raison de l'odeur éthérée que conservait la chambre, on n'avait pas pu y séjourner même le lendemain. M. le commissaire de police, qui est entré dans la pièce l'un des premiers, et dont la parole, par conséquent, mérite toute confiance, affirme que l'odeur qu'il a ressentie, et qui, en effet, était très-intense, était celle du charbon ou des gaz hydrocarbonés. Le médecin lui-même, venu plus tard, a signalé la même odeur, mais en la désignant sous le nom d'*odeur de goudron*.

» La mort simultanée ou, au moins, presque simultanée des deux personnes, ne pouvant être attribuée à l'éther, et la supposition d'une double mort subite, dont l'une aurait été amenée par une attaque d'hystérie, l'autre par une commotion nerveuse violente, n'étant qu'à peine admissible, à quelles causes rapporter ce double décès qui a excité l'attention publique?

» Il vient d'être dit qu'en entrant dans la pièce où gisaient les corps, le commissaire de police et le médecin y avaient été vivement impressionnés par une odeur pénétrante de goudron ou de gaz hydrocarbonés; il fut, d'un autre côté, constaté qu'il restait dans le poêle des débris éteints de charbon de terre, que la clef de ce poêle était fermée. Il faut tenir compte de ces circonstances, en regrettant toutefois qu'on n'ait pas cru devoir s'éclairer des lumières d'une double autopsie. Cependant l'un des corps, celui de la jeune femme que, dans les premiers moments, personne ne réclama, fut déposé à la Morgue, et il y resta plusieurs jours. Peut-être qu'en consultant les registres de cet établissement, on y trouverait quelques renseignements utiles. L'administration jugera s'il est à propos de les demander.

» Pour répondre à toute la sollicitude exprimée par vous sur cette affaire, monsieur le préfet, nous nous sommes transporté à la maison garnie n° 19 de la rue d'Enfer, où, non sans peine, nous nous sommes fait ouvrir la chambre des deux jeunes gens. Tout d'abord, et en y entrant, nous fûmes frappé de son exiguïté. Deux personnes ont-elles pu sainement habiter jour et nuit une pièce si étroite? Par

exception, et ici par une exception fâcheuse, la porte
et la fenêtre ferment si hermétiquement, qu'il est extrêmement difficile de les ouvrir. Nous examinâmes
le poêle avec attention. Le tuyau en est très-étroit;
il débouche, par un coude, dans un autre tuyau
qui vient des étages inférieurs. Dans une pièce exi-
guë, est-il de plus mauvaises conditions de chauffage?
En outre, la clef de ce poêle ne reste ouverte que si
l'on suspend à son extrémité un poids d'un certain
calibre. Ce poids enlevé, la clef ferme d'elle-même.
Lors de notre visite, une paire de tire-bottes rem-
plissait l'office du poids, et le maître de l'hôtel nous
dit que, le 31 décembre, lors de la levée des corps,
on trouva le tire-bottes non suspendu à la boucle de
la clef, mais placé à l'extrémité opposée contiguë
au tuyau, ce qui attestait, au moins, qu'avant de se
coucher, le jeune homme, croyant le feu du poêle
consumé, avait, pour en conserver la chaleur, fermé
la clef.

» En présence de ces dépositions trop significa-
tives, l'idée de crime ou de suicide s'effaça peu à
peu dans notre esprit, et nous ne vîmes plus dans
l'événement malheureux et trop commenté du 31 décembre, qu'une double asphyxie causée par des gaz
délétères produits de la combustion du charbon.

» Mais les graves enseignements qui résultent de
ce fait ne doivent pas être mis en oubli et perdus
pour l'avenir, monsieur le préfet. Les maisons garnies doivent être soumises à une surveillance active
et, pour ainsi dire, quotidienne. On ne peut faire
exécuter avec trop de rigueur les prescriptions de

votre ordonnance de 1848, relative à la salubrité et
à la bonne tenue des habitations. Les architectes
doivent surtout se préoccuper des conditions dans
lesquelles sont établis les poêles ou autres appareils
de chauffage. Il faut qu'ils surveillent jusqu'à l'agen-
cement des tuyaux et autres accessoires. Dans les
chambres à coucher, il est dangereux de fermer la
clef d'un poêle pendant la nuit. D'une manière générale, enfin, il faut entretenir, dans l'intérieur des
habitations, une aération continue.

» Pour revenir, en terminant, à la lettre de M. de
L..., nous croyons, monsieur le préfet, que si, à
propos de la livraison, faite à un étudiant en droit,
d'un petit flacon d'éther, il n'y a pas lieu de rappeler
avec sévérité aux pharmaciens les lois et règlements
relatifs à la vente des médicaments; à propos de cet
autre fait, venu récemment à notre connaissance
personnelle, que de la morphine a été délivrée en
petites fractions, dans plusieurs pharmacies, à une
personne qui est ainsi parvenue à s'en procurer
3 grains, il y a lieu de prévenir les chefs d'officine
contre ce subterfuge d'acheteurs mal intentionnés,
et de leur donner avis de ne vendre ou livrer, à qui
que ce soit, les plus faibles proportions de substances
réputées dangereuses.

Signé CH. FLANDIN.

Lu et approuvé en séance par le Conseil d'hygiène<br>publique et de salubrité,

» Signé CADET-GASSICOURT, Vice-Président ;

» TRÉBUCHET, Secrétaire.

III. — *Applications physiologiques et thérapeutiques : Traitement de l'empoisonnement par les
gaz.*

Les anciens n'ont pas eu une connaissance exacte
des gaz. Ce n'est que de nos jours, après que la chimie nous eut appris à les bien connaître, que la
physiologie put prétendre à en expliquer l'action
toxique. Nysten, à qui l'on doit les premières recherches faites sur ce sujet, crut pouvoir établir une
distinction entre les gaz qu'il regarda comme impro-
pres à la respiration, et ceux qui étaient par eux-
mêmes essentiellement délétères ou toxiques. Les
premiers, disait-il, n'agissent que négativement; les
seconds ont une action directe ou positive. Nysten
crut pouvoir établir sa classification par des expériences. Tout gaz qui, de quelque manière qu'il fût
introduit dans l'économie, produisait les mêmes effets, était réputé gaz toxique; et tout gaz dont les
effets ne se manifestaient que par suite de l'inspiration, était rangé parmi les gaz simplement irrespirables. Mais Nysten se trompa, au moins dans les applications : il rangea dans la catégorie des gaz les
moins redoutables, des gaz dont l'action est réellement délétère. Pour le célèbre physiologiste, non-
seulement l'hydrogène, mais l'hydrogène carboné,
l'acide carbonique, l'hydrogène phosphoré, n'agissaient que mécaniquement ou physiquement comme
l'azote ou l'oxygène, ou comme l'air lui-même,
lorsqu'il est injecté dans les veines. Nysten n'aper-

cevait pas l'action chimique produite; nous aurons occasion d'en donner la preuve.

Il faut faire une différence entre l'action mécanique et l'action chimique : tout gaz introduit dans les veines est on ne peut plus redoutable. Cette introduction est immédiatement suivie de perturbation dans l'action du cœur, de syncope et de mort. Mais ce n'est pas là peut-être un empoisonnement. L'empoisonnement par les gaz, c'est l'absorption d'un gaz délétère par l'organe de la respiration ; c'est donc la qualité respirable ou irrespirable d'un gaz qu'il s'agit d'apprécier, je pourrais presque dire de mesurer, car il y a des degrés divers dans les propriétés toxiques des diverses espèces de matières.

Je prends un exemple : L'acide carbonique est-il un gaz purement irrespirable ou un gaz réellement délétère et toxique? Pour Nysten et divers physiologistes, c'est un gaz simplement irrespirable : mais, suivant nous, c'est là une erreur. Comparez, d'après les expériences mêmes des auteurs, les effets de l'acide carbonique avec ceux de l'hydrogène et de l'azote : dans une atmosphère artificielle de gaz acide carbonique, un animal respire infiniment moins de temps que dans une atmosphère d'azote ou d'hydrogène. Davy a fait la remarque qu'en s'exposant, soit au-dessus d'une cuve à bière en fermentation, soit au-dessus d'un vase où l'on dégage de l'acide carbonique en faisant réagir l'acide chlorhydrique étendu sur la craie, on éprouve une saveur fortement acide avec un sentiment de brûlure dans la bouche, dans les narines et jusque dans la gorge. Il est plus d'un exemple d'individus qui, tombés dans des cuves en fermentation, y ont péri en peu d'instants, *suffoqués*, comme ils l'eussent été par un gaz acide violent, l'acide sulfhydrique ou l'acide chlorhydrique.

Le professeur Rolando, de Turin, a fait l'expérience suivante : Après s'être assuré qu'une tortue de terre pouvait vivre assez longtemps, et sans paraître en souffrir, avec une ligature autour du tronc principal de la trachée, il a injecté dans l'un des poumons de l'animal de l'acide carbonique, en faisant insuffler en même temps dans l'autre de l'air atmosphérique : la tortue n'a pu vivre que quelques heures.

Alors que l'asphyxie par l'acide carbonique est lente, graduelle, incomplète, qui ne sait les tortures qui en résultent? Céphalalgie profonde, obscurcissements de la vue, bourdonnements dans les oreilles, vertige, sentiment de terreur, convulsions, délire, vomissements, déjections fétides, on a noté tous ces effets. Or, que sont-ils, sinon les signes d'un empoisonnement miasmatique?

M. Collard de Martigny a rapporté l'observation d'une servante qui, entrant avec une chandelle allumée dans une cave où il y avait une cuve en fermentation, fut soudain saisie de vertige et de frayeur, et prit la fuite en laissant sa chandelle dans la cave, et fermant la porte derrière elle. Elle tomba sans connaissance en dehors de la porte, et quand on vint pour la secourir, on trouva la chandelle *allumée* dans la cave. L'air de la cave n'était donc pas irrespirable, et il avait des qualités toxiques

M. Taylor a montré, et le fait ne doit jamais être oublié, qu'une chandelle peut brûler dans une atmosphère qui contient 10. 11 et 12 pour 100 d'acide carbonique, proportion plus que suffisante pour tuer assez rapidement *par intoxication;* « a proportion more than sufficient to cause poisonning in no long time, » dit Christison (1).

Mais pourquoi insister sur ce point? Les idées de Nysten et de ses contemporains ne font plus loi aujourd'hui en physiologie.

Pour apprécier quels peuvent être les effets funestes d'une atmosphère impure, il faut bien connaitre quelles doivent être les conditions normales de l'air dit respirable. D'une part, cet air doit contenir une quantité d'oxygène suffisante pour entretenir la respiration; de l'autre, elle ne doit contenir, *en proportion nuisible,* aucun gaz, aucune matière qui soit capable de mettre obstacle à cette grande fonction.

Dans l'état normal, l'air de l'atmosphère contient, pour 100 :

En volume ....  | 20,80 d'oxygène,
                | 79,20 d'azote ;

En poids ......  | 23,01 d'oxygène,
                 | 76,99 d'azote.

Il contient, en outre, mais en proportion minime

(1) On Poisons, p. 815, édit. de 1845.

et variable, de l'acide carbonique (environ 0,0004 pour 100), de la vapeur d'eau, et sans doute encore des traces d'autres corps, tels que de l'iode, du soufre, des composés d'hydrogène et de carbone, etc.

En respirant dans une atmosphère confinée ou limitée, l'homme y verse une quantité d'acide carbonique en rapport avec la quantité d'oxygène qu'il lui emprunte (le carbone donne en brûlant un volume de gaz acide carbonique qui est sensiblement le même que le volume d'oxygène employé à la combustion). Si l'on admet, et le chiffre est donné tout à la fois par les expériences de M. Scharling et par celles de MM. Andral et Gavarret, si l'on admet qu'en moyenne, et par heure, dans l'acte de la respiration, un homme adulte consomme 14$^{\text{lit}}$,34 de gaz oxygène, avec lesquels il brûle 7$^{\text{gr}}$,83 de carbone, et qu'il rende ainsi en échange à l'atmosphère 14$^{\text{lit}}$,34 de gaz acide carbonique, équivalant en poids à 28$^{\text{gr}}$,68, il faudra en conclure qu'en une heure, dans une atmosphère confinée de 20 mètres cubes par exemple, un homme transforme l'air normal ou contenant 0,0004 d'acide carbonique, en un air moins vital qui contient déjà plus de 1 millième de ce gaz toxique. Or l'expérience a montré que, dans une atmosphère contenant 4 millièmes d'acide carbonique, la respiration ne s'accomplirait plus déjà dans de bonnes conditions. Avec 20 mètres cubes d'air, l'homme ne pourrait donc pas respirer sainement huit heures, c'est-à-dire pendant toute une nuit. De là le principe, aujourd'hui consacré en hygiène, qu'il faut assurer à chaque homme, dans les casernes, dans les hôpitaux, dans les prisons, dans les garnis, de 14 à 18 mètres cubes d'air par heure, en supposant, ce qui, d'ailleurs, est exact, que la ventilation obtenue par les portes ou par les fenêtres renouvelle l'atmosphère de la pièce d'une heure à l'autre.

La combustion vicie l'air, de la même manière que la respiration. Un kilogramme d'acide stéarique (bougies), en brûlant dans une capacité de 50 mètres cubes, y verse 4 pour 100 d'acide carbonique, et en rend, par conséquent, l'atmosphère tout à fait irrespirable. L'oxyde de carbone paraît plus redoutable encore. D'après les expériences de M. Leblanc, il suffit de quelques millièmes de ce gaz dans une atmosphère confinée pour la rendre essentiellement toxique.

Dans les égouts, dans les puisards, dans les fosses d'aisances, dans les caveaux des cimetières, etc., quoi de plus redoutable que l'issue soudaine des plus faibles proportions d'hydrogène sulfuré, d'hydrosulfate d'ammoniaque, ou d'autres gaz délétères? L'expérience ne parle que trop haut à ce sujet, et presque tous les jours. Si, par malheur, dans une seule inspiration, on a absorbé une certaine quantité de l'un de ces gaz toxiques, quel ne sera pas le danger immédiat? Aussi, n'est-ce que par la célérité avec laquelle ils sont administrés que les secours peuvent être utiles. Tout d'abord, il faudra arracher l'individu de la pièce ou de la fosse où il est tombé asphyxié, sans connaissance, le porter à l'air, détacher ses vêtements, puis, en le réchauffant, chercher à rétablir la respiration, soit par une insufflation d'air pur dans les poumons, soit par une pression méthodique des parois thoraciques. On ne discontinuera les frictions sèches ou aromatiques que lorsque la respiration et la circulation seront entièrement rétablies. Les affusions d'eau froide sur la tête, les injections de même liquide dans le conduit auditif, seront peut-être indispensables pour exciter et réveiller la sensibilité. On a eu recours quelquefois à l'opération appelée *inversion*, et qui consiste à tenir momentanément l'individu la tête en bas et les pieds élevés; mais on conçoit avec quelle réserve un tel moyen doit être essayé. Dans certaines localités, on est dans l'usage de plonger les individus asphyxiés, et spécialement les individus asphyxiés par le froid, dans un trou fait au milieu du fumier; mais cette pratique est mauvaise, elle replace l'asphyxié dans une atmosphère de gaz acide carbonique, et il est des moyens d'un tout autre ordre pour rappeler la chaleur à la périphérie du corps.

Selon les cas, la saignée, les vomitifs, les lavements purgatifs, les révulsifs d'autres sortes peuvent être utilement employés. La respiration rétablie, l'asphyxié n'est plus qu'un malade que le médecin doit traiter selon les règles de son art.

IV. — *Applications médico-légales: Recherches chimiques dans les cas d'empoisonnement par les gaz* (asphyxie des auteurs).

Il suffit de s'être pénétré des connaissances qui précèdent pour être en mesure de répondre à toutes les questions de médecine légale qui peuvent s'élever au sujet d'une asphyxie ou d'un empoisonnement par un gaz.

Le plus souvent, on n'ignorera pas dans quelles conditions s'est trouvé l'individu asphyxié ou empoisonné. Il faut apprécier ces conditions, et de la sorte, arriver jusqu'à déterminer, *vraisemblablement au moins,* quel est le gaz à l'influence duquel il a été exposé. Il n'est pas jusqu'aux symptômes de la maladie, s'ils ont été observés, qui ne puissent servir de renseignements à cet égard. Selon que le soupçon portera sur tel ou tel gaz, on fera les expériences nécessaires pour arriver à la certitude que l'on veut acquérir.

Sur le cadavre, peut-on retrouver des traces du gaz toxique auquel la mort doit être attribuée? Oui et non, selon la nature du gaz employé. Si le gaz est de l'ordre de ceux qui agissent par une absorption lente; si l'on a affaire aux gaz hydrogène arsénié ou antimonié, l'arsenic et l'antimoine sont dans les organes, et il est aussi facile de les saisir que dans tout autre cas d'empoisonnement par les composés liquides et solides de ces deux métaux. Le procédé à suivre est identiquement le même, le gaz ayant subi une décomposition qui a fixé l'arsenic ou l'antimoine dans les organes.

Les empoisonnements qui sont un effet d'asphyxie par aspiration de gaz irrespirables ne comportent pas, sur le cadavre, des analyses aussi sûres; mais, dans ces cas, on sera guidé dans les recherches à faire par les circonstances qui auront amené la mort.

Déjà, par un exemple, j'ai indiqué plus haut (page 53) le moyen de reconnaître un gaz simple. Voici un cas plus complexe :

Supposons que l'on ait à faire l'analyse, non-seulement qualitative, mais quantitative, des gaz qui entrent dans un mélange d'acide carbonique, d'oxyde de carbone, d'azote et d'oxygène.

1°. On absorbera l'acide carbonique par la potasse, et de la sorte on en déterminera la quantité ou le volume;

2°. On absorbera l'oxygène, soit avec un bâton de phosphore, soit par tout autre moyen indiqué dans les livres de chimie pour l'analyse de l'air (lame de cuivre mouillée d'acide sulfurique faible, dissolution ammoniacale de chlorure de cuivre);

3°. Aux deux gaz restants (oxyde de carbone et azote), on mêlera de l'oxygène en excès, et on fera passer dans le mélange une étincelle électrique. L'oxyde de carbone sera brûlé et converti ainsi en acide carbonique. On en appréciera le volume, d'après la connaissance acquise, que l'oxyde de carbone donne, en brûlant, un volume d'acide carbonique égal à son propre volume :

$$\underset{\text{2 vol.}}{\underbrace{CO + O}} = \underset{\text{2 vol.}}{\underbrace{CO^2}}$$

En déterminant donc de nouveau, au moyen de la potasse, la quantité d'acide carbonique obtenue, on aura le volume primitif de l'oxyde de carbone.

L'azote sera dosé par différence, ou bien en absorbant, par le phosphore, l'excès d'oxygène restant dans l'eudiomètre après la détonation électrique.

Mais des questions d'un tout autre ordre peuvent s'élever au sujet d'asphyxies ou d'empoisonnements par des gaz.

Déjà les tribunaux ont eu l'occasion de poser les suivantes :

Quelle est la quantité de charbon nécessaire pour rendre irrespirable une atmosphère d'une capacité déterminée?

Selon l'âge, le sexe, la constitution, les individus résistent-ils plus ou moins à l'action asphyxiante ou toxique des gaz?

La putréfaction est-elle retardée ou avancée par l'asphyxie?

Quelle est la quantité de cendres données par le charbon, le charbon de terre, le coke, etc., etc.?

On conçoit combien les questions de ce genre peuvent être très-complexes et subordonnées à des conditions diverses. On ne peut tout prévoir dans un livre, on ne peut qu'y rappeler des principes, en indiquant des règles d'une application générale. Ce qui repose sur des appréciations de détails doit être abandonné à la sagacité et au savoir de l'expert. *Omnia practicè solvit, qui rectè omnia capit.* Celui-là résout tout dans la pratique, qui sait bien tout dans la théorie.

# SECTION SIXIÈME.

### DES LIQUIDES SPIRITUEUX, ÉTHÉRÉS OU ANESTHÉSIQUES.

Non loin des gaz, et comme point d'union entre les poisons anorganiques et organiques, il faut placer ici un liquide spiritueux, l'alcool, et certains liquides éthérés, qu'une heureuse et nouvelle application à la thérapeutique a fait désigner sous le nom commun d'*anesthésiques*. Ces produits chimiques sont aujourd'hui sous la main de tous : il faut se mettre en garde contre l'abus qu'on en pourrait faire.

## ARTICLE PREMIER.

### DE L'ALCOOL.

**I. — *Histoire chimique et pharmaceutique.***

L'alcool est le produit d'une fermentation spéciale dite *alcoolique*. Toutes les fois que la nature ou l'art a mis en présence une matière sucrée et du ferment, il se produit, d'une part, un gaz, l'acide carbonique ; de l'autre, un liquide volatil, l'alcool, qu'on a aussi appelé *esprit*. Selon que ce liquide est plus ou moins pur ou concentré, on pourrait dire, uni ou mêlé à des proportions déterminées ou indéterminées d'eau, il prend des noms différents et qui expriment ses qualités diverses. Ainsi, l'alcool est dit *pur*, *anhydre* ou *absolu*, lorsqu'il ne contient pas un seul atome d'eau, qu'il affleure le chiffre extrême de l'instrument dit *aréomètre* ou *alcoolomètre*, et qui est destiné à mesurer la densité des *esprits*. Il prend, dans le commerce, le nom de *trois-six*, lorsqu'il marque la moitié environ des degrés de l'échelle de l'instrument aréométrique (1).

L'alcool ordinaire, ou celui des laboratoires, est mêlé d'eau en proportions variables. Il marque généralement de 80 à 90 degrés centésimaux, 31 à 37 degrés de Cartier, 33 à 40 degrés de Baumé.

L'alcool est un liquide incolore très-fluide, d'une saveur brûlante et caustique. Au maximum de concentration, sa densité, à 15 degrés de chaleur, est 0,794. Cette densité augmente en raison de la proportion d'eau ajoutée à l'esprit. Il y a contraction de

---

(1) La dénomination *trois-six* se rattache à un ancien usage d'apprécier la valeur ou la force d'un *esprit* par *l'épreuve* dite *de Hollande*. Cette épreuve consiste à introduire l'esprit dans un flacon et à l'y agiter vivement. S'*il perle*, c'est-à-dire s'il forme de petites bulles transparentes, l'esprit est de *type commercial*: il contient environ la moitié de son volume d'eau. Le *trois-six* est un esprit dont 3 volumes, mélangés à 3 volumes d'eau, donnent un esprit qui par l'agitation peut perler. M. Devergie dit que l'esprit *trois-six* est ainsi nommé, *parce que trois bouteilles d'alcool peuvent fournir six bouteilles d'eau-de-vie*. C'est là une explication qui manque d'exactitude et de rigueur.

volume lorsqu'on mêle de l'eau à l'alcool. Le maximum de contraction s'observe dans le mélange de 53,739 parties d'alcool anhydre avec 49,836 parties d'eau. Ces 103,575 volumes se réduisent à 100 ; et à 10 degrés de chaleur, le liquide ainsi composé a pour formule

$$C^4 H^6 O^2, 6 HO.$$

Sa densité est 0,927.

L'alcool anhydre bout à 78°,41. On conçoit que le degré d'ébullition doit s'élever en raison de la quantité d'eau que contient l'esprit, et c'est sur ce principe que sont fondés les alcoolomètres, dits *ébullioscopes,* de MM. Brossard-Vidal et Conaty.

Très-inflammable, l'alcool, quand il est pur, brûle avec une flamme jaune ; il produit une flamme bleue, quand il est étendu d'eau.

On sait à quels nombreux usages l'alcool est employé en chimie et en pharmacie : c'est le dissolvant d'un grand nombre de substances insolubles dans l'eau, telles que les résines, les alcaloïdes, les corps gras, etc. Il coagule l'albumine, et à ce titre, il peut servir à la séparation ou à l'analyse de diverses matières animales.

II. — *Effets de l'alcool sur l'économie animale. Applications physiologiques, thérapeutiques et médico-légales.*

On connaît les effets de l'alcool sur l'économie. Ils commencent à l'ivresse et finissent à l'empoisonnement ou à la mort. Mais entre ces extrêmes, que

de degrés divers! Les auteurs en ont distingué trois :
nous les suivrons dans cette classification, en pré-
venant qu'elle est toute artificielle.

Dans le premier degré, l'ivresse est caractérisée
par une vive excitation cérébrale, l'animation des
yeux et du visage, un entraînement de langage qui
va jusqu'à la loquacité, un défaut de netteté dans la
prononciation qui peut aller jusqu'au bégayement.
Les forces musculaires sont affaiblies, bien que, sur
ce point, l'excitation nerveuse puisse en imposer un
instant. En général, cet état dure deux, quatre ou
six heures. Il se dissipe en laissant après lui de l'a-
battement, une céphalalgie plus ou moins intense.
Pour rendre compte de cette excitation, on pourrait
dire que le liquide spiritueux n'a porté atteinte qu'à
la partie la plus sensible ou la plus délicate du système nerveux, celle qui préside aux actes de la vie
de relation. Les fonctions de la vie organique, en
effet, restent intactes, et c'est ce qui peut établir
une ligne de démarcation assez tranchée entre le premier et le second degré de l'ivresse.

Ce second degré est d'abord l'exagération ou le
dernier terme des effets qui précèdent; mais, de plus,
il est signalé par un affaissement réel et profond du
système musculaire. L'individu ne se soutient plus;
il a la jambe avinée, comme on dit; il veut marcher,
il chancelle, oscille de droite à gauche, et tombe. Il
peut se relever, mais c'est pour faire une chute
nouvelle. Alors il a perdu tout sentiment de lui-
même, et demeure plongé dans un assoupissement
plus ou moins profond dont il est difficile de le tirer,

et dont on ne le fait sortir que momentanément. Ici toutes les fonctions de la vie de relation sont suspendues, et les fonctions mêmes de la vie organique sont plus ou moins profondément troublées. Ainsi, la face est colorée, vultueuse; le pouls est accéléré, plein; la respiration précipitée, stertoreuse même; il y a des vomissements de nature spéciale, d'une odeur aigre et repoussante, une miction et des excrétions intestinales involontaires. D'un individu tombé dans un tel état, on dit qu'il est *ivre-mort*, et cette expression est une image énergique et fidèle.

Selon la force du tempérament et, il faut le dire, selon la triste habitude que l'organisme peut avoir contractée d'un tel état, l'individu peut revenir à lui plus ou moins promptement, sans souvenir de ce qu'il a éprouvé; mais il peut aussi se réveiller atteint de fièvre violente, d'une congestion ou d'une inflammation consécutive à l'action locale ou générale de l'agent toxique. Tôt ou tard, l'abus des liquides spiritueux conduit à une fin funeste.

Mais cette fin peut être très-précipitée, et c'est l'imminence même de ce danger qui constitue le troisième degré de l'ivresse qu'il nous reste à caractériser.

A ce terme extrême, l'ivresse ne se distingue plus, ou ne se distingue pour ainsi dire plus que par sa cause de l'état apoplectique. L'individu a perdu l'usage des sens et des mouvements; il est insensible à toute excitation extérieure; il est plongé dans un coma profond. Pour ne pas périr, il a besoin d'être secouru, et ces secours doivent être administrés avec sagacité et prudence.

Deux frères furent entraînés au cabaret par un camarade qui voulait se donner le brutal plaisir de les enivrer. En une demi-heure, on avait bu trois bouteilles de porter dans lesquelles avaient été ajoutés secrètement 7 à 800 grammes d'eau-de-vie (un tiers environ de la quantité de porter consommé). Cette fatale plaisanterie n'était pas à son terme, que les deux frères déraisonnaient complétement. Vingt-cinq minutes après la consommation de la troisième bouteille, tous deux avaient perdu complétement connaissance. L'un d'eux resta dans cet état deux heures environ, après quoi il reprit ses sens. Mais l'autre, que l'on fit marcher pendant une heure, finit par tomber, incapable de faire un pas de plus. Au bout de quatre heures, il avait perdu toute sensibilité, et sa respiration était devenue irrégulière et stertoreuse. Le pouls était faible (quatre-vingts pulsations) ; les pupilles étaient dilatées, non contractiles ; la déglutition impossible. Ce malheureux resta dans cet état, sans changement appréciable, jusqu'à la mort, qui arriva vers la vingt-cinquième heure à partir du début de la débauche. Un chirurgien, qui fut appelé vers la cinquième heure, reconnut le mal sans remède, et ne put administrer que des secours insuffisants.

Un homme avait dérobé une bouteille d'eau-de-vie, et il était sur le point d'être découvert nanti du corps de délit. Pour le faire disparaître, le malheureux eut la fatale idée d'avaler tout le contenu de la bouteille. Il tomba dans un coma profond et mourut au bout de quatre heures.

Un soldat parie de boire huit pintes d'eau-de-vie. Il était loin d'être arrivé à la dernière pinte, qu'il était mort.

Est-il des signes auxquels on puisse plus spécialement s'attacher, pour reconnaître quel est le degré de l'ivresse et quelles en seront les suites ? Le Dr Ogston, d'Aberdeen, s'est appliqué, sur trente-six cas recueillis avec soin dans les offices de police de Londres, à rechercher quels étaient les caractères les plus propres à établir non-seulement le diagnostic, mais le pronostic de l'ivresse. Voici ses conclusions : alors que l'ivresse était portée au troisième degré, que l'individu était plongé dans la stupeur, tantôt il était facilement éveillé, tantôt, au contraire, malgré les excitations de toute nature, il restait dans le coma. De même, la pupille était tantôt dilatée, tantôt contractée, ou elle jouissait à un certain degré de sa contractilité normale. La face était tantôt blème et pâle, tantôt turgescente et congestionnée ; le pouls quelquefois faible, insensible, d'autres fois plein, lent, naturel, fréquent ou dur ; la respiration le plus souvent lente et courte, dans quelques cas, était laborieuse, sans être stertoreuse toutefois, si ce n'est par exception. Trois fois, sur des enfants de douze à quatorze ans, l'ivresse amena des convulsions.

D'après M. Ogston, nul symptôme n'est donc spécialement propre à faire pressentir une issue fatale. Il lui a paru digne de remarque de voir se terminer heureusement des ivresses dans lesquelles les pupilles étaient dilatées, le coma profond et le pouls imperceptible. D'après M. Bedingfiel, qui a eu l'occasion d'observer un grand nombre d'ivresses produites par le rhum, lors du débarquement des vaisseaux qui arrivent des Indes occidentales, la contractilité conservée de l'iris est un signe favorable, tandis que si la pupille reste insensible, même à l'approche d'une lumière, il y a danger réel.

L'alcool étant une de ces matières subtiles qui pénètrent facilement dans l'organisme, les effets locaux ou de contact produits par des liqueurs toujours plus ou moins étendues d'eau, ne sont ni tranchées, ni caractéristiques.

Dans les cas de mort rapide, on a observé, toutefois, l'injection, la coloration rouge de la membrane interne de l'estomac et des intestins, la turgescence des cryptes ou follicules muqueux; des extravasations ou congestions sanguines dans divers organes, et spécialement dans le cerveau. En général, le sang a paru noir, quelquefois à demi coagulé dans ses vaisseaux.

Alors que l'ivresse avait dégénéré en habitude, le D<sup>r</sup> Ogston a constaté l'épaississement de la muqueuse gastro-intestinale, des effusions de sérosité sous les membranes du cerveau, des épanchements liquides dans les ventricules. L'ivrognerie dispose à l'apoplexie.

A la suite d'un *delirium tremens*, effet de l'abus des liqueurs fortes, et qui amena la mort, le D<sup>r</sup> Ogston constata sur le cadavre un épanchement de sérosité entre les membranes cérébrales. Dans un cas analogue, M. Andral trouva un ramollissement de l'estomac.

Le signe le plus significatif est l'odeur vineuse ou alcoolique exhalée par le tube digestif, par le cœur, par le cerveau. Mais ce signe manquant, il ne faudrait pas en tirer une conclusion négative, il resterait toujours à rechercher l'alcool dans les tissus.

Quelles maladies n'engendre pas l'abus des boissons fortes! Parmi les plus fréquentes il faut placer les irritations gastro-intestinales chroniques, le squirrhe du pylore, l'hépatite, les congestions cérébrales, l'apoplexie, l'épilepsie, les maladies mentales, mais surtout le tremblement nerveux, le *delirium tremens*, la maladie de Bright et les éruptions cutanées de nature diverse.

On a dit que l'abus des liqueurs alcooliques pouvait donner lieu à des *combustions spontanées*. Mais, à mon avis, il n'est pas un seul fait de combustion spontanée qui soutienne un examen sévère. S'il est advenu que des individus (des femmes surtout) ont péri brûlés, c'est que par suite d'une chute ou de tout autre accident, le feu a pris à leurs vêtements, et que dans leur état d'insensibilité ou de stupeur, ils n'ont pu ni se garantir eux-mêmes, ni appeler les secours d'autrui. Je renvoie, sur ce point, aux livres de médecine légale, en regrettant que récemment encore, M. Devergie ait repris cette thèse, pour défendre une opinion qu'on pouvait dire abandonnée, et bonne pour les temps où la physique et la chimie n'existaient pas.

Il n'est pour ainsi dire pas de mon sujet de parler ici du traitement qu'il faut opposer à l'ivresse simple. Cependant, comme les degrés divers d'une maladie se touchent, il n'est pas sans utilité d'indiquer ici que le troisième, si ce n'est le second degré de l'ivresse, peut et doit même, selon la gravité des cas, être combattu énergiquement :

1°. Par l'acétate d'ammoniaque ou par l'ammoniaque étendue d'eau ;

2°. Par les vomitifs, ou l'emploi de la pompe gastrique ;

3°. Par les affusions froides, la saignée générale ou locale.

Le médecin appréciera : l'état du malade exige parfois un coup d'œil sûr et le tact d'un praticien expérimenté.

L'alcool étant très-rapidement et presque instantanément absorbé, l'expert, dans un cas de poursuites judiciaires, devrait le rechercher non-seulement dans le tube digestif, mais dans tous les organes parenchymateux et dans les centres encéphalo-rachidiens. Le procédé d'analyse à employer est la distillation au moyen d'un appareil sur lequel je reviendrai plus loin. au sujet de la recherche de l'éther sulfurique et des autres liquides anesthésiques.

# ARTICLE II.

### DES LIQUIDES ANESTHÉSIQUES, OU DE L'ÉTHER, DU CHLOROFORME ET DE L'ÉTHER CHLORHYDRIQUE CHLORÉ.

On sait quels services rendent aujourd'hui à la chirurgie l'éther sulfurique, le chloroforme et l'éther chlorhydrique chloré. Ces services ont été trop singulièrement et trop heureusement devinés par un vieux poëte français pour que, dans la nécessité où je suis de rappeler ce que tout le monde sait, je ne le fasse pas dans un langage qui obtiendra peut-être grâce devant le lecteur. Il s'agit de la première des opérations de chirurgie, il s'agit de la création d'Ève, dans le grand poëme des sept jours, intitulé LA SE-MAINE :

> Comme le médecin, qui désire trancher
> Quelque membre incurable, auant que d'approcher
> Les glaiues impiteux de la part offensée,
> Endort le patient d'une boisson glacée;
> Puis, sans nulle douleur, guidé d'usage et d'art,
> Pour sauuer l'homme entier, il en coupe une part;
> Le Tout-Puissant ternit de nostre ayeul la face,
> Verse dedans ses os une mortelle glace,
> Sille ses yeux ardans d'un froid bandeau de fer,
> Guide presque ses pieds iusqu'au sueil de l'enfer;

Bref, si bien engourdit et son corps et son âme,
Que sa chair sans douleur par ses flancs il entame,
Qu'il en tire une coste et va d'elle formant
La mère des humains. . . . . . . . . . . . . .
. . . . . . . . . . . . . . . . . . . . . . . . . . .
Or, après la douceur d'un si profond sommeil,
L'homme unique n'a point si tost ietté son œil
Sur les rares beautés de sa moitié nouuelle,
Qu'il la baise, l'embrasse et haut et clair l'appelle
Sa vie, son amour, son appuy, son repos,
Et la chair de sa chair et les os de ses os (1).

I. — *Histoire chimique et pharmaceutique de l'éther sulfurique, du chloroforme et de l'éther chlorhydrique chloré.*

### *Éther sulfurique* ($C^4H^5O$).

L'éther sulfurique est un liquide très-fluide, incolore, d'une odeur vive et suave, d'une saveur chaude et brûlante. Il se volatilise à l'air, bout à 35°,6, et brûle avec une belle flamme blanche très-peu mêlée de bleu. Quand on en verse quelques gouttes sur la main ou sur le front, il se vaporise avec une telle rapidité, qu'il détermine une sensation de froid très-prononcée.

Répandue dans l'oxygène ou dans l'air, la vapeur d'éther forme un mélange détonant.

---

(1) G.-S. DU BARTAS, *La Semaine* (première semaine, sixième jour), p. 370; édit. de 1611, in-folio.

En chimie, l'éther est un dissolvant très-employé
pour l'analyse immédiate. Il sert à préparer un grand
nombre de bases organiques. Il est le dissolvant par
excellence des corps gras et du caoutchouc. On le
prépare en faisant réagir, à 140 degrés, l'alcool en
vapeurs sur un mélange d'alcool et d'acide sulfurique.
L'appareil propre à opérer la distillation se trouve
figuré dans les ouvrages de chimie et de pharmacie.
Je suis obligé d'y renvoyer le lecteur (1).

L'éther médicinal est mélangé d'alcool ; sa pesanteur spécifique est 0,758 et il marque 56 degrés à
l'aréomètre de Baumé. La densité de l'éther pur est
de 0,729 ; il marque 65 degrés à l'aréomètre de
Baumé.

Avec le temps, l'éther sulfurique s'altère dans les
flacons qui le renferment, il passe à l'état d'acide et
d'éther acétique. Il faut être prévenu de cette transformation, surtout quand il s'agit d'employer l'éther
comme liquide anesthésique.

L'éther est le premier des antispasmodiques ; on
l'emploie fréquemment en médecine.

La liqueur d'Hoffmann est un alcool éthéré dont
voici la composition :

    Éther sulfurique. . . . . . . . . . . . . . . . . . . . . . 1
    Alcool rectifié à 85° centigr. (33° Cartier). . . 1

---

(1) *Voir* Pelouze et Fremy, *Cours de Chimie générale,* t. III, p. 396 ;
et Atlas, pl. I<sup>re</sup>, fig. 149. — Soubeiran, *Traité de Pharmacie,* t. II,
p. 624.

Le sirop d'éther est du sirop de sucre ordinaire saturé d'éther.

L'eau éthérée est composée de 1 partie d'éther pour 8 parties d'eau.

Le D$^r$ Clertan vient de préparer, pour l'usage interne, ce qu'il a appelé des perles d'éther. Ce sont de petites capsules faites avec une pâte analogue à la pâte de jujube, qui renferment dans leur intérieur quatre à cinq gouttes d'éther. Ces capsules sont préparées d'une manière très-ingénieuse : qu'on se représente une tablette creusée de trous coniques, sur cette tablette on applique une feuille mince de la pâte qui se moule sur les trous; on verse l'éther, on applique immédiatement par-dessus une autre feuille mince de pâte, et avec de petits emporte-pièces, on découpe les capsules ou *perles*, qui renferment ainsi, comme dans un petit vase, l'éther médicamenteux. Une perle d'éther ingérée dans l'estomac y produit un sentiment de fraîcheur et de froid très-marqué. Le liquide absorbé a ainsi toute sa puissance d'action. Il est à croire que la très-ingénieuse invention de M. Clertan servira heureusement la thérapeutique.

## *Chloroforme* ($C^2HCl^3$).

Le chloroforme a été découvert à peu près en même temps par MM. Liebig et Soubeiran. C'est un liquide très-lourd, incolore, d'une odeur éthérée qui rappelle la pomme de rainette. A 18 degrés, sa densité est 1.48; il est très-volatil et bout à 60° 8.

Il brûle avec une flamme verte. Quand on le fait passer à travers un tube chauffé au rouge, on le décompose : il se forme de l'acide chlorhydrique, du charbon, et un corps qui cristallise en longues aiguilles blanches. Il est insoluble dans l'eau, et c'est là un des caractères attestant sa pureté. Quand on l'agite avec le liquide, il retombe toujours au fond du vase en formant une sorte de perle sphérique. Il est soluble, au contraire, dans l'alcool. Les alcalis le transforment en formiates et en chlorures : ce sont des réactions propres à le caractériser.

On le prépare en distillant au bain-marie un mélange d'eau, d'alcool, de chaux et d'hypochlorite de chaux ; puis, purifiant le produit obtenu par une distillation nouvelle, en présence de l'acide sulfurique ou du chlorure de calcium.

Comme anesthésique, on fait le même emploi du chloroforme que de l'éther. On en essayera, sans doute, également l'action à l'intérieur, mais à doses faibles, ou dans un état de mélange qui affaiblira son action, car il brûle, en quelque sorte, les tissus organiques.

### *Éther chlorhydrique chloré* ($C^4 H^2 Cl^2$).

L'éther chlorhydrique chloré est un liquide incolore, dont la densité de vapeur est plus considérable que celle de l'éther sulfurique. Elle est représentée par 3,478, celle de l'éther étant 2,565.

Ce liquide, qui a de grandes analogies avec l'éther, bout à 64 degrés. Il brûle avec une flamme verte fuligineuse, et donne naissance à une liqueur acide dans laquelle on constate facilement la présence de l'acide chlorhydrique.

On le prépare en faisant passer un courant de chlore dans l'éther chlorhydrique, que l'on obtient lui-même par la réaction de l'alcool sur l'acide chlorhydrique.

Il est employé comme anesthésique, de même que l'éther et le chloroforme. Cependant on commence à l'abandonner.

II. — *Effets des liquides anesthésiques sur l'économie animale. Applications physiologiques, thérapeutiques et médico-légales.*

C'est par l'inhalation que l'on produit l'anesthésie. A peine l'individu a-t-il été soumis à l'inspiration des vapeurs du liquide éthéré, qu'il éprouve une sorte d'engourdissement, d'étourdissement ou de vertige. Il entend, il voit, il sent encore, mais comme s'il était enveloppé d'une atmosphère épaisse, qui émousse pour lui toute impression. Bientôt il arrive à un état d'impassibilité ou d'insensibilité réelle. La vie organique continue, mais la vie de relation cesse, ou plutôt sommeille, et les perceptions sont des rêves. Quelles impressions diverses selon les individus ! On a beaucoup parlé de la béatitude et de l'extase des Orientaux engourdis par le hatschisch et par l'opium. Pour quelques organisations délicates ou privilégiées, cette béatitude et cette extase sont ici surpassées. Il n'est pas de récits que n'aient faits les sujets éthérisés. Celui-ci, jeune homme de vingt ans, nouvel adepte de la secte d'Ismaël, s'est vu enlevé dans l'éden de Mahomet et entouré de houris; celle-là, fille pieuse, a été transportée au milieu des anges, près du trône de Dieu; une femme d'âge mûr, dont a parlé M. Magendie, a éprouvé toutes les joies de l'amour complet; un maquignon a rêvé qu'on lui volait son cheval....

Mais, près de la règle, l'exception. Il est des individus qui, sous l'influence des vapeurs éthérées, s'agitent, ont des convulsions. Une femme, dit M. Magendie, s'est précipitée sur le chirurgien qui l'éthérisait, et son action, ses gestes ont donné lieu à divers récits équivoques. Un jeune homme qui avait à subir une ablation délicate, poussait les hauts cris durant l'opération; un autre tomba incontinent dans une léthargie dont on eut de la peine à le faire revenir. Une femme, enfin... (1) que dis-je? plusieurs

---

(1) Voici l'observation que j'emprunte à un journal :

« Madame W..., âgée de trente-deux ans, d'une constitution très-forte, avait toujours joui d'une excellente santé; le 27 juin 1852, elle se présenta chez le dentiste Fischer pour se faire extraire une dent; elle comptait pouvoir, après la douloureuse opération, prendre part à un dîner de famille qui était déjà tout préparé. Pour se faire chloroformer, elle se met sur une chaise, la tête appuyée contre son mari placé derrière elle; elle demande au chirurgien quels sont ordinairement les premiers phénomènes que produit le chloroforme? Des bourdonnements d'oreilles, répond le dentiste; puis il verse vingt à vingt-cinq gouttes de chloroforme sur une éponge qu'il place à quelque distance de la bouche et du nez de la patiente. Après quatre à cinq exhalations, l'opérateur demanda à la dame W... si elle ne ressentait pas encore les bour-

sujets n'ont pu résister à l'action ou trop prolongée ou trop inhabilement conduite des liquides éthérés, et ils ont succombé. Récemment, une mort de ce genre a amené deux médecins devant la police correctionnelle et devant la Cour d'appel.

A l'ouverture des corps, on a constaté l'engorgement des bronches, des congestions capillaires dans divers organes, et spécialement dans les centres nerveux. Longtemps encore après la mort, les viscères exhalaient l'odeur du liquide inhalé pendant la vie.

On sait qu'après l'éthérisation, les personnes emportent avec elles l'odeur et la saveur du liquide qu'elles ont respiré; que, pendant vingt-quatre heures et plus, elles retrouvent cette odeur et cette saveur dans tous leurs aliments, et que leurs sécrétions, ainsi que leurs excrétions, en sont comme imprégnées. Sur des animaux sacrifiés dans des expériences, M. Amussat, d'autres médecins et moi, avons pu saisir très-nettement cette odeur après plusieurs jours. Je montrerai plus loin que l'on peut facilement retrouver le liquide éthéré dans les poumons, et même dans tous les autres organes.

Comment agissent les liquides anesthésiques ou éthérés, ces agents *merveilleux* et *terribles*, pour rappeler une expression de M. Flourens, qu'on a

---

donnements d'oreilles. La réponse affirmative fut faite d'une voix tremblotante, râlante; puis l'infortunée étendit fortement les membres, sa face devint bleuâtre, ses yeux hagards, sa tête et **ses** bras s'affaissèrent : elle était morte.

crus propres à nous dévoiler des mystères encore trop impénétrables? On se rappelle les discussions nées à ce sujet; elles sont d'une date récente.

Avec l'autorité de son nom, M. Flourens se présenta le premier et dit :

« Les liquides éthérés exercent sur le système nerveux une action spéciale, et qui, successivement, porte ses effets sur les lobes cérébraux, sur le cervelet, sur la moelle épinière et sur la moelle allongée.

» En agissant sur les lobes cérébraux, *organe de l'intelligence*, ils abolissent tout d'abord les facultés sensoriales.

» En agissant sur le cervelet, ils abolissent la force ou le principe coordonnateur des mouvements.

» En agissant sur la moelle épinière, ils abolissent successivement le principe du sentiment et le principe du mouvement.

» En agissant sur la moelle allongée, ils abolissent enfin le principe ou premier moteur du mécanisme respiratoire, c'est-à-dire la vie elle-même.

» Ce qui constitue le caractère essentiel des liquides anesthésiques, c'est qu'ils agissent invinciblement dans cet ordre; c'est, pour répéter les expressions mêmes de l'illustre physiologiste, « 1° que
» l'action de ces liquides sur les centres nerveux est
» successive et progressive ; 2° que cette action successive va d'abord aux lobes cérébraux et au cervelet, puis à la moelle épinière, et puis à la moelle
» allongée. »

Je reprendrai plus loin ces propositions ou conclusions; je fais d'abord un rapprochement : Entre les mains des physiologistes expérimentateurs, les liquides éthérés agissent absolument comme leur scalpel; ils divisent le système nerveux en quatre parties, en quatre parties essentiéllement distinctes : 1° le cerveau, organe de l'intelligence; 2° le cervelet, organe de l'*équilibration des mouvements* (c'est l'expression consacrée); 3° la moelle épinière, organe du sentiment et du mouvement : organe du sentiment par ses racines postérieures. organe du mouvement par ses racines antérieures; 4° la moelle allongée, organe du mécanisme respiratoire, *point vital*, ou *nœud vital*, pour employer encore une expression consacrée.

De telle sorte que si, avant d'agir par la méthode expérimentale des vivisections, on eût connu les propriétés merveilleuses des liquides éthérés, on eût pu s'épargner, pour fonder la physiologie moderne du système nerveux, de recourir aux mutilations sur les animaux. La découverte de MM. Morton, Jackson et Smithson est venue trop tard. Bien plus, dit M. Flourens, tel est l'ordre invariable de succession des phénomènes produits par les éthers, que toujours, dans l'organe central, dans la moelle épinière, le sentiment est aboli avant le mouvement. Je me crois obligé de citer textuellement :

« L'éther a donc l'étonnante faculté d'anéantir, » pour un temps donné, dans la moelle épinière, le » principe du sentiment et du mouvement. *De plus.*

» *le principe du sentiment disparaît toujours avant*
» *le principe du mouvement* (1). »

J'avoue que si le contraire fût advenu, j'aurais eu peine à le concevoir, le sentiment me paraissant indispensable chez les animaux pour faire naître le mouvement. Cependant la merveille que je n'aurais point comprise, la voici constatée par d'autres expériences de M. Flourens, et qui contrediraient la proposition de l'illustre académicien, si la science expérimentale pouvait se contredire.

Au lieu de faire inhaler les liquides éthérés par les voies respiratoires, M. Flourens les a injectés dans les artères et dans les veines. Phénomène inattendu et non moins merveilleux que les précédents, alors que le liquide éthéré a été injecté dans une artère, c'est la motricité qui a disparu avant la sensibilité, c'est la sensibilité qui a survécu à la motricité. Il est vrai de dire que, dans une expérience sur six, le phénomène ne s'est pas produit, que la sensibilité a disparu avec la motricité. M. Flourens s'est demandé quelle a pu en être la cause ; mais ne l'ayant pas trouvée, il a passé outre, il a passé à des expériences dont les résultats ont été, pour lui, de plus en plus *merveilleux*. Laissons parler l'illustre physiologiste :

« Après avoir trouvé des substances qui, injectées
» dans les *artères,* abolissaient la *motricité,* sans
» abolir la *sensibilité,* je n'ai pas désespéré d'en trou-

---

(1) *Comptes rendus de l'Académie des Sciences,* t. XXIV, p. 162 ; séance du 8 février 1847.

» ver qui aboliraient la *sensibilité* sans abolir la
» *motricité*.

» Dans cette vue, j'ai essayé d'abord l'*extrait*
» *aqueux de belladone*, qui ne m'a donné aucun ef-
» fet sensible, du moins du genre de ceux que j'é-
» tudie.

» Mais, chose bien remarquable, l'extrait aqueux
» de belladone ne m'avait rien donné, et la *poudre*,
» la simple *poudre de racine de belladone* m'a
» donné précisément, et au plus haut degré, le phé-
» nomène que je cherchais (1). »

C'est-à-dire que la simple poudre de racine de belladone, puis les poudres aussi simples de ciguë, de
valériane, de poivre, de tabac d'Espagne, puis les
poudres plus simples encore d'écorce de chêne, de
lycopode, de tilleul, de réglisse, ont eu le résultat
étonnant, étant injectées dans les artères « *en pous-*
*sant vers le cœur*, » d'anéantir la *sensibilité* sans
toucher à la *motricité*.

En vain M. Magendie a objecté à son savant confrère que les poudres ont agi par obstruction, en
mettant obstacle à la circulation capillaire, d'où
le système nerveux tire sa vie et sa puissance ;
M. Flourens a répondu « qu'il a si bien tenu compte
» des *obstacles mécaniques* opposés à la circulation,
» que c'est précisément à ces obstacles qu'il a attri-
» bué l'action des poudres. Mais le phénomène

(1) *Comptes rendus hebdomadaires de l'Académie des Sciences,*
t. XXIV, p. 907 et suiv.

» nouveau, le phénomène important n'est point là,
» a-t-il répété ; le phénomène nouveau est que cer-
» taines substances abolissent la *sensibilité ;* et que
» d'autres, au contraire , abolissent la *motricité,*
» quoiqu'elles soient toutes également injectées dans
» les artères (1). »

Il est nécessaire d'insister, afin de bien établir quelles sont les opinions physiologiques émises par M. Flourens. M. Flourens attribue la variation d'effets qu'il a obtenus non-seulement à la nature des substances expérimentées, mais à la voie par laquelle elles ont été introduites dans l'organisme. Dans sa quatrième Note *touchant l'action de l'éther injecté dans les veines,* il s'exprime ainsi :

« L'idée à laquelle M. Jackson a dû la découverte
» du beau phénomène de l'éthérisation , se compose
» de deux idées (M. Flourens a le droit de traiter
» ainsi la langue française , il est un des Quarante
» qui sont chargés d'en faire le Dictionnaire). La
» première a été d'employer l'éther ; la seconde a
» été de l'employer par inhalation.

» En effet, l'*éthérisation* tient à l'*inhalation.*

» J'ai fait avaler à plusieurs chiens de l'éther à
» diverses doses, depuis 6 jusqu'à 24 grammes. Tous
» ces animaux ont beaucoup souffert ; quelques-uns
» sont morts, les autres sont devenus *étourdis,*
» *ivres ;* aucun n'est devenu *éthérisé,* c'est-à-dire n'a
» été frappé de cette insensibilité *générale, totale,*

---

(1) *Comptes rendus,* t. XXIV, p. 909.

» qui est le caractère propre de l'*éthérisation*. Les
» plus ivres sont restés *sensibles*....

» L'*ingestion* de l'éther dans l'*estomac* ne déter-
» mine donc pas l'éthérisation.

» L'injection de l'éther dans les artères ne la dé-
» termine pas non plus... (1). »

Que fait donc l'inhalation? En répétant M. Flourens, elle fait *merveilles sur merveilles*. Il ne faut
rien demander de plus.

J'en demande humblement pardon à un maître illustre, la science n'a pas dit ainsi son dernier mot,
et dans les phénomènes de la vie, tout étant merveille, l'éthérisation n'est pas plus merveilleuse que
tout le reste. Revenons à l'observation, et oublions
pour un instant tous les systèmes, même ceux relatifs à la division des centres nerveux que M. Flourens se flatte d'avoir fait adopter à l'Europe entière,
depuis l'année 1822 (2).

Quand on ouvre une artère d'un animal soumis à
l'éthérisation, qu'observe-t-on? On en voit jaillir ou
couler un sang qui n'a plus la teinte rutilante du
sang artériel. L'artère fermée, si on laisse librement
respirer l'animal, la vie revient, et avec elle, coule
par l'artère un sang rutilant. Qu'on répète, et avec
quelque soin, l'expérience en sens inverse, alternativement le sang coule rouge ou brun foncé, selon

---

1) *Comptes rendus hebdomadaires de l'Académie des Sciences*,
t. XXIV, p. 482.

2) *Id.*, t. XXIV, p. 254.

que l'animal respire de l'air pur ou bien le liquide
éthéré. On a nié ce résultat, je ne l'ignore pas ; mais
il est trop facile à constater, et je l'ai vu se répéter
trop de fois sous mes yeux dans des expériences faites
dans mon laboratoire, par mon ami Amussat, pour
ne pas le regarder comme un fait acquis et bien
certain.

J'ai besoin d'être court, et je me hâte. Que l'on
enferme un animal dans une boîte close où l'on fait
dégager de l'acide carbonique, en y plaçant de la
craie arrosée d'acide chlorhydrique affaibli ; l'animal, à demi asphyxié, mais respirant encore, qu'on
le saisisse et qu'on lui fasse au grand air une opération chirurgicale quelconque : il ne donnera aucun
signe de douleur et reviendra plus tard à lui, n'ayant
d'autre mal que celui de la mutilation qu'il a subie.

Dans le cours de mes expériences sur les poisons,
il m'est arrivé plus d'une fois de me voir aux prises
avec des animaux méchants, et qui ne voulaient pas
se laisser approcher. Je les faisais saisir au col avec
un nœud coulant, et tenir quelque temps suspendus
au-dessus du sol. Ils perdaient le sentiment ; je les
opérais rapidement (incision de la peau, introduction du poison dans la plaie, suture des lambeaux),
et les rendais libres. Ils reprenaient connaissance,
et mon expérience suivait son cours.

Mais on récusera peut-être ce qui m'est person-
nel ; rappelons mieux.

On connaît la grotte dite *du Chien,* située à Pau-
silippe, près du lac Agnano, non loin de Naples. Dans
cette grotte se dégage du gaz acide carbonique, qui

forme sur le sol une couche haute de 5o centimètres
environ. Tout quadrupède qui, introduit dans cette
grotte, ne peut élever la tête au-dessus de la couche
de gaz irrespirable, y défaillit en quelques instants,
frappé d'asphyxie. Or, le cicerone de la grotte du
Chien, non-seulement se plaît à donner aux curieux
le spectacle de la mort apparente de l'animal, mais
il le pique, il le blesse, pour démontrer qu'il est bien
insensible, qu'il est mort, se réservant le miracle de
la résurrection. Or personne ne nie que le chien de
la grotte de Naples ne soit asphyxié et non éthérisé.
Eh bien, pourquoi dire que, sous l'influence des vapeurs d'éther, on est anesthésié et non asphyxié?
Suffirait-il de créer un mot nouveau pour faire croire
à une chose nouvelle? Ce ne serait pas là de la
science.

Concluons donc, en abandonnant la physiologie
merveilleuse, que l'effet produit par l'inhalation des
vapeurs d'éther, de chloroforme, etc., est tout simplement une forme nouvelle du phénomène vulgaire
(mais non moins merveilleux pour cela), connu
sous le nom d'*asphyxie*, asphyxie rapide, presque
instantanée, aussi facilement dissipée que produite,
ce qui est le fait capital qu'un esprit judicieux et observateur a su saisir, et qu'il a fait tourner merveil-
leusement au profit de la pauvre humanité.

Les adversaires de l'opinion que je cherche à faire
prévaloir, en ont si bien compris la valeur, que voici
une Note écrite par M. Flourens lui-même, à la
suite de ses communications à l'Académie des
Sciences :

« Les animaux soumis à ces expériences (les ex-
» périences de M. Flourens) sont tous morts au
» bout de quelque temps, en présentant des symp-
» tômes d'asphyxie (1). »

M. Sédillot qui, lui aussi, a cru qu'il fallait distinguer l'anesthésie de l'asphyxie, a écrit ce qui suit :

« ... Tant que la respiration (chez les personnes
» éthérisées) est régulière, le sang reste rouge dans
» les artères.... Mais si la respiration s'arrête ou est
» gênée, soit que l'éthérisation soit portée trop loin,
» soit que la glotte ou les mâchoires se resserrent,
» alors survient l'asphyxie (2). »

L'anesthésie est donc bien près de l'asphyxie ; elle
en est le prélude, un premier degré. M. Flourens a
encore écrit cette Note : « Pour trait nouveau d'a-
» nalogie (entre l'asphyxie et l'anesthésie), les vis-
» cères de l'animal mort par éthérisation et ceux de
» l'animal mort par asphyxie, sont dans un état à
» peu près le même : dans l'un et dans l'autre, les
» poumons sont un peu décolorés, pâles ; le foie et
» les reins, au contraire, sont gorgés d'un sang noi-
» râtre et qui s'écoule avec abondance dès qu'on les
» incise ; le cœur est dilaté et flasque ; le sang des
» deux ventricules est également noir, etc. (3). »

---

(1) *Comptes rendus hebdomadaires des séances de l'Académie des Sciences,* t. XXIV, p. 908.

(2) *Id.,* t. XXV, p. 338.

(3) *Id.,* t. XXIV, p. 343. Après avoir parlé ainsi, ou tout en parlant ainsi, M. Flourens se rattache encore à sa première idée, à savoir
que l'action des liquides éthérés sur le système nerveux est essentiellement directe, indépendante de l'action produite sur le sang ;

A chacun ses opinions que j'appellerai théoriques. Dans la pratique, on est heureusement mieux d'accord sur les moyens à employer dans les cas d'accidents produits par l'éthérisation. Il est de précepte de combattre ces accidents comme des effets d'asphyxie. Ainsi, il faut placer l'individu au grand air : exciter artificiellement les mouvements de la respiration ; s'efforcer de rappeler la sensibilité par des frictions, des excitations de toutes sortes, l'injection d'eau dans le conduit auditif, les affusions froides sur la tête, et autres moyens indiqués à l'article de l'empoisonnement par les gaz (page 80).

Est venue la mission d'un expert. Il s'agit de con-

---

il dit : « Il y a donc un rapport réel, une analogie marquée entre
» l'éthérisation et l'asphyxie. Mais dans l'asphyxie ordinaire, le sys-
» tème nerveux perd ses forces sous l'action du sang noir, du sang
» privé d'oxygène ; et dans l'éthérisation, le système nerveux perd
» d'abord ses forces sous l'action directe de l'agent qui la déter-
» mine.
» C'est là qu'est la différence, car, du reste, dans l'éthérisation
» et dans l'asphyxie, même perte du sentiment et du mouvement
» volontaire, et même persistance, du moins pour un temps, des
» mouvements respiratoires ; en un seul mot, même survie de la
» moelle allongée à la moelle épinière. » (Loc. cit.)
Mais, exprimée de la sorte, sans plus ample démonstration, l'opinion de M. Flourens n'a plus que l'autorité de son nom, c'est une simple assertion. Démontrez-moi, lui dirai-je, que les ethers agissent sur les nerfs et non sur le sang ; moi, je vous démontre qu'ils agissent sur le sang. Et comment concevoir qu'un liquide inhalé, ou introduit par absorption dans les poumons, puisse aller influencer les lobes cérébraux, le cervelet, la moelle épinière, la moelle allongée, sans passer par le sang ?... Par irradiation nerveuse, me répondra-t-on ; mais je ne vois pas cette irradiation nerveuse, et je vois le phénomène chimique produit sur le sang.

stater si une personne est morte par suite de l'inhalation de l'éther, du chloroforme, de l'éther chlorhydrique chloré. Le procédé à employer sera fort
simple. C'est la distillation, à basse température, de
la matière suspecte, quelle qu'elle soit (mélanges liquides, organes de la victime divisés en petits fragments), dans un appareil disposé comme le montre
la *fig. 4*, *Pl. II*.

A est un ballon contenant le mélange suspect; F
un fourneau; B le récipient destiné à recevoir le produit de la distillation : il doit être tenu constamment
refroidi au moyen d'eau de puits ou de glace. En E,
le récipient porte une tubulure à laquelle est adapté,
au moyen d'un bouchon, un tube T, terminé à son
extrémité supérieure par une ouverture presque capillaire.

Au fur et à mesure de la distillation, on s'assure
de la nature des vapeurs qui se condensent dans le
récipient : 1° par l'odeur dégagée à l'ouverture du
petit tube T; 2° par l'approche d'une allumette en
ignition.

Ultérieurement, on peut chauffer le récipient lui-
même et tenter de nouveau les mêmes épreuves. L'é-
ther sulfurique se reconnaît à son odeur, à la couleur de sa flamme, qui est fuligineuse et bleue ; le
chloroforme à son odeur également, à la couleur
verte de sa flamme, à son insolubilité dans l'eau, à
sa transformation en formiates et en chlorures sous
l'influence des alcalis, etc. ; l'éther chlorhydrique
chloré, enfin, à son odeur, à la couleur de sa flamme,
à sa transformation, après la combustion, en acide

chlorhydrique, dont il est facile de saisir et d'apprécier les caractères.

Sur des animaux sacrifiés expérimentalement, j'ai pu, maintes fois, m'assurer que ce procédé donnait des résultats sur lesquels un expert pouvait compter.

Dans le procès porté devant la police correctionnelle et auquel j'ai fait allusion plus haut, on se dispensa de chercher le chloroforme dans le corps de la victime, parce que, dit M. Devergie, le cadavre était atteint de putréfaction, et que les médecins, d'ailleurs, avaient avoué que la mort était advenue par suite de l'inhalation du liquide anesthésique. Mais si les médecins, qui avaient nié d'abord, eussent persisté dans leur dénégation, l'opération chimique n'eût-elle pas été indispensable? Que les experts n'allèguent pas qu'en raison de l'extrême volatilité des composés éthérés, les recherches chimiques seraient sans résultats. Après l'absorption, ces liquides sont renfermés dans les vésicules pulmonaires ou dans la trame des organes, comme dans de petites utricules ou dans les perles du D<sup>r</sup> Clertan. Il serait possible qu'ils s'y conservassent intacts pendant un temps même assez long.

---

Cet article sur les anesthésiques était sous presse lorsque parut le *Compte rendu hebdomadaire des séances de l'Académie des Sciences* du 15 juin 1853.

Il contient une communication de M. le D<sup>r</sup> Jobert de Lamballe, sous ce titre : *Quelques mots sur les anesthésiques.*

Dans ces quelques mots, M. Jobert revient sur les idées de M. Flourens relativement à l'action des liquides éthérés, et il adopte ces idées comme une doctrine déjà consacrée. Les opinions sont libres ; mais au lieu de fournir des expériences ou des raisonnements en faveur de ces vues physiologiques, comment se fait-il que M. Jobert les sape indirectement?

Je reproduis ses paroles :

« Les anesthésiques agissent sur le système ner-
» veux par l'intermédiaire de la circulation. Les
» anesthésiques, mis en contact avec la substance
» nerveuse, ne font que la modifier localement, sans
» porter atteinte au reste de l'arbre nerveux. Que
» l'on mette, en effet, du chloroforme en contact avec
» les nerfs, après les avoir dépouillés de leurs mem-
» branes et de leurs vaisseaux, il ne se produira au-
» cun phénomène anesthésique général. »

Voilà un fait bien constaté, les anesthésiques n'a-gissent pas immédiatement sur le système nerveux, ils n'agissent que par l'intermédiaire de la circulation. C'est une concession qui n'a pas toujours été faite.

« Mais, reprend M. Jobert de Lamballe, les anes-
» thésiques n'agissent pas, comme on l'a prétendu,
» en modifiant la nature du sang, et, par suite, sa
» couleur, puisque le chloroforme ne fait éprouver
» à ce liquide aucun des changements dont il s'agit.
» Le mode d'action des anesthésiques sur le système

» nerveux nous est tout aussi inconnu que celui de
» la belladone, de l'opium. »

Dans sa nature essentielle ou chimique, oui, l'action des anesthésiques sur le sang nous reste inconnue. Mais est-ce que l'action chimique sur le sang, et de l'oxyde de carbone et de l'acide carbonique, gaz essentiellement asphyxiants, ne nous est pas aussi parfaitement inconnue? L'opium et la belladone empoisonnent, parce qu'ils arrivent au cœur, ou dans le sang par l'intermédiaire de l'absorption : l'oxyde de carbone et l'acide carbonique asphyxient, parce qu'ils pénètrent dans l'organisme par une voie spéciale, la respiration. Mais asphyxie et empoisonnement ne sont-ils pas ici synonymes? L'oxyde de carbone et l'acide carbonique dérougissent le sang, et c'est là l'asphyxie; la belladone, l'opium et les anesthésiques ne le dérougissent pas : le phénomène, dit-on, n'est donc plus le même.

Premièrement, toute la vérité n'est pas dans cette assertion : les anesthésiques dérougissent le sang; je l'ai vu cent fois dans les expériences faites sous mes yeux par M. Amussat.

Secondement, le phénomène ne fût-il pas très-sensible, ne se produisit-il même pas, comment concevoir l'action du sang pénétré d'un liquide anesthésique sur le système nerveux?

Action vitale, répondez-vous, action inconnue, impénétrable.

Vous nous répondez par des mots; nous, nous vous faisons voir partout des analogies. Comment concevoir que de l'éther, que du chloroforme, que de

l'éther chlorhydrique chloré agissent sur un liquide
albumineux, sur le sang, sans le modifier? Projetez
une goutte d'éther dans le sérum du sang, modifi-
cation immédiate de l'albumine; projetez-y du chloroforme, de l'éther chlorhydrique chloré, modifica-
tion non moins prononcée, altération de ce liquide.
Et vous savez quel rôle joue l'albumine dans le sang;
elle alimente, elle nourrit, elle développe le globule,
si même elle ne le forme pas.

Deux liquides sont en présence, du chloroforme
et du sang; ces deux liquides sont composés d'éléments extrêmement mobiles, d'éléments qui n'ont
point satisfait à leurs affinités chimiques réciproques; ils sont mis en présence à une température de
37 degrés : comment ne pas convenir qu'ils vont
réagir immédiatement l'un sur l'autre; qu'ils vont
donner lieu à des combinaisons chimiques plus arrêtées, plus fixes? Or, qui l'ignore? les combinaisons
arrêtées ou fixes, ce ne sont plus les conditions de
la vie, c'est la mort.

Je me répète trop dans ce livre. Ceux qui résistent
à ces idées les servent, comme malgré eux, quand
ils se font les interprètes des phénomènes qu'ils observent. Voici ce que je lis dans la Note de M. Jobert
de Lamballe :

« Les effets du chloroforme ne sont pas aussi re-
» marquables, aussi prompts chez tous les indivi-
» dus. Chez les jeunes sujets et certains adultes,
» l'absorption du chloroforme se fait avec une rapi-
» dité surprenante dans les voies respiratoires, d'où
» abolition prompte de la sensibilité et du mouve-

» ment. Les larges communications médiates qui
» peuvent être établies exceptionnellement chez cer-
» tains individus, entre les bronches et les vais-
» seaux pulmonaires, favorisent instantanément l'a-
» nesthésie. Les communications, en effet, établies
» entre les bronches et les vaisseaux sont plus re-
» marquables chez certains sujets que chez d'au-
» tres, comme le démontrent les injections cadavé-
» riques. »

En d'autres termes, dites-le comme nous et avec
nous, la *saturation* du sang par les liquides anesthésiques est d'autant plus rapide que l'absorption
est plus active; les effets consécutifs sont d'autant
plus à craindre, que la constitution nerveuse est
plus faible ou plus ébranlée, que la circulation est
moins libre ou entravée par des obstacles mécaniques, quels qu'ils soient. D'où l'à-propos de vos con-
seils que j'aime à répéter, parce qu'ils pourront servir la pratique médicale :

« Les personnes qui ont les battements du cœur habi-
» tuellement lents, doivent être particulièrement
» surveillées pendant la chloroformisation, car il m'a
» semblé que les pulsations du pouls tendaient à s'a-
» néantir promptement chez ces individus, et à met-
» tre leurs jours en péril. Dans aucun cas, on ne doit
» recourir aux inspirations chloroformiques, quand
» il existe un trouble fonctionnel grave, dépendant
» d'une lésion profonde des organes centraux de la
» circulation, ou des renflements nerveux. On com-
» prend qu'un trouble fonctionnel nouveau s'ajou-
» tant au premier, produira une mort rapide et,

» pour ainsi dire, instantanée. La vie cesse alors
» par deux causes, qui concourent au même but, à
» l'anéantissement complet du travail organique des
» instruments les plus importants à la vie. Le chlo-
» roforme ne peut, en conséquence, convenir, lors-
» que le système nerveux est affaissé par un ébran-
» lement violent, un coup de feu, ou lorsque les
» malades sont épuisés par une longue et abondante
» suppuration, par des pertes de sang, ou par un
» état chlorotique porté à un degré très-avancé. »

Malgré moi, mais dans un intérêt de dignité
scientifique, j'ai une autre remarque à faire au sujet
de la Note de M. Jobert de Lamballe. Ce chirurgien, dont le nom fait autorité, admet M. Flourens
à partager le mérite de la découverte de M. Simpson, en ce qui touche le chloroforme si heureusement ajouté, j'allais dire substitué, à l'éther comme
liquide anesthésique.

« M. Flourens, en France, et M. Simpson, en
» Angleterre, ont introduit dans la science, le pre-
» mier, par ses expériences sur les animaux, et le
» second, par son emploi sur l'homme, un anesthé-
» sique précieux, le chloroforme. »

Voilà ce qu'a écrit M. Jobert de Lamballe, et ce
qu'a signé, dans le *Compte rendu des séances de
l'Académie des Sciences*, M. Flourens lui-même.

J'avoue que j'en éprouve un double étonnement.
J'ai très-présent à l'esprit le souvenir des expériences de M. Flourens sur les anesthésiques. J'ai
assisté aux séances dans lesquelles il en a donné communication à l'Académie ; j'en ai même rendu

compte dans le *Moniteur universel*. Eh bien, il n'est pas resté dans ma pensée que M. Flourens eût éprouvé d'assez bons effets du chloroforme sur les animaux, pour l'assimiler à l'éther. Loin de là, il ne lui reconnut pas la même puissance; il n'en fit donc mention qu'en passant, ainsi que d'autres liquides de même ordre. M. Simpson fut plus heureux : il constata dans le chloroforme des vertus anesthésiques supérieures à celles de l'éther; il le fit adopter de préférence même à cet agent précieux. A M. Simpson donc, et à lui seul, l'honneur de sa découverte.

La vérité seule peut prévaloir dans les sciences. Nul intérêt ne doit en faire dévier. On n'a que trop de tendance à sacrifier à des faiblesses, alors surtout qu'on espère en recevoir le prix. Qui n'est sensible à la louange?

Laissons les Académies en dehors des influences, sinon nous aurons concouru nous-mêmes à abaisser ce que nous voulions honorer.

# ORDRE SECOND.

## DES POISONS VÉGÉTAUX.

*Considérations générales.*

On a vu où en est arrivée la toxicologie en ce qui concerne les poisons du règne minéral. Elle les retrouve partout et toujours, pour ainsi dire ; elle les retrouve non-seulement sur les points où ils ont été déposés et où ils ont séjourné, soit extérieurement, soit intérieurement, mais jusque dans les organes profonds où ils ont été portés par l'absorption ; elle les retrouve non-seulement dans le cadavre quelque temps après la mort, mais jusque dans les débris de la putréfaction, ou dans le sol des cimetières, dix ans et plus après la sépulture.

En sera-t-il de même pour les poisons du règne végétal et du règne animal ? On ne peut pas le demander. Pour la plupart, si ce n'est pour tous, il ne faut pas espérer les retrouver dans les corps inhumés et atteints d'une putréfaction avancée. Les matières animales et végétales ne sont-elles pas métamorphosées ou dénaturées par les fermentations ou éréma-causies organiques ? Mais peu de temps après la mort, et pendant la vie, dans les produits d'excrétions et de sécrétions, la chimie doit pouvoir saisir toute matière étrangère inassimilable dont elle a déterminé rigoureusement les caractères. Déjà Gmelin, Tiedemann, Vœhler et d'autres encore, ont su retrouver, dans l'urine et dans le sang, un assez grand nombre de principes organiques, la garance, le musc, l'essence de térébinthe, la teinture d'alcana, les acides oxalique, tartrique, citrique, malique, gallique, succinique, benzoïque, la quinine et d'autres alcaloïdes. Il n'est qu'à suivre la voie ouverte par ces hommes illustres, pour atteindre aux dernières limites des applications toxicologiques.

On doit avoir des notions exactes sur l'organisation des végétaux. En dernière analyse, tout végétal se réduit à trois ou quatre éléments principaux, l'oxygène, l'hydrogène, le carbone, l'azote : éléments auxquels sont unis, mais pour remplir un rôle secondaire, la chaux, la silice, l'alumine, le fer, le soufre, le phosphore, l'iode, etc.

Diversement associés ou combinés, ces éléments, oxygène, hydrogène, carbone, azote, forment ce qu'on est convenu d'appeler des principes immédiats, principes immédiats composés tantôt de deux, tantôt de trois ou de quatre, mais très-rarement, si ce n'est exceptionnellement, d'un plus grand nombre de matières élémentaires.

Pour la chimie organique, tout principe immédiat est considéré comme une espèce, c'est-à-dire comme un composé spécial qui remplit le rôle de corps simple. Il est admis qu'on ne peut enlever à cette espèce un seul atome d'un de ses éléments sans l'altérer ou la dénaturer complétement.

La découverte et l'étude des espèces ou principes immédiats, tel est le but de la chimie organique, absolument comme la découverte et la détermination des corps simples est le dernier mot de la chimie anorganique. La séparation des espèces, c'est l'*analyse immédiate*; la décomposition des espèces pour en séparer les principes constituants, c'est l'*analyse élémentaire*.

Dans le règne minéral et dans le règne organique, la nature opère par deux procédés différents. Là, dans le règne minéral, elle crée, sans compter, des éléments ou corps simples; ici, dans le monde organique, elle ne met en œuvre qu'un très-petit nombre de ces corps; mais, par un simple arrangement d'atomes, elle arrive aux combinaisons les plus variées, il faudrait peut-être dire à des combinaisons infinies. Exemple : L'amidon et le sucre, le sucre et la morphine contiennent les mêmes éléments, oxygène, hydrogène et carbone; mais ces éléments sont associés dans des conditions ou dans des proportions différentes, et de là, la différence des propriétés de l'amidon, du sucre et de la morphine. Il ne faut pas nier ce fait, non plus que s'en étonner. Que l'on prenne deux corps simples, du soufre et du carbone par exemple : isolés ou mélangés, ils sont inertes; associés ou combinés *dans certaines proportions réciproques,* ils constituent le sulfure de carbone, composé qui n'a plus aucun rapport, en quelque sorte, avec ses éléments, et qui devient un agent de destruction ou un poison violent. Le mode d'arrangement des molécules ou atomes, la variété, ou si l'on veut me permettre cette expression, la mobilité des combinaisons, voilà autant de forces nouvelles qui, sans modifier la nature essentielle des composés organiques, en modifient cependant, et très-énergiquement, les propriétés.

Il résulte de cette puissance de création dans la nature que si, d'un côté, le problème de la composition élémentaire des végétaux paraît se simplifier ; de l'autre, l'extrème diversité des combinaisons formées par un petit nombre d'éléments, multiplie, presque à l'infini, les espèces et en rend le classement difficile. Mais à la toxicologie, qu'importe ce classement? Les principes immédiats lui sont signalés : ce sont, pour elle, des éléments primordiaux ou des *espèces*, qu'elle doit s'attacher à saisir et à caractériser rigoureusement.

On se rappelle les doctrines adoptées dans la première partie de ce livre :

Les substances toxiques sont inassimilables;

Elles pénètrent dans l'organisme par absorption;

Leur présence est incompatible avec l'état de santé.

En matière de poisons organiques, de deux choses l'une :

Ou les principes immédiats des végétaux toxiques sont des substances inassimilables, absolument réfractaires aux agents chimiques de l'organisme; ou ce sont des composés altérables, combustibles sous l'influence des actes qui entretiennent la vie.

Dans le premier cas, ces espèces végétales toxiques, à l'instar des espèces minérales, pourront être entraînées par l'absorption et retrouvées partout, jusque dans les viscères les plus profonds. Dans le second cas, elles pourront, elles devront n'avoir été qu'en partie décomposées ou brûlées dans l'économie, et il pourra, il devra en rester des traces saisissables sur les points où l'application aura été immédiate, c'est-à-dire ordinairement dans l'estomac et dans les intestins.

Par avance on a nié ces prémisses. On a dit (et c'est l'école italienne qui a parlé ainsi), on a dit que toute matière introduite dans l'économie y subissait l'influence de forces nouvelles, spéciales, lesquelles n'étaient pas celles de la chimie, mais du *dynamisme vital*; que, pour la chimie, c'était une prétention vaine de rechercher les poisons, les espèces minérales ou végétales dans des organes où elles avaient été soumises aux actions vitales, à la digestion, à l'absorption, à l'assimilation, etc.

Dans un moment, cette doctrine négative a pu avoir ses adhérents, ses sectaires; on a pu nier que, par des procédés imparfaits ou peu sûrs, on retrouvàt l'arsenic dans les viscères empoisonnés, quand on le retrouvait également dans les viscères à l'état normal; mais la toxicologie s'est dégagée de l'erreur, le pyrrhonisme italien a pu s'avouer vaincu. Une fois encore, en ce qui touche les poisons végétaux, nous avons à lui demander de faire amende honorable.

Une grave autorité en toxicologie, M. le professeur Christison, frappé aussi de l'insuffisance des procédés propres à faire découvrir les poisons végétaux, a écrit ces paroles :

« Il peut donc être établi, comme règle générale, que dans l'empoisonnement par l'opium, le médecin juriste, PAR LES MEILLEURES MÉTHODES D'ANALYSE AUJOURD'HUI CONNUES, ne peut guère donner une preuve satisfaisante, et que le plus souvent il ne peut fournir aucune preuve de l'existence du poison dans les matières provenant de l'estomac....

» Je me suis efforcé d'établir la proposition ci-dessus, parce que, dans une matière de cette importance, il est essentiel que le médecin expert connaisse l'étendue réelle de ses ressources. Il m'a paru que, quelque autorité nouvelle que se fût acquise la chimie par de récentes découvertes en analyse végétale, cette autorité avait été élevée trop haut par les adeptes de cette science, et par les médecins en général. Je suis heureux de voir, après la publication que j'ai faite de ces remarques, qu'elles sont pleinement d'accord avec l'expérience et les idées d'un homme aussi éminent et d'une aussi imposante autorité que le professeur Buchner. Ce savant a fait observer que l'analyse chimique doit souvent être impuissante à découvrir l'opium, dans les cas mêmes où il ne pourrait y avoir de doute que cette substance ait été administrée en très-grande quantité (1). »

_______________

(1) Christison, on Poisons, p. 107, édit. de 1845.

Ces paroles ont été écrites en 1845. A cette époque, quels étaient, pour la recherche des poisons végétaux dans les restes d'un corps, les procédés que M. Christison désigne par ces mots : LES MEILLEURES MÉTHODES D'ANALYSE AUJOURD'HUI CONNUES? Ils consistaient, qu'on veuille bien se le rappeler, à traiter les matières suspectes, soit par l'acide acétique, soit par l'alcool, à filtrer le liquide, à l'évaporer jusqu'à consistance d'extrait, à reprendre cet extrait par l'eau seule ou par l'eau acidifiée, à décolorer par le noir d'os, ou à précipiter (autant qu'il se pouvait) les matières animales par divers agents (le sous-acétate de plomb, l'acide sulfhydrique, le nitrate d'argent, la noix de galle, l'alcool, la gélatine, le tannin), pour essayer, en définitive, sur la partie extractive ainsi obtenue, divers réactifs tels, par exemple, que l'acide azotique et le perchlorure de fer, quand il s'agissait de saisir le principe immédiat essentiellement actif de l'opium, la morphine.

Or, d'une part, qui ne sait que ces manipulations si complexes ne conduisent pas au but qu'on se propose d'atteindre, la séparation des matières animales ; et de l'autre, qui ne sait encore que toutes les réactions, qui ont pour objet de simples et vagues colorations, ne constituent pas des preuves nettes et décisives, telles qu'il faut les produire devant un tribunal, devant des magistrats et des jurés?

« L'emploi des réactifs qui agissent en changeant » l'arrangement des atomes ou la composition élé- » mentaire dans les *espèces organiques*, ne donne » jamais des résultats certains, mais des indications

» seulement, dit M. Chevreul (1). » Et les indications, ici, sont fournies à travers un voile épais, les matières animales, à travers un voile qui les masque et les obscurcit, si même il ne les dénature. Qu'étaient donc ces meilleures méthodes d'analyse en usage, en 1845, et contre lesquelles M. Christison voulait mettre en garde les médecins juristes ? En réalité, elles méritaient la critique qu'en faisait l'éminent toxicologiste, en s'appuyant sur l'autorité du professeur Buchner.

Cependant cette critique n'a pas été acceptée par MM. Orfila et Devergie, qui, tous deux, en se copiant malencontreusement, ont fait dire à M. Christison ce qu'il ne dit pas et ce qu'il n'a pas pu dire, à savoir : « que l'analyse chimique propre à con- » stater l'existence de l'opium est *inutile* » (c'est M. Orfila qui souligne le mot).

Quel compte tenir d'observations qui ne répondent pas à la pensée qu'elles ont eu pour objet de combattre ? Il faut leur opposer la réplique même de l'auteur mal compris et qu'on a blessé par un langage acerbe. La voici textuellement : « Le professeur Orfila, dans la dernière édition de sa *Toxicologie générale* (1843, t. II. p. 253), a attaqué, en termes non mesurés ( *in no very mensured terms*), l'opinion

---

(1) Rapport de MM. Chevreul et Darcet sur un Mémoire de M. Donné, ayant pour titre : De l'emploi de l'Iode et du Brome comme réactifs des alcalis végétaux, et considérations sur l'usage des réactifs en général. (*Annales de Chimie et de Physique*, t. XXXVIII, p. 65, année 1828.)

du professeur Buchner et la mienne. Mais bien que M. Orfila se prévale de donner une traduction littérale du passage ci-dessus, il l'a reproduit d'une manière si incorrecte, que le texte français dénature notre opinion. La fin du paragraphe : Chemical analysis must often fail to detect opium, where there could be not doubt of its having administered in large quantity, est rendu, par le professeur de Paris, en ces termes : « L'analyse chimique propre à constater » l'existence de l'opium est souvent *inutile*, même » dans les cas où il existe une grande quantité de » cette substance...., » ce qui est une proposition tout autre (1). »

Cette réponse de l'honorable professeur Christison me dispense de dire que les expériences de laboratoire sur lesquelles se fonde M. Orfila, pour contredire les deux professeurs étrangers, ne rentrent nullement dans les conditions de la toxicologie pratique. M. Orfila, en effet, mêle des quantités énormes de morphine (*des grammes*) à d'assez petites proportions de matières animales, et en opérant par les procédés indiqués, il arrive à en constater plus ou moins nettement la présence. Nous dirons à M. Orfila :

Empoisonnez un animal avec la morphine ou avec l'opium, et, par les procédés en question, retrouvez dans le cadavre la morphine ou un des éléments quelconques de l'opium, et contradictoirement à la

_____________

(1) Christison, *on Poisons*, p. 698, édit. de 1845.

critique de MM. Christison et Buchner, nous proclamerons vos procédés suffisants.

Mais l'expérience a parlé à cet égard, et M. Orfila lui-même écrivait à son tour, en réponse à un expert qui lui demandait par quel procédé il fallait rechercher les poisons végétaux dans un cadavre : « Toute recherche est *inutile*. »

Oui, toute recherche serait inutile si l'on s'obstinait à n'invoquer que les procédés jusqu'ici en usage. Par ces procédés, en effet, on n'isole pas le poison, on n'agit pas directement sur lui avec les réactifs : on ne peut donc en constater les propriétés caractéristiques.

Mais n'est-il rien de plus ou de mieux à faire ?

En expérimentant sur les matières animales, il m'a paru qu'elles se composaient principalement de matières protéiques ou albumineuses, coagulables par la chaleur ; de matières colorantes neutres, modifiables au contact des alcalis, tels que la chaux et la baryte ; et de matières grasses ou résinoïdes, qui étaient tenues à l'état d'émulsion par l'albumine elle-même ou par les sels alcalins.

Porter à 100 degrés les matières albumineuses, c'est les transformer en matières insolubles : traiter par la chaux ou la baryte anhydre les matières colorantes, les matières grasses et résinoïdes émulsionnées par des alcalis, c'est transformer les unes et les autres en composés ou en savons insolubles. Supposez un mélange quelconque de matières organiques, dans lequel il s'agit de saisir un principe immédiat spécial, la morphine, la strychnine, la brucine, par exemple ; supposez que ce principe immédiat n'est pas attaquable à 100 degrés ; qu'à cette température il n'est pas modifié par la chaux ou par la baryte, et la plupart des principes immédiats végétaux, et spécialement les alcaloïdes sont dans ce cas ; il sera possible peut-être, en privant d'eau ou en séchant le mélange suspect en présence de la chaux ou de la baryte, de modifier les matières organiques au point de les rendre pour la plupart incolores et insolubles.

Les matières desséchées et finement broyées, qu'on les reprenne par un dissolvant approprié, l'alcool, l'éther, l'acide acétique et l'eau, on pourra saisir isolément un principe immédiat donné, la morphine, la strychnine, la brucine, par exemple. L'éther, on le sait, est le dissolvant des matières grasses ; l'alcool, le dissolvant des bases alcaloïdes ; l'acide acétique, un moyen de séparer les matières grasses ou autres des corps basiques ; la potasse, la soude, ou l'ammoniaque, un moyen de s'emparer des acides.

Si le corps, ou principe immédiat qu'il s'agit de séparer ou d'extraire d'un mélange de matières organiques, est essentiellement volatil, altérable, la distillation, et, au besoin, la distillation dans un milieu autre que l'air atmosphérique, sera l'opération préliminaire à employer. La plupart des matières animales sont fixes, et par la distillation, à une chaleur déterminée, on peut en séparer tous les corps volatils au-dessous et au-dessus de 100 degrés.

Si la matière toxique n'est pas un principe immédiat déterminé ou classé chimiquement, l'expert aura préliminairement à se livrer à des expériences sur l'extrait de la plante employée comme poison, afin d'arriver ultérieurement à saisir cet extrait lui-même et à l'examiner, soit par divers réactifs, soit expérimentalement sur les animaux. La chimie n'a point analysé toutes les plantes qui peuvent fournir des principes toxiques, et tel est le nombre de ces plantes, que de bien longtemps encore peut-être, ce travail, d'un très-grand intérêt pourtant, ne sera pas accompli. Je ne donne ici que des généralités, ou je ne fais que poser des principes. Plus tard viendront les applications. Dans un livre, on ne peut tout dire à la fois; il faut essayer seulement de mettre les choses à leur place : le lecteur saura facilement les y trouver.

En arrivant à l'étude des poisons végétaux en particulier, je n'ai point à changer la méthode appliquée à l'étude des poisons minéraux. Les plantes réputées toxiques étant divisées par groupes ou familles, j'en rappellerai les caractères botaniques essentiels, et m'attacherai spécialement à en donner l'histoire chimique et pharmaceutique. Ces connaissances acquises, je rechercherai quels sont les effets des plantes elles-mêmes ou de leurs principes immédiats sur l'économie, et je serai conduit ainsi aux applications physiologiques, thérapeutiques et médico-légales, qui sont le but final de ce livre.

9.

10 *juin* 1853.—J'allais remettre ces pages et celles qui suivent aux compositeurs de MM. Mallet-Bachelier et Bailleul, lorsque le savant et habile chimiste à qui fut confiée l'expertise médico-légale relative au procès Bocarmé, M. le professeur Stas, voulut bien m'adresser, de Bruxelles, un extrait du *Bulletin de l'Académie royale de Belgique,* portant pour titre : *Recherches médico-légales sur la nicotine, suivies de quelques considérations sur la manière générale de déceler les alcalis organiques dans les cas d'empoisonnement.*

Avant de connaître cet important travail, j'ignorais complétement, et je n'étais pas le seul en France, que des chimistes étrangers, MM. Mareska, Vandevyvere et Stas, fussent parvenus, comme experts, à déceler la présence de la morphine ou d'autres principes immédiats toxiques, dans les organes d'individus qui avaient succombé à un empoisonnement. Je me réjouis de trouver le passage qui suit dans la brochure de l'honorable M. Stas :

« La découverte des alcaloïdes dans le cas d'empoisonnement par les seules ressources de l'analyse, n'est pas chose bien étonnante. En six années de temps, j'ai eu l'occasion d'en trouver trois fois : en 1845, à Bruges, travaillant avec MM. Mareska et Vandevyvere, j'ai décelé de la *morphine dans tous les organes de Breydel,* enterré *depuis treize mois :* en 1847, j'ai décelé de la *morphine* dans les organes de Bureau sur lequel j'avais déjà constaté un empoisonnement par l'arsenic ; à cette époque, j'ai découvert de l'*aconitine* dans un liquide suspect et profondément altéré. »

Je ne me suis donc pas trop avancé en annonçant aux Académies qu'on pouvait découvrir les principes immédiats organiques, de même que les éléments inorganiques, dans les cas d'empoisonnement.

Je regrette, pour mon compte, de n'avoir pas connu plus tôt les résultats heureux déjà obtenus par les chimistes étrangers. J'aurais moins longtemps cherché peut-être le procédé d'analyse que j'ai fait connaître. J'aurais été moins absolu surtout dans la critique générale que j'ai faite des méthodes vantées et suivies jusqu'ici par les toxicologistes. Mais toute réparation ne m'est pas interdite. J'ai à cœur de montrer aux chimistes, aux chimistes dignes de ce nom, et qui veulent bien venir en aide à la médecine légale, que les médecins légistes ne sont pas tous des ingrats et des plagiaires.

Voici, en ce qui touche la méthode générale de M. Stas pour déceler les alcalis organiques dans les cas d'empoisonnement, le texte même de la brochure que j'ai maintenant sous les yeux, et dans laquelle je devrai puiser encore, ne fût-ce que pour rendre justice à des travaux que je me reproche d'avoir connus trop tard.

« Quoi qu'en aient dit certains auteurs, il est possible de découvrir au sein d'un liquide suspect tous les alcaloïdes, quel que soit leur état. J'ai même la conviction profonde que tout chimiste bien au courant de l'analyse, parviendra non-seulement à déceler leur présence, mais même à déterminer la nature

de celui qu'il aura découvert, bien entendu quand
cet alcaloïde rentrera dans la classe des corps dont
l'étude a *été convenablement faite*. Ainsi on pourra
découvrir la conicine, la nicotine, l'aniline, la picoline, la petinine, la morphine, la codéine, la narcotine, la strychnine, la brucine, la vératrine, la
colchicine, la delphine, l'émétine, la solanine, l'a-
cotine, l'atropine, l'hyosciamine.

» Je ne prétends pas que l'étude chimique de tous
ces alcaloïdes soit assez bien faite, pour que l'expert
qui décèle un d'eux, le reconnaisse immédiatement,
et affirme que c'est tel alcali et non pas tel autre.
Cependant, pour ceux-là mêmes qu'il ne parviendra
pas à déterminer, à spécifier d'une manière certaine,
il pourra dire qu'il appartient à telle famille de végétaux, les Solanées par exemple. Pour un cas
d'empoisonnement par ces matières, ce sera déjà
beaucoup.

» Le procédé que je propose pour rechercher les
alcaloïdes dans les matières suspectes, est à peu près
le moyen employé pour extraire ces corps des végétaux qui les renferment. La seule différence consiste
dans le mode de les mettre en liberté, et de les présenter au dissolvant.

» On sait que les alcalis forment des sels acides,
qui sont en même temps solubles dans l'eau et dans
l'alcool ; on sait aussi qu'une solution de ces sels
acides est susceptible d'être décomposée, de manière
que la base mise en liberté reste momentanément,
ou d'une manière permanente, en solution dans le
liquide. J'ai *observé que tous les alcaloïdes solides*

*et fixes que j'indique plus haut, maintenus à l'état de liberté et de solution dans un liquide, peuvent être enlevés par l'éther, quand ce dernier corps est en quantité suffisante.*

» Ainsi, pour retirer un alcaloïde d'une matière suspecte, le seul problème à résoudre consiste à éliminer, à l'aide de moyens simples, les substances étrangères, et à trouver ensuite une base qui, tout en rendant l'alcaloïde libre, le maintienne en solution, pour que l'éther puisse l'enlever à celle-ci.

» L'intervention successive de l'eau et de l'alcool à différents états de concentration, suffit pour séparer les matières étrangères et obtenir, sous un petit volume, une solution dans laquelle l'alcaloïde doit se trouver.

» Les bicarbonates de potasse ou de soude, ou ces alcalis à l'état caustique, sont les bases convenables pour mettre les alcaloïdes en liberté, tout en les conservant en solution, surtout si ces derniers corps ont été combinés à un excès d'acide tartrique et même d'acide oxalique.

» Pour éliminer des matières suspectes les substances étrangères, animales ou autres, on a généralement recours à l'action de l'acétate tribasique de plomb; on précipite ensuite le plomb par un courant d'acide sulfhydrique. Comme je l'ai reconnu à plusieurs reprises, cette manière de procéder *a plusieurs inconvénients et même très-graves.* D'abord il s'en faut de beaucoup que l'acétate tribasique de plomb, versé même en très-grand excès, précipite toutes les matières étrangères : ensuite l'acide sulf-

hydrique, qui sert à éliminer le plomb, reste en
combinaison avec certaines matières organiques qui
deviennent ainsi extraordinairement altérables par
l'action de l'air et d'une chaleur même très-faible ;
de manière que les liquides animaux qui ont été précipités par l'acétate tribasique de plomb, et dont on
a séparé ensuite le plomb par l'acide sulfhydrique,
se colorent rapidement à l'air, et exhalent en même
temps une odeur infecte, qui adhère avec une téna-
cité extrême aux matières qu'on retire ensuite de
ces liquides.

» L'emploi d'un sel de plomb présente un autre
inconvénient; c'est celui d'introduire dans des matières suspectes des métaux étrangers, de sorte que
cette portion de matière suspecte est ainsi perdue
pour la recherche de substances minérales. L'emploi
successif et combiné de l'eau et de l'alcool à différents états de concentration permet d'aller à la recherche des substances minérales, quelle que soit leur
nature; de sorte que rien n'est compromis, ce qui
est un immense avantage quand on se trouve devant
l'inconnu.

» Il est à peine nécessaire de dire que, dans les
recherches médico-légales sur les alcaloïdes, on ne
doit pas avoir recours à l'emploi du charbon animal
pour décolorer les liquides, parce qu'on s'expose à
perdre tout l'alcaloïde contenu dans la matière suspecte. Il est généralement reconnu que le charbon
condense ces matières en même temps qu'il fixe les
matières colorantes et odorantes.

» Les considérations qui précèdent ne proviennent pas uniquement d'idées spéculatives, mais sont le résultat d'une assez longue expérimentation à laquelle je me suis livré à plusieurs reprises pour découvrir les alcalis organiques (1).

» Pour mettre en pratique les principes que je viens d'exposer, voici comment je propose d'aborder l'analyse :

» Je suppose d'abord qu'il s'agisse de rechercher un alcaloïde dans le contenu de l'estomac ou des intestins : on commence par additionner ces matières avec le double de leur poids d'alcool pur et le plus concentré possible (2) ; on ajoute ensuite, suivant la quantité et l'état de la matière suspecte, un $\frac{1}{2}$ à 2 grammes d'acide tartrique ou d'acide oxalique, mais, de préférence, de l'acide tartrique; on introduit le mélange dans un ballon et on chauffe jusqu'à

---

(1) Je suis heureux de me sentir appuyé par ce que dit ici M. Stas. Il y a bien longtemps que je me suis élevé, et contre l'emploi des sels de plomb ou autres composés *pour précipiter* soi-disant les matières animales, et contre l'usage du charbon pour les décolorer. Il semble, en vérité, que certains toxicologistes n'aient pas été des hommes pratiques, pour ne s'être pas aperçus que l'acétate tribasique de plomb, que le nitrate d'argent, que le tannin, etc., ne leur rendaient réellement pas le service qu'ils en attendaient, et que le charbon retenait le poison qu'il s'agissait d'isoler. (Cn. F.)

(2) Quand on veut rechercher un alcaloïde dans le tissu d'un organe, comme le foie, le cœur, les poumons, etc., on doit préalablement diviser cet organe en de très-menus fragments, mouiller la masse avec de l'alcool pur et concentré, exprimer ensuite et épuiser à l'aide de l'alcool le tissu de toutes les substances solubles. On agit sur le liquide obtenu comme pour un mélange de matière suspecte et d'alcool. (Note de M. Stas.)

70 ou 75 degrés. Après le refroidissement complet, on jette le tout sur un filtre de papier Berzelius, on lave le produit insoluble à l'aide de l'alcool concentré ; on évapore ensuite le liquide filtré dans le vide, ou si on n'a pas de machine pneumatique à sa disposition , on abandonne le liquide dans un fort courant d'air à une température qui ne peut être supérieure à 35 degrés.

» Si, après la volatilisation de l'alcool, le résidu renferme des corps gras ou d'autres matières insolubles, on verse de nouveau le liquide sur un filtre mouillé par de l'eau distillée ; on évapore ensuite dans le vide pneumatique , jusqu'à presque siccité, le liquide filtré auquel on a joint l'eau de lavage du filtre. Si l'on est privé d'une machine pneumatique, on place le vase qui renferme le liquide, sous une grande cloche au-dessus de l'acide sulfurique concentré. On reprend ensuite le résidu par de l'alcool anhydre et froid, en prenant la précaution de bien épuiser la matière ; on évapore l'alcool libre à l'air à la température ordinaire, ou mieux, dans le vide ; on dissout le résidu acide dans la plus petite quantité d'eau possible, on introduit la solution dans un petit flacon-éprouvette, et on ajoute *peu à peu* du bicarbonate de soude ou bicarbonate de potasse pur et pulvérisé, jusqu'à ce qu'une nouvelle quantité ne produise plus d'effervescence d'acide carbonique. On agite alors le tout avec quatre ou cinq fois son volume d'éther, et on abandonne au repos. Quand l'éther surnageant est parfaitement éclairci, on en décante une petite partie dans une capsule de verre et on l'abandonne dans un *lieu bien sec* à l'évaporation spontanée.

» Maintenant, deux ordres de faits peuvent se présenter : ou bien l'alcaloïde contenu dans la matière suspecte est liquide et volatil, ou bien il est solide et fixe. Je vais examiner les deux hypothèses.

### Recherche d'un alcaloïde liquide et volatil.

» Je suppose qu'il existe un alcaloïde liquide et volatil ; dans ce cas, par l'évaporation de l'éther, il reste tout autour de la paroi interne de la capsule de faibles stries liquides qui se rendent lentement au fond du vase. Dans cette circonstance, sous l'influence de la chaleur seule de la main, le contenu de la capsule exhale une odeur plus ou moins désagréable, qui devient, suivant la nature de l'alcaloïde, plus ou moins piquante, suffocante, irritante ; il présente, en un mot, une odeur qui rappelle celle d'un alcali volatil, masquée par une odeur animale. Si l'on découvre quelque *indice* de la présence d'un alcaloïde volatil, on ajoute alors au contenu du flacon dont on a décanté une petite quantité d'éther, 1 ou 2 centimètres cubes d'une forte solution de potasse ou de soude caustique, et on agite de nouveau le mélange. Après un repos convenable, on décante l'éther dans un flacon-éprouvette ; on épuise le mélange par trois ou quatre traitements à l'éther, et on réunit tout le liquide éthéré dans le même flacon. On verse ensuite dans cet éther, tenant l'alcaloïde en solution, 1 ou

2 centimètres cubes d'eau acidulée par un cinquième de son poids d'acide sulfurique pur ; on agite pendant quelque temps et on abandonne au repos ; on décante l'éther surnageant et on lave le liquide acide à l'aide d'une nouvelle quantité d'éther. Comme les sulfates d'ammoniaque, de nicotine, d'aniline, de quinoléine, de picoline, de petinine sont entièrement insolubles dans l'éther, l'eau acidulée par l'acide sulfurique renferme maintenant sous *un petit volume* et à l'état de sulfate pur l'alcaloïde ; tandis que le sulfate de conicine étant soluble dans l'éther, celui-ci peut contenir une petite quantité de cet alcaloïde ; mais la majeure partie reste toujours en solution dans l'eau acide. L'éther, de son côté, retient toutes les matières animales qu'il a enlevées à la solution alcaline. Son évaporation spontanée laisse donc une petite quantité d'un résidu faiblement coloré en jaune, d'une odeur animale repoussante, mêlé d'une certaine quantité de sulfate de conicine, quand, par exemple, cet alcaloïde existe dans la matière suspecte soumise à l'analyse.

» Pour extraire l'alcaloïde de la solution de sulfate acide, on additionne celle-ci d'une solution aqueuse et concentrée de potasse ou de soude caustique ; on agite et on épuise le mélange par l'éther pur. L'éther dissout l'ammoniaque et l'alcaloïde devenus libres. On abandonne la solution éthérée à la plus basse température possible, à l'évaporation spontanée. La presque totalité de l'ammoniaque se volatilise avec l'éther, tandis que l'alcaloïde reste pour résidu. Pour éliminer les dernières traces d'ammoniaque, on expose un instant le vase qui renferme l'alcaloïde, dans le vide au-dessus de l'acide sulfurique, et on obtient l'alcali organique avec les caractères physiques et chimiques qui lui appartiennent, et qu'il s'agit alors de *déterminer rigoureusement*.

» J'ai appliqué, le 3 mars 1851, le procédé que je viens d'indiquer pour la recherche de la nicotine dans le sang du cœur d'un chien empoisonné par 2 centimètres cubes de nicotine ingérés dans la gueule, et j'ai pu reconnaître de la manière la plus positive la présence de la nicotine dans le sang. Ainsi, j'ai pu constater son état physique, son odeur, sa saveur, son alcalinité : j'ai réussi à obtenir le chloro-platinate de nicotine parfaitement cristallisé sous forme de prismes rhomboïdaux, quadrilatères, d'un jaune assez foncé; j'ai pu constater leur insolubilité dans l'alcool et l'éther.

» J'ai appliqué le même procédé à la recherche de la conicine dans une teinture *fort ancienne* de ciguë que mon ami et confrère, M. de Hemptinne, a bien voulu mettre à ma disposition, et je suis également parvenu à retirer de la conicine liquide et incolore présentant toutes les propriétés physiques et chimiques qu'on connaît à cet alcaloïde. J'ai été ainsi à même de constater que l'éther qui renferme de la conicine en solution, entraîne notablement de cet alcaloïde quand on abandonne le dissolvant à l'évaporation spontanée.

### Recherche d'un alcaloïde solide et fixe.

» Je suppose maintenant que l'alcaloïde soit solide et fixe ; dans ce cas, suivant la nature de l'alcali, il peut arriver que l'évaporation de l'éther provenant du traitement de la matière acide à laquelle on a ajouté du bicarbonate de soude, laisse ou ne laisse pas un résidu renfermant un alcaloïde. Dans cette dernière alternative, on ajoute une solution de potasse ou de soude caustique au liquide et on agite vivement avec l'éther. Celui-ci dissout l'alcali végétal devenu libre et resté dans la solution de potasse ou de soude. Dans l'un et l'autre cas, on épuise la matière à l'éther. Quel que soit l'agent qui ait mis l'alcaloïde en liberté, que ce soit le bicarbonate de soude ou de potasse, ou la soude ou la potasse caustique, il reste par l'évaporation de l'éther, autour de la capsule, un corps solide, mais le plus souvent une liqueur incolore, laiteuse, tenant des corps solides en suspension. L'odeur de la matière est animale, désagréable, mais nullement piquante. Elle bleuit *d'une manière permanente* le papier de tournesol.

» Quand on découvre ainsi un alcaloïde solide, la première chose à faire, c'est de tâcher de l'obtenir à l'état cristallisé, afin de pouvoir déterminer sa forme. On verse donc quelques gouttes d'alcool dans la capsule qui renferme l'alcaloïde, et on abandonne la solution à l'évaporation spontanée. Mais il est bien rare que l'alcaloïde retiré par le pro-

cédé indiqué soit assez pur pour pouvoir cristalliser.
Presque toujours il est souillé par des matières étrangères. Pour l'isoler de ces substances, on verse dans
la capsule quelques gouttes d'eau très-faiblement
acidulée par de l'acide sulfurique et on les promène
dans la capsule pour mettre le liquide acide en contact avec la matière : généralement, on observe que
l'eau acide ne mouille pas la paroi du vase ; la matière
qui y est contenue se sépare en deux parties : l'une,
formée de matière grasse, reste adhérente à la paroi ;
l'autre, alcaline, se dissout et se transforme en sulfate
acide.

» On décante avec précaution le liquide acide,
qui doit être limpide et incolore, si l'opération est
bien exécutée; on lave la capsule par quelques
gouttes d'eau acidulée qu'on ajoute au premier liquide, et on évapore le tout jusqu'aux trois quarts
dans le vide, ou bien sous une simple cloche au-
dessus de l'acide sulfurique. On verse ensuite dans
le résidu une *solution très-concentrée de carbonate
de potasse pure*, et on reprend enfin le tout par de
l'alcool *anhydre*. Celui-ci dissout l'alcaloïde, tandis
qu'il laisse intacts le sulfate de potasse et l'excès de
carbonate de potasse. L'évaporation de la solution
alcoolique fournit l'alcaloïde *cristallisé*.

» Il s'agit maintenant d'en constater les propriétés, pour pouvoir en déduire l'*individualité*.

» J'ai appliqué les principes que je viens d'exposer à la recherche de la morphine, de la codéine, de
la strychnine, de la brucine, de la vératrine, de
l'émétine, de la colchicine, de l'aconitine, de l'atro-

pine, de l'hyoscyamine, et je suis parvenu à isoler, sans la moindre difficulté, ces différents alcaloïdes mêlés préalablement à des matières étrangères.

» Ainsi, j'ai retiré par ce procédé la morphine de l'opium, la strychnine et la brucine de la noix vomique, la vératrine de l'extrait de vératrum, l'émétine de l'extrait d'ipécacuanha, la colchicine de la teinture de colchique, l'aconitine d'un extrait aqueux d'aconit, l'hyoscyamine d'un extrait fort ancien de jusquiame, et enfin l'atropine d'une teinture également vieille de belladone. Aussi est-ce en toute confiance que je livre cette méthode à l'examen des chimistes qui s'occupent de recherches médico-légales. »

# ARTICLE PREMIER.

## DES PAPAVÉRACÉES (*Papaveraceæ*).

Les Papavéracées doivent occuper la première place dans l'ordre des poisons végétaux. Elles contiennent dans leur tige un suc laiteux, mucilagineux (opium), qui jouit de propriétés actives, et qui fournit à la médecine de précieux médicaments. Ces médicaments, chaque jour employés, sont des poisons. A divers titres, il n'est donc pas de plantes dont l'étude se recommande davantage à notre intérêt que celles dont on tire l'opium.

## CHAPITRE PREMIER.

Histoire naturelle, chimique et pharmaceutique des Papavéracées.

Les Papavéracées sont des plantes herbacées, le plus souvent annuelles. Le genre qui a donné son nom à la famille est le genre pavot (*papaver*). Il comprend diverses espèces, qui ont entre elles les plus grandes analogies par leur composition et par leurs propriétés chimiques et médicales. Ces espèces sont désignées sous les noms de *Papaver orientale, P. dubium, P. rhœas, P. somniferum.*

Le pavot somnifère (*P. somniferum*), le plus important à étudier, parce que c'est celui que l'on cultive pour récolter l'opium, comprend deux variétés dites *pavot blanc* et *pavot noir*.

Le pavot noir se reconnaît à ses capsules globuleuses, à ses petites soupapes s'ouvrant au-dessous du stigmate, à ses semences noires, à ses pédoncules nombreux.

Le pavot blanc se reconnaît à ses capsules ovoïdes, à l'absence ou à l'oblitération des soupapes, à ses pédoncules solitaires, à ses semences et à ses pétales blancs.

Les deux variétés sont originaires de l'Orient. On les cultive, comme objets de curiosité, dans les jardins, et l'on s'essaye, depuis quelques années, à les naturaliser sur notre sol. C'est Loiseleur-Deslongchamps, alors pharmacien en chef de nos armées, qui, à l'époque de nos guerres européennes, eut le premier l'idée de nous exonérer d'un lourd tribut payé à l'étranger. Contre des préventions trop accréditées, il réussit à prouver que le climat de l'Orient n'était pas indispensable au développement complet du pavot, à la formation du principe actif de l'opium, la morphine.

Entraîné par les paroles du savant, le général Lamarque fit des expériences en grand dans les Landes. Il récolta un opium qui fournit jusqu'à 12 et 14 p. 100 de morphine; tandis que les produits reçus dans le commerce n'en contiennent, le plus souvent, que de 4 à 6 pour 100.

Depuis notre conquête d'Alger, MM. Simon et Hardy, habiles horticulteurs, se sont livrés, dans

cette colonie, à des essais plus suivis. Ils ont obtenu
de très-bon opium, qui a donné, en moyenne.
4,4 pour 100 de morphine.

Plus récemment, enfin, M. Aubergier, pharmacien très-distingué de Clermont, en Auvergne, s'est
livré avec un soin tout spécial à cette culture nouvelle. Dans un département qui ne semble pas,
quant à la chaleur du moins, la plus favorisée des
contrées centrales de la France, il a obtenu des résultats on ne peut plus satisfaisants. Il est parvenu à
récolter régulièrement, depuis plusieurs années, un
opium qui lui a donné, en moyenne. 11 pour 100
de morphine, chiffre qui égale, s'il ne le dépasse,
le maximum de richesse en morphine des meilleurs
opiums de l'Orient.

Par quelles améliorations dans la culture du pavot ou dans la récolte de l'opium, M. Aubergier a-
t-il si heureusement réussi? Il a bien voulu me
donner les renseignements les plus précis à cet égard :
je vais les transmettre au lecteur, persuadé qu'il les
accueillera avec non moins d'intérêt que je l'ai fait
moi-même. Je laisse parler M. Aubergier :

« J'ai d'abord eu recours, dit-il, pour la récolte
de l'opium, au procédé employé en Orient, et qui a
été récemment appliqué en Algérie, et décrit par
M. Hardy. Il consiste, comme on sait, à faire des
incisions avec la pointe d'un canif, et à recueillir,
vingt-quatre heures après, le suc desséché sur la
capsule.

» Je ne tardai pas à m'apercevoir que la récolte
10.

de l'opium, en France, par ce procédé, serait impraticable au point de vue industriel :

» 1°. Parce que les frais de main-d'œuvre seraient hors de toute proportion avec la valeur du produit;

» 2°. Parce qu'en laissant le suc échappé des incisions séjourner pendant vingt-quatre heures sur les capsules, on s'expose à le voir souvent entraîner par les pluies d'orages si fréquentes dans nos climats, et qui, même dans les lieux ordinaires de production, compromettent si souvent les récoltes;

» 3°. Parce que, quelle que soit la dextérité de l'ouvrière, la pointe du canif traverse souvent l'endocarpe, et que, dès lors, on perd la récolte de la graine, produit indispensable pour aider à couvrir les frais de culture.

» Je remédie à ce triple inconvénient :

» 1°. En faisant faire les incisions avec un instrument qui porte quatre lames de canif. Ces lames sont enchâssées dans un manche parallèlement, de telle façon que leur pointe ne fait saillie que de 1 à 2 millimètres, et ne peut jamais pénétrer dans l'intérieur de la capsule. La préoccupation qu'entraîne, sous ce rapport, la direction de l'instrument, se trouve écartée; le travail est plus rapide, plus facile, et il peut être confié aux mains les plus maladroites.

» 2°. Au lieu de laisser le suc se dessécher sur la capsule exposée à toutes les intempéries de l'atmosphère, je le fais enlever immédiatement. Chaque ouvrière qui fait les incisions est suivie, à quelques minutes de distance, par une autre ouvrière qui en recueille le produit dans un verre.

» Le suc est ensuite exposé au soleil jusqu'à complète dessiccation.

» A la faveur de ce double changement dans la manière d'opérer, j'économise plus des deux tiers de la main-d'œuvre, et je réduis, dans cette proportion, les frais de récolte calculés par M. Hardy. »

Éclairé par une culture suivie sans interruption pendant dix années, M. Aubergier a vu qu'il ne fallait pas semer indifféremment les diverses variétés de pavots.

« J'ai recueilli séparément, jour par jour, dit-il, le produit de la récolte de chacune des variétés de pavots que j'ai cultivés, et j'ai analysé séparément les produits obtenus de chaque variété à diverses époques.

» L'opium provenant de la première récolte de pavots à graines blanches, faite le 9 juillet, a rendu 6,630 pour 100. Le produit de la deuxième récolte, faite le 28 juillet, n'était plus riche qu'à 5,530. Le suc de la dernière récolte, à la date du 13 août, ne contenait plus que 3,270.

» Dans les produits du pavot pourpre, la richesse en morphine n'est pas sortie des limites de 10 à 11 pour 100. Dans cette variété, la floraison a lieu lentement, d'une manière inégale ; de telle sorte que, sur le même pied, à côté d'une capsule complétement sèche, se trouvait une fleur à peine épanouie : de là l'uniformité de la composition du suc obtenu à diverses époques.

» Le pavot œillette a donné, le 29 juillet, un opium dans lequel j'ai trouvé 17,833 de morphine. Pour cette variété, la floraison a lieu plus également que pour le pavot pourpre. Aussi, quinze jours après la première récolte, le suc ne donnait plus que 14,780. Cette richesse en morphine m'a paru si extraordinaire, que je n'ai pu en croire mes yeux qu'après m'être assuré, par tous les moyens possibles, que je ne m'étais pas laissé surprendre par une de ces causes d'erreur si fréquentes en chimie organique. Comment admettre, en effet, sans y être forcé par l'évidence, que des variétés d'une même espèce de pavot puissent donner des produits dont le rendement en morphine varie de 4 à 18 pour 100? Aussi dois-je faire remarquer qu'il est bien des espèces qui ne sont pas séparées par des caractères aussi tranchés que ces deux variétés. Je dois dire aussi que, dans le pavot œillette, le péricarpe est tellement mince, qu'il est impossible de l'inciser sans toucher à l'endocarpe; on perd alors la graine, sans laquelle, je le répète, les frais seraient hors de toute proportion avec le produit.

» Il résulte donc de ces observations, que la richesse, plus ou moins grande, de l'opium en morphine, peut tenir à ce qu'il aura été produit par des variétés différentes, ou pour une même variété, à l'époque plus ou moins avancée de la maturité du fruit au moment de la récolte. La richesse en morphine décroît au fur et à mesure que le fruit approche d'une complète maturité. On dit qu'aux lieux ordinaires de production, on récolte l'opium au moment où la capsule passe de la couleur verte à la couleur feuille-morte : les faits prouvent que c'est s'y prendre trop tard. »

L'opium indigène peut donc être mis à côté de l'opium exotique ; il en a tous les caractères, et il n'est personne qui désormais puisse soutenir cette thèse trop absolue, que le climat seul fait l'opium.

D'après M. Aubergier, il faut accorder une plus grande influence à la composition chimique du sol, et, sous ce rapport, peut-être que la nature volcanique des terrains de l'Auvergne n'a pas été étrangère aux bons résultats obtenus dans cette contrée. Mais, sur ce point, c'est à la pratique, c'est à la culture comparée de répondre. La question doit intéresser vivement les chimistes et les agriculteurs.

## De l'opium.

On vend dans le commerce trois sortes d'opium : l'opium de Smyrne, l'opium de Constantinople, l'opium d'Alexandrie ou d'Égypte. L'opium de Smyrne est en masses plus ou moins considérables, recouvertes à leur surface de semences de rumex ; l'opium de Constantinople est en pains aplatis, réguliers, couverts d'une feuille de pavot dont la nervure partage le pain en deux ; l'opium d'Alexandrie est en petits pains très-secs, très-aplatis, très-propres à leur surface, et ne contenant que des vestiges des feuilles ayant servi à les développer.

Ces divers opiums ne sont point regardés comme étant de qualité égale. A juger de leur valeur par la quantité de morphine qu'ils contiennent, ils doivent être rangés dans l'ordre où nous les avons nommés. Ainsi, l'opium de Smyrne contient de 6 à 9 pour 100 de morphine; l'opium de Constantinople de 5 à 6 p. 100; et l'opium d'Égypte de 3 à 4 p. 100.

*Propriétés physiques et chimiques.* — Quelle que soit la provenance, l'opium a une couleur brune, à reflets brillants, quand on vient de le diviser. A l'état frais, il est mou, presque malléable; mais s'il est très-sec, il devient dur et presque cassant. Il a une odeur particulière, qui est désignée sous le nom de *vireuse*. Au goût, il est âcre et amer. Cette âcreté et cette amertume sont un obstacle à ce qu'on puisse l'employer en nature pour accomplir des projets criminels; mais il n'est que trop facile de masquer cette saveur avec des spiritueux ou des acides. Tous les liquides, pour ainsi dire, le dissolvent. Ainsi l'eau, le vin, la bière, l'alcool, les acides en entraînent les principes les plus essentiellement actifs ou toxiques.

D'après les analyses les plus récentes, l'opium contient plusieurs bases organiques azotées, savoir :

| | |
|---|---|
| La morphine; | La pseudomorphine; |
| La codéine; | La porphyroxine; |
| La narcotine; | La narcéine; |
| La thébaïne; | La papavérine; |

Une substance neutre non azotée.

La méconine;

Un acide particulier avec lequel on suppose que

sont combinés les alcaloïdes,

L'acide méconique;

Puis, en outre, de l'albumine, de la résine, de la gomme, une huile grasse, du caoutchouc, du ligneux, un principe vireux volatil, et diverses matières colorantes.

Nous devons passer en revue chacun de ces principes ou produits particuliers.

## *Morphine* ($C^{34}H^{19}Az^{1}O^{6}$).

La morphine est le principe actif essentiel de l'opium. Elle en a été séparée pour la première fois par Sertuerner, en 1816.

Elle est solide, blanche, à l'état de cristaux qui affectent diverses formes, le prisme rectangulaire ou l'octaèdre. Elle n'a pas d'odeur, mais sa saveur est extrêmement amère. Elle est à peu près insoluble dans l'eau froide, et très-peu soluble dans l'eau bouillante. Sa dissolution rougit le curcuma et verdit la violette.

L'alcool la dissout, surtout à chaud; l'éther, au contraire, ne la dissout pas. Cette double propriété est extrêmement importante. On verra plus loin l'application que nous en avons faite pour la recherche du poison dans les matières animales.

Les alcalis la dissolvent sans l'altérer.

L'acide azotique la dissout en lui imprimant une teinte rouge très-vive et caractéristique.

L'acide iodique aqueux, ainsi que les iodates alcalins mélangés d'acide sulfurique, la colorent en brun-rouge, couleur kermès, en dégageant des vapeurs d'iode. On aperçoit encore une coloration jaune dans un liquide contenant $\frac{1}{7000}$ de morphine (Liebig).

L'acide iodique est décomposé par elle, et si l'acide est mêlé à un peu de gelée d'amidon, l'iodure d'amidon, qui se précipite en présence de la morphine, peut former un caractère de cet alcali.

Le perchlorure de fer la colore en bleu. Il en est de même du sulfate de peroxyde de fer.

Une solution d'or la colore en bleu ; une solution d'argent la colore peu à peu en gris-noirâtre ; la solution de manganate de potasse lui communique une teinte verte (Duflos).

A l'air libre, elle brûle comme une résine et laisse un résidu charbonneux.

Les sels de morphine ont, en partie, les caractères de l'alcaloïde lui-même. Ceux qui sont usités en médecine sont le chlorhydrate, le sulfate et l'acétate. Ils ont pour formule : le chlorhydrate,

$$C^{34} H^{19} Az^1 O^6, HCl + 6 HO ;$$

le sulfate,

$$C^{34} H^{19} Az^1 O^6, SO^3 + 6 HO ;$$

l'acétate,

$$C^{34} H^{19} Az^1 O^6, C^4 H^3 O^3 + 3 HO.$$

*Préparation.* — On a extrait la morphine de l'opium par diverses méthodes. Voici le procédé généralement suivi : On coupe l'opium en tranches et on le fait digérer dans l'eau. Le liquide aussi saturé que possible, on l'évapore jusqu'à consistance d'extrait, puis on le reprend par l'eau froide. On dissout ainsi les sels de morphine en éliminant diverses matières colorées, l'huile, la résine et une partie de la narcotine. On traite avec certains ménagements le liquide par l'ammoniaque, et l'on précipite ainsi de la morphine, qu'il ne s'agit plus que d'épurer : 1º à froid, par l'alcool affaibli à 20 degrés, qui ne dissout pas la morphine et entraîne des matières résineuses; 2º à chaud, par l'alcool à 35 degrés, qui dissout de la morphine et la laisse déposer par refroidissement; 3º par l'acide chlorhydrique ou l'acide acétique, qui la transforme en chlorhydrate ou en acétate, d'où on la précipite parfaitement pure par l'ammoniaque.

$$\textit{Codéine} \ (C^{35} H^{40} Az^2 O^5).$$

La codéine a été séparée de l'opium par Robiquet, en 1832.

On l'obtient en rapprochant les liqueurs dont on a séparé la morphine par l'ammoniaque, y ajoutant de la potasse, faisant évaporer et reprenant le tout par l'éther. En se volatilisant, le liquide éthéré laisse déposer la codéine en cristaux, qui sont des prismes rhomboïdaux droits ou des octaèdres.

La codéine ramène au bleu le papier de tournesol rougi par un acide. Elle est soluble dans l'eau, dans l'alcool, surtout à chaud, et dans l'éther. Cette dernière propriété la distingue de la morphine. Elle se distingue encore de cette base par d'autres caractères négatifs. Ainsi elle est insoluble dans les alcalis, ne rougit pas par l'acide azotique, ne bleuit pas avec le perchlorure de fer, et ne décompose pas l'acide iodique.

Elle sature les acides, et forme avec eux des sels qui participent de ses propriétés, et qui se distinguent des sels de morphine par les caractères négatifs que je viens de rappeler.

La codéine a des propriétés beaucoup moins énergiques que la morphine. Elle est un de ses succédanés, et comme médicament, est mieux supportée qu'elle par les personnes d'une constitution délicate.

### *Narcotine* $(C^{46}H^{25}Az^{1}O^{14})$.

La narcotine a été le premier principe extrait de l'opium. Ce principe fut obtenu par Derosne, en 1804, et porta le nom de *sel de Derosne* jusqu'en 1817, époque à laquelle Robiquet fit voir que c'était une base alcaline spéciale.

La narcotine est une matière blanche, inodore, amère, qui cristallise en prismes droits à base rhomboïdale. Elle entre en fusion à 170 degrés. Elle est insoluble dans l'eau froide, et très-peu soluble dans l'eau bouillante. La dissolution n'exerce aucune action sur les papiers colorés. A froid, l'alcool en dissout $\frac{1}{100}$; à chaud, $\frac{1}{20}$. Elle est soluble dans l'éther, propriété qui sert à la distinguer de la morphine. Elle est colorée en rouge par l'acide azotique; mais les sels de fer peroxydés, non plus que l'acide iodique, n'ont sur elle aucune action. Avec les acides, elle forme des sels cristallisables.

On l'obtient, soit en traitant directement l'opium par l'éther, soit en reprenant les résidus qui proviennent de la préparation de la morphine par l'éther ou par l'acide acétique affaibli. L'éther, qui ne dissout pas ou que très-peu la morphine, entraine la narcotine, la porphyroxine et la méconine. On sépare du résidu éthéré la porphyroxine par l'eau, et en traitant l'extrait restant par l'acide chlorhydrique étendu, on le dissout, et on sépare la narcotine par l'ammoniaque, la méconine restant dans la dissolution. On purifie, d'ailleurs, la narcotine par l'alcool. Quand on a fait usage de l'acide acétique, on précipite la narcotine par l'ammoniaque, et on la purifie de même par l'alcool bouillant.

Les autres principes immédiats de l'opium n'ont pas une importance réelle pour le toxicologiste. La thébaïne ou paramorphine a de l'analogie avec la narcotine. Elle s'en distingue toutefois par la forme de ses cristaux.

L'acide méconique ($C^{14}H^2O^{11} + Aq.$) est solide, sous forme de paillettes blanches, douces au toucher. Sa saveur est acide, astringente. Il est peu soluble dans l'eau froide, mais soluble dans l'eau bouillante, ainsi que dans l'alcool. Son caractère propre est de donner aux sels ferrugineux une coloration rouge très-prononcée. Il est très-difficilement attaqué par l'acide sulfurique, et décomposé avec violence, au contraire, lorsqu'on le chauffe avec l'acide azotique.

*Histoire pharmaceutique de l'opium.*

Avant d'avoir été analysé par la chimie, l'opium a été le principe ou la base des préparations pharmaceutiques les plus fantasques, pour ne rien dire de plus. Faut-il nommer ici la thériaque, le diascordium, le mithridate, l'orviétan et tant d'autres électuaires composés, dans lesquels on s'était comme étudié à faire entrer toute la pharmacie? Ce serait presque faire la critique de la médecine, et tel n'est pas mon but.

L'opium est employé à l'état brut, c'est-à-dire tel qu'il nous est présenté par le commerce : c'est sous cet état qu'il en est fait un usage si abusif par certains peuples, les Turcs, les Arabes et les Chinois.

Sous le nom d'*opium purifié* ou de *laudanum opiatum*, on prépare dans les pharmacies une sorte d'extrait, qui n'est que l'opium séparé de matières étrangères, ramolli dans l'eau chaude, passé par expression, et ramené, par évaporation, à une consistance déterminée.

On extrait de l'opium ses divers principes actifs, au moyen de l'eau, du vin, de l'alcool, ou de certains acides, les acides acétique et citrique.

§ A. — *Préparations d'opium par l'eau.*

On a préparé une eau distillée d'opium; mais ce liquide, on le conçoit, ne peut contenir que les quantités extrêmement faibles de principes fixes qui sont entraînées mécaniquement. Le principe vireux volatil, qui donne à l'opium son odeur, a-t-il quelque vertu? L'abandon qu'on a fait en médecine de l'eau distillée d'opium, tend à prouver que c'est un principe à peu près inerte.

Sous le nom de *lotion* ou de *fomentation narcotique opiacée*, on prépare, dans les hôpitaux de Paris, une infusion d'opium dont voici la composition :

    Eau. . . . . . . . .    1000 grammes (1 litre).
    Opium brut. . . .        8      »

L'eau entraîne toutes les parties solubles de l'opium, à savoir : les sels naturels de morphine et de codéine (méconates ou autres), la matière dite extractive, l'acide brun, la gomme, une partie de la narcotine, de la narcéine, de la méconine, de la thébaïne, et même quelques matières grasses ou résineuses, qui se trouvent vraisemblablement émulsionnées dans l'opium, soit par la gomme, soit par des matières albumineuses ou alcalines.

Mais, des préparations obtenues par l'action de l'eau sur l'opium, la plus importante et la plus usitée est l'extrait appelé indifféremment : *extrait sec, extrait thébaïque, extrait aqueux* ou *gommeux d'opium*. On peut évaluer, qu'en moyenne, cet extrait, qui doit toujours être préparé suivant la même formule, contient environ le sixième de son poids de principes actifs (morphine, codéine et narcotine). Il est employé seul, et entre dans une foule de préparations magistrales.

Voici, d'après le Codex, la formule de divers sirops d'opium :

*Sirop d'opium ou d'extrait d'opium :*

Extrait d'opium. . . . . . . . . .      0,9
Eau pure. . . . . . . . . . . . . .      16
Sirop simple ou de sucre. .      500

*Sirop d'opium succiné ou sirop de karabé :*

Extrait d'opium. . . . . . . . . .      0,9
Eau pure. . . . . . . . . . . . . . .      16
Sirop de sucre. . . . . . . . . .      500
Esprit de succin. . . . . . . . . .      2

*Sirop de pavot blanc ou sirop diacode :*

Extrait alcoolique de pavot. .      16
Eau pure. . . . . . . . . . . . . . .      125
Sirop simple. . . . . . . . . . . .      1500

Les pilules de cynoglosse contiennent $\frac{1}{8}$ de leur poids d'extrait aqueux d'opium. En voici la composition :

Écorce sèche de racine de cynoglosse. .      16
Semences de jusquiame. . . . . . . . . . .      16
Extrait aqueux d'opium. . . . . . . . . . .      16
Myrrhe. . . . . . . . . . . . . . . . . . . . . .      24
Oliban. . . . . . . . . . . . . . . . . . . . . .      20
Safran. . . . . . . . . . . . . . . . . . . . . .      6
Castoréum. . . . . . . . . . . . . . . . . . .      6
Sirop d'opium. . . . . . . . . . . . . . . . .      Q. S.

§ B. — *Préparations d'opium par le vin.*

Outre les principes de l'opium que l'eau peut dissoudre, le vin, en raison de l'alcool et des acides qu'il renferme, entraîne de plus fortes proportions de narcotine, d'huile et de résine. Il cède lui-même des principes extractifs et des sels; d'où la conséquence que dans l'extrait d'opium par le vin, il y a, à poids égal, moins de morphine et de codéine (principes essentiellement actifs de l'opium) que dans l'extrait aqueux.

Voici, d'après le Codex, la préparation du vin d'opium composé, ou laudanum liquide de Sydenham :

|  |  |
|---|---|
| Opium................ | 16 |
| Safran. ........... | 8 |
| Cannelle............ | 1 |
| Girofle............. | 1 |
| Vin de Malaga....... | 125 |

« Mettez le tout dans un matras; faites macérer pendant quinze jours, passez, exprimez fortement et filtrez.

» *N. B.* Vingt gouttes de ce médicament pèsent 15 grains, et représentent 1 grain d'extrait gommeux d'opium. »

En d'autres termes, 1 gramme de laudanum de Sydenham représente 10 centigrammes d'opium brut, ou 5 centigrammes d'extrait d'opium.

Le laudanum de Rousseau se prépare par fermentation ; on prend :

> Opium. . . . . . . . . . . . . . .      4
> Miel blanc. . . . . . . . . . . . . .      16
> Eau tiède. . . . . . . . . . . . .      60
> Levûre de bière fraîche. . .      Q. S.

On délaye séparément l'opium et le miel dans l'eau, on mêle les deux liqueurs, on ajoute la levûre, et on abandonne le tout à une chaleur de 30 degrés environ pendant un mois au moins, c'est-à-dire jusqu'à ce que la fermentation soit achevée. Après une manipulation qu'on trouvera dans les livres spéciaux, on obtient un liquide foncé qui contient une fois et demie plus d'extrait d'opium que le laudanum de Sydenham.

### § C. — *Préparations d'opium par l'alcool.*

L'alcool entraîne encore plus de principes fixes de l'opium, que le vin et l'eau. Il dissout la narcotine, la résine et l'huile fixe que le vin ne dissout qu'en partie, et que l'eau seule ne dissout pas d'une manière sensible. Tout en se rapprochant par sa composition de l'opium brut, l'extrait alcoolique, à poids égal, contient donc moins de principes actifs que les extraits par le vin ou par l'eau. C'est un fait dont il importe d'être prévenu.

La teinture d'opium se prépare avec :

> Opium brut . . . . . . . . . . . . . . . . . .      2
> Alcool à 56° cent. (21° Cartier.). .      23

On fait macérer pendant huit jours, on passe et l'on filtre : 24 parties de teinture correspondent à 2 parties d'opium brut, et à 1 partie d'extrait d'opium.

L'élixir parégorique, ou teinture d'opium ammoniacale du Codex, a la composition suivante :

| | |
|---|---|
| Opium choisi. . . . . . . . . . . . . . . | 8 |
| Fleurs de benjoin. . . . . . . . . . . . . . | 12 |
| Safran. . . . . . . . . . . . . . . . . . . . | 12 |
| Huile volatile d'anis. . . . . . . . . . | 2 |
| Ammoniaque liquide. . . . . . . . . . . | 150 |
| Alcool à 34° Cartier (86° cent.) . . . | 350 |

On laisse macérer pendant huit jours, et l'on filtre : 3 grammes de cet élixir correspondent à 5 centigrammes d'opium brut.

§ D. — *Préparations d'opium par les acides.*

Le vinaigre, ou l'acide acétique, et l'acide citrique, dissolvent les matières fixes de l'opium solubles dans l'eau, et de plus, la narcotine, l'huile, la résine et les matières colorantes.

Le vinaigre d'opium, ou teinture acétique d'opium, doit avoir, d'après le Codex, la composition suivante :

| | |
|---|---|
| Opium choisi. . . . . . . . . . . . . . . | 32 |
| Vinaigre très-fort. . . . . . . . . . . . | 192 |
| Alcool à 80° cent. (31° Cartier .. | 125 |

Cette préparation, dit le Codex, contient les principes solubles du dixième de son poids d'opium :

11.

1 gros (4 grammes) correspond sensiblement à 7 grains (35 centigrammes) d'opium brut.

Mais on a préparé un extrait acétique d'opium en faisant macérer 1 partie d'opium dans 32 parties de vinaigre distillé : c'est l'extrait d'opium de Lalouette, qui a été modifié de diverses manières.

Les gouttes noires, *black drops quaker's black drops*, gouttes de Lancastre ou des quakers, sont un remède resté secret, mais qui, d'après diverses pharmacopées, a la composition suivante :

| | |
|---|---|
| Opium brut. . . . . . . . . . . . . | une demi-livre ; |
| Vinaigre. . . . . . . . . . . . . . | trois pintes ; |
| Noix muscades concassées. . . | une once et demie ; |
| Safran incisé. . . . . . . . . . . . | une demi-once ; |
| Eau pure. . . . . . . . . . . . . . | quatre onces ; |
| Levûre de bière . . . . . . . . . . | une once. |

En substituant l'acide citrique au vinaigre ou à l'acide acétique, on a composé une liqueur à laquelle on a donné le nom de *liqueur de citrate de morphine*, et qui a la plus grande analogie avec les gouttes noires des quakers. En voici la formule :

| | |
|---|---|
| Opium. . . . . . . . . . . | 2 |
| Acide citrique. . . . . . | 1 |
| Eau distillée. . . . . . . | 16 |

On broie l'opium avec l'acide citrique, on ajoute l'eau distillée bouillante, on laisse en contact pendant vingt-quatre heures, on passe et l'on filtre.

Je me borne à ces généralités : il serait inutile

d'entrer dans de plus longs détails au sujet de préparations pharmaceutiques, qui sont généralement remplacées aujourd'hui par les principes immédiats mêmes de l'opium, la morphine, la codéine et la narcotine.

Et combien il importe de faire cette substitution ! On a vu plus haut quelle est la variété de composition des divers opiums : ajoutez-y ce que peut faire la fraude.

Quel intérêt n'aurait-on donc pas à posséder, à récolter en France un opium identique, *titré* même ? On veut que les produits du commerce soient toujours les mêmes : à plus forte raison, devrait-on l'exiger pour les produits pharmaceutiques. Mais il y a longtemps qu'on l'a dit, l'homme prend plus de soin de sa bourse que de sa santé.

La question toutefois est comprise ; que le temps aide à la résoudre ! « Il est hors de doute aujourd'hui, dit M. Aubergier, dans une communication récente faite à l'Académie de Médecine, que le travail libre et intelligent des nations civilisées peut fournir au commerce un opium de meilleure qualité, de qualité plus uniforme que celui qu'il a reçu jusqu'ici des nations à demi barbares qui en ont conservé le monopole. Mais entre ces produits riches depuis 3 jusqu'à 18 pour 100 de morphine, quel est celui qui doit être mis à la disposition des praticiens ? A quelle variété de pavots doit-on donner la préférence dans les cultures ? Quelle impulsion donner à cet égard aux agriculteurs ? S'il m'était permis d'émettre une opinion, je croirais devoir donner la préférence à la variété qui fournit un opium riche à 10 p. 100. On comprend du premier coup d'œil les avantages qui pourraient en résulter pour l'usage médical. Sur vingt-six échantillons d'opium que j'ai analysés, trois à peine atteignaient ou dépassaient le chiffre de 10 pour 100. On ferait donc entrer régulièrement dans l'usage médical, un produit qu'on ne rencontre maintenant que par exception, et la simplicité du calcul par lequel le praticien pourrait se rendre compte de la richesse en morphine du médicament qu'il administre, ne serait peut-être pas un avantage à dédaigner. »

Une question bien posée est à demi résolue, dit-on. Il n'en est pas de plus simple que celle-ci : espérons que le corps médical, et le gouvernement avec lui, la prendront en considération. Il est une parole bien connue qui la recommande, c'est celle de Sydenham : Sans l'opium, disait l'illustre praticien anglais, la médecine serait impossible.

---

## CHAPITRE II.

Effets de l'opium ou de ses composés sur l'économie animale : Exemples d'empoisonnement. — Signes de l'empoisonnement pendant la vie. — Altérations pathologiques sur le cadavre.

### I. — *Effets de l'opium sur l'économie animale : exemples d'empoisonnement.*

Comment se faire une juste idée des effets de l'opium sur l'économie animale? En lisant les auteurs ? Ils sont remplis de contradictions. En recommençant les expériences déjà faites sur l'homme et sur les animaux ? La tàche ne pourrait échoir à un seul, et il faut avoir présente à l'esprit la parole du maître : *Experientia fallax.*

Prenons la science où l'ont amenée les efforts des bons observateurs : c'est peut-être encore la méthode la plus sûre ou la moins décevante.

Au sujet d'une liqueur qui , dans les cabarets de la Perse, remplace le vin et l'eau-de-vie de France, le *coquenar*, boisson préparée avec la coque et la graine de pavot, Chardin a écrit les lignes suivantes :

« C'est un grand divertissement de se trouver
» parmi ceux qui en prennent (du coquenar) dans
» les cabarets, et de les bien observer avant qu'ils
» aient pris la dose, avant qu'elle opère, et pen-
» dant qu'elle opère. Quand ils entrent au cabaret,
» ils sont mornes, défaits et languissants. Peu après
» qu'ils ont pris deux ou trois tasses de ce breuvage,
» ils sont hargneux et comme enragés; tout leur
» déplait, ils rebutent tout et s'entre-querellent;
» mais, dans la suite de l'opération, ils font la paix,
» et chacun s'abandonnant à sa passion dominante,
» l'amoureux de naturel conte des douceurs à son
» idole; un autre, demi-endormi, rit sous cape;
» un autre fait le rodomont; un autre fait des contes
» ridicules; en un mot, on croirait alors se trouver
» dans un vrai hôpital de fous. Une espèce d'assou-
» pissement et de stupidité suit cette gaieté inégale
» et désordonnée : mais les Persans, bien loin de la

» traiter comme elle le mérite, l'appellent une
» extase.... (1) »

D'après ce qu'il a vu personnellement, voici ce
que raconte le D<sup>r</sup> Sangiorgio :

« Douze Turcs étaient assis à un divan; après le
» dîner, on a bu le café, puis on a pris l'opium.
» Bientôt les effets de cette substance se sont décla-
» rés : les uns, parmi les jeunes, ont paru plus gais
» et plus vifs que de coutume, ils se sont mis à
» chanter et à rire, mais d'un rire forcé, presque
» sardonique; ils sont cependant restés tranquilles.
» Les autres, parmi les jeunes aussi, se sont levés
» avec fureur du canapé, ont tiré leurs sabres et se
» sont mis en garde, en les roulant violemment, sans
» pourtant se blesser ni blesser personne; les gardes
» sont accourus, ils se sont laissés désarmer paisi-
» blement et ont continué à crier horriblement
» tout l'après-dîner. D'autres enfin, qui étaient
» âgés, au lieu d'être excités, sont tombés dans la
» stupidité et la somnolence; l'un, parmi eux, qui
» était ambassadeur, homme septuagénaire, est resté
» immobile et insensible à tous ces cris et au rou-
» lement des sabres; il n'a pas plus bougé que s'il
» eût été de marbre; ses yeux étaient entr'ouverts;
» il voyait, il sentait, mais il était devenu tout à
» fait incapable de se mouvoir. Dans le reste de la
» soirée, il était encore somnolent, ivre et très-
» faible (2). »

_________________

(1) CHARDIN, *Voyage en Perse*, t. IV, p. 78, édit. de Lenormant,
1811.

(2) *Istoria delle Piante medicali*, vol. II, p. 655. — *Encyclo-*

Sur des hommes sains, *à petites doses*, voilà ce que produit l'opium : exaltation ou sorte d'ivresse qui peut aller jusqu'à l'anesthésie.

A doses plus fortes et non mortelles encore, les effets sont différents : l'opium ne produit plus, ou ne produit que par transition, l'exaltation ou l'ivresse ; il détermine une sorte d'engourdissement ou de pesanteur cérébrale, un sommeil comateux, un anéantissement plus ou moins profond.

La vue s'obscurcit, l'ouïe devient obtuse, les sens du goût, du toucher, de l'odorat s'émoussent ou se paralysent. Et déjà, l'atteinte portée à l'économie ne se borne pas au système nerveux ; les fonctions de la vie organique sont troublées ; il peut y avoir des nausées, des vomissements, de la constipation ou de la diarrhée, ralentissement ou accélération de la respiration et de la circulation, diminution ou suppression de la sécrétion urinaire, calorification en excès, ou froid de la périphérie du corps et des extrémités.

Exagérez ces symptômes, ou supposez la dose d'opium *très-forte* ou *excessive*, vous avez le narcotisme et l'empoisonnement.

Le narcotisme se manifeste sous deux formes différentes : exaltation, délire, convulsions ; ou bien, au contraire, mutisme, torpeur, anéantissement général du sentiment et du mouvement.

Rien de plus grave qu'un tel état : il peut durer

pédie des Sciences médicales : *Traité philosophique et expérimental de matière médicale et de thérapeutique*, par GIACOMINI ; traduit de l'italien par MOJON et ROGNETTA, p. 67.

longtemps, se dissiper de lui-même ou sous l'influence d'une médication appropriée ; mais trop souvent, il entraîne des congestions diverses, soit vers la tête, soit vers la poitrine, et alors toutes les fonctions organiques s'entravant, la mort est la conséquence de cette perturbation profonde.

Montrons ces effets d'empoisonnement sur la nature même.

PREMIÈRE OBSERVATION. — « Une fille de dix-sept ans, poussée au désespoir par la misère et l'abandon où elle était réduite, avala, le 31 mars 1824, 2 onces de laudanum. Quelques heures après, M. Jackson constata l'état suivant : *Nulle connaissance, état comateux dont rien ne peut tirer la malade, peau plus froide que dans l'état naturel, respiration haute et profonde, pouls lent et moins fort que dans l'état de santé, mâchoires serrées par la contraction des muscles.* On était parvenu à lui faire avaler, à des doses énormes, du sulfate de zinc, de l'émétique et de l'ipécacuanha, le tout sans succès ; des lavements irritants avaient été administrés également en vain. M. Jackson fit alors apporter un baquet plein d'eau froide, et ayant fait soutenir, par des aides, la tête de la malade au-dessus de ce baquet, il commença à lui verser de l'eau sur la tête avec un gobelet ordinaire. La malade ne sentit pas les premières affusions, mais la quatrième occasionna un léger soupir, qui devint de plus en plus profond à chacune des suivantes, jusqu'a ce qu'enfin elle poussa de grands cris. En moins de cinq minutes, elle pouvait se tenir assise, et comprenait ce qu'on lui disait. On lui introduisit les barbes d'une plume dans la gorge, mais il n'en résulta que des efforts inutiles. La sensibilité n'étant pas parfaitement rétablie, on lui fit encore quelques affusions froides qui causèrent une grande agitation, et, au bout de quelques minutes, la malade fut rendue à elle-même. Elle prit alors un vomitif qui eut son effet, et évacua complétement l'estomac. On appliqua des sinapismes aux pieds, et le lendemain la jeune fille était si bien rétablie, qu'elle se leva et s'habilla seule (1). »

Deuxième observation. — « Le 6 novembre, dit M. Marcet, M. Asltey Cooper m'informa, sur les 4 heures de l'après-midi, qu'il venait de voir un jeune homme d'environ dix-huit ans, qui, sur les 10 heures du matin, avait pris environ 192 grammes de laudanum, qui étaient restés dans son estomac et avaient amené des symptômes qui paraissaient le menacer d'une mort prochaine. M. Cooper, qui ne le vit que cinq heures après l'accident, m'avertit qu'il lui avait fait prendre, à 3ʰ 3o ᵐ, une dissolution de 6 grammes de sulfate de zinc, lequel avait produit quelques nausées, et lui avait fait vomir environ 48 grammes d'un liquide qui exhalait une forte odeur d'opium. *L'état léthargique avait graduellement augmenté; le malade était aussi tombé dans une insensibilité complète*, et on avait appliqué des sinapismes sans aucun effet remarquable.

(1) Guérin de Mamers, *Nouvelle Toxicologie ou Traité des Poisons et de l'Empoisonnement*, p. 386 ; 1826

» M. Cooper m'ayant invité à voir ce jeune homme, pour prendre quelques moyens ultérieurs que les circonstances pourraient suggérer, je m'y transportai à 4 heures et quelques minutes. Je trouvai le malade sur le parquet, posé sur ses genoux, ayant le corps penché en avant et soutenu par deux de ses amis, qui, comme je l'appris quelques instants après, étaient dans l'intention de le remettre dans son lit et de l'abandonner, n'espérant plus aucun succès des remèdes qu'on pourrait employer. *Sa tête était penchée sur sa poitrine, ses yeux fermés, sa figure pâle, sa respiration lente et sonore comme dans l'état apoplectique; ses mains étaient froides, et le pouls marquait quatre-vingt-dix à quatre-vingt-seize pulsations par minute, mais d'une manière faible et irrégulière; tous ses muscles étaient dans un état extrême de relâchement, et la chair de ses bras notamment était d'une mollesse extrême au toucher et sans élasticité.*

» Le vitriol bleu, ou sulfate de cuivre, fut le premier remède qui me vint à l'esprit pour produire le vomissement. Environ 2 grammes de cette substance furent promptement dissous dans l'eau, et le malade étant brusquement relevé et fortement ébranlé, il ouvrit les yeux, et parut disposé à vouloir offrir quelque résistance aux tentatives qu'il nous voyait faire. Nous continuâmes cependant à verser dans sa gorge environ la moitié de la quantité de vitriol de cuivre, dose équivalente à 75 centigrammes, qu'il avala *avec une difficulté telle, qu'on pouvait croire qu'il était au moment de rendre le dernier soupir.*

Immédiatement après, sa contenance, qui avait été
pendant un instant animée, devint encore plus ef-
frayante. Il y avait à peine une minute qu'il avait
avalé la dose entière, qu'il rejeta subitement,
par en haut, une grande quantité d'un fluide brunâtre qui exhalait une forte odeur de laudanum, ce
qui fut immédiatement suivi de deux vomissements
analogues, dont la totalité put être évaluée à environ 2 litres. On lui fit avaler de l'eau chaude, et on
le transporta brusquement dans une autre chambre,
dans l'intention de s'opposer à l'état d'engourdissement dans lequel il était. Ses membres, qui, au premier abord, étaient entièrement privés de mouvement, revinrent un peu à leur état de contraction,
car il commença à se soutenir sur les jambes par le
secours des personnes qui l'environnaient. Il continua cependant à avoir les yeux fermés, à moins
qu'il ne fût éveillé par un appel brusque et soudain ; *les pupilles étaient dilatées, la respiration
apoplectique.* Je recommandai fortement à ses
amis, qui heureusement étaient très-actifs et très-
intelligents, de le faire tenir le plus possible sur
les jambes, et de le promener sans cesse autour de
la chambre.

» Quand je vins le voir, sur les 9 heures du soir,
je le trouvai assez bien remis pour faire cet exercice
avec l'aide d'un de ses amis. Sa contenance paraissait plus naturelle ; mais il ne répondait encore que
par monosyllabes quand il était pressé par des questions, et cela comme un homme *dans un état d'ivresse
extrême. Il avait vomi une ou deux fois dans*

*l'après-midi, et me donna à entendre qu'il éprouvait un sentiment de froid dans le creux de l'estomac, une chaleur remarquable à la surface du corps, et un froid marqué aux extrémités.* Malgré l'état d'amélioration que nous pûmes observer, *le sommeil était toujours profond,* le malade ronflait fortement, même lorsqu'on le promenait dans la chambre; et lorsqu'on l'éveillait subitement, il ouvrait les yeux et retombait aussitôt dans son assoupissement. M. Cooper vint aussi le voir dans la soirée, et nous nous accordâmes l'un et l'autre pour recommander qu'on le gardât continuellement dans le même état d'activité forcée pendant la nuit, et qu'on lui fît prendre des doses répétées d'assa-fœtida avec l'alcali volatil, le camphre, et même le musc, si les autres stimulants ne paraissaient pas suffisamment actifs. Il fut de plus convenu qu'on appliquerait un vésicatoire sur la tête et des sinapismes aux pieds, et qu'on lui présenterait souvent du café et du thé, de même que du jus de citron, dont il avait pris de petites doses pendant la soirée avec un très-grand avantage.

» Nous recommandâmes aussi de ne pas le laisser, dans le courant de la nuit, plus d'une demi-heure sans le tirer de son assoupissement, afin de pouvoir lui faire prendre quelques médicaments ou quelques boissons nourrissantes.

» En le voyant le lendemain matin, 7 novembre, j'appris qu'à minuit il avait été tellement mieux, que ses amis avaient pensé qu'il était inutile d'appliquer le vésicatoire; une petite quantité de julep

camphré avec l'assa-fœtida étaient les seuls médicaments qu'il avait pris; mais il avait très-fréquemment fait usage de thé, de café et de jus de citron.
qu'il prenait avec le plus grand plaisir. On l'avait
aussi empêché de dormir, le gardant sans cesse dans
une constante agitation jusqu'à 6 heures du matin.
heure à laquelle on le fit aller à son lit.

» Je le vis le matin entre 9 et 10 heures; je le
trouvai toujours endormi : mais en approchant de
lui, il s'éveilla subitement d'un air troublé d'abord.
et revenant bientôt à lui, il dit (et cela est exact)
qu'il croyait avoir dormi trois ou quatre heures. Il
se plaignait d'une sensation douloureuse dans la
gorge, comme si elle eût été excoriée : *il fit observer
de plus qu'un lavement qui lui avait été donné était
sorti peu à peu avec des matières, sans qu'il eût
pu le sentir ou qu'il eût été capable de l'empêcher.*

» Le jour suivant, 8 novembre, il fut en état de
se promener hors de la maison; il n'avait pas d'appétit, sans montrer cependant d'aversion pour les
aliments : il se plaignait toujours de douleurs dans
la gorge. et, de plus. à la base de la langue, douleurs qui paraissaient manifestement être l'effet des
médicaments caustiques qui lui avaient été administrés. Il n'avait eu d'autre évacuation, depuis sa maladie, que celle qui avait été produite par le lavement qu'on lui avait donné : il était toujours pâle et
abattu, se plaignant d'une sensation incommode
au creux de l'estomac. n'allant point cependant jusqu'à la douleur. J'ordonnai une dose de rhubarbe et

de calomélas. Peu de temps après, il fut parfaitement rétabli (1). »

Troisième observation. — « De jeunes Cophtes qui buvaient quelquefois ensemble, voulant rabattre la vanité d'un d'entre eux qui se piquait d'être le plus fort buveur de tous, s'avisèrent de dissoudre, sans qu'il le sût, 4 grammes d'opium dans un verre de vin qu'il but; ils prétendaient par.là l'endormir plus tôt et le faire paraître vaincu en peu de temps. Quelques heures après avoir pris cette boisson, *le jeune homme fut en délire, extravagua, et tomba ensuite dans un profond assoupissement.*

» Le lendemain, ses camarades, qui l'allèrent visiter pour jouir de leur fausse victoire, furent fort surpris de le trouver *sans pouls, livide, la bouche fermée, en un mot, mourant.* On envoya chercher un prêtre qui était aussi médecin, et qui tourmenta le malade par les remèdes les plus violents, car il mourut bientôt, après quinze heures de maladie. Le cadavre était couvert de tumeurs livides aux bras et aux cuisses, en forme de loupes grosses comme la tête d'un enfant de quatre mois (sang épanché par le relâchement des vaisseaux et du tissu cutané), exhalant une odeur insupportable qui attira tous les chats du voisinage, empressés de sauter sur le corps et de le lécher avec une grande avidité (2). »

---

(1) *London Med. and Chir. Transactions,* t. I, p. 89. — Orfila, *Toxicologie,* t. II, p. 219, édit. de 1843..

(2) Réaumur, *Mémoires de l'Académie des Sciences,* vol. XXXVIII, année 1735.

Quatrième observation. — « Une dame, après plusieurs accès de mélancolie pour lesquels on lui avait administré vainement plusieurs remèdes antispasmodiques, avala un matin 4 grammes d'opium brut. Aussitôt *propension à l'état comateux, somnolence, pouls d'abord petit, presque insensible, ensuite large, plein et lent; respiration pénible, stertoreuse, quelquefois interceptée, etc.* Lorsqu'on imprimait de fortes secousses à la malade, on la retirait pour quelques minutes de sa léthargie, et l'on obtenait alors des renseignements sur la manière dont elle avait procédé à son empoisonnement; mais bientôt on l'entendait se plaindre de ce qu'on l'avait réveillée, souhaiter une mort prompte, etc.; elle tournait vers les assistants des yeux ouverts, languissants et abattus. On eut beau lui administrer le tartre stibié, les boissons acidulées, lui faire des ustions aux jambes avec de l'eau bouillante, la panser avec une pommade irritante de cantharides, etc., elle expira vers les 11 heures du soir (1). »

Cinquième observation. — « Une ancienne religieuse, âgée de soixante-quatre ans, était affectée d'une gangrène sénile dans deux doigts de chaque main, survenue à la suite d'engelures. Cette dame assurait que la sensibilité de ses doigts était tellement liée à celle de l'estomac, que lorsqu'elle endurait la faim, elle perdait la faculté de s'en servir

---

(1) Alibert, *Nouveaux Éléments de Thérapeutique*, t. II, p. 61, 3e édit.

comme organes du toucher. Elle souffrait cruellement, et l'opium seul lui procurait les douceurs du sommeil. On ne sait à quelle heure de la nuit elle prit un julep calmant, qu'on lui avait confié la veille pour son usage ; mais, au point du jour, elle traversa une des salles de l'hôpital Saint-Louis pour satisfaire quelques besoins. A peine fut-elle de retour dans son lit, qu'*elle tomba dans un assoupissement profond ; la respiration s'intercepta ; le visage pâlit ; le pouls était rare, les paupières abaissées, les yeux immobiles, les pupilles resserrées ; il y avait distorsion de la bouche, une sorte de râlement analogue à celui qui précède la mort. Le soir, mêmes symptômes ; il y avait seulement une variation dans le pouls, tantôt plein et libre, tantôt petit et fréquent ; les artères temporales battaient avec une sorte de frémissement.* Je fis administrer deux lavements avec la crème de tartre, parce que la déglutition était impossible. La malade passa la nuit dans le même état, et ne mourut que le lendemain à 5 heures du matin. A l'ouverture, nous trouvâmes une concrétion fibreuse, filamenteuse et dense dans le ventricule droit, et jetant une branche de 10 à 12 centimètres dans chaque artère pulmonaire. La liqueur opiacée était encore dans l'estomac (1). »

Sixième observation. — « Le 26 mars 1825, les

---

(1) Alibert, *Nouveaux Éléments de Thérapeutique*, t. II, p. 60, 3ᵉ édit.

parents d'un enfant àgé de treize mois, lui firent prendre, par méprise, 2 gros environ de laudanum. Bientôt, *assoupissement profond; coma; respiration haute, bruyante et comme râlante; altération du visage, lequel est froid, pâle, violacé, surtout aux paupières, aux lobes du nez, aux lèvres, et dont les traits sont allongés; tantôt occlusion et tantôt écartement des paupières; rotation des yeux dans leur orbite, ils sont dirigés en haut; contraction des pupilles; resserrement des mâchoires (trismus), cris, opisthotonos, contractions spasmodiques des extrémités alternant avec leur résolution; ces accès tétaniques se renouvellent toutes les deux ou trois minutes; le ventre est dur et tendu; pouls un peu lent, plein, ondulant, dépressible.* Quoique plus de trois heures se fussent déjà écoulées depuis l'ingestion du poison, on prescrit 2 grains de tartrate antimonié de potasse dans un verre d'eau tiède, dont on donne une cuillerée à bouche de temps en temps, mais qui passe en partie par la glotte, et est en partie rejetée. Le vomissement ne survenant pas, malgré la titillation de la luette, et les accidents s'aggravant, 12 grains de sulfate de zinc dans ce qui restait d'eau émétisée (à peu près 3 onces), dont on réussit, en partie, à faire avaler quelques cuillerées. Au bout d'un quart d'heure, aucune évacuation n'ayant eu lieu, deux petits lavements acidulés (avec le vinaigre), lesquels ne sont pris qu'imparfaitement. Alors, application sur les pieds de compresses trempées dans l'eau salée très-chaude: immersion des pieds dans la même eau; ouverture de la saphène qui était gonflée, volumineuse, et dont il sort environ quinze gouttes de sang.

» *L'enfant était toujours agité de mouvements désordonnés, la déglutition toujours impossible....* Deux lavements de décoction de café torréfié.

» A 2 heures, la figure de l'enfant était moins pâle, moins violette; elle offrait même de temps en temps une légère teinte rosée; le regard était plus naturel; les traits moins altérés; les cris accompagnés de moins d'angoisses et plus naturels; les spasmes moins forts, moins prolongés et plus rares; l'enfant portait la main droite à sa bouche; il semblait recouvrer la connaissance; il *paraissait* hors de danger, du moins un peu mieux; quatre grosses sangsues au cou (lesquelles restent appliquées une demi-heure, et tirent une assez grande quantité de sang; pour arrêter celui-ci, on est obligé de recourir à l'agaric), deux de chaque côté; sinapismes aux pieds.

» Dans le reste de l'après-midi, yeux fixes et largement ouverts; un liquide incolore et spumeux sort par la bouche et les narines. Dans un accès de convulsions, l'enfant se lève presque à son séant.... Lavement avec la décoction de marc de café.

» Le soir, à 8 heures, *sortie d'un peu de mucosité écumeuse par la bouche; ventre rétracté, dur et tendu; respiration alternativement douce et bruyante, ou accompagnée de râle sonore; battement marqué des carotides; gonflement des jugulaires; visage pâle et froid,* sans altération des traits; *occlusion des paupières;* en soulevant celles-ci, *on voit que les yeux sont fixes et dirigés en haut.*

*et que les pupilles sont très-contractées ; pouls accé-*
*léré, petit, faible, plus lent à droite qu'à gauche ;*
*extrémités froides. Nouvelle convulsion pendant*
*laquelle l'enfant se roidit, rapproche et serre les*
*mâchoires, ouvre les yeux et les tient fixes ; la fi-*
*gure se gonfle et devient violette ; les traits se dé-*
*composent, et un liquide incolore et spumeux sort*
*à diverses reprises par la bouche et les narines ; les*
*pupilles se dilatent. Cet état, qui dure environ deux*
*minutes, est suivi d'un profond collapsus.... Com-*
presses d'oxycrat sur la tête ; sinapismes aux pieds.

» Dans l'intervalle des deux heures suivantes,
deux nouvelles convulsions, mais faibles et de peu
de durée. Le petit malade semble de nouveau reprendre un peu de connaissance : il rend encore par
la bouche et les narines un liquide incolore et spumeux. A 10 heures, souplesse des articulations : résolution des membres ; mort sans convulsions, suivie d'un dernier écoulement par la bouche et les
narines d'un liquide incolore et spumeux.

» *Nécroscopie.* Peau décolorée, jaunâtre ; articulations scapulo-humérales, coxo-fémorales et in-
tervertébrales souples, toutes les autres roides ;
pupilles dilatées ; pulpe cérébrale et cérébelleuse
mollasse, pâle et se laissant déchirer avec la plus
grande facilité ; 1 once environ de sérosité dans la
grande cavité de l'arachnoïde ; une ½ once environ de
sérosité semblable dans chaque ventricule latéral, il
s'en écoule aussi une certaine quantité du canal ver-
tébral. Poumons décolorés, excepté en arrière, où
s'observe un léger engorgement cadavérique ; leur

tissu est dense, grisâtre, crépitant sous le doigt, et laisse échapper à la pression un liquide incolore et spumeux; une cuillerée environ de sérosité limpide dans le péricarde; distension des vaisseaux situés à la surface du cœur; estomac pâle, resserré sur lui-même, tapissé d'une couche épaisse de mucosité; intestins pâles et distendus par des gaz; vésicule du fiel gorgée d'une bile verdâtre; vessie pâle et distendue par les urines (1). »

II. — *Signes de l'empoisonnement par l'opium.*

Si je reprends, comme signes diagnostiques de l'empoisonnement par l'opium, les phénomènes ou symptômes morbides que produit cette substance, j'aurai à examiner spécialement :

1°. Les effets immédiats sur les organes digestifs, à savoir : la saveur de la substance toxique, la sécheresse de la bouche et de l'arrière-gorge, la soif, le dégoût, les nausées, les vomissements, la constipation ou la diarrhée;

2°. Les effets plus manifestement liés à l'absorption, et qui peuvent se rapporter soit aux fonctions de la vie de relation, soit aux actes de la vie organique, savoir : d'une part, l'exaltation, le délire, les convulsions, ou bien la torpeur des facultés sensoriales, la contraction ou la dilatation de la pupille, le coma, le carus, la perte du sentiment et des mou-

---

(1) GUÉRIN DE MAMERS, *Nouvelle Toxicologie.* p. 376

vements : de l'autre, l'excitation fébrile ou le ralentissement et la dépression du pouls, l'accélération ou le ralentissement des mouvements de la respiration, la suspension ou la suppression de la sécrétion urinaire, l'accroissement de l'exhalation cutanée, les démangeaisons à la peau, la chaleur ou le froid du corps et des extrémités.

*Saveur du poison.* — L'opium brut et les diverses préparations qui le contiennent en nature, ont une saveur fade, nauséeuse, *sui generis*, que l'on a nommée *vireuse*. La morphine et ses sels sont extrèmement amers. Il en est de même, mais à un degré moindre, de la codéine et de la narcotine. Les autres principes immédiats sont âcres encore plus qu'amers. Mais, selon l'observation pratique de M. Christison, les voleurs ou les malfaiteurs qui savent trop bien se servir de l'opium, en déguisent la saveur dans les spiritueux, dans la bière, ou bien ils ont recours aux *gouttes noires*, qui n'ont pas une odeur très-pénétrante (1).

*Effets immédiats ou de contact.* — Sécheresse de la bouche et de l'arrière-gorge, soif, dégoût, nausées, vomissements, constipation ou diarrhée ; aucun de ces effets ne manque ordinairement dans les cas d'empoisonnement par l'opium. On peut dire même qu'ils se suivent et se lient les uns aux autres. A la sécheresse de l'arrière-gorge s'ajoute quelquefois une certaine difficulté dans la déglutition. La constitu-

----

(1) Christison, on *Poisons*, p. 686, édit. franç.

tion nerveuse prédispose aux vomissements. Le premier effet ou l'effet d'une dose modérée sur les intestins est la suppression de l'exhalation muqueuse, d'où dérive la constipation ; mais ultérieurement, et surtout si la dose est forte, la diarrhée survient ; absolument comme dans le début d'un catarrhe pulmonaire, on observe la sécheresse de la muqueuse, qui est bientôt suivie d'une sécrétion surabondante.

*Effets sur le système nerveux ou cérébro-spinal.* — Ici encore les symptômes se succèdent, si le mal n'est devenu extrême tout à coup. Ainsi, l'exaltation, le délire, l'agitation musculaire constituent un état moins grave que la torpeur, la somnolence, la diminution ou la perte de la sensibilité.

Au sujet de l'état de la pupille, il s'est élevé d'assez vives discussions parmi les médecins.

A l'époque du procès de Castaing, en 1822, le président des assises demande à Chaussier : « Dans les cas d'empoisonnement par les narcotiques, la pupille est-elle dilatée ou contractée? — Elle est contractée, répond Chaussier. — Est-elle nécessairement contractée? reprend le président. — Nécessairement, répète Chaussier. — M. Orfila a dit le contraire ; comment expliquez-vous cette contradiction? — J'ai mon expérience, et lui n'en a pas. »

M. Orfila se révolta contre cette réponse, et il eut raison. Il persista dans son affirmation, et il n'eut pas tort. Au lieu de cet absolutisme d'opinion, si les médecins apportaient, et plus d'esprit d'observation dans les faits, et plus de modération dans leur langage, la science y gagnerait.

A l'égard du signe dont il est question, reconnaissons et constatons, avec les meilleurs observateurs, que le resserrement ou la contraction des fibres qui constituent l'iris, est le premier phénomène qui se manifeste d'ordinaire dans un empoisonnement par l'opium ou par la morphine; mais qu'il peut arriver tel cas où, à ce phénomène, succède, plus ou moins rapidement, le phénomène contraire, la dilatation pupillaire; puis, telle exception où la contraction manque, ou subsiste si peu de temps qu'on ne l'ait pas observée, et qu'on n'ait vu que la dilatation. Après la mort, apparaît d'ordinaire la rigidité cadavérique (contraction), qui dure plus ou moins de temps, et est suivie d'un véritable relâchement du système musculaire (dilatation). Mais n'a-t-on pas vu, ne voit-on pas quelquefois, et plus ou moins complétement, manquer ce phénomène ordinaire de la rigidité cadavérique ?

*Effets sur les fonctions de la vie organique.* — Il peut arriver que les appareils de la vie organique ne participent pas au trouble, à la perturbation plus ou moins profonde qu'éprouve le système nerveux. Des observateurs ont signalé des cas dans lesquels l'opium avait produit le narcotisme, sans influer, pour ainsi dire, sur les battements du pouls et sur le mouvement de la respiration. Mais c'est là l'exception : d'ordinaire, il y a d'abord excitation du cœur, et accélération des mouvements respiratoires; puis, la prostration ou la dépression des forces amène consécutivement des effets tout contraires. L'exhalation à la peau est augmentée : elle déter-

mine des sueurs, un prurit incommode. D'autre
part, il y a diminution, si ce n'est même suppression des urines. Quant aux fonctions génitales, il
faut citer les paroles expressives de Plenck : *Opium
minori dosi... ad Venerem cum erectione penis sti-
mulat.... Nimia contra dosis ad Veneris exercitium
viros ineptos reddit* (1).

Quelle dose d'opium est nécessaire pour produire
les effets les plus graves, le narcotisme, l'empoisonnement? Il serait difficile de le déterminer rigoureusement. Ainsi que je l'ai dit au sujet d'autres
poisons, tout est subordonné à l'âge, au sexe, à la
constitution, aux habitudes; en d'autres termes, à
la rapidité de l'absorption. L'opium, d'ailleurs,
ainsi qu'on l'a vu, n'est pas une matière identique;
il contient une proportion très-variable de principes
actifs, de morphine spécialement. En thèse géné-
rale, on peut avancer toutefois qu'il suffit de $1\frac{1}{2}$ à
2 grains, ou de 8 à 10 centigrammes de morphine (1 à
2 grammes d'opium contenant de 10 à 5 pour 100
de morphine) pour narcotiser et empoisonner un
homme adulte. Le D$^r$ Paris a dit, d'une manière générale, que 4 grains d'opium étaient une dose mortelle (2).

Le D$^r$ W. Brown a rapporté l'observation d'un

----

(1) J.-J.-A. PLENCK, *Toxicologia, seu Doctrina de venenis et anti-
dotis*, p. 42. Viennæ, MDCCCX.

(2) PARIS and FOUBLANQUE'S *Medical jurisprudence*, tome II,
page 288.

homme qui, ayant pris 4 ½ grains d'opium mêlé à
9 grains de camphre, fut atteint de narcotisme et
mourut au bout de neuf heures. L'opium avait été
pris à 7 heures du matin, comme calmant dans un
cas de catarrhe aigu. A 9 heures, l'individu était
plongé dans un sommeil profond dont sa femme ne
put pas le réveiller; jusqu'à 3 heures de l'après-
midi, il resta sans secours; à ce moment, M. Brown,
appelé près de lui, ne put que constater les effets de
l'empoisonnement par l'opium, la contraction de la
pupille, tout particulièrement. Tous les moyens employés pour rappeler ce malheureux à la vie furent
inutiles; il expira à 4 heures du soir. A l'autopsie,
on ne constata aucune lésion matérielle des organes; on remarqua seulement l'extrême fluidité du
sang.

Sur les enfants, on a vu l'empoisonnement produit par les plus faibles doses d'opium; l'absorption
est si active à cet âge. Le D$^r$ Simson, d'Édimbourg,
a rapporté l'observation d'un enfant de quatorze
mois, qui périt en six heures, et avec tous les symptômes du narcotisme et de l'empoisonnement, pour
avoir pris, dans une potion, trois gouttes de laudanum. Le D$^r$ Kelso a été témoin d'un fait analogue :
l'enfant avait neuf mois, il avait pris quatre gouttes
de laudanum; il mourut au bout de neuf heures. Le
D$^r$ Alison, sur un enfant de quelques semaines, a
vu un narcotisme profond, mais non mortel pourtant, produit par deux gouttes seulement du même
liquide.

La bonne d'un enfant fut mise en accusation pour

lui avoir administré, conformément à une habitude trop commune chez les nourrices, une boisson contenant $\frac{1}{8}$ de grain d'opium et autant d'extrait de jusquiame. L'enfant, bien portant jusque-là, était mort en douze heures, avec tous les symptômes du narcotisme. L'autopsie n'avait fait découvrir aucune lésion matérielle à laquelle on pût attribuer la mort. La jeune fille fut acquittée, parce que le médecin consulté par le tribunal déclara qu'une si faible dose était insuffisante pour donner la mort. Mais M. Christison, qui rapporte le fait, en l'empruntant au répertoire de Pyl, croit que la mort de l'enfant avait bien réellement été produite par le poison (1).

Sur l'homme malade, l'opium n'agit-il pas à moindre dose encore que sur l'homme sain? Plusieurs toxicologistes l'ont pensé, et ils ont cité quelques faits à l'appui de leur opinion. Mais est-il bien possible de se prononcer d'une manière absolue sur ce point? Tout n'est-il pas subordonné à l'absorption, et peut-on préjuger les cas où l'absorption a été ou sera plus ou moins active? J'ai répondu dans le même sens à la question au sujet de l'arsenic.

L'habitude émousse ou atténue l'action des médicaments. Elle atténue surtout l'action de l'opium. Le D<sup>r</sup> Leigh a raconté qu'un de ses amis faisait usage d'opium comme d'autres font usage de café.

---

(1) Pyl's Repert. für die Gerichtl. Arzneiwissenschafft, t. III, p. 145. — Christison, on Poisons, p. 714, édit. de 1845.

Lorsque le soir il sentait l'approche du sommeil, il prenait trente gouttes de laudanum, et se trouvait alors si réveillé, qu'il pouvait continuer ses travaux. Au bout de deux heures, s'il sentait encore une sorte de somnolence, il en reprenait cent gouttes et plus, et éprouvait alors une excitation qui l'obligeait à chanter, rire et danser. Cependant le pouls était plein et vigoureux, et les artères des tempes battaient fortement. De longtemps l'accablement ne revenait (1).

Le D<sup>r</sup> Burnes, dans le compte rendu de son voyage dans la province de Cachemire, a fait le récit suivant :

« Je venais de voyager toute la nuit avec un cavalier du pays; après une marche fatigante d'environ 30 milles, je fus obligé d'accepter la proposition qu'il me fit de nous arrêter pendant quelques minutes. Il employa ce temps à partager avec son cheval épuisé, une dose d'opium d'environ 2 dragmes. Les effets de cette dose furent bientôt évidents sur tous les deux : le cheval finit avec facilité une nouvelle journée de 40 milles, et le cavalier lui-même devint plus actif et plus animé. Pour l'homme comme pour l'animal, c'était une expérience déjà plus d'une fois répétée (2). »

Tous les auteurs nous ont parlé des *mangeurs d'opium*. Les Orientaux s'enivrent avec cette dro-

----

(1) CHRISTISON, *on Poisons*, p. 763, édit. de 1845.
(2) *Narrative of a visit to the Court of Sinde*, p. 231. — CHRISTISON, p. 764.

gue, comme les Européens avec le vin ou les spiritueux. Les Anglais et les Chinois commencent à les
imiter. Les quantités d'opium que consomment habituellement, et par jour, certains amateurs, s'élè-
vent à des onces. Quels effets en éprouvent-ils? Une
sorte d'ivresse, et surtout des rêves extatiques et
voluptueux. Rappelons-nous les paroles de Plenck
que je viens de citer. Et les Orientaux ET D'AUTRES
sont esclaves de ces passions sensuelles.

Des médecins qui ont vécu dans l'Inde, le D$^r$ Burnes, le D$^r$ Macpherson, disent que la vie de cette
espèce de voluptueux n'est pas abrégée par cette
funeste habitude, et M. Christison se range presque
à leur sentiment. En Europe aussi, dirons-nous, on
voit des ivrognes vivre longtemps, et ne pas périr
même par leur ivrognerie poussée parfois jusqu'à
l'abrutissement. Mais combien de ces malheureux
ne passent pas le terme moyen, ou même un terme
assez abrégé de la vie? M. Christison cite jusqu'à
vingt-cinq exemples de personnes adonnées à l'opium
et qui ont vécu l'âge moyen ordinaire; mais je remarque que la plupart d'entre elles ont été atteintes
de maladies diverses, d'hydropisies, de paralysies,
de tremblements nerveux, toutes maladies qui dérivent assez directement de l'abus d'une substance
narcotique.

Un singulier procès s'éleva entre une compagnie
d'assurances et les héritiers d'un mangeur d'opium,
le comte de Mar. Le noble comte, en payant une
rente viagère à la compagnie, avait stipulé pour ses
héritiers une redevance proportionnelle. Il mourut

deux ans après la signature du contrat. La compagnie refusa de payer, alléguant l'habitude vicieuse dont le comte avait fait mystère, et qui avait dû abréger sa vie. Les médecins furent consultés sur la question, et en s'entourant de documents divers, ils parvinrent à conclure qu'il ne pouvait pas être établi par les faits que l'opium abrégeât la vie de ceux qui *avaient l'habitude* d'en faire usage. Mais la conclusion était-elle à l'abri de toute objection? Toutefois le débat était peut-être mal engagé pour la compagnie; comment prouver, comment supposer, car c'était là la question du procès (doute élevé sur la bonne foi du contractant), comment, dis-je, supposer que le comte de Mar crût abréger sa vie en faisant usage de l'opium? N'a-t-on pas vu des esprits cultivés, des personnages de haut rang, des écrivains célèbres, donner, par l'exemple, une certaine sanction à ce fatal abus?

Est-il besoin de le dire, quelle que soit la voie par laquelle l'opium ou ses composés pénètrent dans l'économie, les effets sont les mêmes. Un malade fut endormi, et mourut pour avoir pris un lavement dans lequel on avait fait entrer 20 centigrammes d'opium (1). J'ai vu un homme à qui l'un de ses amis avait prescrit, contre un accès de goutte, 1 *once* de laudanum en lavement, tomber dans un sommeil léthargique dont il ne se réveilla point. Les médecins

___

1 Monro, *In Essais and Observ. phys. , and Lit.,* vol. III, p. 207. — Orfila, *Toxicologie,* t. II, p. 255.

pensent généralement que l'absorption par le gros intestin est plus active que par l'estomac lui-même. M. Christison, pourtant, ne partage pas ce sentiment.

Voici un exemple on ne peut plus frappant d'empoisonnement par absorption cutanée :

« Jean-Augustin Barbier, soldat dans le 21ᵉ régiment de ligne, âgé de trente-deux ans, d'une constitution sèche, d'un tempérament nerveux, entre à l'hôpital le 20 septembre 1815, affecté d'un érésypèle phlegmoneux qui occupait la partie antérieure interne de la jambe droite. Le gonflement était considérable; la rougeur très-marquée; la surface enflammée, tendue, luisante; la douleur très-forte; la chaleur vive pour le malade, ainsi qu'au toucher; le pouls plein et fréquent; la langue légèrement chargée; le bas-ventre médiocrement tendu : il y avait des borborygmes; depuis deux jours l'individu n'était point allé à la selle. A 6 heures du soir, peu de temps après l'arrivée du malade, le médecin prescrivit un large cataplasme émollient, arrosé de quinze gouttes de laudanum, deux pintes d'infusion de tilleul et de feuilles d'oranger, avec addition d'un grain d'émétique dans chacune, et un lavement émollient. L'élève chargé du pansement, en abandonna le soin à l'infirmier. Celui-ci, pour mieux calmer les souffrances du malade, au moyen du laudanum, crut ne devoir point en ménager la dose; il en versa $\frac{1}{2}$ once environ sur le cataplasme, et une autre $\frac{1}{2}$ once lui servit à imbiber les pièces de l'appareil, c'est-à-dire qu'il n'en employa pas moins de

1 once. Le lendemain matin, le malade fut trouvé dans l'état suivant : Face pâle; paupières tremblantes, ne recouvrant qu'à demi le globe des yeux que l'on voit agité en divers sens : *pupilles contractées;* frémissements spasmodiques de tous les muscles de la face; distorsion des lèvres; mouvements convulsifs des membres supérieurs et inférieurs, remplacés par un assoupissement profond; perte de la parole : pouls petit, serré; refroidissement des extrémités. Le médecin eut recours aux antispasmodiques en potions, dans lesquelles il fit entrer l'émétique à doses vomitives, dans le dessein d'*établir des points de dérivation;* de larges sinapismes furent placés aux pieds, pour remplir la même indication. Mais ce fut en vain : *l'action de ces divers moyens ne put surmonter celle beaucoup plus énergique de l'opium;* les mouvements convulsifs augmentèrent; le pouls s'affaiblit : le refroidissement devint général, et le malade expira à 5 heures du soir, vingt-trois heures après son entrée à l'hôpital.

» A l'autopsie, quelques points de l'arachnoïde parurent rouges et assez fortement engorgés. L'encéphale, le cœur, le tube gastro-intestinal n'offraient rien de remarquable; mais toutes ces parties exhalaient une forte odeur d'opium, sans cependant qu'on pût trouver dans les vaisseaux aucune trace du narcotique » (GUÉRIN DE MAMERS, ouv. cité, p. 381).

III. — *Altérations pathologiques sur le cadavre.*

Les médecins pathologistes ont fait les plus louables efforts pour rattacher aux effets de l'opium certaines lésions organiques spéciales. Ainsi, ils ont pensé que l'opium, de même, au reste, qu'un certain nombre de substances toxiques, avait pour résultat de fluidifier le sang et d'accélérer la décomposition putride. Cette double observation s'est vérifiée dans un certain nombre de cas; mais il s'en faut qu'on ait pu la généraliser. A combien de causes, d'ailleurs, ne peut-on pas rapporter de semblables effets! Le plus souvent, ne sont-ils pas dus à des circonstances toutes physiques?

On a supposé, ou plutôt on a professé que la turgescence des sinus, que l'injection des vaisseaux périphériques du cerveau, que les épanchements de sérosité dans les ventricules, que la fluidité ou le ramollissement de la matière cérébro-spinale, étaient autant de lésions qui pouvaient être rapportées à l'action immédiate ou directe de l'opium. Mais rien de moins constant que de telles altérations à la suite de l'empoisonnement par les narcotiques, et par l'opium en particulier. On les rencontre, ou on ne les rencontre pas indifféremment, et à dire vrai, ce ne sont là que des effets de congestions, et les congestions peuvent se lier à des affections diverses.

On ne donnera pas plus de signification à l'engorgement des poumons, à la distension des vaisseaux du cœur, à l'épanchement de sérosité dans le péricarde ou dans les plèvres, aux lésions de diverses sortes qui pourraient se rencontrer dans le tube digestif, toutes lésions que les observateurs ont relatées et auxquelles ils ont accordé ici plus d'attention peut-être qu'il ne fallait.

On tiendra plus de compte, sans y attacher pourtant un sens trop absolu, à l'état de l'appareil génito-urinaire.

J'ai signalé plus haut, parmi les symptômes de l'empoisonnement par l'opium, la diminution, si ce n'est la suppression de l'excrétion urinaire. On comprend que si, à ces symptômes, s'ajoutent, comme dit l'avoir toujours constaté le D<sup>r</sup> Welper, de Berlin (1), et l'engorgement des reins et la distension par l'urine du réservoir de ce liquide, il y aura là, au moins, une très-grave présomption à ne pas négliger.

D'un autre côté, après la double observation faite par Plenck, il en est une autre encore qu'il a empruntée lui-même aux *Éphémérides des Curieux de la nature;* la voici : Erectio, etiam in prœlio, trucidatis militibus Turcis qui opium sumpserunt, perstitit (2).

Pour me résumer, l'anatomie pathologique ne fournit pas de signes qui soient propres à l'intoxication par l'opium ou par ses principes immédiats, et le plus souvent même cet empoisonnement, comme divers autres, n'entraîne absolument aucune lésion apparente sur le cadavre. Mais, selon moi, cette absence de lésions peut avoir la plus haute signification. Là, en effet, où manquent les altéra-

---

(1) Augustin's *Repertorium*, t. I, p. 9 et 12. — Christison, on *Poisons*, p. 733, édit. de 1845.

(2) Eph. N. C., d. 1, anno 2, obs. 60, p. 117.

tions pathologiques propres à rendre compte de la mort, il y a une certaine présomption que la mort est due à une cause latente, à un agent toxique dont l'action est si redoutable et si rapide, qu'elle tue sans laisser de traces.

## CHAPITRE III.

Applications physiologiques et thérapeutiques. Traitement de l'empoisonnement par l'opium ou par ses composants. Antidotes.

Nous venons de voir quels sont les effets produits sur l'économie animale par l'opium ou par ses principes immédiats. Pour savoir quelle médication on devait, de préférence, opposer à ces effets toxiques, on a dû se demander et rechercher comment agissait le poison. Une première question a été longuement agitée par les physiologistes. L'opium ou les principes toxiques qui en dérivent portent-ils directement leur action sur les nerfs, et des nerfs, cette action est-elle transmise aux centres nerveux; ou bien, comme d'autres matières toxiques, l'opium pénètre-t-il dans l'organisme par absorption, et n'agit-il qu'ultérieurement, et par l'intermédiaire des liquides de la circulation, sur les organes profonds ou les plus essentiels à la vie?

En 1845, M. Christison répondait: « Le problème » n'est pas résolu. Cependant il paraît à peu près » certain que le poison ne peut pas agir organique- » ment (constitutionaly) sans pénétrer dans le sys-

» tème vasculaire; quoiqu'il ne soit pas aussi sûr
» qu'après y avoir pénétré, il agisse par suite de
» son transport avec le sang sur le cerveau. La doc-
» trine la plus accréditée aujourd'hui (newest) sup-
» pose qu'il pénètre dans les vaisseaux sanguins, et
» qu'il produit sur leur membrane interne une im-
» pression qui se propage le long des nerfs (1). »

Si telle est la doctrine la plus accréditée ou la
plus nouvelle, c'est là une preuve de plus que le vi-
talisme a bien de la peine à renoncer à ses idées
premières, à savoir que l'action de l'opium n'étant
pas de celles qu'on puisse assimiler aux actions physiques ou chimiques, elle est, de sa nature, essentiellement organique et vitale. Quelle que puisse être
l'autorité des anciens et de nos maitres actuels, je
répète ici que l'opium, comme toute matière toxique, agit sur les fluides organiques par *une action
de présence*, c'est-à-dire par une action, sous tous
les rapports, assimilable aux actions physiques ou
chimiques.

Dire que l'action de l'opium se transmet par les
nerfs ou par effet sympathique, n'est-ce pas entendre implicitement qu'elle est de l'ordre de celles qui
se produisent par une sorte de courant et *sans ma-*

_______

(1) CHRISTISON, *on Poisons*, 1845, p. 700. The question is not
yet settled. It appears pretty certain, however, that the poison
cannot act constitutionnaly without entering the blood-vessels;
although it is not so clear, that after it has entered them, it acts
by being carried with the blood to the brain. The newest doctrine
supposes that it enters the blood-wessels, and produces on their
inner coat an impression which is conveyed along the nerves.

*tière*, de même qu'une commotion électrique, une impression de chaleur, une émotion morale? Mais en restant dans une semblable croyance, la physiologie renierait tout progrès. L'opium agit par *action de présence*, c'est-à-dire que, porté dans l'organisme, il en modifie les fluides, et consécutivement les solides, laissant dans leur trame une ou plusieurs matières essentiellement inassimilables, qu'il est du domaine de la chimie ou de la toxicologie de retrouver intégralement.

A l'appui de cette opinion, est-il besoin de rappeler que l'opium agit avec plus de rapidité et d'énergie quand il est injecté dans les veines ou appliqué sur une plaie, que lorsqu'il est introduit par l'estomac? Ce serait trop revenir sur un sujet déjà plusieurs fois traité dans cet ouvrage.

Question non moins controversée et plus grave dans le double intérêt de la physiologie et de la thérapeutique : quel est le mode d'action de l'opium et de ses composants?

L'opium est un *débilitant*, un *stupéfiant*, ont dit les uns; tout au contraire, c'est un *excitant*, un *stimulant*, un *hypersthénisant*, ont dit les autres. Non encore, ont dit ceux qui, ne voulant prendre aucun parti, n'ont pas su expliquer une contradiction plus apparente que réelle; non, *l'opium exerce un mode d'action particulier qui ne saurait être désigné exactement par aucune des dénominations actuellement en usage dans la matière médicale.* (ORFILA, *Toxicologie*, tome II, page 232; 1843.)

L'opium a une action spéciale, c'est possible;

mais cette action n'est pas sans analogues. De même
que le vin, quand on en use avec modération, l'o-
pium excite et stimule ; mais quand on en fait excès
(relativement à sa constitution ou à ses habitudes),
l'opium, comme le vin, débilite, stupéfie, éteint
ou paralyse l'action nerveuse.

Pour les Orientaux, l'opium ne remplace-t-il pas
le vin que proscrit la loi du prophète? En Angleterre, où les spiritueux sont à un prix élevé, ne
voit-on pas l'opium devenir insensiblement le spiritueux des classes pauvres? Il résulte du Rapport
annuel sur le commerce et la navigation, présenté
en 1852 à la chambre des Communes, que, depuis
plusieurs années, la consommation de l'opium à l'intérieur du Royaume-Uni s'est augmentée progressivement et considérablement; qu'en 1850 elle a été
de 42 324 livres, et qu'en 1851 elle s'est élevée à
50 267 livres, chiffre qui dépasse d'environ 20 p. 100
celui de l'année précédente.

Comme l'emploi de l'opium dans l'industrie est
nul, et que la quantité que les pharmacies en consomment n'a éprouvé aucun accroissement sensible,
il paraîtrait, dit l'économiste qui a relevé ce fait
(je l'emprunte à un journal quotidien), que la funeste habitude de manger de l'opium se répand dans
les trois royaumes, *ce qui serait une bien triste com-*
*pensation pour la diminution qu'a éprouvée depuis*
*quelque temps la consommation des boissons al-*
*cooliques.*

Viennent les Iatromécaniciens : ou dira que, par
suite de l'action débilitante de l'opium, les vaisseaux

et les tissus s'engorgent, *qu'ils perdent de leur force contractive et impulsive;* et dans un cas de narcotisme, on prescrira les *désobstruants* ou les purgatifs.

Mais laissons les systèmes pour nous en tenir à l'observation.

A faible dose, et ici tout est relatif à l'âge, au sexe, à la constitution, aux habitudes ; à faible dose, dis-je (1 à 2 centigrammes de morphine), l'opium excite, stimule, enivre. A forte dose, l'opium appesantit, engourdit, paralyse; il amène le sommeil, une sorte d'anesthésie, l'insensibilité.

A dose excessive, il narcotise et produit les effets ci-dessus décrits, c'est-à-dire un véritable empoisonnement.

Ces distinctions établies, quels sont les moyens que l'expérience a reconnus les plus propres pour conjurer ou combattre les effets de l'opium ?

Comme dans tout empoisonnement, la première indication est d'évacuer le poison :

Par la pompe gastrique;

Par les vomitifs;

Et si l'état du malade y oblige :

Par l'injection de l'émétique dans le rectum ou même dans les veines.

Qu'on ne l'oublie pas, si faible est la quantité d'opium nécessaire pour produire le narcotisme, qu'il n'est pas facile d'enlever jusqu'aux dernières parcelles, une matière qui se mêle intimement avec les mucosités gastriques, et fait corps pour ainsi dire avec elles.

Pour les praticiens anglais , qui ont plus souvent que nous l'occasion de voir des empoisonnements par l'opium, le sulfate de zinc est regardé comme un émétique plus prompt et plus sûr dans son action que le tartre stibié. Le sulfate de cuivre a été aussi conseillé par eux, mais il y a trop à se tenir en garde contre ses effets consécutifs ou d'absorption.

Alors toutefois qu'il n'est pas un instant à perdre, il faudra employer la pompe gastrique. Indiqué d'abord par Monro, cet instrument fut préconisé, en 1803, par Renault et Dupuytren. Le Dr Physick, de Philadelphie, est le premier qui en fit usage en 1812. Il sauva un enfant dans un cas qui paraissait désespéré. Le Dr Dorsey, son compatriote, eut deux fois le même bonheur, d'après ce qu'a rapporté M. Beck (1).

Dans l'emploi de cet instrument, il est une recommandation qu'on ne peut trop répéter, c'est de ne pas agir sur l'estomac vide, afin de ne point en blesser les parois. Le Dr Bryce, au lieu de cet instrument, a recommandé l'emploi d'une vessie adaptée à un long tube. La vessie remplie d'eau, et l'eau injectée dans l'estomac, on incline le tube extérieur, pour lui faire remplir le rôle de siphon à l'égard des liquides contenus dans le ventricule. Le Dr Alisson s'est servi avec succès de cet instrument sur un malade (2).

---

(1) Beck's *Medical jurisprudence*, p. 435.
(2) *Edin. Med. and Surg. Journal*, t. XXIII, p. 416.

En cas urgent, ai-je dit, on devrait recourir à une injection d'émétique dans le rectum. Le D$^r$ Roe, de New-York, a rapporté une observation d'après laquelle ce moyen lui réussit (1). Il employa d'abord 1 $\frac{1}{2}$ gramme, puis 1 gramme du médicament, mais il eut le soin ensuite d'en provoquer l'évacuation.

Si l'on en était réduit à cette extrémité, on pourrait, on devrait injecter l'émétique dans les veines ; 5 centigrammes seraient la dose à employer. On ferait attention de ne pas injecter d'air dans ces vaisseaux.

Une indication non moins importante à remplir, est celle de tenir le malade constamment éveillé. A cet effet, il faut lui faire saisir les bras par deux personnes qui l'agiteront, le secoueront alternativement jusqu'à ce qu'il ouvre les yeux ou réponde même à leurs paroles. On ne doit pas craindre de tourmenter ainsi le patient, jusqu'à ce que les autres moyens employés aient produit leur effet.

Les affusions d'eau froide sur la tête, dans les oreilles, sur la poitrine, serviront à remplir la même indication. Elles agiront d'ailleurs en déterminant une action stimulante énergique. Toutefois, il faudrait prendre garde, qu'en raison d'un défaut de réaction, elles ne produisissent un effet sédatif. En pareil cas, il faudrait immédiatement relever la circulation et les forces par l'application de la chaleur, le bain de vapeur ou le bain russe. Diverses

---

(1) *American journal of the med. Sc.*, t. VII, p. 555.

observations rapportées par le D<sup>r</sup> Boisragon semblent recommander cette méthode (1).

Après l'emploi des moyens propres à faire rejeter le poison, il sera, selon l'état du malade, prescrit des excitants diffusibles, l'assa-fœtida, l'ammoniaque, le musc, le camphre, le café. On aura pour but de prévenir le retour du narcotisme. En pareil cas, certains auteurs se sont applaudis d'avoir eu recours à la saignée; mais ce moyen ne me paraît devoir être employé que si l'on a à combattre ou à redouter des congestions, et spécialement la congestion des centres nerveux. Et il faut être certain alors qu'il ne reste pas de poison dans les voies gastriques. Les évacuations sanguines auraient trop sûrement l'effet d'en favoriser l'absorption.

M. Eticksen a rapporté un cas où l'emploi du galvanisme parut avoir sauvé le malade. On n'y eut recours qu'après avoir vu échouer tous les autres moyens. L'empoisonnement avait été causé par 32 grammes (1 once) de laudanum (2).

« Dans les cas désespérés, dit M. Christison, il faut recourir à la respiration artificielle. Alors que la respiration naturelle a cessé, le cœur peut continuer à battre quelque temps encore, et tant que les contractions du cœur continuent, il y a espoir de conserver la vie. Il n'est pas improbable

---

(1) *London med. Gazette*, 1839 et 1840, t. I, p. 878. — CHRISTISON, *on Poisons*, 1845, p. 739.

(2) *London med. Gazette*, 1840 et 1841, t. I, p. 390. — CHRISTISON, *on Poisons*, p. 740.

que la cause dernière de la mort par l'opium ne soit
la suspension de la respiration, et s'il était possible
d'entretenir cette fonction artificiellement, le poison
pourrait, à la fin, se décomposer dans le sang, et
la sensibilité se rétablir. Le fait suivant, rapporté
par M. Wateley, est un exemple frappant de guérison obtenue par le moyen en question, la respiration
artificielle. Un homme d'un âge mûr avala 1 once
d'opium et tomba dans un état léthargique. On parvint à le faire revenir à lui par les moyens ordinaires,
et le chirurgien le quitta ; mais le poison n'ayant pas
été entièrement rejeté, le malade retomba de nouveau dans son premier état de stupeur. Le chirurgien, au retour, lui trouva la face pâle, cadavéreuse,
les lèvres noires, les paupières immobiles, restant
dans la position où la main les plaçait, le pouls
petit, irrégulier, la respiration presque éteinte. On
eut recours immédiatement à la respiration artificielle, et au bout de sept minutes, un mouvement
d'expiration se produisit avec bruit ; il augmenta de
force insensiblement jusqu'au rétablissement complet de la respiration naturelle. On donna alors des
vomitifs, et le patient se rétablit (1). »

L'éminent toxicologiste rapporte divers cas analogues qu'il emprunte aux D<sup>rs</sup> Ware, de Boston ; C.-J.
Smith, de Madras, et Watson, de Glasgow ; et il en
tire la conclusion « que, d'après les vrais principes

---

(1) *London med. obs. and Inq.*, VI, 331. — CHRISTISON, *on Poisons*, 1845, p. 741.

de la physiologie, il paraît probable que ce simple
moyen d'action peut réussir plus souvent qu'on ne
serait généralement porté à le croire. On the physiological principles it appears probable, that this simple
mode of procedure may prove more frequently suc-
cessful, than might at first be thought (1). »

Il ne nous est nullement difficile de nous ranger
à cette opinion. Mais dans les empoisonnements,
comme dans les maladies de toute autre nature, la
respiration artificielle est un moyen par lui-même
d'une bien grave extrémité.

L'empirisme a cherché des antidotes à l'opium.
On a vanté, tour à tour, les acides végétaux et particulièrement le vinaigre, la limonade ou l'acide
citrique et l'acide tartrique; puis l'infusion de café,
la décoction de noix de galle, le camphre, le chlore,
l'iode, le brome, le sous-acétate de plomb même.

Les chimistes et les physiologistes répudieront ces
prétendus contre-poisons : les uns, comme dangereux, parce qu'ils favorisent la dissolution, et par
conséquent l'absorption du poison ; les autres,
comme inertes, et pouvant donner aux médecins ou
aux témoins d'un empoisonnement par l'opium,
une sécurité trompeuse et qui empêche d'agir. Ils
ne s'arrêteront pas même ici à l'emploi trop peu sûr
des corps qui, comme les matières grasses et l'albumine ou blanc d'œuf, ont la propriété d'envelopper
les corps toxiques et d'en retarder ainsi l'absorption.

_______________

(1) Christison, on Poisons, 1845, p. 710.

La nature du poison exige des secours plus prompts et surtout plus efficaces.

## CHAPITRE IV.

Applications médico-légales. Recherches chimiques de l'opium ou de ses principes immédiats avant et après l'inhumation.

Dans les considérations générales qui précèdent l'étude des poisons végétaux, on a vu quels étaient les procédés, suivis jusqu'à ce jour, pour la recherche des principes immédiats toxiques dans les matières organiques. Ils relèvent d'un seul type ou sont calqués sur le même modèle (1) :

Traiter le mélange suspect par un dissolvant;

Précipiter ou séparer les matières dites animales;

Évaporer à consistance d'extrait;

Agir sur cet extrait par divers réactifs.

Mais qu'est-ce qu'un extrait, sinon un composé de plusieurs espèces de matières qui ont chacune leur action sur un réactif donné? Et quelle valeur possède une réaction chimique, si elle n'est pas obtenue sur des corps isolés? On l'avait senti, et par nécessité, on avait donné en précepte aux experts de n'être *affirmatifs* sur la présence d'une matière végétale toxique dans un mélange quelconque, que si

-------

(1) Il faut sans doute faire une exception pour la méthode indiquée par M. Stas, mais que lui seul a appliquée, et qui ne m'était pas connue quand j'ai écrit ce chapitre.

l'on avait obtenu cette matière *en nature,* possédant tous les caractères qui la distinguent.

C'était un heureux palliatif; mais quelle contradiction! Et la critique élevait-elle la voix, on lui répondait *de haut* (in no measured terms) qu'elle se trompait, et l'on invoquait alors contre elle des expériences inouïes, telles que celles-ci :

« OPIUM DANS UN CAS D'EMPOISONNEMENT JURIDIQUE. — *Première expérience.* Le 16 mai 1827, on introduisit dans un flacon à large ouverture, exposé à l'air, QUATRE GRAMMES d'opium en fragments, 10 litres d'eau et plusieurs portions d'un canal intestinal. Le 6 août suivant, on filtra le mélange qui exhalait une odeur des plus infectes. On voyait dans la matière restée sur le filtre des fragments d'un rouge brun qui, au premier abord, auraient pu être pris pour de l'opium, mais qui n'en avaient ni l'odeur, ni la texture. Le liquide filtré, de couleur brunâtre, rougissait assez fortement le tournesol; on le traita par la magnésie, par l'alcool et par le charbon animal, et on obtint un produit solide, d'un blanc jaunâtre, qui devenait d'un très-beau rouge par l'acide azotique (morphine).

» *Deuxième expérience.* Le 8 novembre 1826, on enterra à 76 centimètres de profondeur une boîte mince de sapin, dans laquelle il y avait un gros intestin, contenant du pain, de l'extrait d'opium (quelle quantité? autant sans doute, si ce n'est plus que dans l'expérience précédente), du blanc d'œuf, de la viande et de la soupe maigre. On procéda à l'exhumation de cette boîte le 18 août 1827, neuf

mois dix jours après l'inhumation. La matière renfermée dans l'intestin, traitée à plusieurs reprises
par l'eau distillée tiède, puis par la magnésie, par
l'alcool et par le charbon animal, fournit un léger
résidu d'un gris tirant un peu sur le jaune, d'une
saveur faiblement amère, devenant d'un *rouge
orangé clair,* peu intense par l'acide azotique et ne
bleuissant point par le sesquichlorure de fer. » (Orfila, *Traité de Toxicologie,* tome II, page 257;
édit. de 1843.)

Et il sera dit, d'après de semblables expériences, et en mettant en usage de pareils procédés, que l'on peut, dans un cas d'empoisonnement
par l'opium, retrouver et représenter le corps de
délit! M. Orfila le proclame; mais M. Christison
répond :

« Chez une jeune femme qui avait succombé au
bout de cinq heures, après avoir pris non moins de
2 onces (64 grammes) de laudanum, il m'a été impossible, en traitant les matières extraites de l'estomac, de saisir d'autres réactions de l'opium que l'*amertume.*

» Dans le cas d'une autre jeune femme empoisonnée avec 2 onces de laudanum, de l'estomac de
laquelle, quatre heures après l'ingestion du poison,
on avait extrait tous les liquides qu'il contenait, au
moyen de la pompe gastrique, on ne constata de
même, sur les matières convenablement traitées
(properly prepared), que l'amertume de la morphine, et *très-imparfaitement* sur ce corps la réaction de l'acide nitrique, et sur l'acide méconique,

*très-imparfaitement* aussi la réaction du perchlorure de **fer**.

» Dans un troisième cas où le poison (28 grammes de laudanum) avait été évacué deux heures après avoir été pris, non-seulement on ne put saisir les réactions propres à l'acide méconique, mais l'odeur même d'un composé opiacé. » (CHRISTISON, *on Poisons*, pages 697 et 698 ; édit. de 1845.)

Entre M. Orfila et M. Christison, comment se faire une opinion?

Étudions les procédés que M. Orfila tient pour infaillibles, et que M. Christison ne donne que pour ce qu'ils valent, c'est-à-dire pour des procédés insuffisants ou imparfaits.

PROCÉDÉ DE M. CHRISTISON. « I. Si le mélange à analyser contient quelques matières solides, il faut les couper en petits fragments et y ajouter de l'eau, s'il est nécessaire. On rend la liqueur acide au moyen de l'acide acétique ; on l'agite et on laisse reposer pendant quelques minutes ; on la filtre, puis on l'évapore, à une température au-dessous de 100 degrés, jusqu'à consistance d'un sirop modérément épais. A cet extrait on ajoute de l'alcool absolu, en prenant soin de ne pas briser le précipité qui se forme ; on fait bouillir et refroidir la liqueur alcoolique, et on la fait passer au filtre. On l'évapore elle-même jusqu'à consistance de sirop ; on reprend ce résidu par l'eau distillée et l'on filtre.

» II. A la liqueur filtrée, on ajoute de l'acétate de plomb, jusqu'à ce qu'il ne se forme plus de précipité ; on filtre et on lave le précipité. La partie liquide contient l'acétate de morphine, et le précipité contient l'acide méconique uni à de l'oxyde de plomb.

» III. A travers la partie liquide, on doit faire passer un courant de gaz hydrogène sulfuré, jusqu'à ce qu'il ne reste plus de plomb dans la solution. On filtre à froid, et l'on évapore au bain-marie. Dans quelques cas, la solution peut être suffisamment pure pour donner les réactions de la morphine; mais le plus souvent, il est encore nécessaire et toujours préférable de la purifier encore. A cet effet, il faut précipiter la morphine avec le carbonate de soude, recueillir le précipité, le laver, le rassembler sur le filtre même, et reprendre tout à la fois le précipité et la portion de filtre à laquelle il adhère par l'alcool pur bouillant. On filtrera, s'il est nécessaire, la solution alcoolique, et, par évaporation, on obtiendra des cristaux de morphine, que l'acide azotique *rougit* et que le perchlorure de fer *bleuit*. (Dans quelques cas, dit M. Christison, je n'ai pas obtenu la seconde réaction, alors que la première avait été très-nette.)

» IV. Il peut être utile de séparer également l'acide méconique, dont les caractères sont très-tranchés et les réactions très-sensibles. On l'obtiendra de deux manières, soit par l'acide hydrosulfurique, soit par l'acide sulfurique (1). »

Procédé de M. Lassaigne, adopté par M. Orfila.

« Si la matière suspecte est liquide (vomissements, matières trouvées dans le canal digestif), on l'éva-

---

(1) Christison, *on Poisons*, 1845, p. 694.

pore jusqu'à consistance sirupeuse, à une température au-dessous de l'ébullition : on traite le produit
par l'alcool concentré et bouillant ; on laisse refroidir la liqueur alcoolique ; on la filtre et on l'évapore
de nouveau jusqu'à consistance de sirop ; on dissout
le produit dans l'eau distillée, et l'on filtre de nouveau ; la liqueur filtrée est traitée par un excès de
sous-acétate de plomb qui y fait naître un précipité
contenant du méconate de plomb, tandis que la morphine reste en dissolution. On fait passer à travers
celle-ci un courant de gaz acide sulfhydrique pour
séparer l'excès de plomb ; on filtre la liqueur refroidie, et on l'évapore au bain-marie : si elle est encore
colorée, on la filtre à plusieurs reprises sur du
charbon animal purifié à l'aide de l'acide chlorhydrique faible ; la liqueur ainsi décolorée sera mise
dans le vide, sous la machine pneumatique, en plaçant à côté un vase rempli d'acide sulfurique concentré..... Quant au précipité de méconate de
plomb, il suffit, pour en extraire l'acide méconique,
de le bien laver, puis de le traiter par l'acide sulfurique étendu d'eau : il se formera du sulfate de
plomb insoluble, et la liqueur filtrée contiendra
l'acide méconique : en l'évaporant, on obtiendra
cet acide cristallisé ou pulvérulent.

» Si la matière est solide (vomissements, matières
contenues dans le canal digestif, tissus de l'estomac,
foie, rate, etc.), après l'avoir divisée en petits fragments, on y ajoutera de l'eau aiguisée d'acide acétique, et on fera bouillir pendant quinze ou vingt minutes : on filtrera, puis on évaporera la liqueur à

une douce chaleur jusqu'à siccité ; le produit sera traité par l'alcool, le sous-acétate de plomb, etc., comme il vient d'être dit à l'occasion des matières liquides. »

Procédé de M. Dublanc. « M. Dublanc fait bouillir les matières suspectes dans de l'eau faiblement acide, et il neutralise ensuite l'excès d'acide par la magnésie. Il évapore la liqueur alors, traite le résidu obtenu par l'alcool bouillant, filtre, fait évaporer de nouveau pour reprendre encore le résidu par l'alcool, et *séparer ainsi, autant que possible, les matières animales*. Mais comme l'alcool reprend toujours les mêmes matières, il est obligé de recourir, *pour les précipiter*, successivement à la teinture de noix de galle et à la gélatine, et après l'emploi de ces deux agents, à l'alcool encore pour entraîner isolément la morphine, sur laquelle il essaye définitivement les réactifs. »

Procédé de M. Devergie. « Au procédé de Christison, j'ai substitué le suivant, dit M. Devergie, parce qu'il a l'avantage de se débarrasser de la presque totalité de la matière animale, et qu'il n'a pas l'inconvénient de donner des produits d'évaporation dans lesquels on trouve une matière poisseuse toujours plus ou moins colorée en rouge, et qui laisse des doutes sur le résultat de la réaction de l'acide azotique.

» On traite la liqueur animale par le nitrate d'argent dissous dans l'eau, jusqu'à ce qu'il ne se forme plus de précipité ; on sépare le dépôt du liquide ; on étend d'eau le premier, et l'on fait passer dans les deux liqueurs un courant d'acide sulfhydrique. Il se forme beaucoup de sulfure d'argent, qui entraîne avec lui la matière animale. On a pour résultat de l'opération deux liqueurs : l'une contenant du nitrate de morphine, l'autre de l'acide méconique. On évapore celui-ci pour traiter le résidu par le perchlorure de fer ; on peut faire évaporer l'autre afin de faire agir l'acide nitrique sur le produit, ou bien traiter préalablement le liquide par la magnésie calcinée employée en excès, faire bouillir, séparer le dépôt et le reprendre par l'alcool pour avoir une solution alcoolique de morphine.

» Ce procédé est basé sur une propriété que nous avons reconnue au nitrate d'argent, celle de précipiter la matière animale d'une manière beaucoup plus complète que tous les autres agents employés dans le même but.

» Dans le cas où l'on rechercherait l'opium ou le composé de morphine absorbés, on ferait un décoctum avec le foie coupé par petits morceaux, et l'on agirait sur ce décoctum comme sur le liquide de l'estomac.

Mais, ajoute prudemment M. Devergie, en répétant à peu près textuellement M. Orfila, « les
» réactions indiquées pour reconnaître la morphine
» ne présentent pas toute garantie pour l'analyse en
» cas d'*affirmation* d'un empoisonnement; il faut
» surtout s'attacher à obtenir la morphine *en na-*
» *ture* (1). »

____

(1) Devergie, *Méd. légale*, t. III, p. 678, édit. de 1852.

Obtenir la morphine *en nature!* voilà le grand mot. Mais comment l'obtenir, dans un cas d'empoisonnement, avec les procédés ci-dessus décrits qui, quoi que l'on fasse, ne l'isolent jamais complétement de toute matière organique?

MM. Orfila et Devergie devaient-ils se montrer si hautains envers MM. Christison et Buchner qui, eux, au moins, ont eu le mérite d'être véridiques et pleins de réserve?

Ce que jusqu'ici la toxicologie n'a point fait, nous avons pris à tâche de le réaliser. Nous voudrions avoir réussi. Voici le procédé que nous proposons pour découvrir l'opium ou ses principes immédiats dans les cas d'empoisonnements.

Quelle que soit la nature ou la compositon des matières sur lesquelles portent les recherches, il faut les dessécher à une température qui ne dépasse pas 100 degrés, au contact de la chaux anhydre et pure. La proportion de chaux pour les matières organiques ordinaires est de 12 pour 100. La dessiccation opérée, on pulvérisera finement les matières et on les exposera de nouveau à une chaleur de 100 degrés environ pour les purger de leurs derniers atomes d'eau. On versera sur les matières en poudre et sèches de l'alcool absolu, et après ébullition, on décantera et l'on filtrera le liquide. On répétera la même opération jusqu'à trois fois pour enlever les principes immédiats de l'opium solubles dans l'alcool, et spécialement la morphine. Après refroidissement de l'alcool, il s'y formera un précipité qui n'est autre que l'excès de matières grasses que ce liquide peut entraîner à la chaleur de l'ébullition, comparativement à la chaleur ambiante ou ordinaire. On séparera, par une nouvelle filtration, ce précipité sur le filtre déjà employé, et l'on aura définitivement un liquide limpide, à peine coloré.

On distillera l'alcool ou on le fera évaporer, et l'on traitera le résidu sec à deux ou trois reprises par l'éther, qui enlèvera les graisses animales et certains principes de l'opium, sans atteindre la morphine. On examinera successivement les deux produits.

De deux choses l'une : ou le premier résidu ou résidu alcoolique desséché ne contient plus que de la morphine, si l'empoisonnement avait été produit par cette base ou par l'un de ces sels ; ou conjointement avec l'alcaloïde, il contient encore d'autres matières.

Dans le premier cas, une forte loupe, l'acide azotique, le perchlorure de fer, l'acide iodique et l'amidon feront reconnaître immédiatement le poison *en nature*.

Dans le second cas, on devra traiter les matières suspectes par l'acide acétique pur à 10 degrés, que l'on évaporera à une douce chaleur. On transformera ainsi la morphine en acétate, qu'on reprendra par l'eau.

Dans cette eau *acide,* on plongera une baguette de verre trempée dans l'ammoniaque, et la liqueur devenant *neutre* ou *alcaline,* laissera précipiter la morphine.

Celle-ci sera recueillie sur un filtre sans plis, lavée, rassemblée au fond du filtre, examinée par les réactifs, ou reprise par l'alcool pur et bouillant, dans lequel on la verra cristalliser par suite de l'évaporation du liquide.

Ainsi obtenue, elle sera encore *en nature* ou pure, et l'on pourra la reconnaître à tous ses caractères.

Le but que je m'étais proposé dans mes recherches étant des applications toutes pratiques de toxicologie légale, j'ai dû m'assurer des quantités de morphine que je pouvais parvenir à saisir dans un mélange quelconque de matières organiques. Comme matières plus complexes, j'ai choisi le sang, le foie, la pulpe cérébrale, les mucosités intestinales. Je me suis demandé si, par le procédé indiqué, on pouvait parvenir à reconnaître la présence de la morphine dans une quelconque de ces matières, alors qu'elle ne s'y trouvait que dans la proportion des millièmes (10 centigrammes ou 2 grains de l'alcaloïde, pour 100 grammes de sang, de foie, de pulpe cérébrale ou de mucosités intestinales). On peut arriver au delà, et presque jusqu'à la proportion des dix-millièmes.

En opérant sur 100 grammes de sang, auxquels j'avais ajouté 1 seul grain de morphine, j'ai retiré, assez visiblement encore, quelques atomes du principe toxique.

Il est difficile, j'ai déjà eu occasion de le dire, d'empoisonner les animaux domestiques avec la morphine ou avec l'opium. Les chiens et les chats résistent à l'action de ce poison, ou il en faut des doses considérables pour les faire périr. Un singe, qui m'a été abandonné avec bienveillance par le Muséum d'histoire naturelle, a pris, dans l'intervalle d'un mois, 60 grammes de sels de morphine, sans en éprouver d'autres effets qu'une certaine agitation ou de longues heures de sommeil. Mais j'ai pu extraire de son urine, soigneusement recueillie, des quantités très-notables de la base alcaloïde. Les composés d'opium, les sels de morphine, peuvent donc, en partie du moins, circuler avec le sang et traverser les organes de la respiration, sans être modifiés par cette grande fonction de l'organisme.

Des pigeons, plus facilement empoisonnés, m'ont donné de la morphine dans leurs excrétions et dans leurs viscères intérieurs.

A l'article des Strychnées, on verra que j'ai retiré la strychnine de l'estomac d'animaux qui n'avaient pris que 10 centigrammes ou 2 grains de cette base, quantité suffisante pour les faire périr en moins d'une heure. L'autopsie des animaux avait été faite dans les conditions ordinaires, trente-six ou quarante-huit heures après leur mort.

Pour m'assurer que la putréfaction n'altérait pas, très-rapidement du moins, la morphine, j'en ai mêlé 2 centigrammes à 100 grammes de chair, et j'ai abandonné ce mélange durant deux mois. Au bout de ce temps, j'en ai retiré des quantités très-pondérables de l'alcaloïde.

Mais voici mieux, voici qu'au moment où j'allais continuer des expériences communiquées il y a quelque temps à l'Académie des Sciences, j'apprends,

par une brochure publiée par M. Stas, et dont j'ai
parlé plus haut, que ce chimiste a retrouvé de la
morphine dans tous les organes d'un corps enterré
*depuis treize mois*. Que demander de plus? Je n'ai
point expérimenté comparativement la méthode
analytique de M. Stas et celle que j'ai proposée, et
ce n'est point à moi à le faire. Mais si l'une des deux
méthodes a donné un si heureux résultat, ne peut-
on pas dire, qu'en ce qui touche les poisons organiques, la toxicologie légale est aussi définitivement
créée (1)?

Au sujet des empoisonnements de Sainte-Croix et
de la Brinvilliers, j'ai cité, dans l'Introduction, le
Rapport fait en justice par l'apothicaire Guy Simon.
Je serais tenté de montrer de même, par un Rapport qui ne date que de quelques années, quels documents la science fournissait à la justice dans les
cas d'empoisonnement par l'opium. J'abrégerai : la
pièce juridique est un document qui mérite d'être
conservé (2).

### *Faits préliminaires.*

« M. C***, âgé de 38 ans, peintre en miniature,
avait étudié la pharmacie; il se présenta le 19 juin
1814, dans une auberge où il s'arrêtait quelquefois;

---

(1) Pour la méthode analytique de M. Stas, *voir* p. 133 de ce
volume.

(2) Je ne veux nommer ni le médecin, ni le pharmacien qui
prêtèrent leurs lumières à la justice. A quoi bon les nommer? Il
faut se reporter au temps; je ne veux humilier personne.

il arriva tard, dit qu'il avait manqué la voiture, qu'il était fatigué, demanda à se coucher et à boire de la limonade. L'aubergiste remarqua qu'il était moins soigné dans sa mise, et lui porta, lorsqu'il fut couché, un verre de limonade; il parut très-souffrant, mais il refusa d'appeler un médecin. Il demanda à une fille de lui procurer du vitriol blanc (sulfate de zinc), ce qu'elle ne put faire. Une personne de sa connaissance le vit un instant; on n'a pu savoir si c'était par elle qu'il s'en était procuré, mais il paraît certain qu'il en a usé.

Vers 4 heures du matin, un domestique ayant entendu du mouvement dans la chambre du malade, fut pour savoir s'il avait besoin de quelque chose: mais l'ayant trouvé sans connaissance, il éveilla ses maîtres qui envoyèrent chercher M. X***. Ce médecin vit le malade à 6 heures du matin; il le trouva dans l'état suivant: Face pâle, traits à peu près naturels, paupières fermées, yeux fixes et tournés en haut, respiration plaintive, palpitations très-remarquables, assez régulières: chaleur de la peau; pouls fréquent, régulier. Il conseilla de chercher à ingérer quelques cuillerées de la potion suivante, mais cela fut impossible.

℞    Aquæ menthæ pip. . . . . . . ⎫
   Cinnamomi. . . . . . . . . . . . ⎬
   Flor. *aurant*. . . . . . . . . . ⎭
   Sirupi de limonibus. . . . . . .     ana ℥ j.
   Ætheris sulphurici. . . . . . . .          ℨ ß.
   Moschi. . . . . . . . . . . . . . . .   grana vj.

M. S. A.

» Il appliqua des vésicatoires aux jambes. Quatre heures après, il trouva la respiration courte, suspirieuse, les traits plus affaissés, la peau froide; la mort suivit de près.

» On découvrit dans la chambre du malade un canif à plusieurs lames, dont une était chargée d'un extrait végétal qui parut être l'extrait d'opium; on en recueillit environ 1 décigramme. On trouva encore un morceau de papier bruni qui avait une odeur vineuse, et paraissait avoir servi à envelopper une substance semblable; et un verre qui était sur la cheminée, à demi rempli d'un vin trouble qui paraissait tenir un corps étranger en solution. »

Bien qu'on eût trouvé, sous l'oreiller du défunt, une lettre annonçant la résolution qu'il avait prise de se détruire, cet événement donna lieu à une instruction judiciaire.

RAPPORT DES EXPERTS.

« Arrivés dans la chambre du malade, nous recueillîmes : 1° le canif couvert de la matière extractive; 2° le papier qui en contenait encore une petite portion; 3° nous mîmes dans une fiole le reste du vin contenu dans le verre, et nous l'avons bouchée, cachetée et étiquetée n° 1.

» L'examen du cadavre nous a présenté les objets suivants : extérieur : traits de la face naturels, embonpoint ordinaire; écoulement par la bouche d'un liquide écumeux et brun; peau du cou, des parties supérieures et latérales du tronc, ecchymosée : très-légères vésicules au vésicatoire gauche.

» *Ventre.* Lors de la section, exhalaison d'une odeur vineuse, rouge foncé des chairs, légère rougeur de quelques points des intestins grêles, face inférieure du foie d'un vert noir dans une grande étendue : rien autre chose de remarquable à l'extérieur des viscères. Grande quantité d'air contenu dans l'estomac : odeur d'opium très-remarquable. Nous avons recueilli 128 grammes (4 onces) environ d'un liquide brunâtre, qui a été mis dans une fiole bouchée, cachetée et numérotée 2. La face interne de ce viscère était recouverte d'une espèce de couche muqueuse, brunâtre : elle était phlogosée en divers points de son étendue, et inégalement, mais d'une manière plus marquée à sa partie supérieure. La membrane muqueuse intestinale était dans le même état : il semblait qu'elle était affectée d'un catarrhe chronique. L'intestin grêle ne contenait que des gaz, et le gros intestin que peu de matières fécales ; la face interne de ce dernier était très-pâle, et le gaz qui s'en échappait avait une odeur vineuse.

» *Poitrine.* Légères et anciennes adhérences du côté gauche ; les poumons étaient gorgés de sang ; le cœur paraissait flasque, et les deux ventricules contenaient également du sang en caillots : l'écume trouvée dans le larynx était brunâtre : l'œsophage était intact : sa face interne, ainsi que l'intérieur de la bouche, avait une teinte pâle.

» *Tête.* Vaisseaux du cuir chevelu, sinus et vaisseaux de tout le cerveau, gorgés de sang : la masse cérébrale était volumineuse; les ventricules contenaient à peine de la sérosité.

» D'après cet examen et la lettre du défunt, l'un de nous (le médecin) crut devoir faire de suite la déclaration suivante, qui fut annexée au procès-verbal du maire : « Que, vu les symptômes remar- » qués à deux fois le jour d'hier, et vu l'au- » topsie cadavérique faite aujourd'hui, il estimait » que cet homme avait succombé par l'effet d'un » poison narcotique qu'il présumait être l'opium; » et pour avoir par-devers nous plus de certitude sur la cause de cet événement, M. Y..., pharmacien, exécuta les analyses, et nous fîmes les expériences suivantes :

*Analyse du liquide trouvé dans un verre dans la chambre du malade, et mis dans une fiole étiquetée n° 1.*

» Ce liquide filtré était transparent, d'un rouge vif; il pesait 6 gros, offrait un très-léger précipité brun sur le filtre en trop petite quantité pour être soumis à aucun essai, avait une odeur vineuse et une saveur styptique.

» Les réactifs suivants ont donné pour résultat :

» *a.* L'eau de baryte et le muriate de baryte : un liquide moins coloré, et un précipité d'un blanc rose abondant.

» *b.* L'hydrosulfure de potasse : un liquide presque décoloré, un précipité de couleur d'ardoise.

« *c.* L'ammoniaque liquide : un liquide jaunâtre

avec pellicule irisée à sa surface : précipité abondant caillebotté, couleur lie de vin. Ce précipité se dissout par un excès d'ammoniaque.

» *d*. Le carbonate de potasse : un liquide prenant une légère teinte violette; pellicule irisée à sa surface ; précipité abondant caillebotté, d'un noir violet.

» *e*. Le prussiate de potasse : un précipité caillebotté abondant ; quelques apparences de fer.

» Ces réactifs démontrant la présence d'un sulfate présumé être celui de zinc, à cause de la solubilité du précipité par l'ammoniaque dans un excès de cet alcali, M. Y... traita 4 gros de cette liqueur par la potasse pure; il *repura* le précipité qu'il lava et fit sécher; il le mêla avec du charbon en poudre qui, introduit dans un tube de verre soudé par un bout, exposé sur les charbons ardents, lui fit obtenir une particule métallique qui nous parut être du zinc.

*Analyse du liquide trouvé dans l'estomac, qui avait été mis dans une fiole étiquetée et portant n° 2.*

» Ce liquide était d'un gris fauve, trouble, floconneux, contenant des parcelles de pois verts en suspension, pesant 11 décagrammes 2 grammes, d'une odeur nauséeuse, fétide, très-analogue à celle de l'opium brut.

» 1°. Essai des réactifs sur ce liquide filtré.

» *a*. Papier de tournesol : il rougit.

» *b*. Curcuma : passe au jaune serin.

» *c.* Infusion de violettes : devient rouge.

» *d.* Le papier tournesol rougi par un acide, n'a éprouvé aucun changement.

» *e.* Eau et muriate de baryte légèrement troublés.

» *f.* Eau de chaux : précipité blanc.

» *g.* Alcool : précipité d'un blanc sale, floconneux, abondant.

» *h.* Ammoniaque : léger nuage blanchâtre.

» *i.* Carbonate de potasse : la liqueur le fonce en couleur.

» *k.* Sulfate de cuivre : précipité d'un vert bleuâtre.

» *l.* Hydrosulfure de potasse : précipité blanc.

» *m.* Prussiate de potasse : nul changement.

» *n.* Acétate de plomb : précipité blanc soluble dans l'acide nitrique.

» *o.* Acide sulfurique : léger trouble dans le liquide, dégagement d'acide acétique.

» *p.* Acide sulfureux : précipité jaunâtre qui, au bout de six heures, se fonce en couleur.

» *q.* Acide nitrique : précipité blanc-jaunâtre.

» *r.* Acide muriatique : même précipité.

» *s.* Une goutte, mise sur une lame d'argent exposée au soleil, y a laissé une substance gélatineuse très-élastique qui, frottée sur cette lame, n'y a déterminé aucun changement.

» *t.* Une lame de cuivre a été oxydée en vert.

» Ces essais démontrent la présence des acides acétiques et carboniques ; ces réactifs furent employés dans l'intention de s'assurer si ces liquides ne contenaient pas d'autres substances vénéneuses que l'opium.

» 2°. Trente-deux grammes (1 once) de cette liqueur filtrée, ont laissé sur le filtre 25 centigrammes d'une matière grise, qui a brûlé à la manière des substances animales.

» *b*. Mise à évaporer dans une capsule au bain de sable, il s'est dégagé une odeur acide fétide, à travers laquelle on distinguait parfaitement celle de l'opium; elle s'est troublée en se concentrant, et a pris la consistance d'une gelée demi-transparente, d'un brun clair, pesant 2 grammes.

» *c*. Des 2 grammes de matière gélatiniforme traités par l'alcool, jusqu'à ce que l'alcool en sortit incolore, il est resté 6$^{\mathrm{gr}}$,3 d'une matière tenace qui se crispait par une nouvelle quantité d'alcool.

» *d*. Une petite quantité mise sur un charbon ardent, a répandu l'odeur de la corne brûlée, puis celle de mie de pain.

» *e*. Elle s'est dissoute dans l'eau distillée qui a pris l'apparence laiteuse et avait une odeur fétide.

» *f*. Les solutions alcooliques réunies avaient une couleur ambrée foncée, odeur d'opium, cependant un peu moins nauséabonde : saveur salée amère.

» *g*. Mise à évaporer, a conservé sa transparence : il s'est formé à la surface des petits cristaux en étoile.

» *h*. Évaporée en consistance d'extrait, il attirait l'humidité de l'air, et avait une odeur d'opium moins marquée.

» *i*. Cet extrait s'est dissous dans l'eau distillée.

à l'exception de 5 centigrammes d'une matière brunâtre ; cette solution rougissait le papier de tournesol, et précipitait par le nitrate d'argent.

» *k.* Mise à évaporer, j'ai enlevé avec soin les petits cristaux qui se formaient à la surface du liquide. Ces cristaux réunis pesaient 15 centigrammes.

» Une goutte d'acide sulfurique versée dessus a dégagé l'odeur de l'acide muriatique.

» *l.* Le liquide évaporé en consistance d'extrait pesait 1 gramme.

CONCLUSIONS.

» Par ces moyens, nous pensons avoir obtenu la preuve de la présence :

» 1°. D'un acide indiqué par l'odeur produite pendant l'évaporation, et l'essai des différents réactifs ;

» 2°. D'une matière animale mêlée de mucilage, matière que l'odeur résultante de sa combustion, et la nature de son charbon, difficile à incinérer, indiquaient ;

» 3°. D'un muriate que nous présumons être celui de soude, par la déliquescence du sel obtenu, par l'odeur d'acide muriatique que l'addition d'acide sulfurique a dégagée, et par le précipité du nitrate d'argent ;

» 4°. D'un extrait que nous croyons être celui d'opium, d'après l'odeur des évaporations et sa saveur amère, ayant opéré cette dernière analyse sur 32 grammes de liquide, un peu moins du quart de la totalité de la liqueur recueillie, ce qui n'était pas tout ce qui était contenu dans l'estomac : on peut calculer approximativement que ce malade a avalé au moins 4 grammes (1 gros) de cet extrait végétal. »

Rien ne manque à ces conclusions, pas même la quantité d'opium que le défunt a dû prendre pour se suicider.

Et s'il se fût agi d'un crime?

Peut-être que les experts auraient été non moins affirmatifs. Sur quelques taches, peut-être fort équivoques, on a vu, de nos jours, des condamnations judiciaires qui, si elles ont satisfait la vindicte publique, ce que j'ignore, ont vivement ému, si ce n'est troublé, la conscience des hommes qui honorent la science et voudraient la voir à l'abri de tout reproche.

# ARTICLE II.

## DES STRYCHNÉES (*Strychneæ*).

Les Strychnées composent un groupe que de Jussieu et de Candolle ont séparé de la grande famille des Apocinées. Nous aurons à en détacher, quant à nous, comme plantes toxiques, le *Strychnos nux vomica*, le *Strychnos Sancti Ignatii*, l'*Angustura falsa*, le *Strychnos colubrina*, et le *Strychnos* ou *Upas tieuté*.

## CHAPITRE PREMIER.

Histoire naturelle, chimique et pharmaceutique des Strychnées.

### I. — *Histoire naturelle.*

La famille des Strychnées est constituée par des arbres assez élevés, non lactescents, dont les feuilles sont opposées, entières, et les fleurs assez petites, disposées en cimes axillaires ou terminales. Le fruit est globuleux, charnu; il renferme plusiéurs graines logées dans une pulpe aqueuse.

Les Strychnos sont étrangers à nos contrées. Ils sont originaires de l'Inde, de l'Amérique, et des îles situées au delà de l'équateur. Les parties qu'on im-

porte en Europe sont des graines ou semences, des
écorces, des bois et des sucs ou extraits, sur l'origine
desquels il n'est pas toujours facile d'obtenir des renseignements sûrs : ainsi, la noix vomique, la fève de
Saint-Ignace, l'écorce de fausse angusture, le bois de
couleuvre et l'upas tieuté. De ces graines ou semences, de ces écorces, de ces bois, de ces sucs ou extraits, ont été tirés deux principes immédiats d'une
grande énergie comme agents toxiques, la *strychnine* et la *brucine*, sur lesquels nous aurons à nous
arrêter spécialement, mais après avoir dit quelques
mots des produits végétaux qui les fournissent.

### *Noix vomique* (*Nux vomica*).

L'arbre, longtemps inconnu, auquel appartient,
comme graine ou semence, la noix vomique, est le
*Strychnos nux vomica*, qui croît à Ceylan, au Malabar et sur la côte de Coromandel. Le tronc de cet
arbre, disent les botanistes (1), est d'une grosseur et
d'une élévation médiocres : ses rameaux opposés
sont glabres, d'un vert terne, chargés de feuilles
opposées, à pétiole court, ovales, lisses et glabres ;
ses fleurs sont petites, blanches, formant, à l'extrémité des jeunes rameaux, de petits corymbes termi-
naux. Le fruit est ovoïde, à peu près de la grosseur
d'une orange ; son enveloppe extérieure est crusta-
cée, assez fragile ; les graines, qui semblent éparses

--------

(1) A. Richard, *Botanique médicale*, p. 559 : 1823.

dans une pulpe aqueuse, sont orbiculaires, déprimées, ombiliquées sur une de leurs faces; en largeur, elles portent de 12 à 18 millimètres, en épaisseur de 6 à 9 millimètres; leur couleur est d'un brun clair; leur odeur nulle; leur saveur amère et désagréable. Elles contiennent tout à la fois de la strychnine et de la brucine.

*Fève de Saint-Ignace* (faba Sancti Ignatii).

C'est à l'ordre des Jésuites que nous devons l'importation de cette graine. L'arbre qui la produit croît aux îles Philippines. Le P. Camelli, durant son séjour dans ces îles, envoya des graines à Ray et à Petiver, qui les firent connaître dans les *Transactions philosophiques* (année 1669). Plus tard, Linné fils décrivit l'arbre dont elles proviennent sous le nom d'*Ignatia amara*, et de Jussieu et de Candolle le rangèrent dans la famille des *Strychnos*. Cet arbre, assez élevé, porte des rameaux longs, cylindriques, très-glabres et comme sarmenteux, sur lesquels sont des feuilles opposées, sessiles, ovales, acuminées, entières, planes et très-glabres; les fleurs forment aux aisselles des feuilles des petites grappes courtes; elles sont blanches, tubuleuses, et exhalent une odeur agréable de jasmin. Les fruits, de la grosseur d'une poire, sont ovoïdes, glabres; leur enveloppe extérieure est sèche et cassante; leurs graines, dont le nombre varie de quinze à vingt-cinq, sont éparses dans la pulpe; elles sont irrégulièrement anguleuses, de la grosseur des oli-

ves ; leur surface, d'un brun pâle, est striée et glabre ; leur intérieur est corné, dur et d'une teinte
verdâtre. Ces graines possèdent une saveur excessivement amère, qui se manifeste avec intensité
dès qu'on en place la plus petite parcelle dans la
bouche. Elles contiennent de la brucine et sont dé-
pourvues de strychnine.

*Fausse angusture* (Angustura falsa).

La fausse angusture est une écorce qui nous vient
de l'Inde et d'Amérique. D'après M. Batka, c'est
l'écorce même du *Strychnos nux vomica* ou d'une
espèce très-voisine, du *Strychnos colubrina* ; d'autres
disent du *Brucea dysenterica*. Quoi qu'il en soit sur
ce point, l'écorce dont il s'agit est, à l'extérieur
(épiderme), d'un gris rougeâtre ; à l'intérieur, couleur de rouille ou d'un gris clair. Sa poudre est d'un
blanc jaunâtre. Elle est inodore, mais possède une
saveur extrèmement amère et dépourvue d'âcreté.
Elle ne contient que de la brucine.

*Bois de couleuvre* (Strychnos colubrina).

Le bois de couleuvre, ainsi nommé de la réputa-
tion qu'on lui a faite de guérir les morsures de serpents, est un bois de couleur marbrée brun et gris.
Il provient d'un arbre qui a beaucoup de rapports
avec les précédents, et qui croît dans les mêmes
lieux. Il paraît ne contenir que de la brucine.

### *Upas tieuté.*

L'upas tieuté est le suc d'un Strychnos, le *Strychnos tieuté*, arbre voisin des précédents. Il sert aux Javanais à empoisonner leurs flèches. Il paraît qu'on le prépare, de même que l'*Upas anthiar* qui sert au même usage et provient d'une Urticée (*Upas anthiare*, *Bubon upas*), en mêlant à froid le suc qui découle du Strychnos tieuté avec du piment et de la poudre de *galanga*. L'upas tieuté est une matière visqueuse, d'un brun jaunâtre, inodore, amère, qui agit comme la strychnine, l'un de ses principes essentiels et le plus énergique sans doute.

### II. — *Histoire chimique des Strychnées.*

Les Strychnées contiennent :

1°. Comme principes communs à tous les végétaux :

De l'amidon, de la gomme, de l'albumine végétale, des matières colorantes neutres, des huiles, de la cire, des résines.

2°. Comme principes immédiats spéciaux :

De la strychnine et de la brucine, bases alcaloïdes qui paraissent unies à un acide que quelques chimistes ont cru de nature particulière, et qu'ils ont appelé *acide igasurique*.

### *De la strychnine.*

La strychnine a été découverte, en 1818, par MM. Pelletier et Caventou. Elle a pour formule, d'après M. Liebig, $C^{44}H^{48}Az^4O^4$. Elle est cristallisée sous forme d'octaèdres ou de prismes quadrilatères terminés en pyramides. Elle est inodore; mais sa saveur est extrêmement amère. Elle n'est ni fusible, ni volatile. Elle se décompose entre 312 et 315 degrés.

Elle n'est pas sensiblement soluble dans l'eau, non plus que dans l'éther; mais elle est soluble dans l'alcool ordinaire.

Avec les acides, elle forme des sels cristallisables.

Le *sulfate*, s'il est bien neutre, se présente sous forme de cubes transparents. S'il contient un excès d'acide, ses cristaux prennent la forme d'aiguilles très-déliées. Il est soluble dans 9 portions d'eau.

L'*hydrochlorate*, plus soluble que le sulfate, cristallise en aiguilles, ou prismes très-déliés, qui se groupent entre eux sous forme de mamelons.

Le *nitrate*, également très-soluble, cristallise en aiguilles nacrées.

Les acides acétique, oxalique, tartrique et hydrocyanique forment de même, avec la strychnine, des sels neutres solubles et qui peuvent cristalliser. Tous ces sels ont la même amertume que la strychnine. Ils précipitent par le tannin.

La strychnine du commerce est assez souvent impure. Elle contient de la brucine. On la purifie en la dissolvant dans un excès d'acide tartrique, et précipitant par le bicarbonate de soude. La brucine n'est pas précipitée par cet alcali quand elle est combinée à un excès d'acide tartrique.

Au contact du peroxyde ou oxyde puce de plomb,

et d'une liqueur qui contient 9 parties d'acide sulfurique pour 1 partie d'acide nitrique, la strychnine
et ses sels prennent une belle coloration violette qui
passe successivement au rose tendre, au rose foncé
et au rouge. Cette réaction est un caractère essentiel
et très-sensible; mais, pour l'obtenir, il faut agir sur
des produits purs, complétement séparés de toute
matière étrangère. Le perchlorure d'or colore les
sels de strychnine en bleu clair; la solution violette
de l'acide manganique leur communique une teinte
verte; l'infusion de noix de galle les trouble en
blanc.

On prépare la strychnine en faisant, à diverses
reprises et après autant de macérations préalables,
des décoctions de noix vomique, passant ou filtrant
la liqueur, l'évaporant jusqu'à consistance de sirop
clair, y ajoutant de la chaux vive délayée dans l'eau,
desséchant le précipité au bain-marie ou à l'étuve,
et le reprenant par l'alcool bouillant.

Par évaporation et refroidissement de l'alcool,
on obtient de la strychnine en cristaux octaédriques
encore colorés; mais en renouvelant la dissolution
dans l'alcool trois à quatre fois, on finit par obtenir
la strychnine tout à fait pure.

A la noix vomique, on peut substituer la fève
de Saint-Ignace; cette graine ne contenant pas de
brucine, il est plus facile de purifier la strychnine.

### De la brucine.

La brucine a été découverte par MM. Pelletier et
Caventou, en 1819. Ces chimistes l'ont extraite de

la fausse angusture, qui ne contient pas de strychnine. Elle a pour formule, d'après M. Liebig, $C^{44}H^{30}Az^4O^7$. Elle cristallise en prismes obliques à quatre pans à base parallélogrammique.

Quand on l'a obtenue au moyen de l'alcool, elle est en écailles nacrées qui ont l'aspect de l'acide borique. La brucine est inodore; sa saveur est amère. et elle laisse dans la gorge une âcreté très-persistante.

Elle est un peu soluble dans l'eau et se combine avec elle pour former un hydrate. Insoluble dans l'éther et dans les huiles grasses, elle est, au contraire, très-soluble dans l'alcool.

Avec les acides, elle forme les sels suivants :

Le *sulfate,* très-soluble dans l'eau, qui cristallise sous forme d'aiguilles longues, déliées, ayant de l'analogie avec le sulfate de morphine;

L'*hydrochlorate,* également très-soluble dans l'eau, et qui cristallise en prismes à quatre pans tronqués par une face peu inclinée;

Le *phosphate,* qui ne peut cristalliser que s'il contient un excès d'acide, et qui est moins soluble que les sels précédents;

L'*azotate,* qu'on n'obtient qu'avec l'acide azotique faible, et qui cristallise en prismes à quatre pans;

L'*acétate,* extrèmement soluble et peu cristallisable;

L'*oxalate,* à peine soluble dans l'alcool. et qui cristallise en longues aiguilles.

Ces sels ont les mêmes caractères que la base.

Touchée par l'acide azotique, la brucine prend une coloration nacarat très-vive, qui passe au violet sous l'influence du chlorure d'étain.

L'acide sulfurique concentré la colore d'abord en rose, puis en rose et en vert-jaunâtre.

Avec le chlorure d'or, elle prend une couleur café au lait qui passe au brun-chocolat.

On distingue les sels de brucine des sels de strychnine, en ce qu'après avoir été additionnés d'acide tartrique, ils ne sont plus précipités par les alcalis.

On retire la brucine de l'écorce de fausse angusture. On réduit cette écorce en poudre grossière, et on la traite à plusieurs reprises par l'eau acidulée avec l'acide chlorhydrique. Après évaporation suffisante de la liqueur, on y ajoute un lait de chaux suffisamment épais, et on lave le précipité avec un peu d'eau froide. Ce lavage opéré, on fait sécher le résidu solide, et on le traite par l'alcool bouillant. On répète cette opération trois à quatre fois, de manière à enlever tout ce que l'alcool peut dissoudre. L'alcool évaporé à son tour, on traite l'extrait ainsi obtenu par l'acide sulfurique étendu de 10 à 15 parties d'eau. Il se forme ainsi du sulfate de brucine, mais mêlé de matières colorantes. On décolore par le charbon animal, on fait cristalliser, on redissout les cristaux dans l'eau bouillante, et on précipite la liqueur acide par l'ammoniaque. Ce dernier précipité est la brucine, qui doit se dissoudre entièrement, à froid et à l'aide de la trituration, dans 10 parties d'alcool à 74 degrés.

On peut retirer la brucine des eaux mères qui ont

servi à la préparation de la strychnine. Dans ce cas,
on évapore les eaux mères, et on acidifie l'extrait
avec de l'acide sulfurique étendu qui, au bout d'un
certain temps, fait prendre la matière en masse. On
lave à l'eau, on décolore par le charbon et l'on précipite le sulfate de brucine par l'ammoniaque.

Je n'ai point à m'arrêter à l'histoire des acides
(igasurique ou autres) qui entrent dans la composition des Strychnées, ces acides ne jouant d'autre rôle
que de former avec les bases alcalines des sels solubles, et ne paraissant, d'ailleurs, exercer par eux-
mêmes aucune action toxique.

### III. — *Histoire pharmaceutique des Strychnées.*

On prépare, en pharmacie, la poudre de noix vomique, qui ne doit jamais être employée qu'à faibles
doses. La composition suivante porte le nom de
*poudre de Hufeland :*

> Noix vomique pulvérisée. . .    10 centigr.
> Gomme arabique. . . . . . .    40
> Sucre.  . . . . . . . . . . . .    40

La teinture alcoolique de noix vomique qu'on
emploie, *par gouttes,* en potions, ou bien en frictions, a la composition suivante :

> Noix vomique râpée. . . . . . . . . . . . .    1
> Alcool à 31° Cartier (85° cent. . . . . .    5

M. Magendie a modifié cette formule. Il a fait

composer une teinture de noix vomique qui contient :

> Extrait de noix vomique... 20 centigr.
> Alcool à 36° Cartier........ 32 grammes.

Le même médecin a composé une teinture de noix vomique ammoniacale, recommandée par lui dans le choléra, et qui contient :

> Teinture de noix vomique. . 32 grammes.
> Ammoniaque concentrée. .. 8

L'extrait de noix vomique du Codex est préparé comme il suit :

> Noix vomique..................... 1
> Alcool à 31° Cartier (85° centigr.). .. 4

M. Magendie a préféré l'alcool à 90 degrés cent. ou 36 degrés Cartier. L'extrait préparé selon cette formule est donc plus énergique que celui du Codex.

On donne le nom de *gouttes utérines de la reine d'Espagne* à la préparation suivante :

> Extrait de noix vomique ...... 5 centigr.
> Alcool à 31° Cartier (85° cent.).. 10 grammes.

La noix vomique fournit le dixième de son poids d'extrait.

La strychnine et la brucine sont employées en thérapeutique, soit en nature, soit à l'état de sel.

En nature, on les fait prendre en pilules pour

déguiser aux malades l'amertume des médicaments.

A l'état de sel, on les emploie en potions ou en frictions.

Une partie de strychnine équivaut à :

1,31 de sulfate cristallisé ;

1,17 de nitrate cristallisé ;

1,15 de chlorhydrate cristallisé.

Une partie de brucine cristallisée équivaut à 1,1 de sulfate de brucine cristallisé et à 1 de chlorhydrate de brucine cristallisé.

L'expert, non moins que le médecin, a besoin de connaître ces chiffres dont la signification n'échappe à personne.

---

# CHAPITRE II.

Effets des Strychnées, et principalement de la strychnine et de la brucine, sur l'économie animale : exemples d'empoisonnements. —Applications physiologiques, thérapeutiques et médico-légales.

Les Strychnées exercent sur l'économie animale une action toute spéciale. Elles déterminent très-rapidement. si ce n'est instantanément, des spasmes, des convulsions, le tétanos.

Une jeune femme (l'observation est due à M. Ollier) prit. dans un moment de désespoir, 8 à 10 grammes de poudre de noix vomique délayée dans de l'eau. Durant une demi-heure environ, elle parut ne rien éprouver. et le médecin qui fut appelé près d'elle la trouva calme. Mais dans l'intervalle de temps nécessaire pour se procurer de l'émétique.

ce qui ne demande pas plus de dix minutes, tout avait changé. La malheureuse femme était en proie à la plus grande agitation; elle avait des spasmes, une sorte de trépidation dans les membres qui restaient étendus et contractés, le pouls déprimé et fréquent. Bientôt elle fut prise d'une convulsion générale, à laquelle succédèrent une vive agitation et de l'anxiété. Quelques minutes après, survint une deuxième convulsion, puis une troisième; chacune d'elles durait environ deux minutes. Pendant ces accès, le corps se roidissait et se redressait, les membres inférieurs s'allongeaient violemment, la circulation et la respiration étaient suspendues, la face et les mains étaient livides, les muscles des mâchoires agités de mouvements convulsifs. Dans le court intervalle qui séparait deux convulsions, il y avait une sorte de calme et la respiration était libre, mais le pouls était déprimé et fréquent, et la malade accusait de la soif et une faiblesse extrême. Dans un quatrième accès, plus violent que les précédents, tout le corps se roidit convulsivement de la tête aux pieds. De ce moment, la malade ne se ranima plus. Elle tomba dans une sorte de stupeur et d'insensibilité et expira, une heure environ après l'ingestion de la matière toxique. Après la mort, l'expression de son visage était horrible. Il y avait de l'écume à la bouche et les commissures labiales étaient fortement contractées (1).

_______________

(1) *London Medical Repository,* t. XIX, p. 448. — Christison, *on Poisons,* p. 899; 1845.

Un cas semblable (la victime avait avalé pour
3 pences de poudre de noix vomique) a été rapporté
par M. Watt, de Glascow. La mort arriva en moins
d'une heure (1). Une observation analogue encore a
été communiquée par le Dr Thomson. Le malade
vécut trois heures (2).

Dans quelques cas, il y a eu des vomissements :
MM. Orfila et Ollivier, d'Angers, l'ont annoncé du
moins.

Le professeur J. Cloquet a rapporté une observation, d'après laquelle la mort ne survint que le quatrième jour, à la suite d'un épuisement total produit
par un violent tétanos. Le lecteur lira peut-être avec
intérêt cette observation dans ses détails. La voici
telle que l'auteur l'a donnée :

« Daste (Pierre), âgé de quarante-cinq ans, d'un
tempérament bilieux, d'une constitution sèche, vi-
goureuse, en proie aux fureurs de la jalousie, ré-
solut de s'empoisonner. C'est dans cette intention
qu'il prit, le 13 juin 1820, sur les 9 heures du soir,
une quantité considérable de noix vomique concas-
sée (pour 60 centimes), dont il saupoudra ses aliments. Presque immédiatement après l'ingestion de
cette substance vénéneuse, il fut atteint de violentes
convulsions. Appelé près de lui, un officier de santé
le fit vomir en le gorgeant de lait et d'eau chaude,
et le fit transporter ensuite à l'hôpital Saint-Louis,
où il arriva sur les 10 heures du soir. Ses traits

_______________

1) *Glascow Medical Journal*, august 1830. — Christison, p. 890.
2 *British Annals of Medicine*, t. 1er, p. 104. — Christison, *id.*

étaient profondément altérés ; il éprouvait une déso-
lation générale ; ses forces étaient pour ainsi dire
brisées ; des accès convulsifs se manifestaient à des
intervalles rapprochés (pendant un de ces accès,
Daste fit une chute qui n'eut d'autre résultat qu'une
légère contusion au front) ; leur durée était d'une à
deux minutes ; ils étaient marqués par le roidisse-
ment vigoureux de tous les muscles ; le tronc et les
membres étaient dans une extension violente, les
mâchoires fortement rapprochées. Singulièrement
agité, le malade poussait des cris entrecoupés et im-
plorait de prompts secours : le pouls ne présentait
encore aucune altération remarquable. (Un décigramme d'émétique provoqua des vomissements
abondants ; boissons et lavements laxatifs.) Dans la
nuit, les sens de la vue et de l'ouïe acquièrent une
sensibilité exagérée : telle est l'irritabilité des muscles, qu'il suffit de toucher le malade pour exciter en
lui des mouvements convulsifs ; le bruit le plus léger
suffit même pour produire cet effet. Pendant les
convulsions, le pouls est fréquent, agité ; le malade
est baigné de sueur, phénomène dont l'explication
se présente d'elle-même. Le 14, à 7 heures du matin, l'état du malade est plus calme ; les accès convulsifs sont moins fréquents, moins longs, moins
violents ; cependant les causes indiquées tout à
l'heure suffisent encore pour les faire éclater. Le
pouls n'offre aucune agitation fébrile ; sentiment de
lassitude et de brisement dans tout le corps ; nulle
douleur dans l'abdomen. (Potion calmante saturée
en quelque sorte d'opium, 3 décigrammes dans

120 grammes de véhicule.) A 9 heures du matin, les mouvements convulsifs ont cessé, l'orage s'est, pour ainsi dire, dissipé, et tout semble annoncer une heureuse terminaison : ce calme insidieux se maintient le reste du jour et pendant la nuit. Le 15, même état, point de convulsions ; il n'y a plus qu'un sentiment de faiblesse et de douleur générale. (Potion *ut suprà*.) Le soir, la douleur semble se concentrer dans la région épigastrique ; peau sèche, pouls fréquent. Le 16, à 6 heures du matin, pouls petit, presque imperceptible, sécheresse et chaleur à la peau, rougeur des bords de la langue, douleur vive de la région épigastrique, battements de cette région, accablement, prostration extrême, régularité des fonctions intellectuelles, yeux étonnés, altération des traits, physionomie décomposée, mort à 10 heures du matin. (Aucune roideur dans les membres, sueur visqueuse sur toute l'habitude du corps.)

» *Ouverture quarante-huit heures après la mort.* 1° Cavité encéphalique : Environ 30 grammes de sérosité dans les ventricules latéraux du cerveau ; nulle altération appréciable dans les méninges et la pulpe cérébrale : épanchement d'une assez grande quantité de sérosité dans la cavité de l'arachnoïde rachidienne ; la partie postérieure de cette membrane est parsemée et comme plaquée de lames cartilagineuses irrégulières, d'une grandeur variable, très-nombreuses. 2° Cavité abdominale : Foie volumineux. L'estomac contient quelques cuillerées d'un liquide muqueux, sanguinolent, brunâtre ; sa surface intérieure présente, dans divers points, une teinte qui

varie du rouge au noir foncé, sans qu'on puisse trop
dire si cette coloration est l'effet d'ecchymoses ou
d'un travail inflammatoire. Le duodénum, rempli
d'un liquide jaune muqueux, est manifestement enflammé; la rougeur et l'injection de sa membrane
interne s'étendent, en s'affaiblissant et en éprouvant
une sorte de dégradation, à celle de l'intestin grêle :
la portion moyenne de celui-ci est rétrécie; ses parois sont épaissies; la membrane muqueuse est parsemée d'ulcérations aux endroits où l'intestin se
trouve resserré. La vessie, petite, contractée, vide,
est légèrement phlogosée, et contient une cuillerée
d'un liquide puriforme. 3° Cavité thoracique : Quelques adhérences entre les plèvres pulmonaire et cos-
tale ; poumons gorgés de sang, principalement à
leur base, qui est comme teinte en rouge. Cœur dans
un état naturel. 4° Habitude extérieure : Roideur
considérable des membres (on se rappelle qu'ils
étaient souples immédiatement après la mort) ; teinte
violacée de presque toute la surface de la peau;
cette nuance était toutefois plus prononcée aux parties les plus déclives, dans lesquelles le sang était
retenu par la pesanteur (1). »

Quand l'empoisonnement a été causé par les principes immédiats mêmes des Strychnées, la strychnine ou la brucine, les effets sont plus rapides et
plus terribles encore. La brucine, toutefois, n'est
pas, à beaucoup près, aussi active que la strychnine.
Parmi les médecins qui ont employé comparativement

---

(1) ORFILA, *Traité de Toxicologie*, t. II, p. 466, édit. de 1843.

les deux médicaments. les uns ont dit que 1 partie
de strychnine équivalait à 24 parties de brucine. les
autres à 12 seulement. Mais on conçoit qu'on a pu
employer les deux alcalis dans un état de pureté très-
variable.

Le fait suivant a été communiqué au D^r Bardsley
par le D^r Booth. de Birmingham : Un homme de
quarante-six ans, atteint d'hémiplégie depuis environ quatre semaines, prenait, contre cette affection,
de la strychnine à petites doses. Il en avait fait usage
durant onze jours sans en éprouver aucun effet fâcheux, et dans cet intervalle, le médicament avait
été porté graduellement à la dose de 5 centigrammes
(1 grain) par jour, pris en deux fois. En raison de
cette tolérance, on crut pouvoir élever encore cette
proportion et la porter à $7\frac{1}{2}$ centigrammes dans les
vingt-quatre heures : mais dès la première dose de
$3\frac{1}{2}$ centigrammes. le remède agit comme un poison.
Il y eut d'abord de l'anxiété et une certaine excitation. Trois heures après. de la torpeur avec perte
de la parole. et quelques instants plus tard. un véritable tétanos qui se termina par la mort.

A l'autopsie. on constata une extrême rigidité des
muscles. l'état de contraction des doigts. un engorgement assez prononcé des vaisseaux du cerveau et
de la moelle épinière spécialement. quatre gouttes
de sang extravasé entre l'arachnoïde et la dure-mère
spinales (1).

_________

(1) *Transactions of Provinc. Med. and Surg. association*, t. II.
p. — *Christison on Poisons*, p. 1845

Le D' Blumhardt a été témoin d'un empoisonnement produit par l'ingestion de 2 grammes environ
de strychnine. Un quart d'heure après l'accident, on
essaya de faire vomir la malade (femme âgée de
soixante-dix ans), à l'aide des émétiques. Mais,
presque immédiatement, cette malheureuse tomba
sur le dos et fut saisie d'un accès de trismus. Ce
spasme s'étendit graduellement à tout le système musculaire et devint un tétanos général. Dans l'accès, le
tronc était roide comme une planche; les bras croisés
convulsivement sur la poitrine; les membres inférieurs fortement tendus, les pieds renversés en arrière; la respiration était suspendue; les yeux proéminents, les pupilles dilatées et non contractiles; le
pouls précipité, petit et irrégulier. Après une sorte
de torpeur, un second accès se manifesta, et il se
termina par la mort, une heure et demie environ
après l'ingestion de la substance toxique. Sur le cadavre, vingt-quatre heures après la mort, on constata une couleur livide de la peau, une rigidité extraordinaire des muscles. Le sang était fluide; les
membranes du cerveau et de la moelle épinière injectées, la moelle et l'encéphale congestionnés, et
même ramollis dans quelques points. La membrane
interne de l'estomac était rouge, mais non au point
de faire prendre cette coloration pour un effet d'hy-
pérémie ou d'inflammation (1).

J'ai fait un assez grand nombre d'expériences sur

---

(1) CHRISTISON, *on Poisons*, p. 895, édit. de 1845.

les animaux avec la strychnine et la brucine, et voici, d'une manière générale, ce que j'ai observé quand l'un ou l'autre de ces poisons a été administré à dose toxique. A peine quelques secondes, l'animal est saisi d'un tremblement convulsif: les membres postérieurs, les premiers, se crispent, se roidissent, puis éprouvent des soubresauts répétés. Bientôt un trismus violent se déclare, et le tronc tout entier même participe à cet état convulsif. C'est un tétanos réel et général. Il sort quelquefois des mucosités blanches et des écumes bronchiques par la gueule; mais cet effet ne s'observe pas constamment. Par suite du spasme qui atteint tout le système musculaire, la respiration se suspend, s'arrête même, et la sensibilité semble abolie. Mais l'animal entend et perçoit encore, car le moindre bruit l'excite, lui donne des soubresauts. Au premier accès, après un court intervalle, il en succède un deuxième, puis un troisième, qui est ordinairement le dernier. L'animal expire comme suffoqué, la respiration étant la fonction qui, en se suspendant, suspend et arrête toutes les autres. Après la mort, je n'ai pas trouvé d'altérations constantes vraiment caractéristiques. Le tétanos et l'asphyxie en offrent-ils? Que dire, en effet, de l'état fluide du sang, des injections vasculaires autour du cerveau et de la moelle, des suffusions de sang entre leurs membranes, sinon que ces altérations ne sont pas essentiellement pathognomoniques, et qu'elles ne peuvent avoir qu'une signification corrélative. Que dire encore de l'état de rigidité des muscles, de l'état de contraction des membres, de quelques apparences de rougeur ou de congestion dans le tube gastro-intestinal ou dans les poumons, sinon également que ces effets n'ont de signification que s'ils se lient à une maladie déterminée et dont la cause est inconnue. L'absence de lésions, *de lésions propres à expliquer la mort,* a, tout au contraire, une valeur propre, bien que négative, dans les cas d'empoisonnement par des matières qui agissent avec une aussi grande rapidité que les Strychnées en général, que la strychnine et la brucine en particulier.

*Applications physiologiques.* — Physiologiquement, comment donc agissent ces terribles substances? Telle est la rapidité de leur action, qu'on a dû penser et qu'on a dit qu'elles agissaient directement sur le système nerveux. Comment? Par une sorte d'irradiation ou de vibration, ou plutôt à la manière du fluide électrique dont les commotions sont instantanées. Mais, dans les actes de l'organisme, supposer des phénomènes de cette nature, c'est renoncer d'avance à en faire l'étude; en ce qui touche les intérêts de la toxicologie, c'est déclarer le poison introuvable dans le corps de la victime; car, pensera-t-on jamais à aller chercher, comme matière, le fluide électrique? Non, dans notre opinion, le poison des Strychnées, c'est-à-dire la strychnine et la brucine, n'agissent pas immédiatement ou directement sur le système nerveux; ces deux alcalis pénètrent par l'absorption dans les vaisseaux; ils modifient, ils dénaturent le sang instantanément, et le sang, c'est l'aliment, c'est l'excitant essentiel du système

nerveux. Saignez un animal à blanc, comme on dit.
il a des convulsions ou le tétanos. Comment comprendre l'action directe, médiate. d'un corps sur le
système nerveux? Il faut faire abstraction de la circulation. Et l'on a appliqué la strychnine sur des
nerfs isolés [M. Bouillaud (1)]. sur le cerveau même,
et l'on n'a plus aperçu ces effets prompts. terribles,
qu'on observe lorsqu'on l'applique sur une blessure. qu'on l'injecte dans un vaisseau. ou qu'on la
met en rapport avec une membrane absorbante
quelconque, la plèvre par exemple. Pour qui sait
voir et veut comprendre, ne sont-ce pas là des faits
dont les conséquences se tirent d'elles-mêmes?

On a pensé que les Strychnées agissaient sur le
cœur, et la preuve. a dit M. Ségalas, c'est qu'après
la mort, le cœur d'un animal empoisonné par la
strychnine ou par la brucine est insensible au courant
galvanique. Pour agir sur le cœur, un poison doit
avoir passé dans le sang. et c'est ce fluide empoisonné
qui n'est plus apte à entretenir le mouvement du
cœur ; c'est le poison qu'il transmet qui éteint insensiblement ou rapidement toutes les fonctions en les
surexcitant d'abord (convulsions, tétanos), en les
stupéfiant ensuite (insensibilité. stupeur, affaiblissement et cessation des mouvements du cœur lui-
même).

Dire que ce poison agit par absorption, *par action de présence,* c'est dire qu'il est là, présent.

---

(1) V. Archives génér. de Médecine, t. XII, p. 463

qu'il faut, pour en prévenir les effets, ou l'enlever, ou le neutraliser, ou bien apporter obstacle à l'absorption ; que pour découvrir le crime, si un crime a été commis, il faut aller chercher le principe toxique et sur le point où il a séjourné, et dans les organes où peut l'avoir conduit la circulation.

*Applications thérapeutiques.* — Il importe de se hâter pour prévenir les effets des Strychnées ou de leurs principes immédiats. Par les voies ordinaires, les vomitifs agissent, en quelque sorte, trop lentement ; il faut faire usage de la pompe gastrique ou des moyens indiqués plus haut à l'article de l'opium (p. 200). En même temps, d'après quelques essais que j'ai tentés, il faut administrer des neutralisants chimiques, les infusions de thé et de noix de galle qui agissent par le tannin qu'elles contiennent (l'acide tannique forme, avec la strychnine et la brucine, des sels insolubles), l'eau de chaux, la magnésie, l'albumine ou toute autre matière propre à remplir la même indication ou à mettre obstacle à l'absorption. L'eau de chaux et l'albumine, en effet, peuvent agir en s'emparant de l'acide combiné avec la base toxique, en précipitant cette base, et la rendant ainsi matière insoluble. L'albumine, en outre, ce contre-poison de l'empirisme, peut agir en épaississant les mucosités gastriques et en mettant ainsi obstacle à l'absorption.

L'empoisonnement confirmé ou arrivé à la seconde période, le médecin s'inspirera de la situation ; mais peut-être est-il utile de prévenir que la saignée n'est pas ici l'antispasmodique auquel il faut accorder le plus de confiance. Les toniques, les excitants et les diffusibles me paraîtraient une médication plus physiologique.

*Applications médico-légales.* — Pour la recherche des principes immédiats des Strychnées dans les mélanges de matières organiques, on n'a proposé encore que les procédés indiqués plus haut pour la recherche de la morphine :

1°. Traiter le mélange suspect par l'acide acétique; filtrer et évaporer à siccité; reprendre le résidu par l'alcool; évaporer jusqu'à consistance d'extrait et essayer cet extrait par les réactifs, ou le reprendre encore par l'acide acétique; précipiter par l'ammoniaque, et ne faire agir définitivement les réactifs que sur le précipité ainsi obtenu. [*Journal de Pharmacie*, tome XVI, page 380 (1).]

2°. Évaporer le mélange suspect jusqu'à siccité; reprendre par l'alcool bouillant; évaporer la liqueur alcoolique, et traiter le résidu par de l'eau aiguisée d'acide acétique; évaporer ce nouveau liquide jusqu'à consistance d'extrait, et essayer l'action des réactifs. [LAROCQUE et THIBIERGE, *Journal de Chimie médicale*; octobre 1842 (2).]

Qu'on expérimente ces procédés, et M. Orfila l'a fait, on verra qu'ils ne peuvent conduire à aucun résultat pratique (3).

---

(1) ORFILA, *Toxicologie*, t. II, p. 456; 1843.

(2) ORFILA, *id.*

(3) Je n'ai peut-être pas besoin de le répéter : on voit qu'en écrivant ces pages, je ne connais pas encore la méthode proposée par M. Stas.

« J'ai mêlé, dit M. Orfila, 20 centigrammes de sulfate de strychnine pur, ne rougissant pas par l'acide azotique, avec 60 grammes d'une forte décoction aqueuse de foie humain ; la liqueur, évaporée à siccité, a été traitée successivement par l'alcool et par l'eau aiguisée d'acide acétique. Le dernier produit obtenu était presque noir et d'une *amertume insupportable* ; l'acide azotique ne *le rougissait pas*, et le chlorure d'or, au lieu de le jaunir, lui communiquait une couleur café clair.

» *Strychnine dans un cas d'exhumation juridique.*—Le 11 mai 1827, on mit dans un bocal à large ouverture, exposé à l'air et contenant des intestins, 30 centigrammes d'acétate de strychnine dissous dans 1 $\frac{1}{2}$ litre d'eau. Le 8 août suivant, le mélange exhalait une odeur infecte. La liqueur fut filtrée et évaporée jusqu'à siccité ; le produit de l'évaporation, traité par l'alcool et décoloré par le charbon, fournit un résidu jaunâtre qui devenait d'un *très-beau rouge* (strychnine impure) par l'acide azotique, et qui était d'une *amertume insupportable*, analogue à celle des sels de strychnine... (1). »

----

(1) ORFILA, *Traité de Toxicologie*, t. II, p. 456, édit. de 1843. La critique de cette expérience a été faite par un autre que moi, en termes qui justifieraient, s'il en était besoin, tout ce que j'ai été obligé de dire des travaux de M. Orfila. Je laisse parler M. Stas (ouvrage cité, p. 105) :

« Je ne connais aucune recherche chimique que l'on puisse comparer à celle-là. En effet, M. Orfila reconnait et constate la présence de la strychnine par un caractère que cet alcaloïde n'offre pas. Lui-même, il s'est aperçu de l'énormité de la chose ; car.

M. Orfila se flatte que l'*amertume*, seul caractère qu'il ait obtenu, était produite par la strychnine. Je veux le croire avec lui; mais, dans une affaire criminelle, pour un chimiste, quelle valeur aurait cette faible donnée? Est-ce que la bile, par exemple, ne contient pas un principe d'une *amertume insupportable?* M. Orfila l'a senti, car il a dit lui-même : « On voit, par ces expériences, que s'il est

---

dans une note mise au passage que je viens de citer, il ajoute :

J'ai dit que la strychnine pure ne rougit pas par l'acide azo-
« tique; mais il est difficile de l'obtenir telle, en sorte que presque
« toujours les sels de strychnine du commerce deviennent rouges
« par leur contact avec cet acide. »

« Mais, en supposant l'exactitude de ce fait, depuis quand con-
state-t-on l'existence d'un corps par les caractères des impuretés
que ce corps peut accidentellement renfermer? Comment aussi,
dans des expériences qui doivent servir à éclairer la médecine légale, emploie-t-on, par exemple, de la strychnine impure et dont
les impuretés surtout impriment à celles-ci des caractères qui peuvent la faire confondre avec la brucine, qui possède d'ailleurs
presque toutes les propriétés du premier alcaloïde? Je ferai remarquer maintenant que M. Orfila dit que, dans le cas d'empoisonnement par la strychnine, les phénomènes de coloration ne suffisent pas pour établir l'existence du poison; et que, dans cette
circonstance, il faut isoler la strychnine ou ses sels, de manière à
ce qu'on puisse en constater *tous les caractères.* Mais, d'après cela,
n'est-on pas autorisé à demander à M. Orfila : Pourquoi, dans des
expériences d'exhumations juridiques, établissez-vous l'existence
de la strychnine sur des phénomènes de coloration qui n'appartiennent même pas à cet alcaloïde? Pourquoi, avant de conclure, n'isolez-vous pas la strychnine pour en constater tous les
caractères? »

Sur ce dernier point, je vais répondre pour lui. Un travail de
ce genre est long, minutieux et parfois très-difficile, et M. Orfila
veut aller vite, très-vite, il est pressé de jouir. Que notre confrère
ne s'y méprenne pas; en agissant de la sorte, on produit des œuvres
qui ne restent même pas le temps qu'il a fallu pour les faire.

possible de déceler la strychnine ou ses sels au milieu des liquides organiques colorés, il est néanmoins difficile de constater quelquefois l'ensemble de leurs caractères ; on ne saurait donc être assez circonspect lorsqu'il s'agira de se prononcer sur un empoisonnement par cet alcaloïde, et il faudra surtout tenir grand compte du commémoratif et des symptômes éprouvés par le malade (1). »

Prenons acte de cet aveu, et voyons si, pour les poisons végétaux comme pour les poisons minéraux, il n'était pas à demander à la chimie d'autres preuves que celles sur lesquelles M. Orfila fondait *son système de toxicologie légale.*

Je n'ai plus à rappeler, comme principes, ce qui a été dit plus haut au sujet des poisons végétaux en général, et de la morphine en particulier ; je n'ai qu'à en faire une application nouvelle. La strychnine et la brucine sont deux principes immédiats fixes, qui ne se décomposent pas à la température de 100 degrés. Mettons à profit cette propriété et desséchons, à 100 degrés, au contact de la chaux anhydre, toute matière organique suspectée de contenir un des principes immédiats des Strychnées. Si nous avons employé une quantité de chaux suffisante (la moyenne est 12 pour 100), nous obtiendrons une matière pulvérisable, qui se colorera à peine en la traitant à chaud par l'alcool absolu. La liqueur refroidie filtrera avec facilité et rapidité ; évaporant et

---

(1) ORFILA, *Traité de Toxicologie*, t. II, p. 456, édit. de 1843.

traitant le résidu par l'éther pour enlever les matières grasses (la strychnine et la brucine sont insolubles dans l'éther), de deux choses l'une : ou la
strychnine et la brucine resteront seules indissoutes,
ou elles seront mêlées encore à des matières étrangères. Dans le premier cas, les réactifs indiqués
(*voir* le chapitre précédent) les feront nettement reconnaître : dans le second, il faudra humecter les
matières solides avec l'acide acétique, faire sécher
au bain-marie, puis reprendre par l'eau. On aura
formé de la sorte un acétate de strychnine ou de
brucine, dont les bases précipiteront, *à l'état de
pureté absolue*, par l'ammoniaque. Ce précipité recueilli avec soin. d'après la méthode indiquée et sur
le petit filtre de M. Danger (*voir* tome Iʳ. chap. vi,
et *Pl. I, fig.* 1). donnera nettement toutes les réactions propres à l'un ou à l'autre alcaloïde.

Sur des animaux empoisonnés dans mon laboratoire avec 5 ou 10 centigrammes de strychnine. j'ai
constamment retrouvé ce principe toxique dans les
matières intestinales. Ne le retrouvera-t-on pas également dans le foie ou dans les autres organes où il
aura été porté par l'absorption? Le temps m'a manqué jusqu'ici pour suivre ces recherches. Elles ont
trop d'intérêt pour ne pas exciter l'émulation des
jeunes médecins chimistes. L'analogie dit à l'avance
que les résultats seront les mêmes que ceux obtenus
pour la morphine. A plus forte raison. en sera-t-il
de même pour la brucine, dont il faut une bien plus
forte proportion pour produire des effets toxiques
mortels.

Ai-je besoin de le rappeler? Le procédé général proposé par M. Stas (*voir* page 133 de ce volume) s'applique essentiellement à la recherche de la strychnine et de la brucine. Puisse-t-il être d'une exécution plus simple encore et donner des résultats meilleurs que le procédé que j'ai indiqué! Je m'en applaudirai le premier. Je mets l'intérêt de la science bien au-dessus d'une question d'amour-propre.

# ARTICLE III.

## DES SOLANÉES (*Solaneæ*).

La famille des Solanées contient plusieurs plantes toxiques, spécialement : le tabac, le datura stramonium, la jusquiame, la belladone et la mandragore. Les principes immédiats bien caractérisés qu'on a retirés de ces plantes sont la nicotine, la daturine, l'hyoscyamine, l'atropine et la solanine.

## CHAPITRE PREMIER.

Histoire naturelle, chimique et pharmaceutique du tabac, du datura, de la jusquiame, de la belladone et de la mandragore.

### *Tabac* (Nicotiana tabacum).

Le tabac est, avec la syphilis, une des conquêtes des Espagnols sur le nouveau monde. Il fut apporté en France, sous le règne de Charles IX, par Nicot, ambassadeur à Lisbonne. Nicot dédia la plante à la mère du roi, à la reine Catherine de Médicis, et on l'appela *herbe à la reine*, et par flatterie, *herbe à tous maux*. Les botanistes, moins courtisans en latin, y ont attaché le nom de Nicot et l'ont appelée *Nico-*

*tiana tabacum.* Cette plante croîtrait partout, mais on sait que l'État, pour s'en réserver le monopole, en interdit la culture aux particuliers. Ne serait-ce pas cette interdiction qui a fait la vogue dont elle jouit? Si on la voyait partout, on ne la regarderait peut-être plus.

Le tabac est une plante herbacée, annuelle, dont la tige rameuse, cylindrique, de 7 à 8 centimètres de diamètre, s'élève de 60 centimètres à $1^m,20$. Les feuilles sont alternes, très-grandes, ovales, aiguës, sessiles et même prolongées sur la tige de l'un et de l'autre côté de leur insertion. Elles sont visqueuses sur les deux faces et exhalent, de même que toutes les autres parties de la plante, une odeur vireuse désagréable. Leur longueur est de 30 à 40 centimètres, leur largeur de 7 à 8. Les fleurs sont disposées en panicules à l'extrémité des rameaux. Elles ont une couleur violette. Le calice est tubuleux, ventru, quinquéfide, à divisions aiguës au sommet. La corolle est monopétale, infundibuliforme, pubescente en dehors. Son tube est cylindrique, deux fois plus long que le calice, évasé à son sommet. Le limbe est étalé, comme étoilé, à cinq divisions peu profondes, larges et aiguës. Le fruit est une capsule ovoïde, un peu noirâtre, s'ouvrant naturellement en deux valves. La racine est fibreuse, rameuse, blanche; elle a une odeur vireuse, un goût âcre.

Je n'ai pas à m'étendre sur la préparation et l'emploi du tabac. On sait à quels frais il se travaille, et quel abus on en fait, aussi bien chez le pauvre que chez le riche, aussi bien à l'hôpital que dans les palais. C'est l'opium des Européens. Il produit, aux différents États qui le monopolisent, un impôt annuel énorme (86 millions à la France). C'est, dans notre opinion, le seul vrai service qu'il rende.

L'analyse chimique a signalé dans les feuilles de tabac :

1°. Comme base alcaline, la nicotine ;

2°. Comme produits divers, la nicotianine, de l'extractif, de la gomme, du chlorophylle, de l'albumine, du gluten, de l'amidon, de l'acide malique, du muriate d'ammoniaque, du nitrate et du muriate de potasse, et d'autres sels.

*Nicotine.* — La nicotine a été découverte, en 1828, par MM. Reimann et Poselt (1), étudiée depuis, en 1836, par MM. Boutron-Charlard et Henry (2), et enfin, obtenue pure et analysée pour la première fois, en 1850, par M. Barral (3). Elle a pour formule, d'après ce dernier chimiste,

$$C^{10} H^{8} Az^{2}.$$

Elle ne renferme pas d'oxygène.

Quand elle est pure, la nicotine est un liquide incolore, transparent, huileux. Dans le vide, elle

---

(1) *Bulletin des Sciences médicales*, t. XII, p. 117, d'après le *Bulletin de Pharmacie de Geiger*, nov. et déc. 1828.

(2) *Journal de Pharmacie*, 1836.

(3) *Comptes rendus hebdomadaires de l'Académie des Sciences*, t. XXI, p. 1374. — *Annales de Chimie et de Physique*, t. XX, p. 345.

laisse de petits cristaux blancs, qu'il est difficile de recueillir à cause de leur déliquescence. A l'air, elle jaunit, brunit, s'altère et se décompose. A froid, mais surtout quand on la chauffe, elle a une odeur piquante qui rappelle l'odeur du tabac. Sa saveur est âcre, brûlante, caustique, et produit une sorte d'engourdissement dans la bouche. Elle est volatile, et ses vapeurs sont si irritantes, dit M. Barral, qu'on a peine à respirer dans un appartement où il en a été répandu une seule goutte. Elle est inflammable et brûle avec une flamme fuligineuse.

Son point d'ébullition est 250 degrés. Elle est soluble dans l'eau, dans l'alcool, dans l'éther et dans les huiles; l'éther l'enlève à l'eau. Elle bleuit fortement le tournesol et sature très-bien les acides. Mais les sels simples qu'elle forme avec eux sont, en général, déliquescents et peu cristallisables. Il en est autrement des sels doubles, qui cristallisent, et dont plusieurs se distinguent par des caractères tranchés.

Ainsi,

Le chlorhydrate se combine avec le bichlorure de mercure, et produit un chlorure double cristallisable en aiguilles;

Le même sel se combine avec le bichlorure de platine et donne un chlorure double qui cristallise en prismes rhomboïdaux quadrilatères;

Le même chlorhydrate se combine avec le protochlorure de palladium, et donne des prismes rouges qui sont très-solubles dans l'eau et qui colorent le liquide en rouge de sang;

Il se combine enfin avec le chlorure de cobalt et

forme un chlorure double qui cristallise en prismes aplatis d'un bleu verdâtre, solubles dans l'eau qu'ils colorent en rouge-groseille.

Une dissolution d'un sel de nicotine précipite en brun (couleur kermès) une dissolution aqueuse de biiodure de potassium. Le précipité se réunit, au bout de quelques instants, sous forme de gouttelettes huileuses, d'un rouge intense, qui finissent par se prendre en une masse cristalline.

Il y a divers procédés pour préparer la nicotine. Voici le plus expéditif et le plus simple : On fait un extrait aqueux de tabac; on y ajoute une dissolution de potasse caustique, et l'on agite vivement le mélange; on reprend par l'éther, *qui enlève la nicotine à l'eau*, ainsi qu'il a été dit plus haut, et l'on distille, au bain-marie d'abord, pour enlever l'éther; au bain d'huile à 140 degrés pour enlever l'eau; en dernier lieu enfin, à feu nu à 180 degrés environ, température à laquelle la nicotine distille. Mais, à cette haute température surtout, la nicotine étant très-altérable par l'air, c'est dans une atmosphère artificielle, dans l'hydrogène, qu'il faut opérer pour la recueillir.

Les proportions de nicotine qu'on a retirées des diverses sortes de tabac sont les suivantes :

| | |
|---|---|
| Virginie, sèche à 100°.............. | 6,87 p. 100. |
| Kentucky, *id.*.................. | 6,09 » |
| Maryland, *id.*.................. | 2,29 » |
| Cigares primera à 15 c., *id.* moins de | 2,00 » |
| Lot, sèche à 100°.............. | 7,96 » |

| | | |
|---|---|---|
| Lot-et-Garonne, séché à 100°. ... | 7,34 | p. 100. |
| Nord, *id.* | 6,58 | » |
| Ille-et-Vilaine, *id.* | 6,29 | » |
| Pas-de-Calais, *id.* | 4,94 | » |
| Alsace, *id.* | 3,21 | » |
| Tabac en poudre... | 2,04 | » |

*Nicotianine.*—La nicotianine, bien que son nom paraisse l'indiquer, n'est pas une base organique. C'est une sorte d'huile volatile qui n'a aucune action toxique. Alors qu'on en a fait un poison, c'est qu'elle contenait de la nicotine.

### *Datura stramonium.*

Le datura est une plante commune et qui croît dans les lieux incultes. On la croit originaire de l'Inde, d'où elle paraît avoir passé en Perse, en Europe, en Afrique et en Amérique. Elle a joui de tout temps d'une grande célébrité en médecine. On la connaît vulgairement sous les noms de *stramoine, endormie, pomme épineuse.* Elle doit ce dernier nom à son fruit, qui est enfermé dans une capsule ovoïde, hérissée de piquants aigus. Le datura est un végétal herbacé, cylindrique, haut de 1 à 2 mètres, dichotome. Les feuilles sont grandes, ovales, pétiolées, aiguës, un peu pubescentes. Les fleurs sont grandes, solitaires, blanches ou violacées; leur calice est tubuleux, allongé, un peu renflé à sa partie inférieure, marqué de cinq côtes très-saillantes qui aboutissent supérieurement à cinq dents inégales, aiguës. La corolle, plus grande que le calice, est in-

fundibuliforme. Le tube offre cinq angles assez
marqués. Le limbe est allongé, plus long que le calice, évasé, plissé longitudinalement, se terminant
à sa partie supérieure en cinq lobes plissés, très-
acuminés.

Les principes dont la chimie a reconnu l'existence
dans le datura, sont :

La daturine ;

De l'extractif, de la fécule, de l'albumine, de la
résine, du ligneux et différents sels.

*Daturine.*—La daturine a été obtenue en cristaux
pour la première fois, par MM. Geiger et Hesse.
C'est une matière blanche, inodore, d'une saveur un
peu amère, âcre, et qui rappelle celle du tabac. Ses
cristaux sont des prismes très-nets, très-brillants et
réunis en aigrettes. A la température ordinaire, elle
ne s'altère pas à l'air; en solution aqueuse, elle a
une réaction alcaline. Elle entre en fusion à la température de 100 degrés, et se volatilise à une température plus élevée.

A froid, l'eau la dissout à peine; mais à chaud,
elle la dissout très-sensiblement. Par le refroidissement, la dissolution se trouble, mais sans formation
de cristaux, si ce n'est après un temps assez long.

L'alcool la dissout très-bien; il en est de même de
l'éther.

Avec les acides, elle forme des sels qui cristallisent facilement, et qui sont très-solubles dans l'eau
et dans l'alcool.

On l'obtient en traitant les semences de datura
par de l'alcool faible à la chaleur de l'ébullition

faisant digérer la liqueur avec 32 grammes de magnésie pour 500 grammes de graines, filtrant et décolorant par le charbon. En réduisant à moitié la liqueur bien filtrée, il se dépose des cristaux blancs, dont la quantité augmente au fur et à mesure de l'évaporation spontanée. Il reste dans le vase une huile et une matière résineuse.

### *Jusquiames* (Hyoscyami).

Les jusquiames sont des plantes annuelles, velues et visqueuses, à fleurs disposées en une sorte d'épi unilatéral. Leur fruit est une pyxide, c'est-à-dire une capsule allongée, s'ouvrant horizontalement en deux valves superposées, enveloppées par le calice dont les dents la dépassent. Ce calice est tubuleux, subcampaniforme, quinquéfide. La corolle est infundibuliforme; limbe oblique, à cinq lobes obtus et inégaux. Trois espèces sont employées en médecine et méritent, par conséquent, une mention spéciale : ce sont les jusquiames blanche, jaune et noire (*Hyoscyamus albus, aureus, niger*).

D'après Brandes, la jusquiame noire, qui est la plus usitée, contient de la résine, du mucilage, de l'extractif, de l'acide malique, et un alcali végétal qu'il a nommé *hyoscyamine*.

Cette base cristallise en aiguilles soyeuses. Elle est inodore, mais possède une saveur âcre et désagréable.

Elle est soluble dans l'eau et dans l'alcool; elle est précipitée par l'iode en brun, par la noix de galle

en blanc, par le chlorure d'or en blanc-jaunâtre:
mais le chlorure de platine ne la précipite pas.

On l'obtient par le procédé que nous décrirons
plus loin à propos du principe spécial de la belladone.

### *Belladone* (Atropa belladona).

La belladone est une plante commune, à baie
verte d'abord, puis rouge et noire, et de la grosseur
d'une cerise, qui attire trop souvent la convoitise
des jeunes enfants. Elle croît le long des murs, dans
les décombres, et fleurit en juin, juillet et août.

La tige est haute de 60 centimètres à $1^m,20$, cylindrique, velue, rameuse, dichotome. Les feuilles,
alternes ou quelquefois géminées, surtout à la partie
supérieure de la tige, sont grandes, à pétiole court,
ovales, aiguës, presque entières et velues. Les fleurs
sont assez grandes, solitaires, pédonculées, pen-
dantes. Elles offrent un calice campaniforme, un
peu velu, à cinq divisions ovales, aiguës; une corolle monopétale, régulière, en cloche allongée, rétrécie inférieurement en un tube court, fendue à
son sommet en cinq lobes égaux, obtus, peu profonds.

Les analyses de Brandes ont donné, pour la belladone, de la gomme, de l'amidon, du chlorophylle,
du ligneux, de l'osmazome, des sels et un malate
acide d'atropine.

L'*atropine* est une matière solide qui cristallise
en prismes soyeux, transparents, quelquefois réunis en aigrettes, et ressemblant ainsi au sulfate de
quinine.

Elle est inodore, et possède une saveur extrêmement amère.

Elle est fusible, et se volatilise un peu au-dessus de 100 degrés.

A froid, elle est peu soluble dans l'eau; à chaud, elle s'y dissout mieux. Elle est très-soluble dans l'alcool, et un peu moins dans l'éther.

Elle a une réaction alcaline et forme, avec plusieurs acides, spécialement avec l'acide acétique et l'acide sulfurique, des sels qui cristallisent très-bien. Le chlorhydrate et le nitrate ne cristallisent pas aussi facilement que l'acétate et le sulfate.

La dissolution aqueuse d'atropine précipite en blanc par la noix de galle; la teinture d'iode lui donne une coloration brune foncée.

Voici le procédé que Geiger a indiqué pour préparer l'atropine :

Épuiser, par l'alcool absolu, la racine de belladone récente et sèche; ajouter à cette teinture une proportion de chaux éteinte égale au vingtième du poids de la racine; après vingt-quatre heures de contact, filtrer, acidifier légèrement avec l'acide sulfurique, et filtrer de nouveau. Distiller les deux tiers de l'alcool, évaporer le reste à une douce chaleur, jusqu'à ce qu'il en reste une quantité égale au douzième du poids de la racine; ajouter du carbonate de potasse en dissolution, jusqu'à ce que la liqueur commence à être troublée par un précipité gris-brun, en évitant que la liqueur ne devienne alcaline; filtrer après vingt-quatre heures, ajouter du carbonate de potasse tant qu'il se fait un précipité:

après vingt-quatre heures, recevoir le précipité sur un filtre, le dessécher entre des papiers, puis à l'air ou dans le vide; le redissoudre dans cinq parties d'alcool absolu, décolorer avec le noir animal, filtrer, évaporer en partie l'alcool, ou mêler la solution alcoolique avec six fois son volume d'eau; et l'abandonner dans un lieu frais et obscur pour que l'atropine cristallise.

*Mandragore* (Atropa mandragora).

La mandragore est une espèce du même genre que la belladone, et qui possède des propriétés toxiques peut-être plus énergiques. On connaît la renommée de cette plante dans l'antiquité.

« Duplicem autem radicis formam humanam esse, alteram femineam, masculam alteram, fabula est, cujus originem apud Arabos investigatum.... Cupidines, igitur, a spiritibus seu dæmonibus productas significat.... Per omne autem medium ævum ad seriora usque tempora viguerunt eæ fabulæ, nec defuerunt agyrtæ, qui fœdâ fraude credulum vulgus circumvenirent, dum e bryoniæ radice arte sculptâ formarent virilem feminamque effigiem quam utramque pluribus aureis etiam nummis vendiderunt. Quæstum eò majorem facere potuerunt præstigiatores illi, quò magis inveteraverat opinatio de fecundante mandragoræ vi. Nata hæc opinio videtur ex celebratâ antiquitùs in rebus amatoriis efficaciâ mandragoræ (1).

_______________

(1) Medicorum græcorum Opera quæ extant. Lipsiæ, 1830.

La mandragore produit une aliénation d'esprit,
« mentis alienationem inducit », dit Plenck. Il semble
que, dans l'antiquité, on n'ait parlé de cette plante
qu'après en avoir pris. Dioscoride en indique deux
espèces. La première est nommée *Mandragore noire*
ou *femelle*, et *Thridacias* : ses feuilles, couchées par
terre, sont plus petites que celles de la laitue, et
d'une odeur désagréable ; ses fruits ressemblent aux
cormes (*Sorbus domestica*), et sont jaunâtres et odo-
rants. La seconde espèce est appelée *Mandragore
blanche* ou *mâle*, et *Morion* : ses feuilles sont plus
grandes et blanches comme celles de la bette ; ses
fruits, deux fois plus gros, sont de couleur de safran, d'une odeur agréable, mais appesantissante ;
la racine est la même, mais plus grande et plus
blanche.

Pline reconnaît ces deux espèces de *Mandragora,*
qui ne paraissent point du tout, dit Leman, être le
*Mandragoros* de Théophraste, ou le *Morion* de
quelques auteurs grecs.

Ce Mandragoros et ce Morion ne seraient-ils pas
deux Solanées, et spécialement la *Belladone*, dont
les fruits sont noirs et ont la grosseur du mûrier
(morion)?

La plante aujourd'hui désignée sous le nom de
*Mandragore* offre deux variétés : l'une à fruit rond,

---

*Commentarius in Dioscoridem*, cap. LXXVI, page 605, tome II.

Le latin, dans les mots, brave l'honnêteté.

Cette fable d'origine arabe a été librement paraphrasée dans un
conte célèbre que je dois m'interdire de citer ici.

qui est la *Mandragore mâle*, l'autre à fruit ovale ou en poire, qui est la *Mandragore femelle*.

Nous ne sachions pas que la mandragore ait été, de la part des chimistes, l'objet d'une analyse spéciale; mais dans les Solanées, en général, existe, comme principe immédiat, la *solanine*, que nous avons à faire connaître ici.

La *solanine* est un alcali faible. Sa formule est

$$C^{43} H^{65} Az^2 O^{16}.$$

Elle est pulvérulente, brillante, nacrée. Elle est altérable à l'air, sans odeur, et possède une saveur nauséabonde, un peu amère et d'une âcreté persistante. Elle ne dilate pas la pupille, comme le font l'hyoscyamine et l'atropine. Ses sels ne cristallisent que difficilement. M. Otto l'a extraite des germes de pommes de terre au moyen du procédé suivant :

Traiter les germes par l'eau additionnée légèrement d'acide sulfurique, filtrer, précipiter par l'acétate de plomb, sursaturer par un lait de chaux, et reprendre le précipité par l'alcool à 86 degrés centésimaux bouillant. On purifie ensuite le produit par des dissolutions alcooliques répétées.

La pharmacie prépare, avec quelques-unes des plantes que nous venons d'étudier, des poudres, des extraits, des teintures, des sirops. Mais on ne fait point, ou l'on fait à peine usage en médecine des principes immédiats des Solanées, dont l'action est trop redoutable et trop énergique.

# CHAPITRE II.

De l'action des Solanées sur l'économie animale. — Exemples
d'empoisonnement. — Applications physiologiques , thérapeutiques et médico-légales.

Je groupe ici les Solanées, telles que le tabac, le
datura, la jusquiame, la belladone et la mandragore,
pour en étudier les effets sur l'économie animale.
Tout le monde est d'accord sur ce point : à petites
doses, ces plantes donnent lieu à une sorte d'ivresse,
à des rêves, à des hallucinations, à des vertiges. A
doses plus fortes, elles amènent de la somnolence,
ou des convulsions, de l'engourdissement, de la stupeur et la paralysie. Le lecteur fera lui-même ce
rapprochement : les Papavéracées et l'opium déterminent des effets que le médecin traduit par un mot,
le *narcotisme ;* les Strychnées en entraînent d'autres
que le médecin désigne également par un terme générique, le *tétanos. Narcotisme* ou *tétanos,* ou l'un
et l'autre ensemble, peuvent être, et sont d'ordinaire produits par les Solanées. Je vais le montrer
par des exemples.

*Empoisonnements par le tabac.* — Un jeune
homme fuma, pour sa première débauche, deux pi-
pes de tabac. Il avait à peine terminé, qu'il fut pris
de nausées, de vomissements et de défaillances. Il
tomba dans la stupeur, eut la respiration stertoreuse, des spasmes, les pupilles insensibles. Le lendemain, même anéantissement, et de plus, vers le
soir, stupeur, stertor et retour des spasmes. Avec

le temps, ces effets d'intoxication disparurent (1).

Le fait suivant a été rapporté par le D' Grahl, de Hambourg :

Un homme atteint de dyspepsie et d'une constipation opiniâtre, prit conseil d'une commère. Elle lui prescrivit un lavement fait avec 1 once, si ce n'est plus, de feuilles de tabac bouillies dans l'eau. Deux minutes après l'administration du remède, le malheureux fut saisi de vomissements et de convulsions ; sa respiration devint stertoreuse, et il mourut au bout de trois quarts d'heure. A l'autopsie, on constata de la rougeur, sans engorgement prononcé, dans les intestins ; çà et là quelques taches de sang extravasé dans la muqueuse et une certaine injection des vaisseaux des deux tuniques externe et interne. Les vaisseaux abdominaux, au contraire, présentaient une sorte d'état anémique. L'estomac était sain. Les poumons étaient pâles, le cœur vide, le cerveau dans l'état normal (2).

Le D' Tavignot a rapporté un cas du même genre :

Un homme robuste prit, contre des vers, un lavement qui, par suite d'erreur, fut préparé avec 2 *onces et* 1 *gros* de feuilles de tabac. Au bout de sept minutes, il fut saisi de vertiges, de stupeur et de douleurs abdominales aiguës. Son visage pâlit ; il eut des convulsions partielles d'abord ou bornées

---

(1) *Edin. Med. and Surg. Journal*, XII. *Observation* du D' MARSHALL-HALL. — CHRISTISON, *on Poisons*, p. 848 ; 1845.

(2) *Hufeland's Journal der Praktischen Heilkunde*, LXXI, IV, 100. — CHRISTISON, *id.*, p. 849.

aux bras, mais bientôt générales. Il perdit la voix et tomba dans une stupeur profonde. La respiration devint stertoreuse, et la mort eut lieu au bout de dix-huit minutes (1).

*Empoisonnements par le* Datura stramonium. — Boerhaave a relaté très en détails l'observation d'une jeune fille qui faillit perdre la vie, victime de la violence d'un homme qui, pour la séduire, lui fit boire du café dans lequel il avait mêlé de la poudre de datura. Les symptômes produits par le poison furent la congestion du visage, le délire, la nymphomanie, la perte de la parole, l'état fixe du regard, la trépidation, des convulsions et le coma. Les convulsions simulèrent une sorte de tétanos, et la léthargie se prolongea tout un jour. Les vomitifs n'agirent qu'avec lenteur, tant la sédation avait été profonde.

Dans l'observation suivante, qui est due au D$^r$ Duflin, de Londres, l'empoisonnement eut une terminaison fatale.

Un enfant âgé de deux ans avala, sans les mâcher, environ 100 graines de datura. Bientôt après, on remarqua dans son air quelque chose d'insolite ; il eut des nausées, des vomissements ; sa face se gonfla, ses pupilles se dilatèrent, son langage devint incohérent ; un peu plus tard, le délire augmenta et devint furieux, l'enfant voyait devant lui des spectres. Au bout de deux heures, il avait perdu la voix,

---

(1) *Gazette médicale de Paris,* 20 novembre 1840.

et, par suite des spasmes de la gorge, il ne pouvait rien avaler. Il tomba dans le coma, eut des convulsions, une sorte de tétanos et une sueur chaude, malgré l'extrème faiblesse du pouls. Plus tard, le pouls devint très-rapide, le ventre se tympanisa, il y eut paralysie de la vessie, et des évacuations involontaires, très-vraisemblablement dues à l'emploi des cathartiques. La mort arriva au bout de vingt-quatre heures. A l'autopsie, on ne constata rien d'insolite, si ce n'est quelques traces de rougeur dans le pharynx, dans le larynx et dans le tiers supérieur de l'œsophage. On remarqua encore un peu de gonflement des bords de la luette et un état de demi-coagulation du sang (1).

*Empoisonnement par la jusquiame.* — Le D<sup>r</sup> Choquet a étudié avec soin, dans l'observation suivante, les effets de la jusquiame à dose toxique.

Deux militaires se préparèrent une salade avec des tiges de jusquiame. A peine l'eurent-ils mangée, qu'ils devinrent lourds et comme stupides, et qu'ils perdirent l'usage de la parole. Leurs pupilles se dilatèrent excessivement, et leurs yeux devinrent insensibles, au point que les paupières ne se contractaient point quand on touchait la cornée. Le pouls était petit, intermittent, la respiration difficile, les mâchoires serrées, et la bouche contractée par un *rire sardonique.* La sensibilité était éteinte, les

---

(1) *London medical Gazette,* XV, 320. — CHRISTISON, *on Poisons,* p. 844; 1845.

membres froids et comme paralysés, les bras convulsés. Symptôme frappant, il se mêlait au délire
une sorte de coma qui rappelait l'état désigné sous
le nom de *typhomanie*. L'un de ces militaires vomit
abondamment après l'administration des émétiques,
et il se rétablit en peu de temps; l'autre ne vomit
que peu, et son état sembla s'aggraver jusqu'au second jour où l'action des drastiques finit par dissiper
sa somnolence prolongée et son délire empreint
d'exaltation (1).

*Empoisonnement par la belladone.*—Une jeune
femme prit, par erreur, une infusion faite avec
5 grammes de feuilles de belladone. Au bout d'une
heure, elle éprouva une grande sécheresse dans la
bouche et dans la gorge; elle eut du délire, une agitation excessive, des convulsions, et une rétention
d'urine. Ses pupilles étaient extrêmement dilatées,
et elle avait perdu l'usage de ses facultés intellectuelles. Malgré l'action d'un émétique et d'un lavement laxatif, cet état persista et s'aggrava même
jusqu'à la troisième heure; mais il se dissipa plus
tard, la saignée ayant paru utile pour calmer les accidents cérébraux (2).

Je ne possède pas d'exemple d'empoisonnement
par la mandragore; mais cette plante, ainsi qu'on
l'a vu, a toutes les propriétés des autres Solanées.

---

(1) *Journal de Médecine* de Corvisart, t. XXVI, p. 353. — CHRIS-
TISON, *on Poisons*, p. 745; 1845.

(2) *Journal de Chimie médicale*, p. 122; 1839. — CHRISTISON, *id.*,
p. 836.

La vertu spéciale ou prolifique qu'on lui a attribuée ne repose que sur des fables et de brillants jeux d'esprit.

Un crime inouï, l'attentat commis sur Gustave Fougnies par Hippolyte Bocarmé, son beau-frère, n'a donné que trop de célébrité, comme poison, à l'un des principes immédiats des Solanées, à la nicotine. Après l'acide prussique, après les divers composés indiens et javanais, quel poison plus redoutable! A peine le criminel en a instillé quelques gouttes (une seule suffisait) dans la bouche de la victime, que la mort a eu lieu. Les débats du procès Bocarmé ont appris que Gustave Fougnies avait poussé un cri : *Aïe, Hippolyte!* mais on ignore si ce cri a été l'effet des violences ou l'effet du poison. Je serais tenté de l'attribuer aux violences exercées sur la victime pour lui faire avaler la nicotine. Mais, en raison du genre de mort, à défaut des symptômes morbides, ici se sont trouvés des effets pathologiques sensibles sur le cadavre.

« Immédiatement sous la région maxillaire gauche, disent les médecins chargés de l'examen du corps de Gustave Fougnies (MM. Marouzé, Zoude et Gosse), nous remarquons une corrosion entamant l'épiderme, qui était même soulevé et détaché dans une étendue d'environ 2 centimètres ; tout autour l'épiderme se détachait par le plus léger frottement, dans une étendue qui occupait toute la région sous-maxillaire gauche et une partie de la région cervicale supérieure du même côté : cette corrosion nous

18.

parut avoir été faite par un *caustique liquide*....

» *Bouche :* Lèvres blanches, racornies, couvertes de croûtes d'un brun grisàtre ; de pareilles croûtes remplissaient aussi les interstices dentaires. Langue volumineuse, presque double de son volume ordinaire ; la membrane muqueuse était d'un gris noirâtre, détruite dans toute l'étendue de sa face supérieure et le long de ses bords ; il ne fallait que la toucher avec le dos du scalpel pour l'enlever en petits lambeaux très-peu consistants. La portion de la membrane muqueuse qui tapisse la face inférieure de la langue était rouge et injectée. Tout le reste de la membrane muqueuse buccale était rouge, cautérisé, et se détachait avec la plus grande facilité. La membrane muqueuse palatine était d'un blanc grisàtre, cautérisée comme la précédente, et se détachait rien qu'en la touchant légèrement avec le dos du scalpel ; il en était de même de toute la membrane muqueuse de l'arrière-bouche. Un liquide glaireux se trouvait en assez grande quantité dans la bouche. Les amygdales étaient augmentées de volume, surtout la gauche ; elles avaient perdu leur consistance, et se divisaient avec la plus grande facilité. La membrane muqueuse de la partie supérieure du pharynx était rouge, injectée ; son épiderme se détachait facilement ; dans ses parties moyenne et inférieure, elle était rosée, mais saine ; il en était de même de celle de l'œsophage.

» *Estomac :* Il était rouge, injecté ; on y observait quelques plaques noirâtres d'injection, mais ni ulcération, ni perforation; il contenait une assez grande quantité d'aliments sous forme de bouillie d'un gris blanchâtre.

» Les autres organes étaient sains.

» Conclusions : Il y a eu introduction, dans la bouche de M. Fouguies, d'une substance corrosive.... Cette substance était sous forme liquide.... Nous en ignorons la nature, c'est à la chimie de chercher à le découvrir. »

La chimie n'y manquera pas; mais avant de dire comment elle devra s'y prendre, indiquons brièvement les moyens reconnus les plus efficaces pour porter secours à un malheureux empoisonné par les Solanées ou par l'un de leurs principes immédiats.

Ces moyens sont ceux qu'il convient d'employer dans les cas d'empoisonnements par les Papavéracées et les Strychnées. Mais, en outre ici, il paraît, d'après l'expérience, qu'on peut, avec moins de crainte ou plus de confiance, recourir à la saignée.

On ne le fera pas toutefois avant d'avoir évacué le poison, soit par les émétiques, soit par les émétocathartiques.

Pour remédier à la suffocation, aux congestions cérébrales, on conçoit, en effet, que l'on puisse, que l'on doive recourir aux évacuations sanguines. Elles diminueront l'afflux du liquide circulant sur des organes comprimés ou obstrués par une stagnation funeste.

Selon les cas, on aura recours, et de prime abord même, aux agents que l'on sait former, avec les principes immédiats toxiques, des composés insolubles. Ainsi, contre la nicotine on emploiera un acide et l'iodure de potassium qui, comme il a été dit, forme, avec l'alcaloïde, un sel double insoluble.

On agirait, d'après de semblables données, à l'égard de la solanine, de la daturine, de l'atropine, ou des plantes qui les contiennent. Le thé et la noix de galle, par le tannin qu'ils contiennent, ont la propriété de précipiter les dissolutions salines de quelques-unes de ces bases. La thérapeutique ne peut trop s'inspirer de la chimie en matière d'empoisonnement.

*Applications médico-légales.* — En rappelant les principes déjà posés, ou les espèces toxiques dont il s'agit de déceler la présence dans un mélange suspect, dans les organes ou dans les restes d'un corps, sont de nature fixe, ou, au contraire, elles sont volatiles relativement aux autres matières. Dans le premier cas, il faut les rechercher d'après la méthode générale sur laquelle nous n'avons plus à revenir (*voir* pages 129, 214, 254); dans le second, il faut avoir recours à la distillation, en prenant toutes les précautions propres à condenser des matières essentiellement expansibles et altérables même au contact de l'air.

Un modèle d'analyse de ce dernier genre nous a été donné dans l'expertise relative au procès Bocarmé. Je suis heureux d'avoir été mis à même par l'auteur de reproduire son précieux travail. Je ne lui mesurerai pas l'espace. L'exemple parle toujours plus haut que le précepte. Je laisserai la parole à l'honorable M Stas, qui nous avertit que la forme

de son Rapport résulte de la manière même dont il
a été fait.

« Dans les recherches médico-légales que j'ai eu
l'occasion de faire depuis dix années, dit-il, je me
suis imposé l'obligation d'écrire pendant le travail
même. Cette marche entraîne à des longueurs dans
l'exposition et à des suggestions ; mais, en définitive,
elle est la seule qui présente des garanties d'exactitude suffisantes pour la justice et pour l'expert. Ce
précepte, d'ailleurs, est conseillé par tous les bons
médecins légistes....

» Le 27 novembre 1850, j'ai reçu de M. le juge
d'instruction Bemelmans, un réquisitoire ayant pour
objet de me faire procéder, soit par l'analyse chimique, soit par tout autre moyen scientifique, à l'examen des matières cadavériques de Gustave Fougnies,
à l'effet de rechercher et de constater : 1° s'il y a eu
chez le défunt ingestion d'une substance vénéneuse
ou morbifique quelconque ; 2° de quelle nature était
cette substance ; 3° notamment si ce n'était pas de
l'acide sulfurique ; 4° en quelle quantité elle aurait
été ingérée ; 5° si elle n'était pas mélangée à un autre
liquide au moment de l'ingestion ; 6° si la couleur
noire de la lèvre inférieure (la supérieure étant de
la même couleur), de la langue, de toute la muqueuse buccale, de l'arrière-bouche et du pharynx,
n'était pas due au passage d'un acide quelconque,
notamment le sulfurique.

» M. le juge me remit en même temps *quatre bo-
caux* renfermant :

» A. Le poumon :

» B. L'estomac, les intestins, et les liquides contenus dans ceux-ci; la vessie;

» C. Le foie et la rate;

» D. La langue, la mâchoire inférieure, l'arrière-bouche et le larynx.

A. — *Examen du contenu du bocal* D *portant pour étiquette :* La langue, la mâchoire inférieure, l'arrière-bouche et le larynx.

### *Examen physique de la langue.*

» La langue est très-volumineuse et tuméfiée. La muqueuse de la face supérieure présente, à droite, depuis la pointe jusqu'aux deux tiers environ de la partie flottante, un aspect noir, bleuâtre. Le reste de la muqueuse est d'un gris noirâtre. A gauche, elle porte l'empreinte de deux coups de dents; dans cette partie, il y a eu extravasation de sang : on remarque également quelques piqûres faites avec un instrument pointu et tranchant. La muqueuse de la face inférieure est rouge, injectée et couverte d'un liquide très-filant d'un blanc jaunâtre.

» La muqueuse supérieure et inférieure est fortement ramollie; l'épithélium s'en enlève avec la plus grande facilité. Les tissus qui composent cet organe sont également fortement ramollis; il n'y a guère que la partie centrale qui ait conservé sa consistance naturelle.

### *Dents.*

» Les dents sont blanches, luisantes, lisses, nullement altérées. Leur état physique exclut toute idée de contact d'acide minéral un peu concentré.

### *Examen chimique de la langue.*

» Cet organe exhale une odeur prononcée d'acide acétique (vinaigre) ; l'arrière-bouche et le larynx répandent la même odeur.

» Le papier de tournesol bleu, mis en contact avec les faces supérieure et inférieure de la langue, devient immédiatement d'un rouge très-vif.

» Quelques parcelles du tissu, appliquées sur le papier de tournesol, le rougissent intensément.

» Afin de pouvoir isoler la matière qui communique à la langue cette forte réaction acide, et cela sans détruire le tissu, j'ai replacé le tout (la mâchoire avec la langue, l'arrière-bouche et le larynx) dans le vase dont je l'avais extrait, et j'ai laissé couler goutte à goutte de l'eau sur la langue, pendant six à huit heures, en couvrant le vase d'une vessie, de manière à recueillir une cinquantaine environ de centimètres cubes de liquide.

» Ce lavage lent a produit un liquide trouble, légèrement rosé ; filtré, il possède les propriétés suivantes :

» Il est limpide, rosé, rougit assez fortement la teinture de tournesol. Il produit un trouble excessivement léger dans l'eau de chaux et de baryte, et dans une solution de chlorure de barium ; ce trouble disparaît presque en entier par l'acide chlorhydrique. Mêlé à une solution d'acide sulfhydrique, la teinte rosée du liquide disparaît, le mélange devient légèrement opalin, mais ne dépose aucun précipité coloré ou autre. Il précipite légèrement en blanc-jaunâtre par une solution d'azotate d'argent; l'acide azotique augmente le précipité, que l'ammoniaque ne fait disparaître qu'en partie.

» La matière qui a résisté à l'action de l'alcali est floconneuse, translucide, et présente l'aspect de l'albumine coagulée.

» Une partie du liquide est introduite dans une petite cornue tubulée et bouchée à l'émeri, communiquant avec un réfrigérant bien refroidi; la cornue est chauffée dans un bain d'eau salée, il distille ainsi une liqueur faiblement acide et incolore. La cornue retient un faible résidu d'un jaune pâle, possédant une acidité très-prononcée et répandant une odeur de décoction de viande.

» Le restant du liquide est distillé dans la même cornue; l'appareil distillatoire renfermant le résidu est conservé avec une étiquette : *Résidu de l'évaporation des eaux de lavage de la langue....* »

Je passe ici une série d'opérations ayant pour but de démontrer la présence, dans le tissu de la langue, d'un acide volatil, l'*acide acétique,* qui, selon les conclusions de l'expert, dut être administré à la victime quelques instants après l'ingestion de la nicotine.

B. — *Examen du bocal portant pour étiquette :* L'estomac, les intestins et les liquides contenus dans ceux-ci ; la vessie.

« Ce vase renferme, dans l'ordre suivant, ces différents objets : 1° les intestins; 2° la vessie; 3° l'estomac; 4° au fond. le contenu de cet organe. Les intestins sont extraits d'abord et divisés en deux parties.

» Les gros intestins, auxquels j'ajoute la vessie. sont introduits dans un flacon bouché à l'émeri, renfermant environ 1 $\frac{1}{2}$ litre d'alcool pur.

» Les intestins grêles, ainsi que le duodénum, sont également placés dans un flacon bouché à l'émeri et contenant environ 1 litre d'alcool pur.

» L'estomac, préalablement lavé deux fois à l'eau distillée, est examiné (le résultat de cet examen sera exposé plus loin), et placé dans un flacon bouché à l'émeri. contenant un $\frac{1}{2}$ litre environ d'alcool pur.

» Au fond du vase se trouve le contenu de l'estomac, sous la forme d'une bouillie d'un gris rosé. dans laquelle on reconnait des débris de viande en voie de digestion. d'autres non digérés. des débris de carottes et d'un tissu végétal, qui me semble être des fragments d'endives ou de chicorée. Cette bouillie exhale une odeur infecte, extraordinairement repoussante; elle rougit fortement le papier de tournesol. Elle est divisée en deux parties égales : l'une est additionnée de trois à quatre fois son volume d'alcool pur et introduite dans un flacon bouché à l'émeri; l'autre est mêlée aux eaux de lavage de l'estomac. Celle-ci est immédiatement soumise à l'examen.

B. — *Examen du contenu de l'estomac.*

» La moitié du contenu de l'estomac. jointe aux eaux de lavage de cet organe. est jetée sur un filtre de papier préalablement mouillé à l'eau distillée ; il fournit un liquide limpide, vert par réflexion et rouge sale par réfraction. Il présente les propriétés suivantes : il rougit vivement le papier bleu de tournesol et exhale une odeur infecte.... »

Je passe encore ici sous silence les opérations qui ont eu pour objet de démontrer la présence de l'acide acétique dans l'estomac ; ce sont des distillations ordinaires. Elles conduisent l'expert à un résultat qui confirme les premières opérations faites sur la langue.

Mais en se livrant à divers essais sur le liquide resté dans la cornue, la distillation ayant été interrompue à un certain moment, l'expert est frappé tout à coup par une réaction qui va donner une direction nouvelle à ses recherches.

« Une partie de ce liquide étant mêlée d'une solution de potasse, le mélange, dit-il, brunit et dégage une *odeur animale et vireuse en même temps.*

» Pour découvrir la matière qui communique à ce liquide cette odeur vireuse, l'expérience suivante est tentée : Une quantité un peu plus forte de la matière est extraite de la cornue et mêlée à deux fois son volume d'alcool anhydre. Le mélange se trouble ; il dépose, au bout de vingt-quatre heures, une masse gluante, excessivement faible par rapport à la quantité de liquide employée. La liqueur alcoolique qui surnage est rougeâtre ; elle est décantée et évaporée aux trois quarts sans la faire bouillir ; le résidu est additionné d'une solution concentrée de potasse caustique qui la colore très-fortement en brun. Le mélange exhale une odeur ammoniacale, vireuse, qui

rappelle celle de la ciguë, ou, mieux encore, de l'u-
rine de souris. quoique cependant l'odeur animale
prédomine. Les liquides des deux essais sont réunis
dans un petit flacon-éprouvette bouché à l'émeri et
agités avec de l'éther pur. Après un repos suffisant,
la moitié de l'éther est décantée dans une petite capsule de verre et abandonnée à l'évaporation spontanée ; il laisse ainsi tout autour de la capsule un très-
léger anneau liquide. incolore, de 2 centimètres de
diamètre. Cette matière exhale une odeur animale.
mais qui devient ensuite piquante, excessivement
désagréable, prenant fortement à la gorge. Elle bleuit
intensément le papier rouge de tournesol.

» Voulant écarter tout doute sur la cause de l'alcalinité de cette matière, elle est reprise de nouveau
par l'éther pur. Après quelques minutes de repos.
la solution éthérée est décantée dans un verre de
montre et abandonnée à l'évaporation spontanée :
elle fournit un petit anneau huileux, complétement
incolore, qui, après quelques instants. se divise en
stries qui se rendent au fond du verre. L'odeur de
ce liquide est encore fort piquante, désagréable ; il
produit sur la langue un sentiment de brûlure qui
persiste fort longtemps. et qui se propage dans toute
la bouche, le pharynx. et même dans l'œsophage. La
saveur est brûlante, âcre et animale en même temps.
Il bleuit intensément le papier rouge de tournesol.

» Mis en contact de l'eau, il s'y dissout immédiatement. La solution est incolore, parfaitement
transparente, odorante. et bleuit le tournesol.

» Pour rechercher si la forte réaction alcaline

n'est pas due à la présence de l'ammoniaque, l'essai suivant est fait :

» Une bande de papier réactif rouge est divisée en deux parties ; une moitié est plongée dans la solution aqueuse du produit, et l'autre dans une solution d'ammoniaque. Les deux fragments, préalablement exprimés entre du papier, sont placés à distance l'un de l'autre sur une même plaque métallique chauffée jusqu'à environ 150 degrés. Au bout d'une minute et demie, le papier bleui par l'ammoniaque perd sa coloration bleue, redevient rouge, tandis que l'autre conserve sa couleur première pendant plus de quinze minutes ; au bout de ce temps, la coloration bleue disparaît à son tour.

» Cette expérience, répétée une seconde fois, donne le même résultat.

» L'autre moitié de l'éther restée dans le flacon-éprouvette est décantée à son tour dans un verre de montre et abandonnée à l'évaporation spontanée. Le très-faible anneau qu'il fournit est traité par une goutte d'acide azotique dilué, qui le dissout sans se colorer. La solution est abandonnée pendant trente minutes. Au bout de ce temps, *aucune coloration* ne se produit ; deux gouttes d'acide azotique fumant sont ajoutées au liquide : celui-ci se décolore immédiatement *en jaune* ; au bout de quelque temps, il se sépare des flocons bruns résineux qui s'attachent au verre.

» La liqueur restée dans le flacon-éprouvette et qui a été agitée avec son volume d'éther, est traitée par une nouvelle quantité d'éther, pour lui enlever

toute la matière huileuse alcaline. La solution éthérée, après un repos convenable, est décantée dans
une petite capsule de verre et abandonnée à l'évaporation spontanée. Elle fournit, comme les solutions éthérées précédentes, une très-petite quantité
de matière huileuse incolore, sous forme de stries.
Cette matière est reprise par de l'éther pur qui est
immédiatement versé dans un verre de montre.

» Le produit que laisse l'évaporation est chauffé
jusqu'à 100 degrés, et dissous ensuite dans de l'eau
renfermant environ un millième de son volume d'a-
cide sulfurique. Il neutralise parfaitement cet acide
et produit un liquide incolore, neutre au tournesol,
qui présente encore une légère odeur propre à la
matière même. Ce liquide est abandonné pendant
vingt-quatre heures à lui-même, sous une cloche à
côté d'un vase renfermant de l'acide sulfurique. Par
l'évaporation de l'eau, il laisse une trace de matière
sirupeuse parfaitement incolore.

» Ce sirop, qui refuse de cristalliser, est repris
par une petite quantité d'eau ; la solution est décomposée par la potasse caustique qui la jaunit faiblement. Le mélange introduit dans un petit tube est
agité avec de l'éther. L'évaporation spontanée de
l'éther décantée dans un verre de montre reproduit
la matière alcaline (1) sous la forme de faibles stries

_______

(1) La matière dont je parle ici, est celle que j'ai fait sentir à
François de Blicquy, et que ce témoin a prise pour de l'eau de
Cologne que le comte de Bocarmé a préparée en sa présence et avec
son assistance. *Note de* M. Stas. En préparant de la nicotine, le
comte Bocarmé disait à son aide : *Qu'il faisait de l'eau de Cologne.*

huileuses, incolores, d'une odeur piquante, désagréable, qui prend fortement à la gorge. L'odeur
animale que répandait la matière avant le traitement
par l'acide sulfurique et la potasse, a complétement
disparu. La saveur, toujours âcre, très-brûlante,
excessivement persistante, rappelle celle du tabac,
ou mieux encore, celle du liquide qui se produit par
la condensation des fumées du tabac que l'on fume
dans une pipe.

» Le verre de montre qui renferme la substance
est recouvert d'un autre, de manière à empêcher la
volatilisation du liquide, et abandonné ainsi. Au
bout de quarante-huit heures, celle-ci a fortement
jauni et s'est transformé en une matière d'apparence
résineuse. Traitée par l'eau, elle ne s'y dissout plus
que très-imparfaitement, et elle fournit un liquide
opalin, jaunâtre, dans lequel flottent des corpuscules jaunes que l'alcool dissout immédiatement.

» La découverte de cet alcali m'impose le devoir
d'abandonner le dosage de l'acide acétique dans le
contenu de l'estomac. Le dosage, d'ailleurs, de cet
acide perd de sa valeur en présence de l'existence
d'une matière dont il importe de déterminer la véritable nature, avec la précision que peuvent permettre des travaux aussi délicats. C'est pour arriver
à ce résultat que les recherches suivantes sont faites :

» Le restant de la liqueur renfermée dans la cornue, et formant à peu près les quatre cinquièmes du
résidu de la distillation de la moitié du contenu de
l'estomac, est introduit dans un flacon bouché à l'é-
meri et neutralisé par de la potasse caustique chimi-

quement pure. La liqueur exige, pour la neutra-
lisation complète, 6ᵍʳ.9 de potasse qui renferme
45 pour 100 d'eau. Après la saturation, 7 grammes
d'alcali sont encore ajoutés au liquide pour le rendre
fortement alcalin. L'addition de la potasse le colore
en brun et en dégage une forte odeur, qui est tout à
la fois animale, ammoniacale et vireuse. La liqueur
alcaline est mélangée avec la moitié de son volume
d'éther pur, et puis vivement agitée. Abandonnée
au repos pendant une demi-heure, il ne surnage aucune trace d'éther. Une nouvelle quantité d'éther, et
égale à la première, est ajoutée au liquide ; le mélange agité retient encore tout l'éther interposé après
une heure de repos ; la matière, au lieu de se séparer, se prend en une masse gélatineuse. Cinq grammes de potasse caustique en solution concentrée sont
introduits dans le flacon et fluidifient la matière,
sans toutefois en séparer l'éther qu'elle tient interposé. Enfin, pour obtenir cette séparation, le liquide
est mélangé avec la moitié de son volume d'eau distillée. Au bout d'un quart d'heure, l'éther commence à surnager et le flacon est abandonné, pendant dix heures, à lui-même (1).

---

(1) La difficulté que j'ai rencontrée dans la séparation de l'éther
interposé dans le liquide alcalin provient de ce que je n'ai pas
précipité préalablement par l'alcool anhydre, toutes les matières
qui y sont dissoutes. La crainte de perdre une certaine quantité
de l'alcali organique dans ce traitement, m'avait déterminé à
prendre ce parti. Dans toutes les expériences que j'ai exécutées plus
tard sur l'extrait aqueux de la langue, sur les tissus de l'estomac,
sur les liquides du foie et sur les liquides des poumons, je n'ai plus

» La séparation étant complète, l'éther est décanté dans un flacon bouché à l'émeri, et le liquide
est agité de nouveau avec un huitième de son volume
d'éther. Cette fois, la séparation se fait immédiatement. Après un quart d'heure de repos, l'éther surnageant est réuni au précédent. Le contenu du flacon
est épuisé ainsi par six lavages à l'éther. Les liquides des trois premiers lavages sont réunis dans
un même flacon ; ceux des trois derniers sont réunis
dans un autre flacon.

» L'alcaloïde en solution dans ces liquides en est
extrait en évaporant l'éther à la température ordinaire dans le vide, et en condensant dans de l'eau
acidulée par de l'acide sulfurique les traces de l'alcaloïde que les vapeurs éthérées peuvent entraîner avec
elles. Je reviendrai plus loin sur l'examen du liquide
qui s'est condensé ainsi. L'appareil dans lequel cette
opération est exécutée, se compose (voir *Pl. II,
fig. 5*) :

» De A une cornue bouchée à l'émeri et dont le
col s'engage dans la tubulure d'une cornue B. Le
col de la cornue A est usé à l'émeri dans la tubulure
de la cornue B, de manière à ce que le vide étant fait
dans l'appareil, l'air extérieur ne parvienne pas à
pénétrer. Au col de la cornue B est soudé un tube

---

éprouvé ces difficultés, parce que, mieux appris, j'avais éliminé
par l'alcool presque toutes les matières animales, en fixant d'ailleurs, à l'aide de l'acide oxalique, l'alcaloïde que j'y cherchais.
Puissent les peines que m'a coûtées cette inadvertance, servir de
leçon à ceux qui, dans la suite, rechercheraient cet alcaloïde dans
les mêmes matières ! (*Note de* M. STAS.)

en verre C de la longueur de 76 centimètres, qui,
en se recourbant, vient se rendre dans le mercure.
Les parois de la cornue B sont d'abord mouillées par
de l'eau renfermant 10 pour 100 d'acide sulfurique
pur ; elle est ensuite fixée dans la position qu'indique
le dessin ci-joint. Le tube C, soudé à cette cornue,
plonge dans une éprouvette renfermant du mercure.
L'appareil étant ainsi disposé, une dizaine de grammes d'éther sont introduits dans cette cornue B, et
immédiatement après, la cornue A, renfermant la
moitié de l'éther provenant des trois premiers lavages dont il est parlé au paragraphe précédent, y est
adaptée et convenablement fixée. Le vide est fait dans
cet appareil à l'aide de l'artifice suivant :

» L'éther contenu dans la cornue B est mis en
ébullition en chauffant légèrement cette cornue. Les
vapeurs éthérées chassent l'air qui passe sous le mercure par le tube ouvert qui y plonge. Quand la cornue B et le tube C sont convenablement purgés
d'air, le bouchon de la cornue A est soulevé, de manière à livrer passage à la vapeur et à éliminer ainsi
l'air qui se trouve dans la cornue. Lorsque la cornue
A est remplie à son tour de cette vapeur, le bouchon
est serré, et la cornue B est immédiatement refroidie d'abord à l'eau froide, ensuite par l'application
d'un mélange réfrigérant formé de glace et de sel
marin.

» L'éther de la cornue A est ainsi volatilisé lentement, mais assez rapidement cependant, pour que
50 centimètres cubes soient évaporés et condensés
en trente minutes. Quand tout l'éther de la cornue

A s'est réduit ainsi en vapeur à une basse température, il reste vers le tiers inférieur de la cornue un anneau huileux, parfaitement incolore. Cet anneau découle, au bout de quelques instants, sous forme de stries huileuses et incolores, qui viennent se réunir au fond de la cornue sous forme d'une goutte ressemblant à de l'huile d'amandes douces.

» Pour éliminer l'éther que ce liquide pourrait retenir, la cornue A est entourée d'un bain d'eau presque bouillante, pendant que la cornue B reste toujours enveloppée d'un mélange réfrigérant qui la refroidit à moins de 20 degrés.

» Par l'application de la chaleur, le liquide au fond de la cornue ne diminue pas sensiblement de volume, mais jaunit. Dans cet état, la cornue A est débouchée avec précaution, et comme la température est élevée, il s'en exhale une odeur excessivement piquante et désagréable, qui prend à la gorge.

» Le liquide qui se trouve au fond est immédiatement aspiré dans une très-petite ampoule effilée. Les bouts effilés sont soudés à la lampe ; ce tube est conservé comme pièce de conviction.

» Quand les tubes effilés ont été présentés à la lampe pour fondre le verre, le liquide qui s'y trouvait contenu s'est réduit en une vapeur incolore qui, en passant par la flamme de l'alcool, s'est allumée à son tour et a brûlé avec une flamme très-blanche, lumineuse.

» L'autre moitié de l'éther provenant des trois premiers lavages est introduite à son tour dans la cornue A ; le vide y est fait ensuite par le moyen in-

diqué dans le paragraphe précédent, et la distillation de l'éther est opérée de la manière décrite ci-
dessus.

» L'évaporation de l'éther laisse, comme dans la
première opération, un anneau liquide, complète-
ment incolore, mais qui jaunit par l'application de
la chaleur. Cet anneau se réunit en une goutte au
fond de la cornue, où elle reste exposée pendant un
quart d'heure dans le vide, à l'action de la chaleur
de près de 100 degrés.

» Le liquide est extrait de la cornue à l'aide d'une
petite ampoule effilée aux deux bouts, qui sont scel-
lés ensuite à la lampe, et le tube est réservé pour l'é-
tude de la matière.

» L'éther provenant des trois derniers lavages du
produit de l'estomac est introduit à son tour dans la
cornue A, et fournit encore par là une notable quantité de liquide incolore qui est aussi scellée dans
deux petites ampoules.

» La cornue A est séparée de la cornue B, et elle
est lavée à l'aide d'une petite quantité d'éther pour
enlever l'alcaloïde qui est resté adhérent à ses parois.
Cette solution éthérée est conservée pour l'examen
de la matière.

» Pendant l'introduction, dans l'ampoule, du
produit de la dernière distillation, j'ai aspiré par
mégarde dans la bouche une petite quantité de la
matière huileuse alcaline; immédiatement, j'ai ressenti sur le bout de la langue une vive sensation de
brûlure. Cette sensation s'est propagée dans toute la
bouche, l'arrière-bouche, et s'est communiquée au

larynx, à l'œsophage, et a persisté fort longtemps.
Il m'a été impossible d'apprécier, dans ce moment,
le goût de la matière, parce que la sensation de brûlure m'avait totalement enlevé le sens du goût.

» Devant m'approcher de très-près pour aspirer
le liquide de la cornue dans la petite ampoule, j'ai
respiré, en quantité plus ou moins grande, des vapeurs de l'alcaloïde; ces vapeurs m'ont fortement
irrité la muqueuse du nez et celle du larynx, qui,
du reste, est très-sensible chez moi; c'est au point
que j'ai eu, peu d'instants après, un saignement du
nez assez fort et un mal au larynx qui a persisté
pendant plusieurs jours.

» L'éther, qui s'est vaporisé pendant les trois distillations indiquées ci-dessus, est retiré de la cornue
B, ainsi que l'acide sulfurique dilué, qu'elle renferme également. Le tout est versé dans un flacon
bouché à l'émeri. Après une demi-heure de repos,
l'éther est décanté et essayé au papier bleu de tournesol, ainsi qu'à l'eau de baryte. Celle-ci ne se
trouble pas du tout, le papier bleu de tournesol ne
rougit pas non plus, preuve que l'éther ne contient
pas une trace d'acide sulfurique en solution.

» Le liquide acide resté au fond du flacon est aspiré à l'aide d'une pipette, et introduit ainsi dans un
petit flacon-éprouvette renfermant une forte solution de potasse caustique. Le mélange, bien agité,
est épuisé par l'éther. Par l'évaporation, l'éther décanté abandonne un anneau huileux très-sensible,
de la même matière que celle restée dans la cornue,
preuve qu'une petite quantité de la substance a été

entraînée par les vapeurs d'éther. Cet anneau huileux est repris par l'éther, et la solution est ajoutée à celle obtenue par le lavage de la cornue A.

» Les propriétés de l'alcaloïde renfermé dans les ampoules sont déterminées à l'aide des expériences suivantes :

» Le liquide se déplace avec une très-grande facilité dans l'ampoule, qui cependant est très-étroite. Sa mobilité est comparable à celle d'une huile volatile.

» Une ampoule est placée dans un mélange réfrigérant dont la température est de moins de 20 degrés. L'alcaloïde reste parfaitement fluide à cette température.

» Une trace de la matière extraite de l'ampoule et soumise dans un petit verre de montre à l'action de la chaleur, se colore assez fortement, dégage une vapeur incolore qui bleuit le tournesol et qui possède une odeur irritante, désagréable, qui prend à la gorge, en produisant une sensation de chaleur et de constriction. Par l'approche d'un tube de verre humecté d'une solution d'acide chlorhydrique, ces vapeurs donnent naissance à de fortes fumées blanches.

» Une autre trace, abandonnée à l'air libre dans un verre de montre couvert, se colore fortement au bout de vingt-quatre heures; l'alcaloïde perd de sa fluidité et finit par se transformer en une matière sèche d'un brun rougeâtre.

» Une autre trace, appliquée sur la langue, produit d'abord une saveur piquante de tabac, qui est bientôt suivie d'une sensation de chaleur et même de brûlure, si la quantité a été un peu forte. Cette sensation persiste longtemps, se communique à toute la bouche et fait complétement disparaître le goût de la matière même.

» Le liquide d'une des ampoules est vidé dans un petit flacon long et étroit, renfermant 2 centimètres cubes d'eau distillée. A mesure qu'il arrive dans l'eau, il tombe au fond du liquide sous forme de stries qui se dissolvent complétement dans l'eau. La solution est transparente et légèrement colorée en jaune. Le liquide renfermé dans l'ampoule était jaune lui-même. La solution est sursaturée par de l'acide sulfurique. Le sulfate est mêlé à une solution sirupeuse de potasse caustique, et le mélange est épuisé par l'éther pur. L'éther, après un quart d'heure de repos, est décanté dans un petit flacon long et étroit, renfermant 2 centimètres cubes d'eau distillée; abandonné à l'évaporation spontanée, il fournit une solution aqueuse de l'alcaloïde complétement incolore.

» Cette expérience, répétée avec la moitié du liquide obtenu dans l'opération décrite page 293, donne naissance directement à une solution aqueuse incolore.

» Ces deux solutions de l'alcaloïde possèdent la saveur piquante du tabac; elles sont douées des propriétés suivantes :

» 1°. Une trace de cette solution chauffée jusqu'à 100 degrés émet des vapeurs qui bleuissent le tournesol. Le liquide lui-même bleuit intensément le papier rouge, brunit le papier de curcuma, et verdit le sirop de violettes.

» 2°. Une partie de la solution mise en contact d'une solution d'acide oxalique renfermant un centième de cet acide, se neutralise parfaitement. Le liquide *neutre* est incolore, légèrement odorant, il possède la *saveur piquante du tabac*; exposé au vide, au-dessus de l'acide sulfurique, il se réduit, au bout de quelques heures, en une huile incolore, qui reste sans cristalliser.

» Retirée du vide, *elle rougit* le papier bleu de tournesol. La matière, dissoute de nouveau dans de l'eau renfermant quelques traces d'acide oxalique, est abandonnée à elle-même dans l'air sec. Au bout de vingt-quatre heures, elle se transforme en une masse saline blanche qui, examinée au microscope, se présente sous la forme d'une végétation cristalline ayant l'aspect de feuilles de fougères. Cette masse cristalline, abandonnée à elle-même depuis l'instant de sa préparation (17 décembre 1850) jusqu'au 10 janvier 1851. reste parfaitement blanche. Traitée alors par l'esprit-de-vin, elle se dissout: l'éther précipite de cette solution des grains cristallins, blancs. Ces grains, abandonnés à eux-mêmes dans le verre de montre depuis le 10 janvier jusqu'au 20 février, ont légèrement jauni.

» Une autre partie de la solution aqueuse est saturée par de l'acide tartrique. Le liquide possède la saveur piquante du tabac. Il est évaporé dans le vide sec, et fournit un sirop à réaction faiblement acide. qui cristallise très-confusément dans l'air sec. La masse saline est blanche ; traitée par l'alcool, elle se dissout immédiatement ; l'éther précipite des gouttelettes huileuses qui, convenablement lavées à l'éther et abandonnées à elles-mêmes dans l'air sec, se prennent en grains cristallins, mais dont il est impossible de distinguer, sans le microscope, la forme cristalline.

» Une autre partie de la solution de l'alcaloïde, neutralisée par de l'acide phosphorique et évaporée dans le vide sec, se transforme en une masse saline d'apparence grasse, dans laquelle il est impossible de reconnaître, au microscope, de forme cristalline. Le phosphate se dissout dans l'alcool, l'éther précipite la solution alcoolique en grains cristallins. Ces grains, lavés à l'éther, se liquéfient à l'air libre.

» Une autre partie de la solution est neutralisée par l'acide chlorhydrique. Le liquide, exposé dans le vide sec, se transforme en sirop incolore, qui se convertit ensuite en aiguilles très-fines et très-allongées. Ces aiguilles, retirées du vide et abandonnées à l'air sous une cloche, absorbent l'eau et se transforment en une liqueur incolore. Chauffée jusqu'à environ 100 degrés, cette liqueur dégage de l'acide chlorhydrique, et le restant se colore en *beau rouge*.

» Une autre partie de la solution de l'alcaloïde, versée goutte à goutte dans une solution de bichlorure de mercure, produit immédiatement un précipité blanc, insoluble dans l'eau ; ce précipité est lavé par décantation à l'eau distillée, jusqu'à ce que les eaux de lavage ne noircissent plus, par une solution d'acide sulfhydrique. Examiné au microscope, il paraît amorphe ; une trace du précipité chauffé jaunit fortement. Le restant traité par de l'eau acidulée, par de l'acide chlorhydrique, se dissout, et produit un liquide tout à fait incolore qui, exposé dans le vide, fournit des aiguilles très-allongées, blanches et très-brillantes, formées du chlorure double de mercure et de l'alcaloïde. Ces aiguilles se sont conservées intactes pendant deux mois.

» Une autre partie de la solution est neutralisée par de l'acide chlorhydrique très-dilué ; le chlorhydrate est versé dans un excès de solution aqueuse de bichlorure de platine. Au bout de cinq à six minutes, le liquide dépose des aiguilles d'un beau jaune, qui, sous le microscope, présentent la forme de prismes rhomboïdaux. Le liquide au sein duquel flottent ces aiguilles est chauffé, afin de les redissoudre. La solution opérée, la liqueur abandonnée à un refroidissement lent dépose des *prismes rhomboïdaux quadrilatères*, colorés en jaune foncé pour les petits cristaux, et en jaune-rougeâtre pour les cristaux plus volumineux. Ce chlorure double de l'alcaloïde et du platine fournit des prismes de près de 1 millimètre de longueur.

» Ces cristaux ont été dissous, un grand nombre de fois, soit dans l'eau mère seule, soit dans l'eau mère acidulée par l'acide chlorhydrique, et ont reproduit chaque fois, avec la plus grande facilité, les prismes rhomboïdaux quadrilatères parfaitement définis.

» Ces prismes ne se dissolvent ni dans l'alcool, ni dans l'éther.

» Une partie de la solution de l'alcaloïde, versée goutte à goutte dans une solution de protochlorure de palladium, produit un précipité couleur chocolat. Ce précipité se dissout dans un excès de dissolvant et fournit un liquide complétement incolore, alcalin au tournesol, d'une saveur piquante et métallique. Ce liquide, exposé dans le vide sec, se transforme en un sirop incolore, qui répand l'odeur de l'alcaloïde même. Neutralisé par une goutte d'acide chlorhydrique, ce sirop se transforme en un liquide rouge de sang, lequel est additionné d'une quantité de protochlorure de palladium égale à celle qui a été employée, et abandonné à lui-même. Il fournit, du jour au lendemain, et par évaporation lente, des prismes aplatis très-volumineux de chlorure double de palladium et de l'alcaloïde.

» Une autre partie de la solution de l'alcaloïde, versée goutte à goutte dans une solution de chlorure de cobalt, produit un précipité bleu-verdâtre, insoluble dans un excès du précipitant. Le liquide devient incolore et alcalin. Le précipité se redissout en neutralisant le liquide par l'acide chlorhydrique dilué; la liqueur se colore en beau rouge. Abandonnée à l'évaporation dans le vide sec, celle-ci se transforme en sirop du plus beau bleu. Ce sirop, repris par de l'eau, reproduit le liquide rouge, lequel abandonné à l'évaporation lente et spontanée, fournit des prismes aplatis, intensément colorés en bleu légèrement verdâtre.

» Cette expérience est répétée une seconde fois et fournit identiquement le même résultat.

» Une autre partie de la solution de l'alcaloïde, versée goutte à goutte dans une solution de chlorure de nickel, précipite en vert sale. Le précipité n'est pas soluble dans un excès de l'alcaloïde. Le liquide est neutralisé par de l'acide chlorhydrique : le précipité est redissous. La liqueur, soumise à l'évaporation spontanée, fournit des aiguilles très-déliquescentes, d'un vert très-tendre.

» Une autre partie de la solution de l'alcaloïde est neutralisée par de l'acide iodhydrique et mêlée à quelques gouttes d'une solution aqueuse de biiodure de potassium, qui y occasionne un précipité brun de kermès. Ce précipité se réunit au bout de quelques minutes, et se transforme en gouttelettes huileuses d'un rouge tellement intense, qu'elles paraissent noires. Lavées à l'eau et abandonnées à elles-mêmes, elles se prennent en une masse cristalline formée d'aiguilles qui s'enchevêtrent les unes dans les autres. Ces aiguilles se dissolvent dans l'alcool, qu'elles colorent en rouge de sang ; elles se dissolvent également dans l'éther, en produisant un liquide orange foncé. La solution alcoolique et éthérée, abandonnée à l'évaporation spontanée, laisse la matière sous forme d'un vernis d'un rouge de sang, qui finit par présenter, à la longue, une texture cristalline.

» Des faits nombreux qui précèdent, il résulte, jusqu'à la dernière évidence, que le contenu de l'estomac renferme, à l'état de sel acide, une *très-no-*

*table quantité d'un alcaloïde volatil d'une nature
âcre et brûlante*. Il sera prouvé, plus loin, que ses
propriétés physiques et chimiques sont celles d'un
*alcali organique* bien caractérisé, *existant dans le
tabac, et qui est connu sous le nom de* NICOTINE.

C. — Examen de l'estomac.

Examen physique.

» Il a été dit plus haut que l'estomac, après avoir
été lavé deux fois à l'eau distillée, est examiné avec
soin et ensuite introduit dans un flacon bouché à
l'émeri, contenant $\frac{1}{2}$ litre environ d'alcool pur.

» Voici le résultat de cet examen (1) :

» Il est ouvert dans le sens de son grand diamètre, et étalé sur une très-grande capsule de verre ;
la muqueuse est rouge, fortement injectée ; dans le
grand cul-de-sac et tout autour de l'ouverture pylo-
rique, se trouvent de larges plaques livides, noirâtres, circonscrites, qui embrassent la membrane
muqueuse et la musculeuse.

» La tunique séreuse, rose dans toute son étendue, est recouverte de vaisseaux remplis d'une
masse coagulée noire, qui ressemble entièrement à

______

(1) Cet examen a eu lieu le 27 novembre, vers 3 heures de relevée,
en présence de M. le juge d'instruction, immédiatement après la
remise des pièces. G. Fougnies est mort le 20 ; il s'est donc passé
sept jours entre cet examen et la mort. Je n'oserais pas affirmer que
ce laps de temps ne soit pas sans influence sur les caractères cadavériques. (*Note de* M. STAS.)

du sang traité par de l'acide sulfurique ou chlorhydrique concentré.

» Ce fait s'observe bien en examinant l'estomac par transparence.

» Du reste, cet organe n'offre ni ulcération, ni perforation.

» Le duodénum, qui est examiné en même temps, est également excessivement rouge et fortement injecté. Il ne présente pas les plaques livides qu'on observe dans l'estomac.

*Examen chimique de l'estomac. — Examen du liquide alcoolique dans lequel l'estomac a séjourné.*

» Deux cent cinquante centimètres cubes du liquide dans lequel l'estomac a séjourné pendant vingt-cinq jours, sont décantés et remplacés par un égal volume d'alcool pur.

» Le liquide décanté est trouble, rougeâtre, d'une odeur désagréable, animale et acide à la fois; il est acidulé par 2 grammes d'acide oxalique cristallisé et introduit dans une large capsule de porcelaine, dans laquelle il est évaporé jusqu'à consistance sirupeuse et sans le faire bouillir. Pendant l'évaporation, il se dégage une odeur sensible d'acide acétique (vinaigre). Le résidu est repris par la plus petite quantité d'eau possible, et la solution est filtrée pour en séparer la matière grasse.

» Le filtre est lavé à l'aide des eaux de lavage de la capsule. Le liquide obtenu est évaporé à son tour.

et sans le faire bouillir jusqu'à consistance d'un sirop très-concentré. Ce sirop est jaune, d'une odeur
infecte; il est traité à plusieurs reprises par de l'alcool concentré, qui en dissout une certaine quantité
et laisse les matières animales indissoutes. La solution alcoolique claire, est évaporée avec précaution
jusqu'aux neuf dixièmes de son volume. Le résidu, à
peine coloré, vivement acide, est introduit dans un
flacon-éprouvette de 35 centimètres cubes de capacité et additionné de son volume d'une forte solution de potasse caustique. Le mélange alcalin est
épuisé par l'éther; les solutions éthérées sont réunies dans un flacon-éprouvette et abandonnées au
repos.

» Une partie de l'éther est décantée dans une petite capsule de verre et exposée à l'évaporation ordinaire à l'air libre. Elle laisse une matière huileuse, incolore, d'une odeur animale désagréable,
piquante et plus ou moins suffocante, d'une saveur
brûlante, alcaline au tournesol. Le liquide est repris par de l'éther, qui le dissout intégralement. La
solution, versée dans un autre verre de montre,
exposée à l'air, reproduit la même quantité de liquide incolore, qui est immédiatement soumis au
vide, au-dessus de l'acide sulfurique : après dix minutes d'évaporation dans le vide, le liquide est saturé d'acide sulfurique, et la solution du sulfate
introduite dans un tube est décomposée par une solution de potasse caustique. Le mélange est épuisé
par l'éther, lequel reproduit, par l'évaporation à
l'air libre, la matière huileuse, incolore, dépouillée

de son odeur animale, mais douée de son odeur désagréable, piquante, irritante et de sa saveur brûlante. Elle présente, en un mot, toutes les propriétés de l'alcaloïde retiré du contenu de l'estomac même.

» La matière huileuse, exposée au vide sec pour la dépouiller de l'éther qu'elle peut renfermer, est placée ensuite sous une petite cloche à côté d'un vase renfermant de l'acide sulfurique et dans lequel se trouvent quelques fragments de sel marin. Le gaz acide chlorhydrique qui se dégage de l'acide sulfurique, se combine à la matière huileuse, alcaline, et transforme d'abord sa surface, et ensuite le tout, en une masse blanche, formée d'aiguilles cristallines. Le verre retiré de dessous la cloche est exposé à l'air. La masse cristalline s'humecte immédiatement et se convertit en un liquide incolore, d'une saveur piquante de tabac. Ce liquide est additionné d'eau, et la solution est mêlée de bichlorure de platine. Au bout de dix-huit minutes, le mélange dépose des petits cristaux d'un jaune foncé qui, en grossissant, finissent par se transformer en prismes rhomboïdaux quadrilatères, assez volumineux pour pouvoir être déterminés à l'œil nu.

» De ces faits, il résulte que l'alcool dans lequel a séjourné l'estomac, renferme le même alcaloïde que le contenu de cet organe, et que, par conséquent, le tissu de l'organe contenait cet alcali, malgré les deux lavages à l'eau que je lui avais fait subir, avant de le mettre en contact avec l'esprit-de-vin.

» Je reviendrai plus loin sur le moyen employé

pour isoler l'alcaloïde engagé dans cette combinaison.

### D. — *Langue.*

*Recherches faites dans le but de constater si la
langue renferme le même alcaloïde que le contenu de l'estomac.*

» *a.* Recherches faites sur le résidu de l'évaporation des eaux de lavage de la langue.

» J'ai dit que les eaux de lavage de la langue,
évaporées au bain d'eau salée, ont laissé un résidu
jaune pâle, possédant une acidité très-prononcée. Ce
résidu sec est dissous dans la plus petite quantité
d'eau possible. La solution trouble est additionnée
d'alcool anhydre jusqu'à ce qu'il ne se produise plus
de précipité des matières organiques. L'alcool, après
un repos suffisant, est décanté dans une petite capsule de porcelaine et évaporé à l'air libre. Il reste
un résidu très-légèrement jaunâtre, acide, d'une saveur piquante ; ce résidu est dissous dans la plus petite quantité d'eau possible, et la solution est introduite dans un petit flacon-éprouvette, et additionné
de la moitié de son volume de solution forte d'oxyde
de potassium pur ; le mélange alcalin, jaune foncé
d'abord, devient bientôt brun ; il est agité avec deux
fois son volume d'éther. Après un repos suffisant,
une faible partie de l'éther est décantée dans un verre
de montre et abandonnée à l'évaporation spontanée.
Il fournit des stries huileuses, d'une odeur dés-

agréable. piquante. d'une saveur âcre, brûlante de
tabac. et qui bleuissent vivement le tournesol.

» Le reste de l'éther est décanté dans un flacon-
éprouvette bouché à l'émeri et réservé pour la constatation des propriétés chimiques.

» *b*. Recherches faites sur le résidu provenant des
décoctions du tissu de la langue.

» J'ai dit que les décoctions du tissu de la langue
soumises à l'évaporation ménagée, ont fourni un résidu sec, acide, jaunâtre : cette matière est dissoute
dans l'eau, et la solution, trouble par des corps insolubles qui y sont en suspension, est filtrée et évaporée jusqu'à consistance sirupeuse. Le sirop acide
est mélangé d'alcool jusqu'à ce qu'il ne précipite
plus.

» L'alcool, après un repos convenable, est décanté et soumis à l'évaporation lente. Le nouveau
résidu est repris par la plus petite quantité d'eau
possible, et mêlé de son volume d'une forte solution
de potasse caustique pure. Le mélange jaunit fortement, il est épuisé par l'éther; une petite partie de
l'éther, décantée dans un verre de montre et abandonnée à l'évaporation spontanée, fournit des stries
huileuses, alcalines, d'une odeur animale, piquante,
désagréable. et d'une saveur brûlante.

» Le restant de l'éther est ajouté à celui provenant du traitement de l'eau de lavage de la langue.

» *c*. Recherches faites sur l'alcool dans lequel ont
séjourné la mâchoire. la langue. l'arrière-bouche et
le larynx.

20.

» L'alcool, préalablement acidulé par l'acide oxalique, est évaporé à une température de 4o à 5o degrés. Il laisse un sirop jaune sur lequel nagent des matières grasses. Ce liquide est mêlé d'eau et jeté sur un filtre. La liqueur obtenue est évaporée jusqu'à consistance d'extrait, et le résidu est traité par l'alcool anhydre, jusqu'à ce que celui-ci n'enlève plus rien à la matière animale, qui est devenue insoluble. La solution alcoolique est abandonnée, à une température de 4o degrés, à l'évaporation. Elle fournit un résidu légèrement jaunâtre, acide, qui est dissous dans la plus petite quantité d'eau possible. La solution, introduite dans un flacon-éprouvette, est additionnée de son volume d'une forte solution d'oxyde de potassium, et le mélange alcalin est épuisé par l'éther pur. Après le repos de l'éther, une partie en est décantée dans un verre de montre et exposée à l'évaporation spontanée. Elle laisse une quantité très-notable de matière huileuse, incolore, d'une odeur à la fois animale, désagréable et piquante, et d'une saveur âcre et brûlante; elle est fortement alcaline.

» Le reste de l'éther est versé dans une capsule de verre, dans laquelle est également introduite la solution éthérée provenant du traitement du résidu des eaux de lavage de la langue, et du traitement du résidu des décoctions d'une partie du tissu de la langue. La solution éthérée est abandonnée à l'évaporation spontanée. Elle laisse autour de la capsule un anneau très-soluble d'une matière huileuse, incotore, qui découle ensuite sous forme de stries, et se réunit, enfin, à l'état d'une très-forte goutte huileuse, au fond de la capsule.

» Elle est exposée ainsi au vide, à la température ordinaire. au-dessus de l'acide sulfurique, pour en éliminer l'ammoniaque que la matière liquide pourrait retenir. Par suite des vapeurs qui se dégagent de la capsule, et dont l'acide sulfurique concentré s'empare, celui-ci se colore très-sensiblement en jaune foncé, à la surface.

» La capsule retirée du vide exhale une forte odeur animale, piquante, irritante, excessivement désagréable. Afin de dépouiller la matière liquide de l'odeur animale, qui évidemment lui est étrangère, celle-ci est dissoute dans l'eau acidulée par de l'acide sulfurique. La solution, ainsi que les eaux de lavage de la capsule, sont introduites dans un flacon-éprouvette et additionnées d'oxyde de potassium. Le mélange, qui se colore faiblement en jaune, est vivement agité et épuisé ensuite par de l'éther.

» Après un repos convenable, une partie de l'éther est décantée dans un verre de montre et abandonnée à l'évaporation spontanée ; elle laisse quelques faibles stries huileuses, incolores, fortement alcalines, d'une odeur piquante, irritante, désagréable, mais nullement animale.

» Le verre de montre chauffé dégage des vapeurs qui bleuissent le papier rouge. Le papier bleu, exposé pendant un quart d'heure à l'action d'une chaleur de 150 degrés, reprend sa couleur rouge primitive.

» Le restant de l'éther est versé dans une petite capsule de verre et abandonné à son tour à l'évaporation spontanée. Il fournit un petit anneau liquide incolore, qui découle sous forme de stries et se réunit au fond de la capsule. Celle-ci est exposée pendant quelques instants dans le vide pour éliminer l'éther que la matière alcaline pourrait retenir.

» Le résidu, tout à fait incolore, est ensuite dissous dans une petite quantité d'eau, et la solution, ainsi que les eaux de lavage de la capsule, qui sont limpides et incolores, à peine odorantes, sont introduites dans un petit flacon-éprouvette et employées aux recherches suivantes :

» Une partie du liquide versée dans un verre de montre est neutralisée par de l'acide chlorhydrique dilué; la liqueur limpide est additionnée de deux gouttes de solution concentrée de bichlorure de platine. Le mélange, abandonné sous une cloche, dépose, au bout de dix minutes, des aiguilles fines, jaunâtres, qui se groupent en faisceaux.... »

Ici sont répétées les réactions déjà indiquées et propres à caractériser la nicotine. Elles donnent des résultats positifs, et qui se confirment les uns les autres. D'où la conclusion, tirée par l'expert, *que la langue, l'arrière-bouche, etc., renferment, à l'état de sel acide, le même alcaloïde que les membranes de l'estomac et le contenu de cet organe.*

E. — *Examen du contenu du bocal C portant pour étiquette : Le foie et la rate.*

« A la réception des objets, j'ai extrait le foie du
bocal et je l'ai placé dans un flacon bouché à l'é-
meri, renfermant trois quarts de litre d'alcool
pur (1).

» D'après l'étiquette, ce bocal devait renfermer
la rate ; mais je n'y ai pas trouvé cet organe.

*Examen chimique du foie.*

» Cet examen a été commencé le 16 décembre,
après que cet organe eut séjourné pendant vingt
jours dans l'alcool concentré.

» Le flacon renfermant le foie et l'alcool qui sert
à le préserver de l'altération, est vidé dans une
grande capsule de verre. Le foie est divisé en deux
parties : une moitié est placée dans le flacon, l'autre
est laissée dans la capsule. Le liquide alcoolique est
également divisé en deux parties égales : une moitié
est introduite de nouveau dans le flacon auprès du
foie, après avoir été mêlée de son volume d'alcool
pur ; l'autre est versée dans une capsule de porcelaine. *Ce liquide rougit le tournesol.*

» La moitié du foie destinée à la recherche de
l'alcaloïde est découpée en fragments très-petits,

---

(1) Je n'ai donné aucun détail sur le foie, parce que cet organe
n'a présenté aucune particularité. *Note de M. Stas.*

qui sont enfermés dans un nouet de toile de lin neuf,
préalablement lavé à l'eau distillée, et exposés ainsi
dans un cylindre en cuivre étamé à l'action d'une
forte presse métallique. Il en exsude un liquide rouge
qui réagit, comme acide, sur le tournesol. Le nouet
est retiré du cylindre, et la matière animale qu'il
renferme est divisée de nouveau et mouillée par de
l'alcool anhydre. Le mélange introduit dans le linge
est comprimé à son tour. Cette opération est encore
répétée à deux reprises, afin d'épuiser la substance
du foie de toutes les matières solubles dans l'alcool.

» Les différents liquides exprimés sont joints à
la liqueur alcoolique dans laquelle le foie a séjourné,
et qui a été placé, comme il est dit plus haut, dans
une capsule de porcelaine. Ce mélange est rougeâtre,
trouble, rougit sensiblement le tournesol ; il est
chauffé jusqu'à 5o degrés environ et additionné de
2 grammes d'acide oxalique cristallisé. Cet acide,
en se dissolvant, coagule immédiatement le liquide.
Il se forme ainsi des grumeaux très-abondants d'un
gris sale. Après le refroidissement complet, la masse
est jetée sur un filtre préalablement mouillé d'alcool. La matière restée sur le filtre est lavée à l'alcool. Il se produit ainsi un liquide acide, parfaitement limpide et incolore, dont le volume est de près
de deux tiers de litre. Ce liquide, versé dans une
capsule à large surface, est exposé dans un fort courant d'air (1), à une température qui ne dépasse pas

_______________

(1) La capsule était placée dans une cheminée d'appel. (*Note de
M. Sers.*)

35 à 40 degrés. Quand, par l'évaporation de l'alcool, il s'est réduit au dixième de son volume primitif, il dépose des flocons grisâtres, et il surnage une certaine quantité de matière grasse qui se solidifie par le refroidissement. Dans cet état, la matière est jetée sur un filtre préalablement mouillé, lequel, après le passage du liquide, est lavé à l'eau distillée.

» Le liquide filtré est limpide, d'une teinte légèrement jaunâtre, acide, d'une odeur infecte, animale : versé dans une petite capsule à fond plat, et exposé dans le vide sec au-dessus de l'acide sulfurique, il laisse une matière solide, fendillée, jaune : cette matière est divisée et épuisée ensuite par de l'alcool anhydre et froid. Les solutions alcooliques, après un repos convenable, sont décantées dans une petite capsule de porcelaine à fond plat, et exposées à la température de 25 à 30 degrés dans un fort courant d'air. Elles fournissent un résidu sirupeux d'une odeur désagréable, à peine coloré en jaune, dans lequel on reconnaît quelques mamelons cristallins. Ce résidu est dissous dans la plus petite quantité d'eau possible, et la solution, ainsi que l'eau de lavage de la capsule, sont introduites dans un petit flacon-éprouvette bouché à l'émeri, et mêlées à un quart de son volume d'une forte solution de potasse caustique pure. Le mélange est traité à plusieurs reprises par l'éther. L'éther, après un repos convenable, est décanté dans un autre flacon-éprouvette bouché à l'émeri, étiqueté : *Foie*.

» Un quart du volume de cet éther est versé dans une petite capsule en verre, et abandonné à l'évapo ration spontanée. Il laisse quelques stries huileuses, parfaitement incolores, opalines.

» Un nouveau quart de l'éther est versé dans la même capsule et évaporé comme le précédent. La capsule est exposée ensuite, pendant cinq minutes, au vide au-dessus de l'acide sulfurique, pour en éliminer l'ammoniaque que son contenu pourrait retenir; enlevée du vide, la matière qu'elle renferme exhale une odeur animale, piquante, excessivement désagréable. Elle bleuit intensément le papier rouge; chauffée jusqu'à environ 100 degrés, elle dégage des vapeurs qui bleuissent également le papier rouge. La saveur est brûlante et animale à la fois.

» Traitée par quelques gouttes d'eau, elle se dissout en produisant un liquide incolore, mais trouble, qui est acidulé par de l'acide sulfurique dilué et introduit dans un tube long, étroit et effilé, et dont la pointe contient un petit tampon de pâte de papier non collé. Il filtre ainsi un liquide parfaitement limpide et incolore, qui est additionné avec un demi-volume de solution concentrée d'oxyde de potassium. Le mélange est épuisé par l'éther pur. L'éther, après un repos convenable, est décanté par petites parties à la fois dans un grand verre de montre, et abandonné à l'évaporation très-lente. Il fournit *un anneau* liquide, huileux, incolore, parfaitement limpide et transparent, qui dégage, sous la chaleur de la main seule, une odeur piquante, excessivement désagréable, à laquelle on ne trouve plus rien d'animal. La saveur en est brûlante et très-persistante.

» Le liquide se dissout dans l'eau en produisant une solution incolore, limpide, alcaline.

» Cette solution est sursaturée par de l'acide chlorhydrique dilué, et additionnée de quatre gouttes d'une seule solution aqueuse et forte de bichlorure de platine. Au bout d'une dizaine de minutes, la liqueur dépose des prismes jaunes, très-allongés, qui se croisent; on y découvre en même temps de petits cristaux isolés d'un jaune plus foncé, qui, examinés au microscope, présentent la forme de prismes rhomboïdaux quadrilatères. Le liquide, d'où ces cristaux se sont déposés, est additionné de deux gouttes d'acide chlorhydrique et chauffé lentement pour les redissoudre. Il est abandonné ensuite à une évaporation et à un refroidissement très-lents, par suite desquels il se dépose des prismes rhomboïdaux quadrilatères colorés en jaune-rougeâtre, qui ont près de $1\frac{1}{2}$ millimètre de longueur.

» Le restant de l'éther provenant du traitement du foie est versé dans un verre de montre et abandonné à l'évaporation spontanée. Il laisse, comme l'autre moitié, un faible anneau liquide, incolore, opalin, qui découle sous forme de stries et se réunit au fond. Le liquide est dissous dans une très-petite quantité d'eau. La solution trouble est divisée en deux parties égales.

» Une moitié est exactement neutralisée par l'acide oxalique : la solution est trouble, elle est filtrée par un tube étroit, effilé, dont le bout effilé renferme un petit tampon de pâte de papier non collé. Le liquide filtré est soumis au vide : par l'évapora-

tion, il laisse une très-petite quantité de matière incolore, huileuse, qui a une réaction acide. Cette
matière possède la saveur piquante du tabac ; elle est
traitée par l'alcool qui la dissout immédiatement ;
l'éther précipite cette solution alcoolique. Le précipité blanc lavé à l'éther, abandonné à lui-même, se
transforme de nouveau en liquide huileux. Dissoute
dans une goutte d'une très-faible solution d'acide
oxalique, la liqueur fournit, par l'évaporation spontanée, des végétations cristallines blanches.

» L'autre moitié du liquide est versée goutte à
goutte dans une solution aqueuse de bichlorure de
mercure. Il se produit un précipité blanc, caillebotté, qui est lavé à l'eau, et traité après par quelques gouttes d'acide chlorhydrique très-dilué, dans
lequel le précipité disparaît immédiatement. La dissolution est trouble ; elle est filtrée sur un tampon de
pâte de papier, et le liquide limpide qu'elle fournit
laisse, par l'évaporation spontanée, des aiguilles
fines, blanches, très-brillantes, qui sont complète-
ment insolubles dans l'éther.

» *De l'ensemble de ces faits, il résulte, jusqu'à
la dernière évidence, que les liquides du foie, et,
par conséquent, cet organe lui-même, renferment
le même alcaloïde que l'estomac, le contenu de cet
organe, ainsi que la langue.*

*F. — Bocal A portant pour étiquette : Le poumon et le*
*cœur.*

» Les poumons et le cœur sont extraits du bocal
et examinés immédiatement (1).

» Les poumons sont gorgés d'un sang liquide excessivement noir ; ils présentent tous les caractères
que l'on remarque dans l'asphyxie.

» Le cœur est à l'état normal ; ses cavités renferment un sang noir, nullement coagulé.... »

Soumis aux opérations chimiques déjà décrites,
les poumons ont fourni à M. Stas *une notable
quantité de l'alcaloïde* découvert dans la langue,
dans le contenu de l'estomac, dans l'estomac lui-
même et dans le foie. Cette quantité même, sans
pourtant qu'il soit affirmatif sur ce point, lui a paru
plus considérable que celle qu'il avait extraite du
foie. Mais le poison ingéré de force à la victime,
n'aurait-il pas pénétré en partie dans la trachée-
artère? M. Stas fait la remarque que cette plus
grande quantité de poison dans les poumons que
dans le foie, est contraire à l'opinion généralement
reçue, que les matières toxiques se concentrent
plutôt dans le foie que dans le poumon ou dans tout
autre organe. Mais, sous ce rapport, la règle a-t-
elle été posée d'une manière absolue? Ne faut-il pas

1) Cet examen a eu lieu le 27, jour de la remise des pièces, et
avant que les matières eussent été en contact de l'alcool. (*Note de
M. Stas.*)

admettre que, selon leur nature, selon les combinaisons dans lesquelles elles entrent, les matières
étrangères qui pénètrent dans l'organisme se fixent
plutôt dans certains organes que dans d'autres? Ce
serait la *localisation* des poisons, sur lesquels nous
avons essayé d'appeler l'attention des toxicologistes.

Dans son expertise, M. Stas a analysé encore des
fragments de planches détachées du parquet de la
salle à manger dans laquelle périt Gustave Fougnies.
Voici comment il a opéré :

« La surface supérieure des planches cotées n^{os} 1,
2 et 4 est rabotée pour en détacher des copeaux et
pour les soumettre, chacune séparément, à un examen chimique, afin de découvrir la nature des matières qui produisent les différentes taches qu'on
observe sur ces planches.

» Les copeaux très-fins, obtenus des autres planches, sont mis en macération dans l'eau froide,
chacun dans un vase séparé. Le liquide contenu
dans chacun des vases se colore uniformément en
jaune légèrement brunâtre. *Chacun est très-sensiblement alcalin au tournesol.* Chacun possède une
saveur piquante *très-prononcée de tabac.* Chacun
est acidulé par de l'acide oxalique et filtré ensuite.
Chaque liquide est exposé au vide sec pour le réduire aux trois quarts. Une petite partie du résidu
de l'évaporation de chacun d'eux est introduite dans
trois petits flacons-éprouvettes et mélangée chacune
avec son volume de solution de potasse caustique et
agitée avec de l'éther. L'éther décanté après un
repos convenable, et abandonné à l'évaporation

spontanée, fournit de légères stries huileuses, incolores, d'une odeur excessivement piquante, d'une saveur âcre, brûlante, qui se propage dans la bouche et dans l'arrière-bouche.

» Cette matière huileuse est très-alcaline au tournesol. Elle dégage, à la température ordinaire, des vapeurs incolores, qui, par le contact d'un bouchon mouillé d'acide chlorhydrique, produisent des vapeurs blanches.

» Cette matière huileuse est traitée par l'eau, qui la dissout immédiatement; la solution est incolore et alcaline; elle est saturée par de l'acide chlorhydrique et additionnée ensuite d'une goutte de solution de bichlorure de platine. Le mélange, abandonné à lui-même, fournit, par une légère évaporation, des *prismes rhomboïdaux quadrilatères, jaunâtres*, insolubles dans l'alcool et dans l'éther.

» Ces faits ne peuvent laisser le moindre doute dans l'esprit, sur la *présence, dans chacun des bouts de ces planches, du même alcaloïde que celui découvert dans les organes de Gustave Fougnies.*

» Le restant des liquides est réuni dans un seul flacon, et réservé pour l'extraction de tout l'alcaloïde qu'il renferme....

» La surface supérieure des planches n^{os} 6 et 7 est rabotée. Les copeaux qui en proviennent sont mis en macération avec de l'eau dans un vase séparé. L'eau de chaque vase se colore en jaune-brunâtre, acquiert une réaction alcaline très-prononcée. La saveur de chacun des liquides est piquante

et prend à la gorge. Ils sont acidulés par l'acide
oxalique, filtrés et soumis à l'évaporation dans le
vide sec. Une partie du résidu de chacun des liquides est introduite dans un petit flacon-éprouvette
séparé et additionnée de leur volume d'une solution
de potasse caustique. Cette solution brunit très-
fortement ces liquides. Le mélange est agité avec
de l'éther, lequel, après un repos convenable, est
décanté dans un verre de montre et abandonné à
l'évaporation spontanée. Il reste *dans chaque verre
des stries huileuses*, TRÈS-ABONDANTES, incolores,
d'une odeur piquante, désagréable, d'une saveur
âcre, brûlante, excessivement persistante. Cette
matière bleuit le papier rouge de tournesol.

» Mise en contact de l'eau, elle se dissout immédiatement, forme un liquide incolore transparent,
qui est neutralisé par de l'acide chlorhydrique. La
dissolution est additionnée de bichlorure de platine
et abandonnée à elle-même dans un lieu chaud.
Après une demi-heure, elle dépose des prismes rhomboïdaux quadrilatères d'un jaune d'or.

» Nul doute que les taches qui se trouvent sur les
planches cotées $n^{os}$ 6 et 7 ne soient dues au même
alcaloïde que celui découvert dans les organes de
Gustave Fougnies....

» Les solutions acides provenant du traitement des
copeaux des planches $n^{os}$ 1, 2 et 4, ainsi que celles obtenues par le traitement des copeaux des planches
$n^{os}$ 6 et 7, sont réunies et additionnées d'ammoniaque caustique. Le mélange devient brun. Il est agité
à plusieurs reprises avec de l'éther, pour lui enlever

les dernières traces de l'alcaloïde. Les solutions éthérées sont réunies et jointes à celle obtenue par le traitement à l'acide oxalique, à l'ammoniaque et l'éther de la matière noire contenue dans le nœud. Ce liquide est introduit successivement dans un large tube de 10 centimètres de hauteur et 2 centimètres de diamètre, ouvert à un bout, effilé, courbé et fermé à l'autre bout : il est exposé dans cet appareil, à la température ordinaire, à l'évaporation, à l'aide d'un courant d'hydrogène sec qui passe continuellement au travers. La volatilisation de l'éther laisse, dans la partie effilée du tube, une certaine quantité d'un liquide jaunâtre d'une forte odeur piquante et désagréable. Ce tube est changé de position, de manière à amener le bout en haut et à pouvoir briser la pointe du tube effilé, sans perdre une trace du liquide qu'il renferme. Dans cette position, le tube est engagé dans un appareil identique à celui décrit ci-dessus. Le liquide qu'il renferme est chauffé dans un courant d'hydrogène; il distille sans laisser *le moindre résidu*.

» Les vapeurs qu'il produit sont condensées dans une petite ampoule. L'opération terminée, les deux bouts de l'ampoule sont fermés au chalumeau. Elle renferme un liquide complétement incolore, qui est conservé comme pièce de conviction avec l'étiquette suivante : *Nicotine extraite des copeaux détachés des planches du parquet*, n°° 1, 2, 4, 6 et 7.

» Quand je me suis présenté devant le tube avec le chalumeau pour souder le verre, il est sorti accidentellement une très-petite quantité de liquide qui

a été projetée sur ma figure. J'ai ressenti immédiatement un picotement qui a été suivi d'un sentiment
de brûlure très-désagréable. Ce sentiment a persisté
pendant plus de trois heures, quoique j'eusse pris
la précaution de me laver immédiatement la figure
avec de l'acide acétique dilué.... »

Voici maintenant le procédé employé par le chimiste expert pour isoler la nicotine des diverses combinaisons dans lesquelles il l'avait engagée durant le
cours de ses nombreuses opérations :

*Extraction de l'alcaloïde contenu dans les diffé-
rentes combinaisons obtenues à l'aide de la matière alcaline extraite : 1° du contenu de l'estomac ; 2° de l'estomac ; 3° des eaux de lavage de
la langue et des décoctions des fragments décou-
pés de cet organe ; 4° du foie ; 5° du poumon.*

« Toutes les combinaisons mentionnées ci-dessus
et qui ont été conservées dans des verres de montre,
sont toutes délayées ou dissoutes dans l'eau et introduites, avec les eaux de lavage des verres, dans un
flacon-éprouvette de 100 centimètres cubes de capacité. Ce mélange est additionné d'une forte solution
de potasse caustique, et *immédiatement agité et
épuisé par de l'éther*. Les différentes solutions éthérées sont réunies et abandonnées, dans un flacon
bouché, à un repos convenable. L'éther est versé ensuite, par partie à la fois, dans un gros tube de verre
effilé, bouché et recourbé; il est évaporé en y faisant passer, à la température ordinaire, un courant

de gaz hydrogène pur et sec. Au fur et à mesure que
l'éther se dissipe, il est remplacé par une nouvelle
quantité de solution de l'alcaloïde. Quand tout l'é-
ther est volatilisé, le tube est incliné de manière à
élever la pointe effilée. Le bout est coupé par un trait
de lime, et tout le liquide renfermé dans cette
partie découle dans le gros tube. Dans cette position,
le tube effilé est engagé dans une ouverture pratiquée dans un petit bouchon qui est adapté au
système d'appareil représenté *fig.* 6, et qui se compose d'abord d'un bout de tube de deux tiers de cen-
timètre de largeur sur 5 centimètres de longueur ; à
ce tube est soufflée une sphère B, terminée par un
tube rétréci, et destinée l'une à servir de cornue,
l'autre de col pour livrer passage aux vapeurs qui
doivent se condenser dans une autre partie du tube C
servant de récipient. Cette dernière partie est un peu
dilatée vers le bas, afin de retenir le liquide condensé ; il est effilé de l'autre bout, pour pouvoir être
fermé, l'opération étant terminée.

» Ce système d'appareil étant ainsi joint au tube
*a*, le gros bout de ce tube, resté ouvert, est mis
en communication avec un appareil à dégagement
d'hydrogène pur et sec, à l'aide d'un bouchon percé
qui est adapté à ce tube.

» Par la position que prend le tube A, le liquide
qui y est contenu coule dans la sphère B. Le tout
étant solidement établi et tout le système étant rempli d'hydrogène pur et sec, le tube A est chauffé
avec la plus grande précaution jusqu'à 200 degrés
environ. Le peu de liquide qui mouille sa surface

intérieure passe dans la sphère B ; celle-ci est chauffée à son tour, doucement d'abord, et plus fortement
après. *Tout le liquide* qu'elle renferme se transforme, sans bouillir, en vapeurs incolores qui se
condensent dans le récipient C. La sphère B ne retient absolument aucun résidu. *J'acquiers ainsi la
preuve que l'alcaloïde est volatil, sans résidu et
sans altération.*

» Quand la distillation est terminée, les tubes
effilés, qui terminent le récipient C, sont coupés et
bouchés au chalumeau. Le récipient renferme un
liquide mobile, à peine coloré en jaune paille. Il est
enfermé dans une boîte sur laquelle est appliquée
une étiquette : *Nicotine extraite des organes de
Gustave Fougnies.* »

A la requête du ministère public, les contre-
épreuves des opérations précédentes ont été faites
par M. Stas, sur le foie et les poumons d'individus
morts à l'hôpital de Bruxelles, et elles ont donné la
plus évidente sanction aux résultats si remarquables
de son expertise. Dans les cas du même genre, ces
contre-épreuves sont dans la mission de l'expert ;
elles sont une satisfaction qu'il ne doit pas se refuser
à lui-même.

M. Orfila, se jetant sur les pas de M. Stas, a
voulu le devancer, en quelque sorte, dans les préceptes
à donner pour retrouver la nicotine dans les restes
d'un corps. C'est un malheur nouveau pour son nom
et sa mémoire. M. Orfila n'est plus, je ne répéterai
pas ici les dures vérités qu'il s'est attirées de la part
de l'honorable M. Stas ; mais ses erreurs peuvent lui

survivre, il faut en préserver ses adeptes, ceux qui, selon la vieille expression, sont toujours prêts à jurer *in verba Magistri*.

Voici les procédés que préconise M. Orfila pour retirer la nicotine des matières animales :

*Premier procédé.* — « On place le contenu de l'estomac et des intestins, ou ces organes eux-mêmes, dans une proportion assez considérable d'éther sulfurique ; après douze heures de macération, on filtre, l'éther passe tenant en dissolution de la nicotine ; le plus souvent, lorsque les matières sur lesquelles l'éther a agi sont grasses, l'éther tient en dissolution un *savon* composé de nicotine et d'acides gras. Il se peut aussi qu'il renferme de la nicotine non saponifiée. On évapore le liquide éthéré à une très-douce chaleur, presque jusqu'à siccité. Le produit graisseux et savonneux obtenu n'offre que rarement une réaction alcaline. On l'agite à froid avec de la soude caustique dissoute dans l'eau pour décomposer le savon de nicotine et mettre celle-ci à nu, puis on introduit le tout dans une cornue munie d'un récipient qui plonge dans l'eau froide, on chauffe à feu nu jusqu'à ce qu'il ne reste plus de liquide dans la cornue ; le liquide condensé dans le ballon contient sinon toute la nicotine, du moins une grande proportion. Il est bon de savoir : 1° qu'à mesure que l'on chauffe la cornue, la matière mousse, augmente de volume, et passerait infailliblement dans le récipient, si la cornue n'était pas grande relativement au volume du liquide sur lequel on opère ; 2° que, même à la température de 100 degrés centigrades, la vapeur d'eau entraîne avec elle une certaine quantité de nicotine, et qu'il faut dès lors agir, autant que possible, en vases clos. A l'aide de ces précautions, le liquide distillé est limpide et incolore ; il suffit de le concentrer au bain-marie, jusqu'au sixième à peu près de son volume, pour obtenir avec lui toutes les réactions de la nicotine. »

*Deuxième procédé.* — « La méthode dont je vais parler est évidemment supérieure à la précédente. On fait macérer les matières contenues dans l'estomac et les intestins, ou ces organes eux-mêmes, ainsi que l'œsophage, dans de l'eau acidulée par de l'acide sulfurique pur et concentré ; on emploie, par exemple, quatre à cinq gouttes d'acide pour 80 ou 100 grammes d'eau ; au bout de douze heures, on filtre ; la liqueur, ordinairement jaunâtre, contient du sulfate de nicotine et une certaine proportion de matière organique. On la fait évaporer au bain-marie, en vases clos, presque jusqu'à siccité ; on la traite par quelques grammes d'eau distillée, qui dissout le sulfate de nicotine, laissant indissoute la majeure partie de la matière organique ; on filtre ; on sature la liqueur filtrée par quelques centigrammes de soude ou de potasse pures et solides, afin de s'emparer de l'acide sulfurique et de mettre la nicotine à nu ; on introduit le mélange de sulfate de soude ou de potasse dans une cornue que l'on chauffe à feu nu, comme je l'ai dit en parlant du premier procédé ; on évapore ensuite au bain-marie le liquide distillé, afin de concentrer la dissolution de nicotine. Au lieu de distiller la liqueur à feu nu, je l'ai souvent traitée par l'éther: celui-ci, décanté et soumis à une évaporation spontanée, a laissé la nicotine. »

M. Orfila ajoute : « Tout porte à croire que l'on pourrait encore déceler la nicotine par d'autres procédés; ainsi, en traitant le canal digestif par l'alcool absolu, additionné d'un peu de soude, on la dissoudrait, et, par la réaction de la soude, on formerait un savon avec la matière grasse, ce qui mettrait la nicotine à nu: il ne s'agirait plus que de distiller à feu nu, après avoir évaporé jusqu'à siccité. Peut-être aussi la séparerait-on en agissant sur les tissus avec de la potasse ou de la soude pures, en évaporant jusqu'à siccité et en chauffant en vases clos et à feu nu, » et il a mis ce dernier conseil à exécution pour rechercher la nicotine dans la rate d'un chien empoisonné.

Le premier de ces procédés doit être *proscrit,* dirions-nous volontiers en empruntant une des expressions familières à M. Orfila. En voici les raisons, selon M. Stas (j'aime à me placer sous l'autorité d'un chimiste aussi compétent) :

« On sait que les sels de nicotine, à l'exception de ceux formés par l'acide acétique et les acides gras, sont insolubles dans l'éther. On sait aussi que les liquides contenus dans l'estomac peuvent tout aussi bien être acides qu'alcalins; d'où il résulte qu'il y a autant de chances pour que la nicotine échappe au dissolvant que pour qu'elle se dissolve. »

Cette observation est tellement vraie, que M. Orfila s'en est aperçu plus tard, et que, dans son Mémoire inséré dans les *Annales d'Hygiène publique*

il recommande d'ajouter un alcali, comme la potasse, aux matières, avant de les traiter par l'é-
ther.

Mais ce n'est pas tout : « J'admets pour un instant, dit M. Stas, que l'éther enlève à un pareil
mélange toute la nicotine qu'il renferme, le procédé
n'en devient pas meilleur ; car la distillation avec la
soude du résidu, provenant de l'*évaporation spontanée*, et renfermant la nicotine existante dans la
matière examinée, cette distillation doit ou peut
transformer la nicotine en un autre alcali organique,
qui ne présente plus les propriétés de la nicotine.
C'est l'illustre chimiste de Giessen, M. Liebig, qui
énonce ce fait dans son *Traité de Chimie*, tome II,
page 564, édition de Paris, 1842 ; voici le passage :
« Lorsqu'on laisse la nicotine huileuse en digestion
avec de l'hydrate de potasse, il se produit deux couches dont la supérieure renferme en dissolution une
grande quantité de potasse. Si on la soumet à la distillation, il passe un corps oléagineux d'une odeur
agréable, et qui ne donne plus de cristaux avec l'a-
cide chlorhydrique et le bichlorure de platine. En
évaporant doucement le mélange, on obtient une
cristallisation très-abondante de lamelles jaunâtres
et transparentes, qui sont fort solubles dans l'eau,
caractère qui les distingue du chloroplatinate de nicotine. »

» Ainsi une dissolution de nicotine dans de l'hydrate de potasse, soumise à l'action de la chaleur,
fournit un corps oléagineux d'une odeur agréable,
qui ne se conduit plus, avec le chlorure de platine,

comme cet alcaloïde. *Ce n'est donc plus de la nicotine.*

« La *possibilité* seule de l'altération de la nicotine par un alcali, comme la potasse, et par la chaleur, fait que M. Orfila devait connaître, doit donc conduire à *proscrire l'emploi simultané de ces deux agents* dans les recherches médico-légales ayant pour objet la nicotine. »

Dans le deuxième procédé, on commence par faire digérer les organes ou leur contenu dans de l'eau aiguisée d'acide sulfurique. On filtre au bout de douze heures d'action, et on évapore la liqueur au bain-marie jusqu'à siccité. Le résidu est repris par l'eau. Le liquide filtré est saturé par de la soude ou de la potasse solides. Arrivé à ce point, M. Orfila laisse le choix à l'opérateur, ou de reprendre la nicotine devenue libre par de l'éther, ou bien de soumettre le mélange à feu nu à l'action de la chaleur.

Que d'objections à faire à cet autre procédé! Laissons-en tout le mérite à M. Stas.

1°. M. Orfila n'a pas paru redouter l'action à chaud de l'acide sulfurique sur la nicotine, en présence des matières azotées. Cependant, au contact de l'air seul, cet acide, même très-dilué, attaque à chaud l'alcaloïde et le résinifie par oxydation. On a renoncé, pour cette raison, à en faire emploi pour extraire la nicotine de tabac. M. Stenhouse a fait la remarque que les matières azotées chauffées avec l'acide sulfurique, même très-dilué, donnaient naissance à des alcaloïdes volatils d'une odeur piquante, d'une saveur âcre et brûlante

2°. M. Orfila a ignoré, d'une part, qu'à chaud, au contact de l'air et en présence des alcalis, la nicotine est facilement altérée; de l'autre, que l'action seule des alcalis, à chaud, sur les matières azotées, donne naissance à divers alcaloïdes, parmi lesquels il faut nommer l'ammoniaque, la pétinine et la picoline. Or, dit M. Stas, une solution aqueuse de pétinine et de picoline, soumise aux réactions indiquées par M. Orfila pour la nicotine, présente les mêmes phénomènes apparents qu'une solution de ce dernier alcaloïde. On en jugera par le tableau suivant :

### Caractères d'une solution

| DE NICOTINE (1). | DE PICOLINE (2). | DE PÉTININE (3). |
| --- | --- | --- |
| Incolore, transparente, fortement alcaline. | Incolore, transparente, fortement alcaline. | Incolore, transparente, fortement alcaline. |
| Elle agit sur plusieurs réactifs, comme l'ammoniaque. | Elle agit comme l'ammoniaque. | Elle agit comme l'ammoniaque. |
| Elle précipite en blanc le bichlorure de mercure. | Elle précipite en blanc le bichlorure de mercure. | Elle précipite en blanc le bichlorure de mercure. |
| Elle précipite en jaune serin le bichlorure de platine; ce précipité est soluble dans l'eau ; la couleur du chloroplatinate de nicotine dépend de la concentration du liquide, elle peut varier du jaune serin au rouge orangé. (STAS). | Elle précipite en jaune orangé le bichlorure de platine; le précipité est soluble dans l'eau. | Elle précipite en jaune le bichlorure de platine; le précipité est soluble dans l'eau |
| Elle précipite en bleu l'acétate de bioxyde de cuivre; le précipité gélatineux est soluble dans un excès de nicotine, en formant un acétate double bleu, comme le fait l'ammoniaque avec le même sel | Elle précipite en bleu l'acétate de bioxyde de cuivre; le précipité gélatineux est soluble dans un excès de picoline en produisant un liquide bleu. D'ailleurs, M. Stenhouse déclare que tous les alcaloïdes provenant de l'action de la chaleur, ou de l'action combinée de la chaleur et de la potasse, précipitent les sels de cuivre et qu'un excès redissout le précipité en produisant un liquide bleu. | Elle précipite l'acétate de bioxyde de cuivre : le précipité est soluble dans un excès de pétinine en produisant un liquide bleu |
| Elle précipite l'acide tannique par… | Elle précipite l'acide tannique par… | Elle précipite l'acide tannique par… |

(1) D'après M. [illegible]
(2) D'après [illegible]
(3) D'après M. [illegible]

Viennent les additions et les *peut-être* de M. Orfila. « Peut-être séparerait-on la nicotine en agissant
sur les tissus avec de la potasse ou de la soude pures,
en évaporant jusqu'à siccité et en chauffant en vases
clos et à feu nu. » M. Orfila veut s'emparer de la
toxicologie jusque dans les conjectures. Eh bien,
voyons où les conjectures l'ont conduit. Cela dépasse
toute croyance. Cependant, lecteur impartial, ouvrez les *Annales d'Hygiène* du mois de juillet 1851,
91e numéro, tome XLVI, page 162, vous y lirez
textuellement ce qui suit (il s'agit de recherches
faites sur les organes d'un animal empoisonné avec
la nicotine) :

« *Rate*. J'ai laissé macérer, dans une dissolution
de soude caustique très-faible, la rate parfaitement
écrasée; au bout de vingt heures, j'ai filtré et fait
évaporer la liqueur. Lorsque celle-ci a été réduite à
environ 20 grammes, je l'ai introduite dans une cornue, et j'ai distillé à feu nu jusqu'à siccité. Le liquide recueilli dans le récipient était limpide, incolore, *alcalin*, et d'une odeur de nicotine; évaporé
au bain-marie pour le concentrer davantage, il a
fourni *toutes les réactions de la nicotine*. »

Oh! je veux laisser parler ici M. Stas; c'est à lui,
plus qu'à moi, à juger et l'expérience et l'assurance
avec laquelle on en présente le résultat.

« Dans les annales des sciences, dit M. Stas, il
n'existe aucune analyse qui surpasse celle-ci en fautes
commises, et je le démontre.

» Le premier acte posé est contraire à tout esprit
d'analyse, qui est de simplifier et d'éliminer le plus

possible, des substances sur lesquelles on opère, les
matières étrangères. M. Orfila fait l'inverse, il com-
plique les choses. En effet, en laissant macérer pendant vingt-quatre heures un parenchyme spongieux,
rempli d'une substance essentiellement albumineuse
et, partant, soluble dans la soude, il obtient un liquide qui renferme plus de matière étrangère que
ne fournirait cet organe par aucun autre dissolvant
connu; il filtre ensuite *et évapore au bain-marie,
je suppose, la liqueur dans laquelle la nicotine doit
être libre.*

» Or, M. Orfila a posé en principe, ce que, d'ailleurs, tous les chimistes savent, qu'une solution
aqueuse de nicotine chauffée laisse échapper de la
nicotine avec de la vapeur d'eau. Quoi qu'il en soit,
quand le liquide est réduit à 20 grammes (il ne dit
pas quel était son poids primitif), il le soumet dans
une cornue à feu nu à la distillation. Ainsi, M. Orfila a dissous de la matière organique, *quand il devait tout faire pour l'éliminer;* par évaporation, il
a perdu la nicotine *qu'il devait retenir,* et plus que
tout cela, *il a altéré celle qui pouvait encore rester;*
enfin, *il a pu produire des alcaloïdes qui n'existaient pas.*

» On peut juger, d'après cet exemple, de l'habitude analytique de M. Orfila, et de la confiance que
peuvent inspirer ses travaux chimiques. »

Aussi, au lieu de prouver, M. Orfila affirme. J'ai
obtenu, dit-il, un liquide qui m'a fourni toutes les
réactions de la nicotine. Lesquelles et comment ont-
elles été obtenues? Oh! absolument comme ont été

faites ces expériences dont il est question à la page 10 de la brochure de M. Stas, et qu'on n'avait faites qu'en imagination pour s'assurer des titres d'antériorité qu'on ne pouvait pas avoir.

Dans quel but ces hautes affirmations? Dans l'espérance qu'elles se réaliseront, et qu'on ne sera pas dépassé par d'autres dans ces conquêtes toxicologiques. Mais la fausse science étant prise au dépourvu, où cela conduit-il? à ce jugement sévère qui a devancé de quelques jours seulement le jugement de la postérité pour M. Orfila (c'est un académicien qui parle devant une Académie) :

« Notre confrère n'a pas l'habitude de mettre plus de soin dans ses travaux chimiques; ils portent tous l'empreinte de ce défaut, et pour ma part, je n'en connais aucun qui présente assez de précision pour inspirer de la confiance et assurer l'exactitude de ses recherches. Je ne dis rien de neuf ici pour les chimistes, car, sous ce rapport, notre confrère est jugé depuis longtemps; et s'il trouvait ce jugement trop sévère, je l'engagerais à consulter, sur ce point, M. Regnault, ou même son collègue de la Faculté de Médecine de Paris, M. Dumas, ou bien M. Liebig. J'ai tout lieu de croire que l'avis de ces illustres chimistes serait conforme à celui que je viens d'émettre (1). »

---

(1) J.-S. Stas, *Recherches médico-légales sur la nicotine*, etc. Bruxelles, 1852.

# ARTICLE IV.

## DES RENONCULACÉES (*Ranunculaceæ*).

Parmi les espèces très-nombreuses qui composent cette famille, nous avons surtout à nommer, comme plantes toxiques :

La Renoncule bulbeuse (*Ranunculus bulbosus*);

La Renoncule scélérate (*R. sceleratus*);

La Renoncule flammée (*R. flammatus*);

L'Anémone pulsatille (*Anemone pulsatilla*);

La Clématite, Viorne, Herbe aux gueux (*Clematis vitalba*);

La Staphisaigre (*Delphinium staphisagria*);

L'Ellébore noir (*Helleborus niger*);

L'Aconit (*Aconitum napellus*).

Toutes ces plantes contiennent un principe âcre, virulent, qui a fait employer plusieurs d'entre elles pour remplacer l'action vésicante des cantharides. Mais il faut se défier de cette action, qui peut facilement devenir toxique par suite de l'absorption du principe âcre et vésicant.

On sait que c'est avec la clématite blanche, l'*herbe aux gueux* (Clematis vitalba) que certains mendiants se font des plaies ou des ulcères superficiels, pour attirer la commisération des passants

L'ellébore noir n'est pas celui qui était si fameux chez les anciens pour guérir de la folie. Cette plante merveilleuse, aux vertus de laquelle ont cru Théophraste et Pline, est l'*Helleborus orientalis*, de Tournefort, qui ne croît spontanément qu'en Orient, dans les îles d'Anticyre, dans la Béotie, dans l'Eubée, sur le mont Hélicon et dans d'autres pays voisins.

### I. — *Histoire naturelle, chimique et pharmaceutique des Renonculacées.*

A leur port seul, on reconnaît ces petits végétaux herbacés, à fleurs blanches, jaunes, rouges ou violettes, d'un vif éclat; à feuilles alternes (opposées dans le seul genre Clématite), simples ou composées; à corolle polypétale, à calice formé de cinq sépales caduques, dont la racine est tuberculeuse, et dont les fruits sont ou de petits akènes comprimés, disposés en capitules, ou des capsules agrégées, distinctes ou soudées, quelquefois solitaires, uniloculaires, polyspermes, s'ouvrant par leur bord ou face interne. Ils croissent à peu près partout.

On a extrait des Renonculacées, et spécialement de la staphisaigre, de l'anémone et de l'aconit, trois principes immédiats désignés sous les noms de *delphine*, d'*anémonine* et d'*aconitine*.

### *De la delphine.*

La delphine a pour formule, d'après M. Couerbe,

$$C^{27} H^{19} O^{6} Az.$$

C'est une poudre blanche dont la texture paraît cristalline, tant qu'elle est humide. Elle n'a pas d'odeur, sa saveur est extrêmement âcre et amère. Elle irrite les fosses nasales, mais sans provoquer d'éternuement. Elle entre en fusion à 120 degrés. Peu soluble dans l'eau, elle se dissout facilement dans l'alcool et dans l'éther. La dissolution alcoolique verdit le sirop de violettes. Elle sature les acides. Ses sels sont âcres et amers : ils cristallisent difficilement, et la delphine en est séparée par les alcalis sous forme d'une gelée blanche.

On obtient la delphine par le procédé suivant, qui est dû à M. Couerbe : On prend de préférence, la Staphisaigre d'Allemagne, qui est plus riche en delphine; on l'épuise par l'alcool bouillant à 88 degrés centigrades, et l'on fait un extrait avec les liqueurs alcooliques. On fait bouillir cet extrait avec de l'eau acidulée par l'acide sulfurique, à plusieurs reprises, jusqu'à ce qu'elle ne se colore plus sensiblement; on précipite la delphine de ces liqueurs par la potasse ou par l'ammoniaque : on reprend le précipité par de l'alcool bouillant; on passe la liqueur au charbon et on l'évapore. La delphine ainsi obtenue est assez pure; mais il est bon cependant de la sulfatiser de nouveau et de la précipiter par un alcali : on l'obtient ainsi en poudre plus blanche et plus légère.

La delphine, en cet état, est propre aux usages de la médecine; mais ce n'est pas encore la delphine pure; elle contient, suivant les observations de M. Couerbe : 1° une matière résineuse que l'on peut

en séparer, en précipitant la solution de delphine
dans l'acide sulfurique par de l'acide nitrique ; 2° de
la delphine pure ; 3° du staphisain. Ce dernier corps
est une sorte de matière âcre, qui n'est pas soluble
dans l'éther ; ce qui donne le moyen d'en débarrasser
la delphine. (Soubeiran, *Traité de Pharmacie*,
tome II, page 127.)

La delphine est regardée comme un excitant du
système nerveux, et on a essayé de l'employer en
teinture, en pilules, sous forme de liniment, et en
pommade. Mais on doit être en garde contre ses effets trop énergiques.

### De l'anémonine.

L'eau distillée d'Anémone laisse déposer, avec le
temps, une matière blanche, cristalline, presque
insipide et inodore, mais qui fond au feu, y acquiert
une saveur caustique, et répand une vapeur excessivement âcre. Cette matière est peu soluble dans l'eau
froide, plus soluble dans l'eau bouillante, et plus
soluble encore dans l'alcool. On lui a donné le nom
d'*anémonine*. Quelques chimistes (Vauquelin, Braconnot, Robert, de Rouen) l'ont considérée comme
une matière grasse. Mais comme elle ne se dépose
que dans l'eau distillée d'Anémone, on a pensé
qu'elle pourrait être un produit d'altération du principe âcre, volatil lui-même. Ce principe existerait
en dissolution dans l'eau, et peu à peu se combine-
rait avec une certaine proportion d'eau pour former
un hydrate cristallisé, qui aurait été appelé *anémo-*

*nine* par l'auteur de la découverte, par Heyer. Suivant M. Fehling, l'anémonine aurait pour formule

$$C^5 H^4 O^2.$$

On n'emploie en médecine que l'eau distillée d'Anémone. En raison du principe âcre qu'elle contient, cette eau ne doit être employée qu'à doses extrêmement fractionnées.

### De l'aconitine

Découverte par Brandes et examinée ensuite par MM. Geiger et Hesse, l'aconitine, suivant ces chimistes, est une base alcaline végétale excessivement vénéneuse. Elle cristallise en grains blancs; mais souvent elle se présente sous la forme d'une masse incolore et transparente; elle n'a pas d'odeur; sa saveur est d'une amertume extrême et toute spéciale. A ce seul caractère, disent MM. Fleming et Christison, on peut la reconnaître, alors même qu'elle se trouve mêlée à des matières organiques.

Elle dilate la pupille.

Elle est inaltérable à l'air, très-fusible et non volatile. Sa réaction alcaline est très-prononcée.

Elle est peu soluble dans l'eau; mais elle se dissout bien dans l'éther, et surtout dans l'alcool; elle forme, avec les acides, des sels non cristallisables. L'acide nitrique fumant la dissout sans coloration; l'acide sulfurique concentré la colore d'abord en jaune, puis en rouge violacé.

22.

La teinture d'iode donne, avec la dissolution de cet alcaloïde, un précipité couleur kermès ; le perchlorure d'or se trouble en déposant peu à peu des grains jaunes et cristallins ; le chlorure de platine ne la précipite pas ; l'infusion de noix de galle en sépare de gros flocons blanchâtres.

Voici le procédé pour préparer l'aconitine : On fait, avec les feuilles sèches d'Aconit, un extrait alcoolique ; on redissout cet extrait dans l'eau, on filtre, et l'on fait évaporer la liqueur en consistance de sirop. On dissout, de nouveau, cet extrait dans de l'alcool à 40 degrés centigrades, on filtre sur du charbon, et l'on distille l'alcool. Le nouvel extrait alcoolique est repris par l'eau, la liqueur filtrée, puis acidulée légèrement par l'acide sulfurique. On la décolore par le charbon, on la concentre en sirop et l'on y ajoute un lait de chaux. Il se forme un précipité jaune qui contient l'aconitine ; on dessèche ce précipité, on le traite par l'alcool bouillant, on filtre, on distille l'alcool, et l'on obtient au fond du bain-marie un résidu résinoïde que l'on dissout dans l'acide sulfurique étendu, et que l'on filtre sur du charbon animal. On obtient définitivement une liqueur jaunâtre, d'où l'ammoniaque précipite l'aconitine, qui s'hydrate immédiatement et est de couleur blanche. Mais, bientôt, lorsqu'on veut la recueillir pour la dessécher, elle se déshydrate, devient brunâtre, cassante, et se réduit facilement en une poudre qui est d'un blanc légèrement jaunâtre.

L'aconitine est peu employée en médecine. On préfère administrer l'Aconit sous forme d'extrait, de

sirop et de teinture. M. Lombard, de Genève, a
montré que l'extrait frais avait bien plus d'action
que l'extrait préparé de longue date. Il a employé ce
médicament avec le plus grand succès contre le rhumatisme aigu.


II. — *Effets des Renonculacées sur l'économie animale. Applications physiologiques, thérapeutiques et médico-légales.*


Krapf a fait sur lui-même et sur les animaux des
expériences ayant pour but de déterminer quels sont
les effets des Renoncules. Une seule fleur de Renoncule âcre qu'il avala après l'avoir broyée, détermina
des douleurs très-vives dans le bas-ventre, et quelques mouvements convulsifs. Deux gouttes de suc
exprimé de cette plante produisirent, outre les symptômes déjà indiqués, une douleur brûlante dans
toute la longueur de l'œsophage. Dans une troisième
épreuve, quelques feuilles ayant été mâchées et épuisées de leur suc, la bouche se remplit de salive, la
langue s'enflamma, s'excoria ; les pupilles se gonflè-
rent en se colorant d'un rouge vif, quelques points
même furent comme ulcérés. L'expérimentateur ne
pouvait plus discerner les saveurs ; il avait les dents
agacées ; les gencives étaient rouges et saignantes
sous la plus légère pression (1).

---

1 KRAPF, *Experimenta de Ranunculorum nonnullorum venenatâ
qualitate, horumque externo et interno usu.* Vindob., 1776.

Un homme ayant avalé un verre de suc exprimé d'une *Renoncule bulbeuse,* éprouva, au bout de quelques heures, des vomissements, des coliques et des convulsions. Il expira deux jours après (1).

Murray dit qu'une femme eut le bras gangrené pour s'être appliqué sur la main un cataplasme préparé avec la Renoncule flammée. Le désordre produit était tel, que l'on voyait à découvert les tendons des muscles (2).

Bulliard rapporte qu'un vieillard, atteint depuis longtemps d'un rhumatisme goutteux, s'appliqua sur le mollet de la racine d'Anémone pulsatile broyée entre deux pierres, et se coucha après avoir bu une bonne bouteille de vin. Il fut en proie à des souffrances cruelles pendant dix à douze heures, et toute la jambe fut gangrenée. Il guérit toutefois par des scarifications et à la suite d'un pansement régulier (3).

Morgagni, dans sa Lettre LIX<sup>e</sup> *Des Maladies produites par les poisons,* § 15, a rapporté l'observation d'un individu qui périt en quelques heures, pour avoir pris, à titre de médicament, de l'extrait d'Ellébore noir. La dose qui lui avait été prescrite n'excédait pas la quantité dont on faisait usage habituellement dans l'hôpital. Mais peut-être l'extrait était-il préparé récemment. Les symptômes observés dans les premiers moments furent des *douleurs épi-*

---

(1) *Journal de Chimie médicale,* p. 273, année 1836.
(2) Murray, *Apparatus medicaminum,* t. III, p. 187.
(3) Bulliard, *Histoire des Plantes vénéneuses de la France,* p. 79.

*gastriques* et des *vomissements*. Le malheureux se
mit au lit, et ne proféra de plaintes qu'à son dernier
moment. En venant lui porter secours, on le trouva
mort. A l'autopsie, on ne constata qu'une rougeur
assez légère dans l'estomac. *Nusquam tamen in ca-
davere hoc toto vehemens apparuit inflammatio,*
dit Morgagni (1).

Dans le *Bulletin de la Société médicale d'Émulation,* on trouve la relation d'un double empoisonnement produit par une décoction de racine d'Ellébore noir. La prescription avait été faite par un
charlatan. Une demi-heure après l'ingestion de la
boisson, les deux personnes furent prises de *vomissements,* puis de *délire* et de *convulsions.* Elles moururent, l'une au bout de deux heures, l'autre dans
un intervalle plus court encore. A l'autopsie, on
trouva l'estomac d'un rouge noir, comme gangrené,
les poumons fortement engorgés (2).

L'empoisonnement par l'Aconit mérite de fixer un
instant notre attention. Christison en a rapporté un
cas qui devint l'objet d'un procès criminel aux assises
de Monaghan, en Angleterre, dans l'année 1841.
Marie-Anne Conkey trompait son mari, et on lui
avait entendu dire qu'elle finirait par se débarrasser
de lui. Un jour, avant l'instant du diner, on la vit
mettre à part pour lui une portion de légumes verts

---

(1) *De sedibus et causis morborum,* Epist. LIX, § 15, t. VII, p. 291;
edent. Chaussier et Adelon, 1825.

(2) *Bulletin de la Société médicale d'Émulation,* avril 1818.

qu'elle prit dans un plat destiné au repas de famille.
Aucune des personnes qui mangèrent du plat de légumes ne fut malade. Mais le mari auquel avait été
servie à part sa portion, fut saisi, immédiatement
après le dîncr, des symptômes les plus graves, et il
expira. Un des convives assis près de lui, qui, par
hasard, mangea, quoiqu'en très-petite quantité, de
la même portion, fut gravement indisposé ; mais il
se rétablit. Le mari, en finissant de manger les légumes, s'était plaint de *leur goût âcre et désagréable*, et, peu de temps après, il avait été saisi de *douleurs à l'épigastre*, de *vomissements*, de *froid
général avec une sorte d'ardeur du côté du cœur.*
Les vomissements lui laissaient dans la bouche un
*goût amer insupportable.* A ces premiers effets,
s'ajoutèrent *des propos incohérents et du délire, du
trismus avec écume à la bouche, un état spasmodique des membres ;* la mort eut lieu au bout de trois
heures. A l'ouverture du corps, on ne constata que
de petites taches brunes dans l'estomac, et l'analyse
chimique ne fit point découvrir le poison. Cependant
les débats judiciaires, et la discussion médicale elle-
même, établirent si péremptoirement que la mort
était l'effet d'un empoisonnement, que la femme
Conkey fut condamnée et exécutée. Avant l'exécution, elle avoua le crime.

Quant à la personne qui avait pris une petite
quantité du mets empoisonné, deux minutes après,
elle avait éprouvé *une sorte de picotement dans la
bouche et un sentiment de brûlure dans la poitrine,
dans la gorge et dans l'estomac ;* elle avait eu *de la*

*salivation* et *la sensation d'un gonflement de la face* qui pourtant n'existait pas, et, de plus encore, une *sorte d'engourdissement et de frémissement à la peau*, symptômes auxquels vinrent se joindre, un peu plus tard, *une excessive faiblesse, du froid, l'obscurcissement de la vue et un état de stupeur. Les vomissements, ainsi que les évacuations alvines*, apportèrent quelque soulagement à cet état; mais, durant plusieurs jours, il resta néanmoins encore *de la douleur à l'épigastre, un sentiment de malaise universel, des crampes*, et il ne fallut pas moins de cinq semaines pour réparer le mal fait par le poison (1).

Le Dʳ Fleming, à qui l'on doit des recherches spéciales sur l'Aconit, a établi que toutes les espèces de cette plante, espèces fort nombreuses, ne sont pas également toxiques. Il a signalé, au nombre des symptômes les plus propres à caractériser l'empoisonnement par ce végétal ou par son principe immédiat, l'aconitine, *la prostration rapide des forces arrivant graduellement à l'insensibilité et à la paralysie, l'obscurcissement de la vue pouvant aller jusqu'à la cécité, la contraction de la pupille, la dépression du pouls, les convulsions.*

(1) CHRISTISON, *on Poisons*, p. 70 et 866. M. Christison a cité ce cas à l'appui de l'opinion qu'il a soutenue, et que nous avons embrassée nous-même, qu'il est possible de faire la preuve d'un empoisonnement d'après les symptômes d'une maladie et les circonstances qui l'ont amenée. On sait que d'autres toxicologistes ont pensé qu'il n'y avait d'autre preuve d'un empoisonnement que le poison même retrouvé dans les organes de la victime.

Sur le cadavre, on remarque une sorte de *congestion* ou de *plénitude des vaisseaux*, sans altération du sang, sans perte absolue de la contractilité du cœur, quelque temps après la mort.

Dans l'opinion de M. Fleming, l'Aconit ou l'aconitine n'est point un irritant; la sensation de fourmillement ou de brûlure qu'il produit sur la langue, n'est qu'un phénomène nerveux, non inflammatoire, et l'application immédiate du poison sur une plaie ne produit pas même d'irritation ou de rougeur, ainsi que l'a annoncé un expérimentateur trop prévenu, M. Orfila (1).

L'observation suivante, que je reprends dans le livre de M. Orfila lui-même, en serait, au besoin, la preuve :

Le 11 juin 1840, dans l'hôpital de Brescia, douze individus affectés de pellagre et de scorbut avalè-

---

(1) D<sup>r</sup> ALEXANDER FLEMING, *Prize Thesis, on the physiological and medicinal properties of the Aconitum napellus.* Édimbourg, 1844. — CHRISTISON, *on Poisons,* p. 866 et suiv. Voici en quels termes s'exprime M. Christison, au sujet de la critique faite par M. Fleming de l'opinion de M. Orfila : « Récemment encore, M. Fleming a maintenu, contre l'opinion contraire et générale, que ni le végétal, ni l'extrait, ne possèdent de propriété irritante; qu'ils ne produisent, l'un et l'autre, ni rougeur, ni injection des parties sur lesquelles on les applique, fussent les lèvres et la langue, au contact desquelles ils font naître un sentiment de piqûre ou de brûlure, ces effets étant un phénomène purement nerveux. Il ajoute qu'il n'a jamais vu l'inflammation cellulaire diffuse dont a parlé M. Orfila, alors que l'Aconit avait été appliqué sur une plaie; qu'il n'a pas davantage observé de rougeur et d'injection vasculaire dans les membranes du canal digestif, alors que le poison avait été avalé. »

rent, au lieu de suc exprimé de Cochléaria, chacun environ 100 grammes de suc exprimé d'Aconit napel.

Le premier d'entre eux chez lequel il se manifesta des accidents, fut un vieillard âgé de soixante ans. La respiration devint d'abord embarrassée, puis il y eut des vomissements. La mort arriva dans l'espace de quelques heures.

Deux femmes âgées de cinquante-cinq ans et atteintes de scorbut, éprouvèrent, bientôt après l'ingestion du liquide toxique, des inquiétudes, puis des mouvements convulsifs, enfin un sentiment de prostration extrême et comme une sorte de paralysie. Elles succombèrent au bout de deux heures.

Les neuf autres individus éprouvèrent d'abord une faiblesse générale excessive, et en même temps un affaissement moral profond. La face était d'une pâleur extrême et la physionomie fortement altérée : les yeux qui avaient perdu toute leur vivacité étaient cernés par un cercle d'une teinte bleuâtre, et les pupilles étaient énormément dilatées; il existait des vertiges, de la céphalalgie surtout à la partie postérieure de la tête; l'abdomen était tendu et très-douloureux; il y avait des vomissements de matières verdâtres, et chez quelques-uns, des évacuations alvines diarrhéiques de même couleur. On observait, en outre, de l'oppression et de l'anxiété, une sensation générale de froid qui s'accroissait rapidement, la lividité des ongles, des crampes dans les extrémités inférieures; le pouls était petit, déprimé et à peine perceptible.

D'après l'ensemble des symptômes, on pensa que les

accidents étaient causés par un poison végétal ; mais on ne sut point en déterminer l'espèce.

En cette incertitude, on administra le tartre stibié ; puis le médecin, le Dr Rolardini, guidé par les doctrines du contro-stimulisme, combattit l'état d'abattement général par les toniques diffusibles, tels que l'alcool de cannelle, l'éther sulfurique alcoolisé, le vin généreux, l'absinthe et le rhum étendus d'eau, donnés à dose suffisante pour produire l'ivresse ; en même temps, on fit sur les membres des frictions avec des liquides alcooliques.

Sous l'influence de cette médication énergique, et qu'il faudrait imiter en pareil cas, la chaleur et le pouls se relevèrent promptement, ainsi que les forces ; la physionomie reprit son état normal, et peu d'heures suffirent pour que tous les malades revinssent complétement à la santé.

Les cadavres des trois sujets qui avaient succombé à l'action du poison furent ouverts et examinés avec soin.

L'habitude extérieure ne présentait rien qui méritât d'être noté.

A l'ouverture du crâne, on trouva la pie-mère et l'arachnoïde fortement injectées, et une assez grande quantité de liquide séreux à la base du crâne et sous l'arachnoïde cérébrale. Du reste, il n'y avait point d'épanchement dans la cavité des ventricules. Les poumons étaient fortement engorgés ; le cœur, de consistance molle, contenait du sang noir, et les gros vaisseaux se trouvaient distendus par un liquide semblable. Le foie et la rate n'offraient rien de par-

ticulier. L'estomac, distendu par des gaz, contenait
une certaine quantité d'un liquide visqueux de couleur cendrée; la membrane muqueuse, notamment
vers la grande courbure, était le siége d'une injection pointillée et irrégulière. Le duodénum et les intestins grêles offraient çà et là des taches de couleur
rouge, et contenaient le même liquide visqueux
cendré qui avait été remarqué dans la cavité de l'estomac (1).

Qu'ajouter à de tels faits? Que certaines plantes
de la famille des Renonculacées sont des poisons irritants ou âcres, tandis que d'autres, telles que l'Aconit, sont des narcotico-âcres? Cette distinction qu'on
a cru devoir faire me paraît peu pratique. Toutes
les Renonculacées produisent des effets analogues:
leurs principes âcres, fixes ou volatils, sont absorbés, et ils agissent sur l'économie à la manière des
autres poisons, c'est-à-dire qu'au contact et à fortes
doses, ils irritent, enflamment ou corrodent les tissus; que, mêlés au sang, ils portent atteinte à la fois
à toutes les fonctions organiques et déterminent une
prostration extrême, l'insensibilité, le froid, des
convulsions et la mort.

Il y a peu de temps encore, on se bornait à dire
de ces végétaux qu'ils agissaient sur le système nerveux, ou sur les poumons, ou sur le cœur; mais
quoi de plus vague? Ils agissent par suite de l'absorp-

_______________

(1) *Gazette des Hôpitaux*, numéro du 3 mai 1842.—ORFILA, *Traité
de Toxicologie*, t. II, p. 360; édit. de 1843.

tion et sur tous ces organes à la fois; voilà pourquoi leur action est si funeste. Mais il suit de là que cette action a toujours quelque chose de caractéristique, que le principe toxique est resté dans les organes, et qu'il peut être donné à la chimie de le retrouver, et, s'il y a des poursuites judiciaires, de le représenter aux juges comme corps de délit. On suivra, dans le cas d'une expertise, l'un des procédés que nous avons indiqués dans les articles précédents. S'il s'agit de recueillir un principe volatil facilement altérable, on aura recours à la distillation dans un courant d'hydrogène; si les recherches ont pour objet un principe alcaloïde fixe, on devra détruire les matières colorantes organiques au moyen de la chaux anhydre, reprendre le produit sec par l'alcool, par l'éther, par un acide et par l'eau, selon les propriétés connues du principe immédiat à découvrir. Le principe isolé par l'alcool immédiatement, ou par l'ammoniaque, s'il a d'abord été transformé en sel, sera soumis définitivement aux réactions propres à le caractériser. Ce serait nous répéter inutilement que d'entrer dans de nouveaux développements à ce sujet. Le lecteur qui aurait besoin d'être guidé dans ses recherches retournerait à nos considérations générales ou aux articles qui précèdent.

# ARTICLE V.

## DES COLCHICÉES (*Colchiceæ*).

Les Colchicées sont des végétaux herbacés, à feuilles alternes, à racine ordinairement bulbifère. Comme plantes toxiques, il faut signaler particulièrement dans cette famille :

Le Colchique d'automne (*Colchicum autumnale*) :

Le Vératre blanc ou Varaire (*Veratrum album*), appelé aussi Ellébore blanc (*Helleborus albus*) (1) :

Le Vératre cévadille (*Veratrum sabadilla*).

**I. — *Histoire naturelle, chimique et pharmaceutique des Colchicées.***

*Colchique d'automne* (Colchicum autumnale).

Cette plante croît dans les prés, à l'approche de l'automne. Les fleurs, de couleur rose pâle, sortent immédiatement d'un bulbe solide, sans pédoncule intermédiaire. Ce bulbe est de forme ovoïde, con-

---

(1) L'Ellébore noir *Helleborus niger* appartient, ainsi que nous l'avons vu, à la famille des Renonculacées. Malgré la similitude des noms, on ne fera donc pas confusion entre deux plantes dont les caractères sont éminemment distincts.

vexe d'un côté, creusé longitudinalement de l'autre.
Il a la grosseur d'un marron, n'exhale aucune
odeur, mais possède une saveur âcre assez pénétrante. A l'état sec, l'extérieur est gris-jaunâtre ;
l'intérieur, d'un blanc farineux.

*Vératre blanc* ou *Varaire* (Veratrum album),
ou *Ellébore blanc* (Elleborus albus).

Cette plante croît dans les pâturages élevés de
l'Auvergne, du Dauphiné, du Jura, de la Provence, des Alpes, etc. Elle est vivace ; sa racine est
pivotante, tuberculeuse, charnue, allongée, de la
grosseur du pouce, recouverte d'un grand nombre
de fibrilles grisâtres. La tige est dressée, glabre,
striée, haute de 60 à 70 centimètres, terminée par
une panicule de fleurs verdâtres. Ses feuilles sont
sessiles, amplexicaules, ovales, entières, marquées
de plis longitudinaux.

*Vératre cévadille* ou *Cévadille* (Veratrum sabadilla).

Cette plante est originaire du Mexique. Le fruit
est composé d'une capsule à trois loges, mince, sèche, déhiscente par le haut, d'une couleur grise
rougeâtre ; chaque loge renferme deux semences
noires allongées et pointues.

L'analyse chimique de ces trois espèces a fourni
deux principes immédiats qui, confondus d'abord
sous un même nom (*vératrine*) par MM. Pelletier
et Caventou, ont été distingués et isolés plus tard

par MM. Geiger et Hesse. Ce sont la colchicine et la vératrine.

## De la vératrine.

La vératrine a été découverte, en 1818, par Meissner, puis obtenue, en 1819, par MM. Pelletier et Caventou. D'après M. Couerbe, sa formule serait

$$C^{34} H^{25} Az O^{6}.$$

Elle est blanche, pulvérulente, résinoïde, incristallisable. Sa saveur est extrêmement âcre; elle provoque des éternuements violents. Elle fond à 115 degrés et n'est pas volatile. Elle est à peu près insoluble dans l'eau, même à chaud; l'alcool la dissout facilement, l'éther un peu moins. Elle forme avec les acides, et spécialement avec les acides sulfurique et chlorhydrique, des sels parfaitement cristallisables.

On prépare la vératrine en faisant usage, de préférence, des graines de Cévadille. On les pulvérise, et l'on traite à plusieurs reprises la poudre par l'alcool à 36 degrés; on distille l'alcool, et l'on évapore jusqu'à consistance d'extrait, au bain-marie. On porte l'extrait à l'ébullition dans l'eau, et l'on passe à travers une étamine. On répète à plusieurs reprises la même opération, et pour la dernière fois, on se sert d'eau acidulée. On réunit les liqueurs, on les fait bouillir avec du charbon animal, on les filtre et on les concentre. En dernier lieu, on y mêle, à froid, de la magnésie caustique, qui précipite la vératrine. On sèche le précipité ainsi obtenu, on l'épuise par l'alcool, on évapore à siccité, et l'on fait bouillir l'extrait avec de l'eau acidulée; on y ajoute du charbon animal et l'on filtre. On concentre définitivement les liqueurs, et on les neutralise par l'ammoniaque, qui précipite ainsi la vératrine.

### De la colchicine.

La colchicine, qui avait été confondue d'abord avec la vératrine, en a été distinguée par MM. Geiger et Hesse. Elle cristallise en aiguilles; elle est inodore, sa saveur est amère; elle ne provoque pas l'éternuement comme la vératrine. Elle n'est pas absolument insoluble dans l'eau; l'alcool, ainsi que l'éther, la dissolvent. Avec les acides, elle forme des sels pour la plupart cristallisables. L'acide sulfurique la colore en bleu.

On prépare la colchicine en épuisant les semences de colchique par l'alcool, légèrement aiguisé d'acide sulfurique; on y ajoute de la chaux, on filtre et l'on sature exactement par l'acide sulfurique. On distille l'alcool, et l'on décompose le liquide restant par le carbonate de potasse. On reprend le précipité desséché par l'alcool absolu, on blanchit par le charbon, et l'on fait cristalliser la colchicine.

On fait usage, en médecine, de la vératrine et de la colchicine, mais plus encore des plantes dont ces deux alcaloïdes sont les principes immédiats essentiels. Ainsi, on emploie la Cévadille en poudre, en teinture, en extrait; le Colchique, en teinture, en extrait, dissous dans le vin, dans le vinaigre, ou

mêlé à l'eau et au miel, etc. Quant à la vératrine et
à la colchicine, elles sont employées en nature sous
forme de pilules, en sirops, en teintures, en lini-
ments et en pommades.

II. — *Effets des Colchicées et de leurs principes
immédiats, la vératrine et la colchicine, sur l'é-
conomie animale. Applications physiologiques,
thérapeutiques et médico-légales.*

Il existe une certaine analogie entre les effets
produits par les plantes de la famille des Colchicées,
et les effets produits par les plantes du groupe précédent, ou les Renonculacées. Le Dr Schabel, qui
s'est livré à des recherches suivies sur l'Ellébore
noir et l'Ellébore blanc, plantes que leurs propriétés
ont fait rapprocher, alors que les caractères botaniques les séparaient, M. Schabel, dis-je, a constaté que les deux Ellébores avaient sur l'économie
un même mode d'action. Voici comment il s'exprime
à ce sujet :

« Les propriétés délétères des racines d'Ellébore
blanc et d'Ellébore noir ont le plus grand rapport
entre elles.... Les décoctions de l'une et de l'autre
plante sont funestes à toutes les espèces animales,
aux mammifères, aux oiseaux, aux reptiles, aux
poissons, aux insectes, aux mollusques.... Leur
action est plus énergique si on les injecte dans les
vaisseaux, ou si on les applique sur les membranes
séreuses, ou sur les organes pourvus de vaisseaux
sanguins : dans ces cas, elles sont absorbées, trans-

23.

portées, par le moyen de la circulation, des parties
infectées dans les autres parties du corps, en sorte
qu'elles n'exercent pas leur influence à l'aide du système nerveux; il n'y a qu'une très-faible déperdition
du poison employé, c'est-à-dire que la quantité absorbée pour produire la mort est peu considérable.
Leur action est moins violente si elles sont introduites dans le canal alimentaire; elle est nulle si
elles sont appliquées sur l'épiderme, les organes
fibreux, les nerfs....

» Peu de temps après avoir administré ces poisons aux animaux des classes supérieures, la respiration devient pénible et lente, les battements du
cœur se ralentissent, et peu de minutes après, l'envie
de vomir se manifeste; l'animal vomit des matières
bilieuses et muqueuses; il salive, et présente tous
les phénomènes que l'on observe ordinairement dans
les grandes douleurs de ventre. Il chancelle, vacille
comme s'il avait des vertiges, et s'affaiblit de plus
en plus; on remarque un tremblement dans les muscles des extrémités postérieures d'abord, puis, et
seulement dans certaines circonstances, dans ceux
des pattes antérieures. Il arrive tantôt que la respiration et la circulation sont plus rares et plus régulières; tantôt, au contraire, que ces fonctions sont
accélérées, et alors la respiration est douloureuse;
les animaux halètent comme les chiens qui ont très-
chaud; la langue est pendante; la faiblesse des muscles augmente à un tel point, que la démarche devient impossible, et l'animal reste étendu par terre.
A cette époque, les efforts pour vomir cessent le

plus ordinairement: les convulsions se déclarent, augmentent de temps à autre, et ne tardent pas à être suivies de l'opisthotonos, de l'emprosthotonos et de la mort.

» Dans certaines circonstances, la respiration et les mouvements du cœur deviennent plus rares; ceux-ci sont intermittents, tandis que la respiration est pénible; la chaleur intérieure et extérieure diminue, phénomène qui est de la plus haute importance pour les physiologistes. Plus tard, la sensibilité diminue, l'animal languit et reste couché, la respiration est rare et faible, et de temps à autre on aperçoit quelques signes de vie qui s'éteint par degrés. Quelquefois, surtout chez les oiseaux, ces poisons agissent comme purgatifs; ils déterminent rarement l'éternuement; la pupille est *resserrée* ou *dilatée*.

» Si, après l'empoisonnement, la santé se rétablit, ce qui, selon Ledelius, peut arriver même chez les personnes qui ont éprouvé des convulsions, la respiration, le pouls et la température du corps reviennent peu à peu à leur état naturel.

» Chez les animaux qui n'ont pas été tués instantanément par ces poisons, on trouve les poumons lourds, gorgés de sang, recouverts d'une membrane dense et offrant plusieurs taches brunes; quelquefois ils sont emphysémateux; la trachée-artère et ses grandes ramifications ne sont point altérées.

» Les vaisseaux biliaires et la vésicule du fiel sont remplis de bile; on trouve encore une assez grande quantité de cette liqueur dans les intestins grêles. Le foie est souvent gorgé de sang ; la membrane muqueuse de l'estomac est d'une couleur rouge ; on observe quelquefois une rougeur analogue dans quelques parties des intestins. Je n'ai jamais pu confirmer le fait annoncé par M. Orfila, savoir, que l'Ellébore noir enflamme l'intestin rectum : plusieurs expériences, faites par M. Orfila lui-même, sont en opposition avec ce qu'il avance.

» On rencontre souvent, dans les gros troncs veineux et dans les cavités droites du cœur, une grande quantité de sang noir ; il y en a aussi quelquefois dans le ventricule gauche.

» Si on ouvre les animaux peu de temps après la mort, on voit que le sang est fluide et qu'il se coagule par son exposition à l'air. Les autres organes nous ont paru sains.

» L'irritabilité des muscles volontaires et involontaires, et de ceux qui ont été touchés par ces poisons, est encore assez marquée. Les nerfs ont conservé assez de force pour transmettre les impressions qu'ils ont reçues.

» Nous n'avons jamais remarqué que les corps des animaux soumis à l'influence des racines dont nous parlons eussent une tendance plus marquée à la putréfaction.

» Il résulte de tout ce qui précède que les propriétés délétères des racines d'ellébore noir et blanc ont quelques rapports avec celles du *chlorure de barium* et de l'*émétique;* que leur mode d'action diffère cependant surtout de la dernière de ces substances, parce qu'elles agissent avec plus de promptitude, qu'elles produisent moins de déjections alvines, et qu'étant appliquées ailleurs que sur l'estomac, elles excitent plus vite et plus constamment le vomissement : en effet, d'après M. Emmert, aucune des substances vireuses ou médicamenteuses employées jusqu'à ce jour, ne détermine aussi promptement le vomissement que les racines d'ellébore appliquées sur des plaies saignantes (1). »

Le D<sup>r</sup> Esche, qui a plus spécialement étudié l'action de la vératrine, dit qu'elle produit, au bout de quelques minutes, *de l'agitation, de l'anxiété, la salivation, le ralentissement du pouls et de la respiration, des nausées, des vomissements violents, des borborygmes et des spasmes intestinaux, des évacuations alvines de mucosités aqueuses quelquefois mêlées de sang.* Une atteinte plus ou moins profonde est également portée aux organes de la sensibilité et des mouvements: il y a *refroidissement de la peau, contractions spasmodiques des membres ou paralysie, soit générale, soit partielle, stupeur ou tétanos* dans les derniers moments de la vie. Après la mort, on ne découvre *aucune altération dans les organes,* et spécialement *aucune apparence* d'inflammation (2).

Qu'ajouter à ces excellentes investigations, si ce n'est quelques observations cliniques qui en mettent en évidence la valeur?

---

(1) ORFILA, *Traité de Toxicologie,* t. II, p. 370, édit. de 1843.
(2) D<sup>r</sup> ESCHE, *Dissertatio inauguralis d. Veratriæ effectibus,* Lipsiæ, 1836. — CHRISTISON, *on Poisons,* p. 880 : 1845.

*Empoisonnement par l'Ellébore blanc.* — Un tailleur, sa femme, ses enfants et ses ouvriers mangent de la soupe dans laquelle on avait mis de la racine d'ellébore blanc en place de poivre. Bientôt après, ces individus sont saisis d'un froid général, et le corps se couvre d'une sueur glacée; leur faiblesse est extrême; ils sont presque insensibles, et leur pouls peut à peine être senti. Au bout de deux heures, l'aîné des enfants, qui n'avait pas quatre ans, commence à vomir copieusement, mais avec beaucoup d'efforts; les autres individus ne tardent pas à être dans le même cas. Vicat, appelé à ce moment, leur fait prendre une grande quantité d'eau tiède avec de l'huile, et, peu de temps après, il leur administre du thé de mauve miellé, ce qui leur procure du soulagement et le rétablissement complet (1).

*Empoisonnement par la Cévadille.* — Une famille allemande, composée de huit personnes, mangea, pendant toute une semaine, du pain dans lequel, par méprise, on avait mis de la poudre de Cévadille au lieu de cumin. Toutes furent atteintes de coliques, de gonflement de la langue, d'aphtes à la bouche. Il s'y joignit du vertige et de la faiblesse dans les membres. Mais la cause de l'empoisonnement ayant été découverte, on leur fit cesser l'usage

---

(1) Vicat, *Histoire des plantes vénéneuses de la Suisse*, p. 166. Yverdun, 1776. — Orfila, *Traité de Toxicologie*, t. II, p. 383, édit. de 1843.

du mauvais pain, et on les guérit tous au moyen de boissons laxatives (1).

Trois personnes prirent de la Cévadille au lieu de galanga. Au bout d'une heure, elles ressentirent de la chaleur dans la poitrine, dans la gorge et dans l'estomac. Il survint ensuite des nausées, des vomissements et de la dysurie. Plus tard, il se manifesta de la faiblesse et des engourdissements dans les membres ; plus tard encore, des vertiges, un obscurcissement de la vue, une sorte de cécité avec dilatation des pupilles ; enfin, une grande dépression du pouls, jointe à un commencement de suffocation. Une des trois personnes, femme âgée, qui avait pris la dose la plus forte, eut le pouls presque imperceptible, la respiration stertoreuse ; elle tomba dans un état d'insensibilité tel, qu'elle n'était point affectée par l'odeur de l'ammoniaque. Elle resta dans cette sorte de léthargie pendant tout un jour, à la suite duquel elle eut une éruption semblable à des piqûres de puces, et guérit (2).

*Empoisonnement par le Colchique.* — Trois soldats américains burent, pour du vin ordinaire, du vin de colchique préparé avec le bulbe de cette plante. L'un d'eux, qui en avait bu environ une bouteille, mourut en deux jours, avec les symptômes d'un choléra violent, savoir :

---

(1) *Magaz. für die gesammte Heilkunde*, t. XIV, p. 547. — Christison, *on Poisons*, p. 880 ; 1845.

(2) *Archiv. für Mediz. Erfahrung*, 1845. — Christison, *on Poisons*, p. 880 ; 1845.

Vomissements et selles abondantes de matières analogues à l'eau de riz ;

Crampes violentes dans les membres inférieurs et dans les muscles abdominaux ;

Froid de la peau, de la langue et de l'haleine ;

Coloration bleue des ongles ;

Yeux éteints et enfoncés dans les orbites ;

Contraction de la pupille ;

Face cadavérique.

Les deux autres éprouvèrent des effets semblables ; mais, chez eux, l'affection intestinale dégénéra en dyssenterie, qui se termina par la mort au bout de quelques semaines (1).

Une jeune femme, dont M. Caffe a rapporté l'histoire (2), prit, avec l'intention de se détruire, 150 grammes environ de vin, contenant les parties actives de plus d'un quart de bulbe de colchique.

Elle fut, presque aussitôt, saisie de douleurs violentes à l'estomac et de vomissements. Le froid s'empara d'elle, son visage devint pâle, et elle tomba dans un état de prostration extrême. Le pouls était petit et serré, la respiration oppressée. Des crampes ne tardèrent pas à se manifester dans la plante des pieds. Au bout de douze heures, les vomissements étaient encore fréquents, mais les forces étaient épuisées ; au bout de vingt heures, le pouls était devenu imperceptible. Il n'y eut ni évacuations al-

_______________

(1) *Repertorium für die Pharmacie,* t. LXXI, p. 131. — CHRISTISON, p. 882

(2) *Annales d'Hygiène publique,* t. XVI, p. 394.

vines, ni suppression d'urine, ni dilatation ou contraction des pupilles, ni paralysie, ni convulsions, ni délire. et la mort arriva vers la vingt-deuxième heure.

Un an après. la sœur de cette malheureuse se suicida de la même manière, en prenant la même quantité de vin de colchique : elle éprouva les mêmes symptômes, et mourut à la vingt-huitième heure de son empoisonnement (1).

Sur les cadavres de ces deux femmes, on ne constata pas d'altérations locales propres à rendre compte de la mort. Dans l'un des cas, on trouva les vaisseaux cérébraux congestionnés, les glandes de Peyer tuméfiées, livides : dans l'autre, on ne put rien constater, à cause de l'état de putréfaction avancée du cadavre, ouvert seulement au bout de quarante-huit heures.

Il suffit de quelques milligrammes de vératrine ou de colchicine pour tuer en quelques heures des chiens et des chats. Des médecins qui méritent toute confiance m'ont assuré avoir vu de véritables empoisonnements, et la mort résulter de l'emploi de la vératrine à *dose homœopathique.*

Le traitement à opposer à l'empoisonnement par les Colchicées, ou par leurs principes immédiats. est le même qui convient à toute espèce d'empoisonnement par les végétaux : faire évacuer le poison.

____

(1) Voir *Annales d'Hygiène publique*, t. XVI, p. 504; t. XVII. p. 307. — CHRISTISON, p. 889.

en combattre les effets consécutifs, selon la nature même des symptômes que le poison a fait naître. Il faut peu se flatter, ici, de pouvoir recourir à des neutralisants chimiques.

Dans un cas d'expertise juridique, on agirait d'après les indications déjà données dans les articles précédents. La vératrine et la colchicine sont des principes immédiats fixes, inaltérables à 100 degrés de chaleur, très-solubles dans l'alcool, et pouvant former des sels avec les acides. On les séparerait donc de toute espèce de matières organiques, par le procédé général que nous avons fait connaître, et qui est plus spécialement décrit aux pages 130 et 214 de ce volume.

# ARTICLE VI.

## DES OMBELLIFÈRES (*Umbelliferæ*).

La famille des Ombellifères, qui contient un si grand nombre de plantes alimentaires et aromatiques, telles que la Carotte (*Daucus sativus*), le Céleri (*Apium dulce*), le Panais (*Pastinaca sativa*), le Panicaut (*Eryngium campestre*), le Persil (*Apium petroselinum*), le Cerfeuil (*Scandix cerefolium*), l'Aneth fenouil (*Anethum fœniculum*), le Carvi (*Carum carvi*), le Cumin (*Cuminum cyminum*), le Coriandre (*Coriandrum sativum*), l'Angélique (*Angelica archangelica*), etc., présente, à côté de ces plantes et ayant quelquefois la plus grande ressemblance avec elles, plusieurs végétaux extrêmement toxiques. Tels sont :

La grande Ciguë (*Cicuta major, seu Conium maculatum*);

L'Éthuse, petite Ciguë (*OEthusa cynapium*);

La Ciguë aquatique (*Cicutaria aquatica, seu Cicuta virosa*);

L'OEnanthe safranée (*OEnanthe crocata*);

L'OEnanthe phellandre (*OEnanthe phellandrium, seu Phellandrium aquaticum*).

## I. — *Histoire naturelle, chimique et pharmaceutique*

*Grande Ciguë* ou *Ciguë maculée* (Cicuta major, seu Conium maculatum).

La grande Ciguë croît dans les lieux incultes et pierreux. Elle fleurit en été, aux mois de juin et de juillet. Sa tige est herbacée, rameuse, haute de 1 à 2 mètres, glabre, cylindrique, un peu striée, marquée çà et là de taches couleur pourpre ou de sang. A ce signe qui distingue cette plante du persil, avec lequel il est facile de la confondre, on reconnaîtra le poison. Un autre caractère propre à la grande Ciguë, c'est l'odeur qu'exhalent sa tige, ses feuilles et ses fleurs même, lorsqu'on les froisse entre les doigts. Cette odeur est vireuse et très-désagréable. Les feuilles sont alternes, grandes, tripinnées, à folioles allongées, profondément dentées, quelquefois maculées comme la tige. Les fleurs sont blanches, petites, disposées en ombelles terminales composées d'environ dix à douze rayons. Le fruit est un diakène globuleux, offrant, sur chacune de ses deux moitiés latérales, cinq côtes saillantes et crénelées, qui lui donnent l'aspect d'une sorte de tubercule mamelonné.

*Petite Ciguë* (OEthusa cynapium).

La petite Ciguë croit dans les lieux incultes comme la grande Ciguë ; mais on la rencontre aussi dans les

lieux cultivés, dans les jardins, à côté des plantes
alimentaires, avec lesquelles il est si facile et si dangereux de la confondre. De là ses noms vulgaires :
*ciguë des jardins*, *faux persil*. La tige est rameuse,
cylindrique, glabre, striée, rougeâtre inférieurement, creuse, portant des feuilles tripinnées, à folioles étroites, aiguës, incisées, d'un vert foncé et
luisantes. Les fleurs sont blanches, disposées en
ombelles terminales, planes, composées d'environ
une vingtaine de rayons inégaux et étalés, ceux de la
circonférence plus longs. Le fruit ressemble à celui
de la grande Ciguë.

*Ciguë aquatique* (Cicutaria aquatica), dite aussi
*Cicutaire* et *Ciguë vireuse*.

La Ciguë aquatique est celle qui servit de poison
légal à la Grèce, d'instrument à la mort de Socrate.
Elle est plus redoutable et plus prompte dans ses effets que les deux autres. C'est une plante vivace,
dont la racine, assez grosse, blanchâtre et charnue,
est garnie de fibres allongées et creusées intérieurement de lacunes ou cavités remplies d'un suc laiteux
et jaunâtre. Sa tige est dressée, rameuse, cylindrique, creuse, glabre, striée, verte, haute de 60 à
90 centimètres. Ses feuilles, surtout les inférieures,
sont très-grandes, décomposées, tripinnées; les folioles sont lancéolées, aiguës, étroites, très-profondément et irrégulièrement dentées en scie. Les
fleurs, disposées en ombelles à dix ou douze rayons,
comme celles de la grande Ciguë, sont petites et

blanches. Les fruits sont globuleux, couronnés par les styles et les cinq dents du calice, et offrent, sur chacune de leurs faces convexes et latérales, cinq côtes peu saillantes et simples.

### OEnanthe safranée (OEnanthe crocata).

Cette plante croît dans les prés humides ; elle fleurit, comme la grande Ciguë, en juin et juillet. Sa racine se compose de cinq à six tubercules allongés fusiformes, rapprochés en faisceau ; sa tige est herbacée, cylindrique, cannelée, haute de 60 à 90 centimètres, creusée intérieurement, divisée en rameaux dans la partie supérieure ; ses feuilles inférieures sont grandes, pétiolées, engaînantes à leur base, bipinnées ou tripinnées ; ses folioles sont d'un vert foncé et glabres, subcordiformes, incisées profondément à leur sommet. Les fleurs sont blanches, petites, très-rapprochées. Les fruits sont allongés, striés, couronnés par cinq petites dents très-aiguës et par les deux styles.

### OEnanthe phellandre (OEnanthe phellandrium).

Cette plante se trouve dans les lieux humides, sur le bord des étangs et des ruisseaux ; elle fleurit en juillet. Sa racine est allongée, blanchâtre, pivotante, terminée par un grand nombre de fibrilles. Sa tige est cylindrique, rameuse, creusée intérieurement, noueuse et striée. Ses feuilles sont décomposées, pinnées, formées d'un nombre considérable de folioles

profondément pinnatifides, dont les lobes sont entiers; elles sont glabres et d'un vert foncé. Les fleurs
sont blanches en ombelles terminales.

Brandes et, après lui, MM. Giesecke et Geiger,
ont extrait de la Ciguë officinale un principe alcalin
particulier auquel on a donné le nom de *conicine*
ou de *cicutine*. Cette base organique a pour formule,
d'après M. Ortigosa,

$$C^{15} H^{13} Az'.$$

Elle ne contient pas d'oxygène. C'est un liquide
d'apparence huileuse de couleur jaunâtre. Son odeur
rappelle tout à la fois celle de la ciguë, du tabac et
de la souris; sa saveur est extrêmement âcre. Sa
densité est moindre que celle de l'eau; elle bout à
170 degrés. Elle s'altère à l'air, se colore en brun,
passant successivement par les nuances les plus belles
et les plus variées. Elle est peu soluble dans l'eau,
très-soluble, au contraire, dans l'alcool, dans l'é-
ther, dans les huiles fixes et essentielles. Elle ramène
au bleu le papier de tournesol rougi par un acide.
Elle sature les acides et forme, avec plusieurs, des
sels cristallisables. A l'état sec, ces sels sont inodores; mais quand ils sont humides, ils prennent l'o-
deur de la cicutine.

On obtient cet alcali en distillant les semences de
ciguë avec de la potasse caustique en dissolution
étendue. La liqueur qui passe à la distillation contient un mélange de conicine et d'ammoniaque. On
la sature avec de l'acide sulfurique, et l'on fait éva-

porer jusqu'à consistance de sirop. On ajoute au produit un mélange de 2 parties d'alcool et de 1 partie d'éther, tant qu'il se précipite du sulfate d'ammoniaque, et l'on enlève l'alcool par distillation. Le résidu est distillé de nouveau avec une dissolution de potasse caustique très-concentrée. La cicutine est alors à l'état d'hydrate; pour l'obtenir anhydre, on la distille une troisième fois sur du chlorure de calcium.

II. *Effets de la Ciguë et de l'OEnanthe safranée, etc., sur l'économie animale. Applications physiologiques, thérapeutiques et médico-légales.*

La Ciguë et les plantes toxiques qui s'en rapprochent ont plus d'analogie dans leur action avec les Papavéracées et les Solanées, qu'avec les Renonculacées et les Colchicées. Voici deux faits cliniques qui le démontrent :

Un soldat avait partagé avec plusieurs camarades une soupe dans laquelle on avait mis des feuilles de Ciguë, au lieu de Persil. Il en avait mangé une plus forte part et était tombé dans l'assoupissement, tandis que ses camarades causaient autour de lui. Au bout d'une heure, on s'alarma de son état et l'on envoya chercher le chirurgien du régiment. C'était le Dr Haaf. Celui-ci trouva le malade *profondément assoupi, sans connaissance, respirant avec une difficulté extrême. Le pouls était petit, dur, ne donnant pas plus de trente pulsations par minute; les extrémités étaient froides, la face bleuâtre, regor-*

*geant de sang comme celle d'un homme étranglé.*
On administra un émétique ; mais la stupeur devint
de plus en plus profonde jusqu'à la mort, qui arriva
deux heures après l'ingestion de l'aliment empoisonné. Ses camarades furent tous malades, mais ils
guérirent. A l'ouverture du corps, on ne signala aucune lésion locale qui fût l'effet de la matière toxique. On remarqua seulement une grande plénitude
des vaisseaux crâniens (1).

Un vigneron italien, qui cultivait des vignes dans
son pays, y trouva de la grande Ciguë, qu'il prit
pour de la Pastenade ; il en mangea la racine à son
souper avec sa femme ; ils allèrent se coucher après
ce repas. Au milieu de la nuit, ils se réveillèrent entièrement fous, et se mirent à courir çà et là sans lumière par toute la maison, dans des transports de
colère et de rage ; ils se heurtèrent si rudement
contre le mur, qu'ils en furent tout meurtris, et que
le visage surtout et les paupières en parurent tout
enflés et ensanglantés. On leur administra les secours convenables et ils furent rétablis (2).

Ne croirait-on pas lire deux observations d'empoisonnement par l'opium ?

D'après M. Christison, la conicine ou cicutine est
un poison d'une extrême violence. Voici ce qu'il en
dit : « Ce principe possède un goût âcre, et il peut
agir comme irritant sur les points où il est appliqué ;

---

(1) *Journal de Médecine de* LEROUX et CORVISART, t. XXIII, p. 107.
— ORFILA, *Traité de Toxicologie*, 1843, t. II, p. 426.
(2) VIGAT, *Histoire des Plantes vénéneuses de la Suisse*, p. 274.
Iverdun, 1776. — ORFILA, *Traité de Toxicologie*, t. II, p. 427 ; 1843

mais cet effet local est promptement dépassé par l'action narcotique. Celle-ci se manifeste par une paralysie des muscles appartenant aux mouvements volontaires, paralysie qui envahit rapidement les muscles de la respiration, et finalement le diaphragme, ce qui amène l'asphyxie. Au début, cet état de paralysie est interrompu de temps en temps par des secousses convulsives des membres et du tronc. De tels effets, ou *la perte de la contractilité musculaire,* sont produits par l'action topique du poison, et non par une suite de l'absorption de la substance vénéneuse. Le cœur n'est pas sensiblement affecté, car il se contracte avec vigueur longtemps après que tout mouvement de respiration ou que tout signe de vie a cessé, et après la mort, il ne contient, dans ses cavités gauches, que du sang noir et non du sang rouge (comme on l'a dit). Le sang lui-même ne paraît aucunement altéré. Les organes des sens ne sont qu'à peine atteints, tant que la respiration continue, et la volonté même reste libre.... L'action de la cicutine, enfin, paraît n'atteindre que la moelle épinière, et ce principe alcalin agit comme un sédatif en épuisant l'énergie nerveuse (1). »

Et à l'appui de cette opinion, M. Christison invoque des expériences suivies par lui avec le plus grand soin sur les animaux, et qui montrent qu'une seule goutte de conicine, appliquée sur l'œil d'un

---

1) *Transactions of the royal Society of Edinburg,* t. XIII, p. 383. — Christison, *on Poisons,* p. 855; 1845.

lapin, l'a tué en neuf minutes; que trois gouttes
employées de la même manière ont fait périr un
chat en une minute et demie; que cinq gouttes injectées dans la poitrine d'un petit chien ont commencé à produire un effet sensible après trente secondes, et ont déterminé la mort en une minute;
que 2 grains neutralisés (*neutralized*) avec trente
gouttes d'acide chlorhydrique faible, injectés dans
la veine fémorale d'un jeune chien, l'ont tué en
moins de trois secondes. « Cette rapidité d'action
extraordinaire, dit le savant toxicologiste, me paraît
incompatible avec l'idée d'un transport direct du
poison, par l'intermédiaire du sang, sur la moelle
épinière. M. Blacke, il est vrai, n'a pas vu dans ses
expériences que l'action de la conicine fût aussi rapide, et il affirme qu'entre l'injection du poison dans
les veines et la mort, il s'écoule au moins quinze secondes; mais je renvoie le lecteur au compte rendu
de mes expériences, qui ont été faites en commun
avec le Dʳ Sharpey, et il s'assurera que nous n'a-
vons pas pu nous tromper, en pareil cas, d'une fraction de temps aussi grande (1). »

Et quand même, dirai-je ici, la mort aurait suivi
de trois secondes l'injection du poison dans la veine,
faudrait-il supposer que ce n'est pas par l'intermédiaire du sang qu'il a été porté sur le système nerveux central? Certains poisons, l'acide prussique,
la nicotine et la cicutine, agissent comme des vapeurs

---

(1) Christison, on Poisons, p. , 18.

subtiles. La veine ouverte, ces vapeurs se mêlent au sang, le pénètrent, et sont immédiatement portées jusqu'aux centres nerveux. Est-ce qu'un gaz ne s'élève pas en un instant dans une colonne liquide? Est-ce que la circulation n'est pas une sorte d'aspiration par l'effet du vide? Le poison qui touche un nerf ne tue pas; celui qui est introduit dans le sang, modifie ce liquide, et le sang empoisonné n'est plus propre à entretenir l'influx nerveux, c'est-à-dire la vie elle-même dans sa condition essentielle et première.

Malgré la rapidité d'action de la cicutine, il n'est donc nulle exception à faire pour ce poison. Il agit par l'intermédiaire ou par le fait de l'absorption; il reste présent dans les organes où il pénètre, et tout ce qui a été dit jusqu'ici au sujet des éléments toxiques les plus terribles lui est essentiellement applicable.

Dans un cas d'empoisonnement, les secours à donner seraient donc ceux qui ont été plus spécialement rappelés à l'article de l'opium.

Dans un cas d'expertise juridique, les procédés à mettre en usage seraient ceux-là même qui ont été employés avec tant de savoir et de succès par M. Stas, pour la recherche de la nicotine dans les restes de Gustave Fougnies, victime du comte de Bocarmé. (*Voir* page 278 de ce volume.)

# ARTICLE VII.

## DES MÉNISPERMÉES (*Menispermeæ*).

Dans la famille des Ménispermées, qui fournit à la médecine deux plantes utilisées comme toniques et diurétiques, le Colombo (*Menispermum palmatum, seu Cocculus palmatus*), et le Pareira brava (*Cisampelos pareira*), se trouve un végétal éminemment toxique, le Ménisperme coque du Levant (*Menispermum cocculus, seu Cocculus suberosus, seu Anarmita cocculus*).

Cette plante est originaire des Indes orientales, de Ceylan et de Malabar. La partie qu'on importe en Europe est le fruit dit *Coque du Levant* (Cocculus orientalis). Ce fruit, tel que le commerce le fournit, est plus gros qu'un pois, arrondi et légèrement réniforme; il est formé d'une partie extérieure sèche, mince, noirâtre, rugueuse, ayant une saveur amère, et d'une partie intérieure ou coque qui s'ouvre en deux valves et renferme une amande blanche. Cette amande est d'une extrême amertume, et elle contient, outre les matières ordinaires propres aux végétaux, un principe immédiat particulier, appelé *picrotoxine*, des deux mots πικρος, amer, et τοξικόν, poison.

Ce corps a été découvert par M. Boulay, puis étudié par MM. Pelletier et Couerbe. Il est solide, blanc, tantôt en aiguilles aciculaires, tantôt en filaments soyeux, en plaques transparentes ou en cristaux grenus. Il a une amertume extrême, est inaltérable à l'air, sans action sur les couleurs végétales.

Il est peu soluble dans l'eau, soluble dans trois fois son poids d'alcool, et dans deux fois et demie son poids d'éther. Les huiles fixes et volatiles ne le dissolvent pas, et l'acide acétique le dissout, au contraire, très-facilement. Il ne se combine pas avec les acides, et, sous ce rapport, il serait mal classé parmi les principes alcaloïdes. Il paraît avoir plus de tendance à se combiner avec les alcalis. On lui donne pour formule

$$C^{18} H^{12} O^{4}.$$

On obtient la picrotoxine en épuisant la Coque du Levant par l'alcool à 88 degrés bouillant, distillant ou évaporant l'alcool pour former un extrait, que l'on reprend par l'eau et que l'on filtre. On ajoute au liquide filtré de l'acide chlorhydrique pour saturer les matières calcaires; on filtre de nouveau; on concentre et l'on fait cristalliser, à plusieurs reprises, s'il est besoin, pour avoir un produit pur.

La Coque du Levant n'est plus employée en médecine; l'industrie s'en est servie quelquefois, au lieu de houblon, pour donner à la bière l'amertume que l'on recherche dans cette boisson. Mais cette falsification constitue une contravention grave qui est atteinte par la loi.

Trop souvent c'est avec la Coque du Levant qu'on empoisonne les étangs ou les rivières. Le poisson péché ainsi peut-il être mangé sans danger ou sans crainte? L'expérience a dit oui et non, et la prudence ordonne de s'abstenir.

Pour les animaux et pour l'homme, la Coque du Levant et, à plus forte raison, la picrotoxine, sont un poison violent. Le professeur Bernt a rapporté une observation d'après laquelle neuf personnes, qui avaient mangé d'un potage dans lequel un idiot avait jeté un fruit de *Menispermum cocculus*, furent plus ou moins gravement indisposées. L'une d'elles, même, mourut des suites de cet empoisonnement (1).

Les effets de la matière toxique sont, à un moindre degré pourtant, les effets produits par les Strychnées : ainsi, l'excitation d'abord, puis la prostration du système nerveux. Sur le cadavre, on ne constate, le plus ordinairement, aucune altération pathologique.

Sans nul doute, le poison est absorbé, car, sur quelque partie du corps vivant qu'on l'applique, il produit les mêmes effets, effets d'autant plus prompts que la matière toxique est plus soluble, qu'elle est mise en rapport avec des parties où les fonctions d'imbibition ou d'absorption sont plus actives.

Pour le traitement de cette espèce d'empoisonnement, et pour les applications médico-légales, je dois renvoyer aux articles précédents et spécialement à ce qui a été dit au sujet de l'opium et des Strychnées. (*Voir* pages 200 et 254.)

---

(1) *Beitrage zur Gerichtl. Arzneikunde*, t. III, p. 241.—Christison, *on Poisons*, p. 912; 1845.

# ARTICLE VIII.

DES SCROPHULARIÉES (*Scrophulariæ*).

La famille des Scrophulariées, qui fournit à la thérapeutique plusieurs espèces médicamenteuses, telles que les Véroniques (*Veronica beccabunga*, *V. officinalis*), la Scrophulaire (*Scrophularia nodosa*), le Bouillon-blanc (*Verbascum tapsus*), etc., lui donne encore une plante qui est tout à la fois un remède et un poison, la Digitale pourprée (*Digitalis purpurea*).

1. — *Histoire naturelle, chimique et pharmaceutique de la Digitale.*

Cette jolie plante croît naturellement dans les bois montueux, et on la cultive volontiers dans les jardins. Elle fleurit au mois de juin; sa tige est simple, droite, haute de 40 à 60 centimètres, cylindrique et velue. Les feuilles radicales sont pétiolées, ovales, aiguës, blanchâtres et velues sur les deux faces. Les fleurs, d'une couleur rouge vif, nuancée de rose, sont pédonculées et renversées en épi le long de la tige; chacune d'elles est accompagnée d'une bractée ovale, aiguë. Le calice est persistant, à cinq divisions; la corolle est irrégulièrement campaniforme, à cinq lobes courts, inégaux et obtus; elle est tachée intérieurement de petits points noirs, garnis de poils.

D'après les analyses les plus récentes, la Digitale contient :

La digitaline; une huile volatile; une matière concrète, floconneuse, volatile; une matière grasse; du tannin; de l'acide gallique; une matière colorante rouge soluble dans l'eau; une matière albuminoïde; de la chlorophylle; du sucre; du mucilage; de l'oxalate acide de potasse.

La digitaline a été obtenue pure par MM. Homolle et Quevenne.

C'est une matière blanche, difficilement cristallisable, et qui se présente le plus souvent sous forme de petites masses poreuses, mamelonnées, ou en petites écailles. Elle est inodore, mais extrèmement amère; quand on la pulvérise, elle provoque de violents éternuements; elle est neutre aux papiers réactifs, et ne contient pas d'azote.

Elle est peu soluble dans l'eau, très-soluble dans l'alcool, et pour ainsi dire insoluble dans l'éther.

Le tannin la précipite sous forme d'une combinaison amorphe, blanche, très-soluble dans l'eau. M. Nativelle a pensé que c'était à l'état de tannate que la digitaline se trouvait dans la digitale.

L'acide chlorhydrique concentré dissout la digitaline, et forme avec elle un liquide d'un beau vert émeraude. Ce caractère est très-sensible.

Les alcalis lui enlèvent son amertume.

On prépare la digitaline en traitant par l'eau les feuilles sèches de Digitale, précipitant et décolorant la liqueur successivement par le sous-acétate de plomb, par l'oxalate d'ammoniaque et par le phosphate de soude et d'ammoniaque.

On verse ensuite dans la liqueur une solution de tannin, qui entraîne la digitaline à l'état de tannate. On égoutte le précipité, on le dessèche et on l'épuise par l'alcool concentré.

La solution alcoolique, réduite par évaporation, donne le principe amer mêlé encore de quelques traces d'huile, de sels et de substances extractives.

On enlève ces matières étrangères avec un peu d'eau distillée, on les reprend de nouveau par l'alcool à chaud, et l'on filtre sur le charbon. Par le refroidissement, on obtient de petites masses ou cristaux, qu'il ne s'agit plus que de laver à l'éther pour avoir la digitaline pure.

La digitaline est à peine introduite dans la thérapeutique. On administre fréquemment, au contraire, la digitale en poudre, en infusion ou décoction, en extrait, en teinture, en sirop, comme agent sédatif et diurétique.

II. — *Effets de la digitale et de la digitaline sur l'économie animale. Applications physiologiques, thérapeutiques et médico-légales.*

On a eu souvent à signaler l'action toxique de la Digitale sur l'économie, soit que, par méprise, elle ait été administrée à trop forte dose; soit que, par suite de prescriptions quotidiennes, elle ait pu graduellement s'accumuler dans l'organisme, et y produire inopinément une sorte d'explosion soudaine.

Dans l'un comme dans l'autre cas, l'action toxique se révèle par des *nausées et des vomissements; de la céphalalgie et des vertiges; l'obnubilation*

*de la vue; la faiblesse musculaire portée jusqu'à
la titubation; la salivation; le délire; les sueurs
froides; la rareté et l'intermittence du pouls; la
lenteur de la respiration; le froid général ou par-
tiel; la somnolence, le coma, une sorte de narcotisme tout spécial.*

Un homme dont la *Gazette médicale de Londres*
a relaté l'histoire, faisait, de lui-même, usage de
Digitale, pour se guérir d'une hydropisie. Il en prenait depuis un mois, et le pouls était tombé de
moitié de son rhythme normal, lorsque, tout à coup,
il fut pris d'*insomnie avec hallucinations et délire;
ses pupilles étaient dilatées; il y eut des nausées,
de la soif, une augmentation marquée dans la
miction urinaire.* Cet état ne dura pas moins de six
jours, après lesquels le malade commença à se rétablir (1).

Une femme d'un certain âge, dont l'observation a
été donnée par M. Brande, d'après le D<sup>r</sup> Pemberton,
était de même soumise à l'usage quotidien de la Digitale. Un jour, en se promenant dans sa chambre,
elle tomba à terre; plus tard, bien que couchée,
elle eut, à plusieurs reprises, des syncopes et des
vomissements, et succomba (2).

Un malade dont parle le D<sup>r</sup> Blackall, prenait
chaque jour une assez forte infusion de feuilles de
Digitale. Tout à coup il fut saisi de *douleur frontale*

_____

(1) *London Med. Gazette*, 1842-43, t. I, p. 270. — CHRISTISON, *on
Poisons*, p. 888, édit. de 1845.

(2) CHRISTISON, *on Poisons*, p. 888.

*avec obscurcissement de la vue.* Au bout de quarante-huit heures, il eut une *diarrhée excessive, du délire, des convulsions, un grand ralentissement du pouls, une insensibilité générale.* La mort arriva au bout de trois semaines (1).

Dans ce cas, non plus que dans le précédent, on ne constata aucune lésion caractéristique sur les cadavres.

Le fait suivant a donné lieu à un procès criminel, à Londres, en 1826. Un charlatan avait administré à un malade, comme boisson laxative, 6 onces ou 180 grammes d'une très-forte décoction de feuilles de Digitale. La boisson fut prise le matin; presque aussitôt se déclarèrent des *vomissements, des coliques, une superpurgation violente.* Dans l'après-midi, le malade tomba dans une sorte de *léthargie.* La nuit suivante, reparurent les *coliques et les évacuations alvines,* puis il se manifesta des *convulsions.* Le lendemain matin, les *convulsions persistaient, les pupilles étaient dilatées, insensibles, le pouls lent, faible et irrégulier.* Un *coma profond* succéda à ces symptômes, et la mort eut lieu vingt-quatre heures après l'ingestion du poison.

A l'ouverture du cadavre, on trouva les membranes du cerveau injectées, et la muqueuse gastrique rouge sur divers points (2).

---

(1) BLACKALL, *on Dropsy,* p. 173.— CHRISTISON, *on Poisons,* p. 888.
(2) *Edin. Med. and Surg. Journal,* t. XXVII, p. 223. — *Morning Chronicle,* oct. 30 et 31, 1826. — CHRISTISON, *on Poisons,* p. 889, édit. de 1845.

Nul ne pensera que ces lésions fussent la cause de la mort. L'empoisonnement fut ici, comme toujours, le résultat d'une absorption.

Par quelque voie qu'on introduise la Digitale dans l'économie, elle produit les mêmes effets toxiques, l'action locale étant nulle ou à peine sensible. Frappés de ce fait, les expérimentateurs se sont efforcés de donner une explication physiologique de la mort; ils ont dit que, par suite de la pénétration de la digitaline dans les vaisseaux, il y avait obstruction du système capillaire, action sur le cœur, et, par sympathie, réaction sur la moelle épinière. Mais il est une explication plus simple à donner, et que nous avons déjà maintes fois reproduite, c'est que le principe toxique agit sur le sang, et que le sang modifié n'est plus apte à entretenir l'action des organes, et spécialement l'action du système nerveux. Ce n'est pas au sujet de la Digitale. médicament énergique et tous les jours éprouvé. que nous aurions à nous départir de cette opinion.

Au sujet des applications thérapeutiques et médico-légales, il n'est rien de spécial à ajouter à ce qui a été dit dans les articles précédents. Le lecteur s'y reportera, au besoin, et spécialement aux pages 200 et 254 de ce volume, où il est traité des médications à opposer à l'empoisonnement par les narcotiques, et des méthodes à suivre pour retrouver la matière toxique dans les organes de la victime.

# ARTICLE IX.

### DES PLANTES TOXIQUES QUI NE CONTIENNENT PAS DE PRINCIPES IMMÉDIATS RIGOUREUSEMENT DÉTERMINÉS.

A la liste des plantes dont les propriétés toxiques doivent être attribuées à des principes immédiats bien déterminés, il faut placer celles qui, moins attentivement ou moins heureusement analysées, exercent cependant, *à doses plus ou moins fortes,* des effets funestes sur l'économie.

Telles sont :

| | |
|---|---|
| La Chélidoine, | Famille des Papavéracées ; |
| La Bryone,<br>La Coloquinte,<br>L'*Elaterium*, ou Concombre d'âne, | Famille des Cucurbitacées ; |
| Plusieurs Euphorbes,<br>Le Médicinier manioc,<br>Le Curcas,<br>Le Ricin,<br>Le Mancenillier, | Famille des Euphorbiacées ; |
| Plusieurs esp. de Daphné, | Famille des Thymélées ; |
| Le Mangostan guttier, | Famille des Guttiférées ; |
| La Gratiole, | Famille des Anthirinées ; |
| Les Ipomœa, | Famille des Convolvulacées ; |

La Rue odorante,                Famille des Rutacées ;
Le Rhus varnix, ou Sumac  } Famille des Térébinthacées;
   vénéneux,
La Scille,                      Famille des Liliacées ;
La Sabine,                } Famille des Conifères ;
Et l'If commun,

Liste déjà longue, et à laquelle il faudrait ajouter encore, si nous devions nous attacher scupuleusement à nommer tous les végétaux ayant des qualités nuisibles ou toxiques.

Voici brièvement l'histoire naturelle, chimique et pharmaceutique des plantes que nous avons cru devoir plus spécialement nommer.

## I. — PAPAVÉRACÉES (*Papaveraceæ*).

### *Chélidoine* (Chelidonium majus).

*Histoire naturelle.*— La Chélidoine croît sur les vieux murs et au milieu des décombres. Elle est vivace et fleurit au printemps et en été. Sa tige est cylindrique, rameuse, haute de 25 à 50 centimètres, rougeàtre et très-velue dans sa partie inférieure. Les feuilles sont alternes et contiennent, ainsi que la tige, un suc laiteux et jaunàtre, doué d'une très-grande àcreté. Les fleurs sont jaunes, rassemblées, plusieurs ensemble, à la partie supérieure des ramifications de la tige.

*Histoire chimique.* — L'analyse chimique a conduit à distinguer, dans les Papavéracées, des prin-

III.                                          25

cipes amers et des principes âcres. Les principes amers (morphine, codéine, narcotine, narcéine) sont essentiellement narcotiques; les principes âcres sont essentiellement irritants et même caustiques. D'après M. Godefroy, l'ammoniaque donne, avec le suc âcre de diverses Papavéracées, et spécialement avec celui de la grande Chélidoine, un précipité cristallin qui semblerait faire entrevoir que les Papavéracées, en général, contiennent des matières analogues aux principes âcres de l'opium.

## II. — CUCURBITACÉES.

### *Bryone* (Bryonia alba).

*Histoire naturelle.* — La Bryone croît dans les haies et dans les lieux incultes. Elle est vivace, sa tige est grimpante, herbacée, rameuse, longue de 2 à 3 mètres, anguleuse et légèrement velue. Ses feuilles sont alternes, échancrées en cœur à leur base, divisées en cinq lobes anguleux, celui du milieu plus long et plus large : les deux faces, surtout l'inférieure, sont couvertes de poils courts et rudes. Les fleurs mâles, au nombre de dix à douze, sont portées sur des rameaux grêles et axillaires; les fleurs femelles, au nombre de quatre à cinq, sont axillaires, portées sur des pédoncules beaucoup plus courts. Le fruit est une baie rougeâtre et globuleuse, piriforme, contenant de trois à six graines.

*Coloquinte* (Cucumis colocynthis).

*Histoire naturelle.* — La Coloquinte est originaire d'Orient; on la cultive dans les jardins. Sa tige est herbacée, grimpante, couverte de poils très-rudes; ses feuilles sont alternes, subréniformes, aiguës, à cinq lobes, celui du milieu plus marqué, dentés, pubescents, offrant des poils rudes sur les ramifications des nervures; le pétiole est cylindrique, présentant quelques poils rudes; il est plus long que les feuilles. Les fleurs sont grandes, jaunes, monopétales, à cinq divisions. Le fruit est globuleux, jaune, de la grosseur d'une orange, glabre, recouvert d'une écorce dure, coriace, assez mince et renfermant une pulpe blanche et spongieuse dans laquelle on trouve des graines nombreuses, ovales, comprimées et blanches.

*Elaterium* (Momordica elaterium).

*Histoire naturelle.* — L'Elaterium croît sur les bords de la Méditerranée, dans les lieux stériles et pierreux.

Sa tige est grimpante, rameuse; ses feuilles sont épaisses, cordiformes, pétiolées : le pétiole est hérissé de poils. Les fleurs sont monoïques, jaunâtres, en épis axillaires. Le fruit est une baie ovale, peu charnue, coriace, de la grosseur d'une petite noix, hérissé de pointes molles, s'ouvrant avec élasticité et lançant ses semences au loin.

25.

Histoire chimique et pharmaceutique des Cucurbitacées.

La *Bryone* a été analysée par Vauquelin, Brandes, Dulong d'Astafort. Ces chimistes en ont extrait de la résine, de l'alumine, de la matière extractive, de l'amidon et un principe amer impur, nommé *bryonine,* d'une consistance molle, visqueuse, colorée, soluble dans l'eau et dans l'alcool, insoluble dans l'éther, précipité par la noix de galle. Dulong l'obtint en traitant par l'alcool l'extrait de suc de Bryone, en reprenant par l'eau, filtrant et évaporant.

La *Coloquinte* a été analysée par Vauquelin, Braconnot, Herberger, Meisner. Elle contient, d'après Meisner : huile grasse, résine amère, colocynthine, extractif, gomme, acide pectique, extrait gommeux, sels. La colocynthine, ou amer de coloquinte, a été étudiée particulièrement par MM. Braconnot et Herberger; mais ces chimistes ne l'ont point obtenue en cristaux, et ils n'ont pu la combiner avec les acides. Tel qu'ils l'ont séparé des autres principes de la plante, l'amer de coloquinte est jaune-rougeàtre, translucide, friable, d'une saveur extrêmement amère. Il brûle à la manière des résines, est soluble dans l'eau, dans l'alcool et dans l'éther. Les acides et les sels déliquescents le précipitent de ses dissolutions; les alcalis ne le précipitent pas. Quand il est pur, il n'est pas précipité par la noix de galle. Il contient de l'azote.

Le suc d'*Elaterium* a été examiné par MM. Braconnot, Morrus et Pâris. Il contient un principe nommé *élatérine*, une matière amylacée, de l'extractif non purgatif, de l'albumine végétale et des sels. L'élatérine paraît avoir été obtenue en cristaux par M. Morrus (1).

D'après ce chimiste, ce serait un corps neutre, d'une saveur excessivement amère et un peu styptique, insoluble dans l'eau et dans les alcalis, peu soluble dans l'éther, mais très-soluble dans l'alcool et dans l'essence de térébenthine à chaud. Avec l'acide azotique, il donnerait un coagulum jaunâtre, d'apparence gommeuse; avec l'acide sulfurique, une solution de couleur foncée rouge de sang. Mais on n'a pas d'autres données sur ce principe spécial. On ne l'a point fait entrer dans des combinaisons fixes

## III. — EUPHORBIACÉES (*Euphorbiaceæ*).

### Histoire naturelle des Euphorbiacées.

Les Euphorbes sont originaires de l'Inde, d'Afrique et d'Amérique. On en trouve diverses espèces dans les lieux cultivés et même dans les bois (*E. sylvatica*). Ces végétaux ont le port des Cactus.

L'*Euphorbe officinale* (Euphorbia officinalis) a la tige épaisse, dressée, charnue, de la grosseur du bras, relevée de côtes saillantes, épaisses et longitudinales; ses fleurs sont petites, solitaires, situées à la partie supérieure des côtes de la tige. C'est une plante vivace.

_______________

(1) *Edinburgh's Med. and Surg. Journal*, avril 1831.

L'*Euphorbe épurge* ou *Catepuce* (Euph. athyris) est une plante bisannuelle, à racine pivotante, blanche et rameuse; à tige droite, simple, haute de 25 à 40 centimètres, glabre et d'un vert glauque. Ses feuilles sont sessiles, opposées; ses fleurs forment une sorte de grande ombelle au sommet de la tige.

L'*Euphorbe ipécacuanha* (Euph. ipecacuanhæ), qui croît naturellement dans l'Amérique septentrionale, en Virginie, au Canada, est vivace; sa tige est couchée inférieurement, d'abord simple, puis dichotome, haute d'environ 8 à 12 centimètres, et entièrement glabre. Ses feuilles sont opposées, obovales, quelquefois allongées; ses fleurs rayonnées ou en ombelles.

Le *Manioc* (Iatropha manihot) croît naturellement dans les contrées chaudes. On le cultive en Amérique et spécialement dans les Antilles. Cet arbrisseau est remarquable par la grosseur de sa racine, qui est charnue, tubéreuse, blanche, pesant jusqu'à 15 kilogrammes. Sa tige est dressée, haute de 2 à 3 mètres, cylindrique, noueuse, garnie, dans la partie supérieure, de feuilles alternes, longuement pétiolées, profondément digitées, vertes à leur face supérieure, glauques et blanchâtres à leur face inférieure. Les fleurs constituent des espèces de grappes à l'aisselle des feuilles supérieures.

Le *Curcas* (Iatropha curcas), de même que le Médicinier manioc, est originaire de l'Amérique méridionale. Il fournit un fruit ou des graines que l'on connaît sous le nom de *pignon d'Inde* ou *noix des Barbades*. Ces graines sont ovales, de la grosseur d'une fève, convexes d'un côté et planes de l'autre. Leur odeur est nulle; leur saveur, d'abord indifférente, devient, avec le temps, d'une âcreté insupportable, et qui persiste pendant très-longtemps. Il faut ne les goûter qu'avec défiance et précaution.

Le *Ricin* (Ricinus communis) est, dans l'Inde et en Afrique, un arbre dont le tronc s'élève quelquefois de 10 à 12 mètres: dans nos jardins, c'est un arbrisseau dont la tige rameuse et glabre est haute de 2 à 3 mètres au plus. Les feuilles sont alternes à sept ou neuf lobes ovales, lancéolés, aigus, verts des deux côtés. Les fleurs sont monoïques, réunies sur une même grappe extra-axillaire, comme pyramidale. Le fruit est une capsule tubuleuse, à trois côtes saillantes, arrondies, glauques et chargées d'épines.

Le *Mancenillier* (Hippomane mancenilla) est très-commun dans les Antilles. Il croît ordinairement sur les bords de la mer. Il y forme quelquefois des bosquets touffus, presque impénétrables aux rayons du soleil. Il porte des fleurs depuis mars jusqu'en septembre, et des fruits, depuis mai jusqu'en février (1).

Cet arbre a le port et l'aspect de notre poirier. Son écorce est épaisse, assez unie et grisâtre. Son bois est dur et compacte comme celui du noyer. Ses feuilles sont alternes, pétiolées, ovales, dentées sur leurs bords et pointues: leur surface supérieure est

_______

(1) RICORD MADIANA, Recherches et expériences sur les poisons d'Amérique; *Bordeaux*, 1826, p. 82.

d'un vert luisant et foncé, l'inférieure d'un vert pâle. Les fleurs sont petites et d'un pourpre foncé; elles naissent à l'extrémité des branches, sur de longs épis, garnis, de distance en distance, de chatons arrondis, contenant environ chacune trente fleurs mâles. Les fleurs femelles sont solitaires et placées au bas des épis mâles et sur de jeunes rameaux qui ne portent point d'épis. Le fruit a une forme sphérique, il ressemble un peu à une petite pomme : il en porte le nom. Cette apparence trompeuse, jointe à son odeur agréable, dit le botaniste Bosc, invite à le manger ; mais sa chair spongieuse et mollasse contient un suc laiteux et perfide qui, d'abord d'un goût très-fade, devient bientôt caustique et brûle à la fois les lèvres, le palais et la langue.

On a répété diverses fables au sujet du Mancenillier. Les nègres, dit-on, ne peuvent le couper sans prendre les plus grandes précautions, se frotter de jus de citron, se couvrir la tête d'un masque, allumer de grands feux autour de l'arbre, etc. « On n'a » plus aujourd'hui les mêmes craintes, dit M. Ricord Madiana ; j'ai vu, sous mes yeux, au quartier » de Saint-François (île Guadeloupe), un nègre, » appelé Macaque, couper, lui seul, plus de six gros » pieds de Mancenillier et les diviser en petits morceaux, pour lui servir à brûler de la chaux. Le nègre » était à moitié nu, n'avait pas même la précaution » de se couvrir le visage. Les jours suivants, je ne » lui ai vu aucune brûlure sur le corps (1). »

_______________

(1) Ouv. cité, p. 83.

D'après le témoignage de M. Ricord Madiana, ce
n'est pas avec le suc du Mancenillier, ainsi que l'a
répété M. Orfila, d'après Peyssonnel, que les sauvages empoisonnent leurs flèches. Les sauvages em-
ploient des poisons plus énergiques et plus terribles.

*Histoire chimique et pharmaceutique des Euphorbiacées.*

Le suc d'Euphorbe contient, d'après Braconnot,
Pelletier et Brandes, de la résine, de la cire, du ligneux, de la bassorine, une essence et des malates
de chaux et de potasse.

La racine du Manioc est formée de fécule ; mais à
cette fécule se trouve uni un suc blanc, laiteux, d'une
àcreté extrème, poison des plus redoutables. Il est à
croire, bien qu'on ne l'ait point isolé, que ce principe toxique est un corps extrèmement volatil et
soluble.

Voici comment on prépare la fécule et la farine
de Manioc : On râpe la racine de l'*Iatropha manihot,* on lave le produit et on le fait sécher, soit à
l'air, soit au feu. La partie la plus grossière, séchée
au feu, est la farine qui remplace le pain dans les
colonies ; la partie la plus fine, ou la fécule proprement dite, bien lavée et séchée à l'air, prend le nom
de *moussache.* On donne le nom de *cassave* à une
sorte de gàteau préparé, soit avec la farine, soit
avec la fécule. Le *tapioka* est la fécule cuite au four
et agglomérée en grumeaux. Dans ces diverses préparations, le principe toxique est entièrement éliminé. Les eaux de lavage de la fécule doivent être

jetées avec soin ; on a vu des animaux empoisonnés rapidement pour en avoir bu de très-petites quantités. D'après MM. Boutron et Henry, le principe vénéneux du manioc est l'acide prussique lui-même.

Le principe actif qu'on extrait des grains du Curcas, soit par expression, soit au moyen de l'alcool, est une huile dont une goutte suffit pour produire des effets de purgation extrêmement violents.

Le principe actif du Ricin est une huile soluble dans l'alcool. Préparée à froid et fraîche, cette huile est simplement purgative ; mais, avec le temps, ou sous l'influence de la chaleur, elle acquiert des propriétés âcres, qui peuvent en faire un véritable poison drastique.

D'après le récit des voyageurs, le Mancenillier paraît contenir dans toutes ses parties et jusque dans ses feuilles, un principe âcre, volatil, qu'on n'a encore ni isolé, ni nommé. Cependant, plusieurs voyageurs, et notamment Bosc et M. Ricord Madiana, disent s'être reposés plusieurs fois sous des Mancenilliers, sans ressentir la moindre indisposition. « Néanmoins, ajoute Bosc, je ne crois pas que l'air » qui les entoure soit pur et sain, et je ne conseil- » lerais à aucun voyageur de choisir cet abri pour y » passer la nuit, ou même y dormir une partie du » jour (1). »

Pourquoi se refuser à croire que des arbres, que

_______________

(1) *Nouveau Dictionnaire d'histoire naturelle*; Déterville, 1818, t. XIX, p. 168.

des plantes puissent exhaler des gaz subtils, capables d'empoisonner? Les parfums de certaines fleurs, longtemps aspirés, n'ont-ils pas un danger réel?

## IV. — THYMÉLÉES (*Thymeleæ*).

Il faut répéter, au sujet des Thymélées, ce qui a été dit des Euphorbiacées. Les plantes de cette famille contiennent un principe âcre, moins violent toutefois que le suc des Euphorbes, qui irrite, brûle et corrode même les tissus organiques avec lesquels il est mis en contact. De là, en médecine, l'emploi de ces plantes pour former des exutoires ou vésicatoires. Exagérez cette action vésicante, vous avez l'ustion, la gangrène, et sans doute encore, quand le principe âcre est absorbé, des phénomènes toxiques dus à une véritable action de présence.

### *Daphné bois gentil* (Daphne mezereum).

*Histoire naturelle.* — Le Daphné bois gentil est un arbuste qui s'élève jusqu'à 70 à 80 centimètres; il croît dans les bois montueux et fleurit en février, avant même que ses feuilles aient le temps de se développer. Sa tige est rameuse, recouverte d'une écorce grisâtre. Ses feuilles naissent du sommet de chaque rameau au-dessus des fleurs: elles sont éparses, lancéolées, rétrécies à leur base, glabres, un peu glauques en dessous, longues d'environ 5 à 6 centimètres. Les fleurs sont roses, disposées par

petits groupes composés de deux à trois fleurs, et
dont la réunion forme une espèce d'épi ou de thyrse
serré à la partie supérieure de la tige. Les fruits sont
ovoïdes, lisses, charnus, d'un rouge vif.

*Daphné garou ou Sain bois* (Daphne gnidium).

*Histoire naturelle.*— Le Daphné garou croît dans
les provinces méridionales de la France, dans les
lieux secs et incultes, sur le bord des chemins. Il
fleurit en juin. Ses rameaux sont effilés, longs de
2 décimètres et plus, chargés de feuilles éparses,
linéaires, lancéolées, rétrécies à la base. Les fleurs
sont blanches, velues, odorantes, rapprochées au
sommet des rameaux. Le fruit est une petite baie
globuleuse, d'abord verte, puis noirâtre.

Histoire chimique et pharmaceutique des Thymélées.

La partie du Bois gentil et du Sain bois qu'on emploie plus spécialement en pharmacie est l'écorce,
qui est désignée sous le nom de *garou* ou d'*écorce
de garou.* Cette écorce est en lanières minces, tena-
ces, grisâtres et tachetées à l'extérieur, jaunes intérieurement. Elle n'a qu'une odeur faible; mais sa
saveur est extrêmement âcre et pénétrante.

Plusieurs chimistes se sont occupés de l'analyse de
l'écorce de Garou. Vauquelin en a séparé la *daphnine,* principe cristallin neutre, amer et astringent,
mais qui n'est pas la matière active des Daphnés.
Jusqu'ici cette matière active, vésicante, n'a été

isolée qu'à l'état demi-fluide et coloré en vert vraisemblablement par la chlorophylle. Telle qu'elle a
été obtenue, cette matière est d'une âcreté extrême,
insoluble dans l'eau, soluble dans l'alcool, dans l'é-
ther et dans les huiles. On l'obtient en traitant l'é-
corce de garou par l'alcool à 90 degrés, et distillant
ensuite les liqueurs alcooliques. On obtient un liquide,
et au fond de ce liquide un dépôt. Ce dépôt, repris
par l'éther, laisse la résine ; l'éther évaporé abandonne un résidu grenu. En le délayant dans un peu
d'éther, on en sépare une matière résinoïde, et par
l'évaporation, on obtient la matière âcre. Outre cette
matière et la daphnine, on a trouvé dans l'écorce
du garou de la cire, une résine sans âcreté, une matière colorée et de la gomme.

On emploie le Garou en poudre, en tisane, en extrait, en sirop, en pommade. Je dois renvoyer, à
ce sujet, aux livres spéciaux de pharmacie (1).


## V. — GUTTIFÉRÉES ( *Guttifereœ* ).

Les plantes de cette famille, qui toutes sont exo-
tiques, contiennent un suc laiteux, jaunâtre, âcre,
plus ou moins irritant et drastique. Un produit bien
connu de ces végétaux est la gomme gutte qui provient d'incisions faites à l'écorce de l'arbre, désigné
sous le nom de *Mangostan guttier* (Cambogia

---

(1) *Voir* SOUBEIRAN, *Traité de Pharmacie théorique et pratique*,
t. I, p. 382

gutta). Cet arbre, originaire des Indes orientales, peut acquérir une hauteur considérable. Ses feuilles sont opposées, ovales, aiguës, marquées de nervures latérales parallèles. Les fleurs sont petites, réunies à la partie supérieure des jeunes rameaux. Le fruit est globuleux, jaune, de la grosseur d'une orange.

La gomme gutte se trouve dans le commerce en masses cylindriques ou magdaléons, d'un brun jaunâtre, friable, ayant la cassure brillante et opaque. Son odeur est nulle; mais sa saveur, d'abord faible, devient bientôt âcre et mordicante. Soluble dans l'eau, elle lui communique une belle couleur jaune, qui est utilisée par les teinturiers. Il est interdit aux pâtissiers, confiseurs, épiciers, etc., d'en faire usage pour colorer des pâtes, bonbons ou autres comestibles.

D'après M. Braconnot, la gomme gutte est composée de 20 parties environ de matière gommeuse pour 80 parties de résine. C'est donc une gomme résine. Elle est employée comme purgatif à la dose de 60 à 80 centigrammes pour les adultes, de 5 à 10 centigrammes pour les enfants. En sa qualité de gomme résine, elle s'émulsionne très-bien dans l'eau. Elle est presque sans saveur.

## VI. — ANTHIRINÉES (*Anthirineœ*).

Les Anthirinées composent une famille qu'on a récemment détachée des Scrophulariées. Elles forment un groupe assez bien caractérisé, dans lequel se trouve une plante encore trop fréquemment usitée en médecine, à cause de ses propriétés purgatives : c'est la *Gratiole* (Gratiola officinalis), plante herbacée qui croît partout dans les lieux humides, et qui fleurit en juillet. Sa tige est herbacée, un peu rameuse, marquée d'un sillon longitudinal rompu à chaque paire de feuilles. Les feuilles sont opposées, ovales, lancéolées, glabres, un peu denticulées. Les fleurs sont solitaires, portées sur un pédoncule aplati, à peu près de la longueur de la fleur elle-même.

Le principe actif ou toxique de cette plante réside dans une matière amère analogue aux résines.

## VII. — CONVOLVULACÉES (*Convolvulaceæ*).

Les racines des Convolvulacées contiennent des principes âcres, doués de propriétés drastiques.

L'*Ipomœa jalap* (Ipomœa macrorhiza, ou Jalap) est originaire du Mexique. Au rapport des voyageurs, c'est une plante grimpante, à tiges herbacées, sarmenteuses, qui s'enroulent au tronc des arbres et à tous les corps qu'elles rencontrent. Les feuilles sont alternes, pétiolées, subcordiformes, glabres en dessus, velues inférieurement. Les fleurs sont solitaires, axillaires, violacées. Le fruit est une capsule ovoïde, arrondie, de la grosseur d'une noisette, ordinairement à quatre loges, contenant chacune une ou deux graines triangulaires, recouvertes de longs poils soyeux.

Les produits importés en Europe sous les noms de *jalap* et de *scammonée* appartiennent à différentes

espèces d'Ipomœa ou de Convolvulus. La résine de jalap est en morceaux hémisphériques ou en rondelles
d'environ 6 à 8 centimètres de diamètre ; sa surface
externe est brune, son intérieur est moins foncé,
marqué de zones ou de lignes concentriques ; sa cassure présente quelques points brillants. Elle a une
odeur nauséabonde, une saveur âcre et très-irri-
tante.

L'analyse chimique en a extrait, pour 100 parties :

| | |
|---|---|
| Résine............ | 8 |
| Extrait gommeux.... | 25,6 |
| Amidon. .......... | 5,2 |
| Albumine.......... | 2,4 |
| Ligneux ........ .. | 56 |
| Eau. ............. | 2,8 |

100.

La partie active est la résine. En pharmacie, on
prépare la racine de jalap sous forme de poudre, de
teinture, d'extrait et de sirop. Toutes ces préparations sont essentiellement purgatives et drastiques.

On distingue dans le commerce plusieurs espèces
de scammonées, dites *scammonées d'Alep*, *de
Smyrne* ou *de Montpellier*, noms qui résument leurs
qualités, bien mieux qu'elles n'indiquent leur provenance. Les deux premières, en effet, paraissent
avoir une origine commune et être formées par le
*Convolvulus strammonia*, qui croît aux environs
d'Alep et de Smyrne. La troisième, dite aussi *scammonée en galettes*, est impure. Elle est extraite du
*Cynanchum monspeliacum*.

La scammonée d'Alep a donné à Bouillon La-
grange et Vogel, pour 100 parties :

Résine................  60
Gomme................   5
Extrait...............   2    } 100.
Débris................  33

La résine de scammonée n'est point aussi âcre
que la résine de jalap; elle est inodore, à peu près
insipide. Cependant elle est un drastique non moins
violent. On l'emploie en poudre, ou on la fait entrer
dans les préparations magistrales, à la manière des
résines.

## VIII. — RUTACÉES (*Rutaceæ*).

Dans la famille des Rutacées, nous avons à signaler
la *Rue odorante* (Ruta graveolens) qui croît dans les
lieux sauvages et pierreux. Elle est vivace. Sa tige
s'élève jusqu'à 1 mètre environ; les branches inférieures sont presque ligneuses et persistantes; les supérieures sont herbacées. Les feuilles sont éparses,
composées; les fleurs disposées en une espèce de co-
rymbe paniculé et de couleur jaune. Le fruit est à
quatre ou cinq côtes saillantes et rugueuses.

La Rue contient une huile essentielle, de la chlorophylle, de l'albumine, de l'extractif, de la gomme,
de l'amidon et de l'inuline.

L'huile essentielle est d'un jaune verdâtre; elle a
une odeur forte, particulière; elle est plus soluble
dans l'eau que les huiles essentielles ordinaires. L'ex-

tractif est d'une grande âcreté, et c'est là, plus encore sans doute que l'huile essentielle, le principe actif ou toxique de la Rue odorante.

## IX. — TÉRÉBINTHACÉES (*Terebinthaceæ*).

C'est à la famille des Térébinthacées que nous devons l'encens, la myrrhe, la résine élémi, le baume de la Mecque, la térébenthine de Chio, etc. Mais, à côté de ces résines, certaines espèces de cette famille contiennent des principes âcres, fixes ou volatils, assez délétères. Tels sont le *Rhus radicans* et le *Rhus toxicodendron*, arbrisseaux originaires de l'Amérique du Nord, mais que l'on cultive en France. Ces deux espèces peuvent être réunies dans une seule description, car, selon la remarque d'Achille Richard, la seule différence qui existe entre elles, c'est que le *Rhus radicans* a ses folioles glabres, tandis que celles du *Rhus toxicodendron* sont pubescentes. Chacun de ces arbrisseaux est dioïque; leur racine est ligneuse et traçante; leurs rameaux faibles et armés de petits suçoirs, au moyen desquels ils s'attachent aux corps voisins; les feuilles sont alternes, longuement pétiolées, glabres ou pubescentes, trifoliolées, à folioles ovales, acuminées, entières, les deux latérales sessiles, celle du milieu pétiolée; les fleurs, petites, verdâtres et dioïques, sont disposées en petites grappes axillaires, dressées. Les fleurs mâles sont beaucoup plus grandes que les fleurs femelles. Le fruit est une petite drupe contenant un seul noyau uniloculaire et monosperme.

Existe-t-il un ou plusieurs principes toxiques dans les *Rhus radicans* et *toxicodendron*, appelés aussi *Sumacs vénéneux?* Les seules émanations de ces arbrisseaux peuvent occasionner des accidents graves. On a vu des personnes qui, pour y être restées exposées pendant quelques instants, ont eu le corps couvert de pustules ou de plaques rouges. Il suffit de toucher aux feuilles pour voir apparaître sur les mains des ampoules plus ou moins volumineuses. Voici une relation que je tiens d'un jardinier attaché au Jardin des Plantes, et nommé Simon. Je le laisse parler lui-même :

« A la fin de mai 1832, j'étais occupé à multiplier plusieurs espèces de plantes, parmi lesquelles il se trouvait un *Rhus vernix*, arbuste de l'Amérique septentrionale. A la moindre plaie que l'on fait à ce dernier, il s'en écoule un lait d'un jaune pâle très-épais, qui, du reste, est comme tous les *Sumacs.*

» Ayant coupé dans la terre une racine, une goutte de lait me toucha la main gauche; je ne m'en aperçus que par une tache noire, à laquelle je ne fis pas attention d'abord; mais, quelque temps après, me lavant les mains pour enlever cette tache, je fus obligé de frotter très-fort. Ce fut alors que je commençai à ressentir le mal, car la main me cuisait : mais j'attribuai cela au frottement que j'avais été obligé d'employer pour enlever la tache que le lait avait occasionnée.

» Je crus que cela n'aurait aucune suite fâcheuse; mais, plus il se passait de temps, plus je ressen-

tais de mal, car la cuisson s'était tournée en grand
feu, qui me brûlait; cela me faisait l'effet d'un charbon allumé sur mon doigt. Huit jours après, le mal
augmentait toujours, et il avait gagné le coude,
ensuite l'épaule. Au bout de quinze jours, mon bras
avait atteint une grande enflure; sous les aisselles
et dans les aines, j'avais des glandes comme de
grosses noix.

» A partir de cette époque, des cloques se sont
élevées sur tout le bras, sur l'avant-bras et la main;
il y en avait qui étaient grosses comme des œufs et
d'autres plus petites. L'eau qui en sortait avait une
teinte sale; sur tous les endroits où cette eau me
touchait, il me venait de nouvelles cloques, mais
moins fortes. Le mal n'était pas contagieux pourtant, car de toutes les personnes qui me pansaient,
aucune ne fut atteinte de la moindre chose.

» Quand je m'aperçus que le mal avait pris au-
tant de développement, je m'adressai à M. le D<sup>r</sup> Clé-
ment, qui me fit mettre des compresses et prendre
des bains de lait, dans lesquels je laissais mon bras
environ de vingt à vingt-cinq minutes, six fois par
jour. Mais vers la fin de juin, la chaleur étant devenue très-forte, j'étais obligé de recommencer plus
souvent, car tout mon bras était comme une four-
naise, et je souffrais beaucoup.

» Aussi, si je m'éloignais de mon domicile, j'é-
tais obligé d'emporter de la crème pour en imbiber
des compresses. Je fus forcé de prendre jusqu'à dix
bains par jour : plus la chaleur était grande, plus
fort était le mal.

» Enfin, au bout de sept semaines je fus guéri, non pas entièrement. mais assez pour reprendre mes travaux. Au bout de deux mois après, tout avait disparu. Dans la dernière quinzaine, on m'a fait prendre plusieurs purgatifs. »

L'analyse du *Rhus toxicodendron* a donné à Van Mons : du tannin, de l'acide acétique, de la gomme, de la résine, de la chlorophylle, un principe hydrocarboné. Ce principe hydrocarboné serait l'agent volatil qui produit, à distance, des pustules sur la peau. On n'a pas déterminé, même hypothétiquement, quelle est la matière d'un blanc de lait dont fait mention le jardinier Simon, et qui noircit rapidement à l'air. Cette matière tache les étoffes d'une manière indélébile. Est-ce la même qui se trouve dans le bananier et dans son fruit? Il faut appeler sur ce point l'attention des naturalistes voyageurs.

## X. — LILIACÉES (*Liliaceæ*).

Dans la famille des Liliacées se trouve :

La Scille (*Scilla maritima*), dont on fait un assez fréquent usage en médecine, et qui a des propriétés toxiques irritantes assez énergiques. Cette plante croît sur les bords de la Méditerranée et de l'Océan; elle fleurit au mois d'août; elle est vivace. Le bulbe de la Scille est ovoïde, arrondi, de la grosseur du poing ou même des deux poings; il est composé de tuniques serrées, rouges ou blanches, selon la variété de la plante : la variété rouge est la seule usitée en médecine. Les feuilles sont radicales, lisses, luisantes, d'un vert foncé, ovales, lancéolées, aiguës, un peu onduleuses. La hampe, qui pousse toujours avant les feuilles, est droite, élancée, simple, haute de 60 à 90 centimètres, couverte, dans sa moitié supérieure, de fleurs blanches pédonculées, formant un long épi terminal; chaque fleur est accompagnée d'une bractée linéaire aiguë, à peu près de la longueur du pédoncule.

Le bulbe est la seule partie dont on fasse usage en médecine; on le dépouille de ses premières squammes ou écailles, et l'on prend de préférence celles qui sont intermédiaires à la circonférence et au centre : ce sont celles qui sont le plus chargées de la matière âcre et amère qui constitue le principe actif de la Scille.

Vogel et Tilloy, qui ont fait l'analyse de la Scille, y ont trouvé :

Une matière volatile, la *scillitine*, de la résine, de la gomme, du tannin, des citrate et tartrate de chaux, des matières grasses et sucrées.

La scillitine est un principe immédiat mal défini; elle est incristallisable, soluble dans l'alcool. Sa saveur est très-âcre et très-amère. Suivant Tilloy, 5 centigrammes suffisent pour tuer un chien. Ce chimiste l'a obtenue en faisant un extrait alcoolique mou de scille avec l'alcool à 33 degrés, le reprenant par l'alcool à 35 degrés, traitant par l'éther, qui sépare la résine amère; le résidu, insoluble dans l'éther, est redissous dans l'eau, puis additionné d'éther et d'alcool : il se forme un dépôt de matière sucrée, et la scillitine reste en dissolution.

Les préparations magistrales de Scille sont : la poudre, la teinture, le vin, le vinaigre, l'oximel et le miel scillitiques. Je renvoie, à ce sujet, aux ouvrages de pharmacie et de matière médicale.

## XI. — CONIFÈRES (*Conifereæ*).

Parmi les Conifères, il faut inscrire comme plantes toxiques, la Sabine et l'If commun.

La Sabine (*Juniperus sabina*) est un arbrisseau des provinces méridionales de la France, qui s'élève jusqu'à 4 et 5 mètres. Ses feuilles sont extrêmement petites, squammiformes, dressées, rapprochées, imbriquées sur la tige. Les fleurs sont dioïques ; les fruits sont pyriformes, un peu ovoïdes, charnus, d'un bleu noirâtre.

Les parties usitées en médecine sont les feuilles, qui ont une odeur forte, aromatique, térébinthacée, une saveur âcre et amère, paraissant due à une résine.

L'If commun (*Taxus baccata*) croît dans les pays montueux : il est commun dans le Jura, en Savoie, etc. C'est un arbre de moyenne taille, très-rameux, portant des feuilles éparses, presque sessiles, linéaires, planes et aiguës. Il fleurit en mars et avril ; ses fruits mûrissent en septembre.

On a dit de l'If comme du Mancenillier, qu'il était dangereux de se reposer sous son ombre ; mais n'a-t-on pas encore exagéré ce danger ? « Je puis assurer, dit Achille Richard, m'être souvent reposé des heures entières sous des Ifs, dans les différentes

excursions que j'ai faites dans les provinces méridionales de la France, sans en avoir éprouvé d'autres
accidents qu'une légère douleur de tête, qui cessait
peu de temps après (1). »

Les baies de cet arbre, connues sous le nom de
*morriaux,* et que mangent souvent les enfants,
sont pour ainsi dire sans action nuisible. Cependant, averti par le témoignage des auteurs, il faut
se défier de l'If commun; il peut, au moins, passer
pour suspect. Tel végétal est vénéneux dans une localité, qui ne l'est pas dans une autre. Les propriétés d'un fruit peuvent changer selon diverses
circonstances, selon la saison dans laquelle on le
cueille.

Ce serait me répéter autant de fois qu'il y a de
plantes inscrites en tête de cet article, que de reprendre, pour chacune d'elles, et l'histoire des effets
qu'elles produisent sur l'économie, et leur mode
d'action physiologique, et ce qui touche aux applications thérapeutiques et médico-légales. Quelques
lignes me suffiront, auprès d'un lecteur attentif,

---

(1) Ac. RICHARD, *Botanique médicale,* p. 146, éd. de 1823. On ne
s'étonnera point que, pour rappeler les caractères botaniques des
plantes toxiques, j'aie beaucoup emprunté au livre d'Achille Richard. Je ne pouvais pour les médecins puiser à un livre plus clas-
sique.

pour résumer ces études toutes médicales, et je
pourrais dire déjà faites dans les diverses parties de
ce livre.

Selon la nature des principes amers, âcres ou irritants que contiennent les plantes, elles produisent, et des effets locaux d'irritation, d'ustion, de
corrosion, et des effets généraux d'absorption plus
ou moins redoutables. Les plantes les plus irritantes,
qu'on se garde toutefois de le penser, ne sont pas les
plantes le plus éminemment toxiques. La corrosion
ou la destruction des tissus devient un obstacle à
l'absorption, et par suite à l'empoisonnement. Nous
avons déjà constaté ce fait à l'article du cuivre. Une
forte dose de sulfate de ce métal introduite sous la
peau d'un chien ne le tue pas, parce qu'elle amène
une véritable corrosion ou destruction de la partie
touchée, qui devient ainsi impropre à l'absorption.
Cependant la mort peut être l'effet de cette action
simplement locale, en raison de la fièvre qui s'al-
lume, des effets ataxiques qui en sont la conséquence. Mais là n'est pas le danger le plus grave ; en
médecine, trop souvent, le mal est d'autant plus
réel qu'il est plus caché ou qu'on l'aperçoit moins.
Une absorption lente, une sorte d'empoisonnement
gradué, est presque toujours au-dessus des ressources
de l'art. Aussi, devra-t-on se défier de ces effets ano-
maux, irréguliers, qui ne dénotent pas une maladie,
j'allais dire une inflammation franche. L'anomalie,
ici, c'est l'effet d'une substance inassimilable qui
traverse l'organisme, et dont l'élimination ne se fait
pas ou ne se fait qu'incomplétement.

Par quels remèdes combattre cette intoxication? L'empirisme même n'a eu que de rares occasions de s'en enquérir. Toutes les substances facilement décomposables sont cependant ici encore réputées des antidotes : ainsi le sucre, le lait et l'albumine ; ces substances auront, au moins, un privilége, c'est celui de ne pas nuire, et elles pourront réellement être utiles. Si cependant on avait des données sur la nature même de la matière toxique, il faudrait lui opposer les agents les plus propres à en neutraliser l'action ; ainsi les astringents, le tannin, la magnésie même, peuvent modifier certaines bases ou principes toxiques, et les transformer en composés inertes ou insolubles. Je ne dis rien des évacuants ; on a compris qu'ils étaient toujours les premiers moyens à employer. Aux effets généraux, alors qu'ils ne sont plus que le résultat final de l'absorption accomplie, on opposera méthodiquement les médications mêmes qui sont appropriées à l'ensemble des symptômes, ou à tel d'entre eux qui dénote une perturbation spéciale ou d'un danger prochain.

Qu'un crime aussi odieux que l'empoisonnement ait été commis à l'aide d'une des plantes mentionnées, ou de toute autre dont la chimie n'a point encore saisi les principes immédiats toxiques, l'expert n'aura-t-il aucune analyse à faire pour répondre à la mission que lui donne la justice? Le plus souvent, je l'ai dit, et les symptômes de la maladie, et les circonstances du crime, auront révélé aux magistrats de quel poison aura fait usage le malfaiteur. Avec de tels renseignements, s'il est besoin de preuves ultérieures, un expert n'est-il pas en mesure de faire des recherches utiles? Très-vraisemblablement, les plantes toxiques possèdent toutes des principes immédiats saisissables. On devra donc tout d'abord, et dans des essais préliminaires, chercher à isoler, à caractériser chimiquement ces principes. Ce résultat obtenu, la plante rentre dans la catégorie de celles qui ont été étudiées dans les articles précédents. Par la distillation, ou par le procédé d'analyse que j'ai indiqué, on pourra arriver à séparer ces principes des matières animales elles-mêmes.

Mais supposez qu'on n'ait point découvert de principe immédiat, qu'on ne soit arrivé à former, avec la plante suspecte, qu'un extrait toxique. Cet extrait sera expérimenté sur les animaux, et ses effets bien connus, on cherchera à l'isoler des matières suspectes, pour en essayer ultérieurement l'action sur de jeunes et faibles animaux. Je sais et j'entends déjà dire qu'on sera exposé à mille chances d'erreur. Mais quel est l'homme prudent qui ne se garantira pas contre de fatales préventions? Quel est le savant digne de ce nom qui voudra compromettre son caractère et son savoir même? Et, d'ailleurs, l'expert n'aura-t-il pas à répondre à tous les contrôles, ne faudra-t-il pas qu'il porte la conviction dans tous les esprits? La science se manifeste par des signes éclatants, ou ce n'est plus la science. J'entends ici qu'il ne faut s'épargner ni temps ni peine pour servir la justice, comme il ne faut rien lui concéder, quand elle demande des affirmations et non des preuves.

# ARTICLE X.

## DES CHAMPIGNONS.

### I. — *Histoire naturelle et chimique.*

Dans une classe à part, à la suite des plantes toxiques qui ne contiennent pas de principes immédiats rigoureusement déterminés, viennent se placer les Champignons, grande famille qui comprend plusieurs espèces comestibles et un plus grand nombre d'espèces vénéneuses.

Nul groupe de végétaux n'a attiré de plus près l'attention des naturalistes; nul ne serait plus digne de l'intérêt du médecin toxicologiste, car l'analyse chimique des Champignons n'est pas faite, et ces cryptogames sont peut-être les matières toxiques les plus dangereuses, et celles dont il serait le plus facile d'abuser, *scirent si… parare venenum.*

Mais, heureusement, nous ne sommes plus au temps où l'on empoisonnait un empereur en lui faisant savourer un mets dont on disait (après avoir rendu au mort les honneurs divins) que c'était un mets des dieux. Non, les Champignons ne sont plus que le régal de pauvres gens qui, en les mangeant eux-mêmes, ne se rendent coupables que d'*homicide par ignorance* ou *par imprudence.*

Très-sobre de détails sur des poisons que je voudrais presque effacer de ce livre, je dois inscrire ici pourtant, pour en faire connaître ensuite les caractères essentiels, celles des espèces toxiques qui ont le plus de ressemblance avec les espèces comestibles. Les plus dignes d'intérêt sont :

1°. Parmi les Bolets :

Le Bolet pernicieux (*Boletus perniciosus*) ;
Le Bolet poivré (*B. piperatus*) ;
Le Bolet amer (*B. felleus*) ;
Le Bolet azuré (*B. cyanescens*) ;
Le Bolet chrysentère (*B. chrysenteron*) ;
Le Bolet annulaire (*B. annularius*) ;
Le Bolet cendré (*B. cinereus*).

2°. Parmi les Agarics :

L'Agaric styptique (*Agaricus stypticus*) ;
L'Agaric d'orme (*A. ulmarius*) ;
L'Agaric marqueté (*A. tesselatus*) ;
L'Agaric de l'olivier, vulgairement oreille de l'olivier (*A. olearius*) ;
L'Agaric émétique (*A. emeticus*) ;
L'Agaric sanguin (*A. sanguineus*) ;
L'Agaric fétide (*A. fœtens*) ;
L'Agaric fourchu (*A. furcatus*) ;
L'Agaric poivré (*A. piperatus*) ;
L'Agaric meurtrier (*A. necator*) ;
L'Agaric zoné (*A. zonarius*) ;
L'Agaric sans zones (*A. azonites*) ;
L'Agaric caustique (*A. pyrogalus*) ;

L'Agaric plombé ( *A. plumbeus* );
L'Agaric à lait jaune ( *A. theiogalus* );
L'Agaric âcre ( *A. acris* );
L'Agaric narcotique ( *A. narcoticus* );
L'Agaric en demi-globe ( *A. semi-globatus* );
L'Agaric amer ( *A. amarus* );
L'Agaric doré ( *A. aureus* );
L'Agaric alliacé ( *A. alliaceus* );
L'Agaric porreau ( *A. porreus* );
L'Agaric anisé ( *A. anisatus* );
L'Agaric ficoïde ( *A. ficoides* );
L'Agaric couleur de soufre ( *A. sulphureus* );
L'Agaric brûlant ( *A. urens* );
L'Agaric crevassé ( *A. rimosus* );
L'Agaric annulaire ( *A. annularius* ).

3°. Parmi les Amanites :

L'Amanite ou Agaric fausse-oronge ( *Amanita muscaria, seu Agaricus muscarius* ) ;
L'Amanite ou Oronge dartreuse ( *Hypophyllum maculatum, seu Agaricus herpeticus, aut pantherinus* ) ;
L'Amanite rude ( *A. aspera, seu Agaricus asper* ) ;
L'Amanite verte ou Agaric bulbeux ( *A. viridis, seu Agaricus bulbosus* ) ;
L'Amanite citrine ou Agaric citrin ( *A citrina, seu Agaricus citrinus* ) ;
L'Amanite bulbeuse blanche ou Agaric vénéneux ( *A. bulbosa alba, seu Agaricus vernus aut venenosus* ) ;
L'Amanite vergetée ou Agaric vergeté ( *A. virgata, seu Agaricus virgatus* ) ;
L'Amanite ou Agaric à petit volva ( *A. pusilla, seu Agaricus pusillus* ).

4°. Parmi les Lycoperdons :

Le Lycoperdon gigantesque ( *Lycoperdon giganteum* );
Le Lycoperdon verruqueux ( *L. verrucosum* );
Le Lycoperdon des cerfs ( *L. cervinum* ).

## Des Bolets.

Les caractères généraux des Bolets sont les suivants :

Chapeau charnu, convexe, arrondi, pédiculé. Tubes ordinairement cylindriques, anguleux, sporalifères, réunis, faciles à détacher de la substance charnue du chapeau. Pédicule lisse, quelquefois écailleux ou pourvu d'un anneau.

On reconnaît aisément le *Bolet comestible* (Boletus edulis, esculentus, bovinus) à son chapeau plus ou moins large, convexe, un peu ondulé sur les bords, d'une couleur fauve, quelquefois d'un rouge de brique, quelquefois blanchâtre ou plus ou moins brun. La substance intérieure est ferme, d'un beau blanc, que le contact de l'air n'altère point. Ses tubes sont réguliers, très-fins, d'abord blancs, ensuite jaunes ou d'une teinte olivâtre. Le pédicule est épais, tubéreux, plus ou moins renflé à sa base, quelquefois très-élevé, quelquefois très-court, légèrement réticulé, blanchâtre ou fauve, souvent atteint par les limaces, ainsi que le chapeau. Les animaux, les bœufs en particulier, en sont très-friands, d'où le nom de *bovinus* donné par Linné à ce champignon. Il croît abondamment, en été et en automne, dans les bois et dans les lieux couverts.

A côté du Bolet comestible, se trouve une espèce qui n'est pas moins recherchée, c'est le *Bolet bronzé,* Cep noir ou Cep bronzé (*Boletus æreus*), qui a une certaine ressemblance avec lui, et qui est surtout commun dans le Midi.

Ces deux espèces et quelques variétés exceptées, qu'on se défie des *faux Ceps* ou Bolets. Voici les caractères propres à les signaler et à les faire reconnaître. Je parlerai ici d'après le livre d'un homme compétent, le Dr Roques, à qui l'on doit un travail très-estimé sur les Champignons comestibles et vénéneux (1). Je ne craindrai pas de reproduire textuellement les pages de cet ouvrage. En fait de Champignons, je ne puis prétendre qu'à indiquer les sources où les lecteurs doivent puiser, et à suppléer, *pour un cas urgent,* à des livres que le médecin n'a pas dans sa bibliothèque ou sous la main.

*Bolet pernicieux* (Boletus perniciosus, B. luridus); Persoon, *Synopsis fungorum,* 502. — De Candolle, *Flore française,* 328.—Roques, *Histoire des Champignons comestibles et vénéneux,* 65.

Cette espèce, dit M. Roques, justifie parfaitement son nom. Elle porte le plus souvent un chapeau très-ample, creusé en voûte, épais, d'une couleur brune ou fauve, quelquefois d'un gris olivâtre ou d'un jaune livide. Ses tubes sont allongés, égaux, jaunes

---

(1) Joseph Roques, *Histoire des Champignons comestibles et vénéneux,* ornée de figures coloriées. Paris, 1832.

intérieurement, d'un rouge de sang à leur orifice,
quelquefois d'un rouge brun ou couleur de brique
pilée, et quelquefois aussi d'une teinte jaunâtre. Le
pédicule, ordinairement épais, renflé à sa base, est
quelquefois aminci, haut de 12 à 15 centimètres,
jaune, rougeâtre ou marqué, dans toute sa longueur,
de stries de couleur amaranthe, filandreux, spongieux, jaunâtre intérieurement. On rencontre ce
champignon dans tous les bois. Il a quelquefois des
voisins dont il ne faut pas moins se défier que de
lui-même, le bolet *marbré*, le bolet *marron*, le bolet *blanc*, *blanchâtre*, *livide*, etc.

*Bolet poivré* (Boletus piperatus) : Persoon, *Synops*.,
507.—De Candolle, *Flore fr.*, 334. — Roques,
*Hist. des Champ. com. et vén.*, 68.

Le pédicule de ce champignon est jaune, cylindrique, peu épais, haut de 6 à 8 centimètres; son
chapeau est orbiculaire, plane, un peu visqueux,
d'un jaune plus ou moins foncé, quelquefois d'une
teinte fauve. Les tubes assez grands, d'une couleur
rougeâtre ou ferrugineuse, surtout à leur orifice,
s'avancent jusque sur le pédicule. La chair du chapeau est ferme, d'un jaune de soufre, un peu rougeâtre près des tubes; elle ne change point de couleur quand on l'incise, mais elle est d'une saveur
âcre, poivrée. Le bolet poivré n'est pas très-commun. Cependant on le trouve, en automne, dans les
bois des environs de Paris, ainsi que dans les départements méridionaux.

*Bolet amer* (Boletus felleus); Persoon, *Synops.*,
509.— De Candolle, *Flore fr.*, 33. —Roques,
*Hist. des Champ. com. et vén.*, 69.

Chapeau fauve ou bistré, d'abord très-convexe,
ensuite plane ou même un peu concave, d'une substance molle, blanche, mais qui prend peu à peu
une teinte rosée quand on la blesse. Tubes allongés,
inégaux, blancs à leur naissance, puis couleur de
chair, devenant larges et irréguliers en vieillissant.
Pédicule long d'environ 8 centimètres, cylindrique,
un peu renflé à sa base, jaunâtre et assez souvent
marqué de lignes fauves en réseau. On trouve ce
bolet dans les bois en juillet et août. Il a quelque ressemblance avec le bolet comestible; mais il en diffère par la teinte rosée de sa pulpe, et surtout par
sa grande amertume.

*Bolet azuré* (Boletus cyanescens, constrictus); Persoon, *Synops.*, 508. — De Candolle, *Flore fr.*,
333. — Roques, *Hist. des Champ. com. et
vén.*, 69.

Pédicule haut de 6 à 8 centimètres, d'un gris jaunâtre, épais à sa base, plus mince, comme étranglé
et blanc à sa partie supérieure. Chapeau charnu,
convexe, orbiculaire, large de 10 à 12 centimètres,
de la même couleur que le pédicule. Tubes d'un blanc
pur à leur naissance, devenant d'un blanc grisâtre
en vieillissant. Chair épaisse, ferme, blanche, mais

se teignant d'un bleu d'azur aussitôt qu'on l'entame.
On le trouve dans les bois en août et septembre.

*Bolet chrysentère* (Boletus chrysenteron, subtomentosus); PERSOON, *Synops.*, 506. — DE CANDOLLE, *Flore fr.*, 335. — ROQUES, *Hist. des Champ. com. et vén.*, 70.

Cette espèce varie beaucoup dans sa forme, sa couleur et ses dimensions. Son pédicule est cylindrique, fibreux, grêle ou épais, aminci ou renflé à sa base, d'une couleur jaune ou rougeâtre, quelquefois parsemé de lignes purpurines disposées en réseau. Son chapeau est arrondi, convexe, tomenteux ou glabre, tantôt fauve, tantôt d'un rouge brun; sa surface, avec l'âge, se fend quelquefois en aréoles polygones, ce qui lui donne un aspect singulier. Les tubes sont d'un beau jaune, larges, irréguliers, très-faciles à détacher de la substance charnue, qui est mollasse, jaune, et prend une teinte grisâtre, verdâtre ou bleuâtre lorsqu'on l'entame. Quelquefois aussi, ce changement de couleur n'a point lieu ou il est peu sensible. Le bolet chrysentère se rencontre abondamment dans les bois depuis le mois de juillet jusqu'au mois d'octobre.

*Bolet annulaire* (Boletus annularius, annulatus); PERSOON, *Synops.*, 503. — DE CANDOLLE, *Flore fr.*, 339. — ROQUES, *Hist. des Champ. com. et vén.*, 73.

On reconnaît cette espèce à son pédicule cylindrique, plein, court, muni d'un large collier. Le cha-

peau est arrondi, convexe, jaune, marqué de lignes
roussâtres; sa surface est luisante, sa chair ferme,
épaisse, blanche, excepté près des tubes, où elle a
une légère teinte de jaune. Ses tubes sont grêles,
assez courts, arrondis, légèrement décurrents, d'un
jaune foncé, recouverts, à la naissance du champignon, d'une membrane qui se détache peu à peu
pour retomber en forme d'anneau au sommet du pédicule. Ce champignon croît, en automne, dans les
bois arides et montueux.

*Bolet cendré* ( Boletus cinereus); Persoon, *Synops.*,
504. — Roques, *Hist. des Champ. com. et
vén.*, 74.

Cette espèce est remarquable par son chapeau de
couleur cendrée ou grisâtre, bombé, charnu, recouvert d'écailles droites, épaisses, velues, très-
rapprochées, surtout vers le centre, et qui lui donnent un aspect peluché et floconneux. Les tubes sont
blancs à leur naissance, ensuite colorés par les sporules qui sont d'une couleur ferrugineuse. Le pédicule, haut de 6 à 8 centimètres, peluché, écailleux,
ainsi que le chapeau, un peu renflé à sa base, offre
à sa partie supérieure un anneau membraneux et
persistant. Sa chair, ferme, épaisse, prend une
teinte un peu rose lorsqu'on la coupe.

Ce changement de couleur est, en général, un signe propre à faire reconnaître les faux ceps ou bolets
vénéneux. Quelles nuances imperceptibles séparent
ici l'aliment du poison! Un bolet malfaisant peut

suffire pour empoisonner une heureuse récolte de
ces champignons. Que les *connaisseurs* s'en sou-
viennent! Ceux qui ne *connaissent* pas les champignons n'en récoltent pas.

Di chi mi fido mi guarda Iddio,
Di chi non mi fido mi guardero Io.

## Des Agarics.

Les Agarics forment une grande tribu dans l'ordre
des Cryptogames. Ils sont pourvus d'un chapeau ordinairement pédiculé, charnu, rarement subéreux,
quelquefois recouvert d'un volva à la naissance du
champignon. L'hymenium situé à la partie inférieure du chapeau est formé de lames ou feuillets
minces, rayonnant du centre à la circonférence,
ordinairement simples et alternativement plus courts.
Les sporules sont petites, globuleuses, disposées
dans des utricules linéaires.

Le premier, le plus important de ces champignons, est l'*Agaric comestible*, ou *Champignon de
couche* (Agaricus edulis, campestris, arvensis). C'est
à celui-là surtout qu'il faut savoir comparer les espèces suspectes. En voici les caractères que tout le
monde doit connaître. Son chapeau est arrondi, convexe, large de 8 à 10 centimètres, d'un blanc jaunâtre, quelquefois brun, surtout au centre, et plus
ou moins écailleux ou moucheté. Les feuillets sont
libres, inégaux, étroits, recouverts en naissant d'une
membrane blanche, qui se déchire avec le dévelop-

pement du chapeau pour former une espèce de collier au sommet du pédicule. Celui-ci est blanc, cylindrique, plein, charnu, quelquefois tubéreux à sa base, et long de 5 à 10 centimètres. Caractère essentiel : Les feuillets sont d'une couleur rosée ou d'un violet tendre, qui passent au brun et même au noir en vieillissant. Mais le champignon conserve toujours son parfum, qui le distingue non moins bien que tout autre caractère.

Je vais passer en revue, en prenant pour guide le livre de M. Roques, ceux des champignons de ce groupe qui ont des qualités toxiques.

*Agaric styptique* (Agaricus stypticus); Persoon, *Synops.*, 481. — De Candolle, *Flore fr.*, 361. — Roques, *Hist. des Champ. com. et vén.*, 79.

Cet agaric, de couleur jaunâtre ou fauve, a un pédicule latéral, plein, un peu comprimé, long de 12 à 18 millimètres, élargi au sommet et continu avec le chapeau ; celui-ci est réniforme, quelquefois lobé avec les bords roulés en dessous. Les lames sont minces, étroites, simples, d'une nuance à peu près semblable à celle du chapeau auquel elles viennent se fixer en rayonnant. On le trouve dans les bois en automne et en hiver, sur les vieilles souches et sur les troncs de chêne, où il croît par groupes.

La texture de ce champignon est molle, coriace; il a une saveur âcre. Lorsqu'on le mâche, il produit bientôt une forte astriction à la gorge. Ce seul caractère indique une qualité vénéneuse.

*Agaric d'orme* (Agaricus ulmarius) : PERSOON.
*Synops.*, 473. — DE CANDOLLE. *Flore fr.*, 368.
— ROQUES. *Hist. des Champ. com. et vén.*, 79.

On rencontre ce champignon, en octobre et en
novembre, sur les vieux troncs de l'orme et du peu-
plier noir. Il est ou solitaire ou réuni par groupes.
Son pédicule est excentrique, plein, charnu, arqué,
long de 8 à 10 centimètres, d'un blanc sale ou grisâtre, et légèrement tomenteux. Le chapeau est arrondi, convexe, large de 16 à 18 centimètres, et
quelquefois davantage, d'un jaune très-pâle ou terreux, quelquefois taché de petites raies rouges ou
brunes. Les feuillets sont nombreux, larges, inégaux, échancrés à leur base, adhérents au pédicule,
et d'une couleur blanchâtre. Sa chair est d'une consistance ferme, compacte, mais en même temps d'un
goût qui n'est point désagréable.

*Agaric marqueté* (Agaricus tesselatus) : PERSOON.
*Synops.*, 474. — DE CANDOLLE, *Flore fr.*, 366.
— ROQUES, *Hist. des Champ. com. et vén.*, 80.

Cette espèce croît, en automne, sur les arbres
languissants, et surtout sur les vieux troncs du pom-
mier sauvage. On la reconnaît à son chapeau large
d'environ 10 centimètres, charnu, convexe, un peu
oblique, fauve, marqué de taches d'une teinte plus
claire et disposées par carreaux. Ses lames sont inégales, blanches ou roussâtres, adhérentes au pédi-

cule et échancrées à la base. Le pédicule est long
d'environ 5 centimètres, blanc, cylindrique et recourbé. Sa substance est blanche, mais coriace et
peu savoureuse.

*Agaric de l'olivier* (Agaricus olearius), vulgairement *Oreille de l'olivier;* DE CANDOLLE, *Flore fr.*,
suppl., 368. — ROQUES, *Hist. des Champ. com.
et vén.*, 81.

Ce champignon croît ordinairement en touffes,
sur les racines à fleur de terre des oliviers, et quelquefois du charme et de l'yeuse. Son chapeau est de
forme variable, uni en dessus, comme velouté, d'un
rouge doré vif, ensuite un peu brun ou olivâtre;
doublé en dessous de feuillets inégaux, décurrents,
d'une couleur fauve ou d'un jaune foncé. Le pédicule est court, excentrique, rarement central, et de
la même couleur que le reste de la plante. On le
trouve dans le midi de la France. Sa chair est jaunâtre, d'une consistance molle, et d'un usage pernicieux, d'après Micheli. Ce champignon porte, en
Italie, le nom de *fungo olivo malefico.*

*Agaric émétique* (Agaricus emeticus); PERSOON,
*Synops.*, 439.—DE CANDOLLE, *Flore fr.*, 369.—
ROQUES, *Hist. des Champ. com. et vén.*, 82, 83
et suiv.

Il existe diverses variétés, qui sont peut-être autant d'espèces distinctes, de ce champignon perni-

cieux. Elles diffèrent par la couleur du chapeau, qui
est d'un rouge de sang, d'un rose tendre ou blanchâtre, quelquefois pourpre ou violet, couleur de
lilas ou d'un gris mêlé de rose, quelquefois jaunâtre
ou fauve. Le pédicule est blanc, cylindrique, plein,
haut de 3 à 5 centimètres. Le chapeau est bombé en
naissant, ensuite plane, et enfin plus ou moins déprimé au centre, avec les bords sillonnés d'une manière sensible. Les lames sont toujours blanches,
simples, presque égales, mêlées à quelques autres de
moindre longueur. On rencontre fréquemment ces
champignons dans les bois, en été et au commencement de l'automne; ils se plaisent dans les lieux
frais et couverts. Lorsqu'on mâche leur chair crue,
ils ont une saveur âcre, corrosive, qui peut servir à
les distinguer d'espèces voisines, qui ont un goût
agréable. Les bonnes espèces ont des feuillets jaunes
et tous égaux; ceux des espèces malfaisantes sont
blancs et d'une longueur inégale.

*Agaric sanguin* (Agaricus sanguineus): DE CAN-
DOLLE, *Flore fr.*, 372. — ROQUES, *Hist. des
Champ. com. et vén.*, 84.

Ce beau champignon se fait remarquer par son
chapeau d'un rouge cramoisi ou couleur de sang,
d'abord convexe, ensuite aplati ou déprimé au centre,
avec les bords un peu déjetés et non striés. Les feuillets sont blancs, nombreux, bifides, quelquefois
trifides, un peu décurrents sur le pédicule, qui est
lui-même blanc, épais, cylindrique, souvent mar-

qué de stries roses ; en vieillissant, il devient creux,
spongieux et friable. Il croît solitaire dans les bois,
vers le mois d'août. On le trouve ordinairement au
pied des grands arbres. Sa chair est blanche, d'une
àcreté brûlante, et néanmoins assez souvent rongée
des vers. Cet agaric est peut-être plus malfaisant que
l'agaric émétique, avec lequel il a d'ailleurs quelque
ressemblance. Aussi, demande-t-il à être examiné avec
attention pour ne pas être confondu avec quelques
espèces comestibles voisines de la section des Rus-
sules. La couleur et la disposition des feuillets, ainsi
qu'il a été dit au sujet de l'agaric émétique, ne sont
point les mêmes ; on ne négligera point de les comparer.

*Agaric fétide* (Agaricus fœtens, Russula fœtens) ;
PERSOON, *Obs. mycol.*, I. p. 102. — DE CAN-
DOLLE, *Flore fr.*, 370. — ROQUES, *Hist. des
Champ. com. et vén.*, 84.

Cette espèce, très-répandue dans les bois, au milieu des gazons, en septembre et octobre, se fait remarquer par l'odeur infecte qu'elle exhale, par sa
saveur âcre, poivrée, et par sa couleur jaunâtre ou
d'un roux sale. Son chapeau est très-ample, toujours
gluant ou visqueux, d'abord convexe, puis concave,
irrégulièrement sinué et marqué de cannelures arti-
culées sur les bords. Les feuillets sont libres, épais,
peu nombreux, souvent bifurqués vers la moitié de
leur longueur, et couverts de gouttelettes d'eau. Le
pédicule est épais, haut d'environ 5 centimètres, un

peu bistré et souvent rongé intérieurement par les limaçons.

*Agaric fourchu* (Agaricus furcatus. Russula furcata); PERSOON, *Obs. mycol.*, 1. p. 202. — DE CANDOLLE. *Flore fr.*, 371. — ROQUES. *Hist. des Champ. com. et vén.*, 85.

On reconnaît cette espèce à ses lames blanches, épaisses, rares, presque toutes bifurquées vers la moitié ou les deux tiers de leur longueur, et adhérentes au pédicule; à son chapeau d'un vert terne, farineux et comme moisi, large de 8 à 10 centimètres, d'abord plane, ensuite déprimé vers le centre, avec les bords un peu recourbés en dessous. Le pédicule est blanc, épais, cylindrique, long d'environ 5 centimètres, d'abord plein, puis creux et spongieux. On trouve ce champignon, en juin et juillet, dans les bois un peu arides. Sa chair est blanche, friable, d'une odeur nauséabonde, d'une saveur amère et salée.

*Agaric poivré* (Agaricus piperatus); PERSOON. *Champ.*, 218. — DE CANDOLLE, *Flore fr.*, 373. —ROQUES. *Hist. des Champ. com. et vén.*, 87.

Ce champignon a un chapeau glabre, convexe, un peu déprimé au centre, ondulé et sinué sur les bords, et d'un blanc de neige dans le premier âge. Peu à peu ce chapeau s'étend, se creuse en entonnoir, devient quelquefois très-ample, et prend enfin

une teinte un peu jaunâtre. Les feuillets sont ordinairement très-nombreux, inégaux, souvent four-
chus, d'abord blancs, ensuite de couleur paille. Le
pédicule est blanc, charnu, plein, cylindrique, haut
d'environ 5 centimètres. On le trouve, en été et en
automne, dans tous les bois des environs de Paris.
Il abonde dans la forêt d'Orléans, où il est connu
sous le nom de *chavanes*, et dans les Vosges, où on
l'appelle *cauburon, vache blanche*. Il croît également en Italie, où il porte le nom de *peveraccia* ou
*peperone;* en Allemagne, où il est désigné sous celui
de *pfeffersschwamm*. On le rencontre rarement
seul : un grand nombre d'individus sont ordinairement dispersés dans les lieux les plus sombres des
bois. L'agaric poivré a une chair blanche, cassante;
toutes ses parties contiennent un lait visqueux,
abondant et très-âcre, qui coule par gouttes aussitôt
qu'on les blesse.

*Agaric meurtrier* (Agaricus necator); Persoon,
Synops., 430.—Roques, *Hist. des Champ. com.
et vén.*, 88.

On reconnaît ce champignon à son chapeau incarnat ou couleur de rouille, d'abord arrondi, convexe, ensuite semi-orbiculaire, large de 8 à 10 centimètres, ordinairement zoné, pelucheux, surtout
sur les bords, qui sont très-velus, comme frangés et
un peu roulés en dessous. La peluche qui couvre le
chapeau est blanchâtre à sa marge, d'une nuance
plus foncée ou rougeâtre à son disque. Les feuillets

sont inégaux, blancs, d'un jaune pâle ou roux, empreints, ainsi que les autres parties du champignon, d'un suc laiteux blanc ou jaunâtre, qui coule aussitôt qu'on les brise, et qui est d'une saveur brûlante. Cette espèce est très-commune dans les bois humides, en été et en automne; elle est quelquefois d'un roux très-tendre, quelquefois rougeâtre ou d'un jaune ferrugineux. La peluche soyeuse et les zones concentriques du chapeau sont quelquefois peu sensibles; mais ses bords sont toujours plus ou moins velus.

« L'agaric meurtrier, dit M. Roques, a quelque rapport avec un champignon laiteux que L'Écluse a rangé parmi les espèces comestibles, et dont Sterbeeck a donné la figure tab. 6, sous le nom de *fungus coccineus villosus.* Loèsel, dans la *Flore de Prusse,* et Buxbaum, dans sa quatrième *Centurie,* donnent également, comme alimentaire, une autre espèce de couleur incarnat, à chapeau ombiliqué, velu sur les bords et plein d'un suc âcre. Les Russes conservent ce champignon dans du sel, et ils le mangent ensuite assaisonné avec de l'huile et du vinaigre. Mais on ne saurait trop se défier des qualités alimentaires qu'on attribue aux champignons laiteux; ils sont tous plus ou moins âcres, et d'un emploi en général suspect. » (*Histoire des Champignons comestibles et vénéneux.*)

*Agaric zoné* (Agaricus zonarius); Persoon, *Synops.*, 431. — De Candolle, *Flore fr.*, 375. — Roques, *Hist. des Champ. com. et vén.*, 90.

Son chapeau est large de 6 à 8 centimètres, d'abord convexe, ensuite plane ou légèrement déprimé au centre, d'un jaune pâle, marqué de zones nombreuses, très-sensibles vers les bords, qui sont sinués et anguleux. Les feuillets sont un peu décurrents, blanchâtres et inégaux. Le pédicule est plein, charnu, court, de la même nuance que les feuillets. Ce champignon croit dans les bois, en été et en automne; on le trouve tantôt solitaire, tantôt rangé par groupes de deux ou trois individus. Un lait corrosif et abondant s'échappe des feuillets et de la chair du chapeau aussitôt qu'on les entame.

*Agaric sans zones* (Agaricus azonites); De Candolle, *Flore fr.*, 378. — Roques, *Hist. des Champ. com. et vén.*, 90.

Son pédicule est plein, cylindrique, ordinairement allongé, blanchâtre ou d'un jaune paille; il porte un chapeau irrégulier, bosselé ou concave, roux ou d'une nuance imitant celle du café au lait, rarement zoné, mais quelquefois couvert de taches brunes. Les feuillets sont jaunâtres, inégaux, droits, un peu écartés les uns des autres, à peine attachés au pédicule, et imprégnés d'un suc laiteux, d'abord insipide, ensuite très-âcre. Ce champignon vient, en été, dans les bois.

*Agaric caustique* (Agaricus pyrogalus); Persoon.
*Synops.*, 436. — De Candolle, *Flore fr.*, 377.
— Roques, *Hist. des Champ. com. et vén.*, 90.

C'est un agaric de moyenne dimension. Son pédicule est cylindrique, plein, haut d'environ 5 centimètres, et d'un roux fauve. Son chapeau est plane,
un peu creusé au centre, d'un gris bistré ou d'un
jaune livide et marqué de zones concentriques noirâtres. Les lames sont inégales, écartées, rougeâtres,
un peu adhérentes au pédicule. Il croit dans les
lieux sombres des bois, en août et septembre. Le suc
laiteux qu'il distille est d'abord douceâtre, puis
d'une âcreté extrême.

*Agaric plombé* (Agaricus plumbeus); Persoon, *Synops.*, 435. — De Candolle, *Flore fr.*, 382. —
Roques, *Hist. des Champ. com. et vén.*, 91.

On reconnait facilement cette espèce à sa couleur
de bronze et comme enfumée. Le pédicule est épais,
d'un bistre jaunâtre, haut de 6 à 8 centimètres; il
soutient un chapeau très-ample, d'abord convexe,
ensuite plus ou moins concave, et dépourvu de zones
concentriques. Les feuillets sont nombreux, inégaux, jaunâtres, un peu décurrents sur le pédicule.
On trouve cet agaric, en automne, dans les bois; sa
chair est blanche, cassante, très-âcre, ainsi que le
lait qui coule des feuillets.

*Agaric à lait jaune* (Agaricus theiogalus); Persoon,
*Synops.*, 431.— De Candolle, *Flore fr.*, 376.—
Roques, *Hist. des Champ. com. et vén.*, 91.

Le chapeau de cet agaric est large de 6 à 8 centimètres, d'abord de forme arrondie, ensuite concave,
d'un fauve rougeâtre, un peu zoné. Les lames sont
inégales, jaunes et un peu décurrentes sur le pédicule,
où elles se terminent en pointe; celui-ci est plein,
cylindrique, long d'environ 6 centimètres et d'un
roux fauve. On le trouve ordinairement solitaire,
dans les bois, en août et en septembre. Sa chair,
naturellement blanche, jaunit lorsqu'on la coupe;
elle est saturée d'un suc jaunâtre et amer.

*Agaric âcre* (Agaricus acris); Persoon, *Synops.*,
437. — Roques, *Hist. des Champ. com. et vén.*,
92.

Le chapeau de ce champignon a les bords un peu
roulés en dessous. Il est convexe en naissant, ensuite plane, un peu ombiliqué, d'une couleur grisâtre, cendrée ou ferrugineuse, et sans zones. Les
feuillets sont d'abord blancs, puis jaunâtres. Le pédicule est plein, blanchâtre ou fauve, quelquefois
visqueux ainsi que le chapeau. On le trouve, en automne, dans les bois, parmi les gazons et les brous-
sailles. Sa substance est pleine d'un suc blanchâtre
ou un peu rosé, ensuite jaune et très-âcre.

*Agaric narcotique* (Agaricus narcoticus) : Roques.
*Hist. des Champ. com. et vén.*, 95.

Ce petit champignon, qu'on rencontre sur les
gazons, le long des chemins, a un pédicule grêle,
surmonté d'un chapeau écailleux, d'abord convexe,
ensuite plane, de couleur cendrée, avec des plis bifides. Les lames sont peu nombreuses, entières, alternes avec d'autres de moitié plus courtes, à peu
près de la même nuance que le chapeau. Il répand
une odeur qui occasionne des maux de tête à ceux
qui l'observent un peu trop longtemps.

*Agaric en demi-globe* (Agaricus semi-globatus) ;
Persoon, *Synops.*, 407. — Roques. *Hist. des
Champ. com. et vén.*, 95.

Cette espèce a un chapeau charnu, hémisphérique, un peu visqueux et d'une couleur jaunâtre. Les
lames sont adhérentes au pédicule, très-larges, horizontales, noirâtres ou nébuleuses. Le pédicule est
allongé, blanc ou jaunâtre, muni d'un anneau fu-
gace. Il croît dans les bois et dans les prairies, sur
la fiente des bêtes de somme.

*Agaric amer* (Agaricus amarus) : Persoon, *Synops.*,
421. — De Candolle, *Flore fr.*, 412. — Roques.
*Hist. des Champ. com. et vén.*, 102.

Le chapeau de cet agaric est d'abord hémisphérique, ensuite plane ou légèrement concave, large

d'environ 5 centimètres, peu charnu, jaune, d'une
nuance plus foncée au centre. Les feuillets sont inégaux, étroits, presque libres, d'un gris verdâtre, recouverts, dans le premier développement du champignon, d'une membrane mince qui s'efface entièrement, et dont on aperçoit quelque légers vestiges au sommet du pédicule, sous la forme de pe-
luchures noirâtres. Le pédicule est jaune, grêle,
cylindrique, fibrilleux, un peu courbé, haut de 6
à 8 centimètres. On le trouve, en été et en automne,
dans les bois, où il croît par touffes au pied des arbres ou sur les souches pourries. Il est âcre et d'une
grande amertume.

*Agaric doré* (Agaricus aureus); Persoon, *Obs. my-*
*col.*, 1. p. 11. — Roques, *Hist. des Champ.*
*com. et vén.*, 103.

Le chapeau de ce champignon est campanulé,
protubérant ou mamelonné au centre, large d'environ 3 à 4 centimètres, d'un jaune doré vif ou couleur de safran, d'un gris blanchâtre et comme satiné
à la marge. Les feuillets sont nombreux, inégaux,
étroits, d'un vert nébuleux, presque gris, recouverts
en naissant d'une membrane légère qui disparaît
ensuite avec le développement du chapeau. Le pédicule est long d'environ 5 centimètres, mince, d'un
jaune très-pâle ou d'un blanc argenté. Il croît en
touffes ou en faisceaux soudés par la base. On le
rencontre ordinairement au pied des arbres ou sur
les pelouses arides. Il est aussi amer que l'espèce
précédente.

*Agaric alliacé* (Agaricus alliaceus); Persoon, Synops., 375. — Roques, *Hist. des Champ. com.
et vén.*, 103.

Cet agaric se fait remarquer par une odeur d'ail
qu'il répand au loin. Son pédicule est allongé, noirâtre, comme pulvérulent et strié à sa base. Son chapeau, d'abord campanulé, est ensuite légèrement
aplati et mamelonné, strié, d'un brun plus ou moins
intense, garni en dessous de lames libres, séparées
et blanchâtres. Il croît, en automne, dans les bois
humides, parmi les feuilles pourries.

*Agaric porreau* (Agaricus porreus); Persoon, Synops., 376. — De Candolle, *Flore fr.*, 423. —
Roques, *Hist. des Champ. com. et vén.*, 104.

Ce champignon ressemble beaucoup à l'espèce
précédente : il a l'odeur et le goût de l'ail cultivé.
Son pédicule est grêle, fistuleux, un peu conique,
haut de 12 à 15 centimètres, plus ou moins velu,
rougeâtre à la base, plus pâle et plus mince au sommet. Son chapeau est convexe, souvent mamelonné,
un peu sinué sur les bords, large d'environ 5 centimètres, peu charnu, d'une couleur cendrée ou roussâtre. Les lames sont inégales, libres, blanchâtres,
terminées en pointes du côté du pédicule. On trouve
ce champignon, en automne, sur les feuilles de chêne
tombées à terre.

*Agaric anisé* ( Agaricus anisatus ) ; Persoon , *Champ.*, p. 250. — De Candolle, *Flore fr.*, 468. — Roques, *Hist. des Champ. com. et vén.*, 106.

Cet agaric exhale, surtout par un temps sec, une odeur agréable, pénétrante, analogue à celle de l'anis. Son chapeau est plane, un peu mamelonné au centre, large de 8 centimètres, d'une couleur verdâtre ou bleuâtre; sa surface est sèche et se pèle facilement. Ses feuillets sont blancs, inégaux, un peu décurrents. Le pédicule est plein, cylindrique, mince, un peu élargi au sommet, long d'environ 5 centimètres, blanc ou légèrement verdâtre. Il croît, tantôt solitaire, tantôt par groupes peu nombreux, en août et septembre, dans les taillis et dans les bois de pins.

*Agaric ficoïde* (Agaricus ficoïdes) ; Persoon, *Synops.*, 304. — De Candolle, *Flore fr.*, 463. — Roques, *Hist. des Champ. com. et vén.*, 107.

Son chapeau est ordinairement rougeâtre ou couleur de brique, d'abord convexe, ensuite aplati, un peu sinué sur les bords, proéminent au centre, charnu, doublé de lames d'un blanc grisâtre ou roussâtre, peu nombreuses, arquées, inégales et décurrentes. Le pédicule est cylindrique, épais, assez court, d'une couleur blanchâtre. On le rencontre, en été et en automne, dans les bois peu couverts, dans les prés, sur les pelouses, solitaire ou réuni par groupes de deux ou trois individus. Il a une chair ferme, épaisse, colorée intérieurement, peu sapide, d'une odeur désagréable.

*Agaric couleur de soufre* (Agaricus sulphureus): PERSOON. *Synops.*, 322. — DE CANDOLLE, *Flore fr.*, 490. — ROQUES. *Hist. des Champ. com. et vén.*, 112.

Cet agaric est entièrement d'un jaune de soufre. Il a un pédicule haut de 6 à 8 centimètres, plein, fibreux, cylindrique, un peu renflé vers la base; un chapeau charnu, convexe, ordinairement mamelonné au centre dans son premier développement, un peu déprimé dans sa vieillesse, large d'environ 5 centimètres. Les feuillets sont nombreux, inégaux, arqués et un peu adhérents au pédicule. On le trouve fréquemment dans nos bois, en été et en automne. Il croît ordinairement solitaire, et il exhale une odeur nauséeuse.

*Agaric brûlant* (Agaricus urens): PERSOON, *Synops.*, 333. — DE CANDOLLE. *Flore fr.*, 495. — ROQUES. *Hist. des Champ. com. et vén.*, 114.

On rencontre cet agaric dans les bois, en automne, tantôt solitaire, tantôt réuni en groupes sur les feuilles pourries. Son chapeau est convexe en naissant, ensuite aplati, d'un roux cendré, large d'environ 5 centimètres, doublé de lames de couleur roussâtre, inégales, et dont les plus longues se terminent régulièrement à 3 millimètres environ du pédicule ; celui-ci est plein, cylindrique, haut de 12 à 14 centimètres, velu à sa base et d'un jaune sale. Il a un goût poivré, un peu âcre.

*Agaric crevassé* (Agaricus rimosus) ; Persoon, *Synops.*, 310. — De Candolle, *Flore fr.*, 517. — Roques, *Hist. des Champ. com. et vén.*, 115.

Cet agaric a un chapeau peu charnu, large de 5 à 8 centimètres, hérissé d'écailles ou lisse, comme satiné, d'un brun jaunâtre, marqué de fentes inégales, divergentes, d'abord de forme conique, puis mamelonné. Les feuillets sont inégaux, sinueux, libres, jaunâtres. Le pédicule est plein, cylindrique, d'un blanc sale, un peu écailleux et farineux, haut de 6 à 12 centimètres. Il croît, en août et en septembre, dans les bois et sur le bord des routes. .

*Agaric annulaire* (Agaricus annularius) ; Persoon, *Synops.*, 269. — De Candolle, *Flore fr.*, 548.— Roques, *Hist. des Champ. com. et vén.*, 122.

L'agaric annulaire croît par groupes, formés quelquefois de vingt à trente individus réunis par le pied. On le rencontre, en automne, dans les forêts, à terre, ou tout auprès des vieux troncs. Son chapeau, d'abord convexe, se déprime en vieillissant. Il est large de 6 à 8 centimètres, d'une couleur orangée ou fauve, taché vers le centre de très-petites écailles noirâtres. Les feuillets sont inégaux, d'un blanc jaunâtre, un peu décurrents. Le pédicule est long de 10 à 12 centimètres, fibreux, cylindrique, glabre. quelquefois pelucheux, muni d'un anneau entier et redressé. Il est peu de champignons aussi communs dans les bois. On le rencontre aussi sur les grandes routes au pied des ormes. Il a une odeur fade, désagréable, une saveur styptique.

### Des Amanites.

Les Amanites se distinguent des Agarics par un pédicule central plus ou moins renflé à la base. Sur le pédicule ou sur le chapeau, restent des débris du volva, si ce n'est le volva entier, qui forme alors une sorte de collier au champignon, ainsi qu'on le voit dans diverses espèces, et particulièrement dans la fausse-oronge.

*Amanite* ou *Agaric fausse-oronge* (Amanita muscaria, seu Agaricus muscarius); PERSOON. *Synops.*, 253. — DE CANDOLLE, *Flore fr.*, 561. — ROQUES, *Hist. des Champ. com. et vén.*, 123

Ce champignon attire les yeux par ses vives couleurs. Son chapeau, à moitié épanoui, ressemble à une espèce de dôme teint d'un rouge vif et agréablement moucheté de pellicules blanches. Peu à peu ce chapeau s'évase et prend une forme horizontale; il est large d'environ 12 à 15 centimètres, et quelquefois davantage; d'une nuance plus foncée au centre, plus ou moins couvert de verrues blanchâtres formées par les débris du volva; ses bords sont d'un rouge orangé et quelquefois légèrement striés. Les lames sont d'un blanc de neige, nombreuses, larges, inégales, d'abord revêtues d'une membrane de la même couleur, qui se rabat ensuite sur le pédicule en forme de collier ou d'anneau. Le pédicule est blanchâtre, plein, épais, cylindrique, un peu écailleux, bulbeux à sa base, haut de 12 à 15 centimètres. La surface du chapeau est luisante, un peu visqueuse; sa chair est épaisse, blanche à l'intérieur, jaunâtre près de la peau, d'un goût fade, d'une odeur suspecte. La bulbe du pédicule, particulièrement, exhale une odeur forte et nauséabonde.

Il existe plusieurs variétés de ce champignon, qu'il est on ne peut plus dangereux de confondre avec la véritable oronge, ce qui arrive trop souvent. Les fortes pluies peuvent enlever les débris du volva qui couvre la fausse-oronge, et la faire ressembler à l'espèce salubre. Il est donc essentiel d'examiner attentivement les autres caractères qui les distinguent. Le plus saillant et le moins équivoque, est la couleur des lames, qui est différente dans ces deux champignons. Les lames de l'oronge sont couleur d'or; celles de la fausse-oronge et de ses variétés sont constamment blanches.

Selon M. Roques, la nature du climat ne modifie en aucune manière les qualités malfaisantes de la fausse-oronge. Ce champignon est vénéneux dans tous les pays, dit-il; on le redoute en Italie, où on l'appelle *ovolaccio*, *ovolo malefico*. Dans le Nord, il ne serait pas moins nuisible, malgré l'assertion contraire de plusieurs naturalistes et voyageurs. La

veuve du czar Alexis aurait perdu la vie pour avoir
mangé de ces champignons. Loësel rapporte (*Flora
prussica*) que six Lithuaniens furent également empoisonnés par la fausse-orange. Les effets qu'elle
produit sur les habitants du Kamtschatka n'attestent pas moins ses principes virulents, puisqu'une
certaine dose suffit pour provoquer un état d'ivresse
et même un délire furieux. Suivant Krascheminikow
(*Natural history of Kamtschtka*), certains magnats
préparent, avec ce champignon, une liqueur exci-
tante, qui les jette dans un état d'ivresse accompagné de délire et d'une joie insolite. Gmelin et
Pallas ont aussi constaté sa propriété enivrante.

*Amanite* ou *Oronge dartreuse* (Hypophyllum maculatum, seu Agaricus herpeticus aut pantherinus); DE CANDOLLE. *Flore fr.*, Suppl., 559?—
ROQUES. *Hist. des Champ. com. et vén.*, 129.

Ce champignon a un pédicule blanc, haut d'environ 8 centimètres, un peu aminci au sommet, plus
épais et renflé en forme de bulbe à sa base, muni
d'un anneau de la même couleur, et dont les bords
sont denticulés. Le chapeau est d'abord de forme hémisphérique, ensuite presque plane, large de 5 à
8 centimètres, couleur de feuille morte ou d'un
roux plus ou moins prononcé, strié sur les bords,
taché de petites écailles ou pellicules blanches, nombreuses, agglomérées sur toute sa surface, et qui lui
donnent un aspect dartreux. Les feuillets sont mul-
tipliés, entremêlés de feuillets plus courts et d'une

couleur blanchâtre. On trouve cette espèce d'amanite, en automne, au bord des bois; sa chair est blanche, assez ferme, mais ne flatte ni le goût ni l'odorat.

*Amanite rude* (Amanita aspera, seu Agaricus asper); PERSOON, *Synops.*, 256. — DE CANDOLLE, *Flore fr.*, 559. — ROQUES, *Hist. des Champ. com. et vén.*, 130.

On rencontre cette espèce, ordinairement solitaire, dans les endroits humides des bois, en été et en automne; elle a un chapeau large d'environ 8 centimètres, épais, charnu, d'abord hémisphérique, ensuite un peu concave, d'un brun rougeâtre, couvert de plaques irrégulières, proéminentes, un peu farineuses, et doublé de feuillets nombreux, inégaux, d'un blanc de neige. Le pédicule est long de 5 à 8 centimètres, un peu renflé à sa base, d'un bistre rougeâtre, et muni d'un anneau de même couleur que les feuillets. Ce champignon a une chair blanche intérieurement, d'un rouge vineux à sa superficie, et d'un goût salé, styptique.

*Amanite verte* ou *Agaric bulbeux* (Amanita viridis, seu Agaricus bulbosus); PERSOON, *Synops.*, 251. — DE CANDOLLE, *Flore fr.*, 564. — ROQUES, *Hist. des Champ. com. et vén.*, 137.

Ce champignon, qui passe pour le plus pernicieux de la section des Amanites, porte un chapeau convexe, charnu, large de 5 à 10 centimètres, de couleur variée, mais en général d'un jaune verdâtre, quelquefois d'un vert olive ou strié de brun et de vert, surtout vers le milieu, rarement taché par les débris du volva, doublé de lames blanchâtres, larges, assez nombreuses et inégales. Le pédicule est blanc, épais, cylindrique, haut de 8 à 10 centimètres, renflé en forme de bulbe à sa base, muni au sommet d'un anneau large, ordinairement rabattu et de la couleur des feuillets. Cette espèce prend plus ou moins de développement, suivant les lieux où elle croît. Elle aime surtout les lieux humides et sombres; sa chair est douceâtre, nauséeuse; elle a une odeur vireuse.

*Amanite citrine* ou *Agaric citrin* (Amanita citrina, Agaricus citrinus); Persoon, *Champ.*, tome II, *fig.* 1. — Roques, *Hist. des Champ. com. et vén.*, 137.

Cette espèce est très-commune : on la rencontre dans les bois vers la fin d'août et en automne; elle est enveloppée, en sortant de terre, d'un volva, dont il reste des fragments sur le chapeau, sous la forme de plaques irrégulières plus ou moins larges et d'un blanc grisâtre. Ce chapeau est convexe, un peu aplati, large de 6 à 8 centimètres, légèrement strié sur les bords, d'un jaune citron ou serin, quelquefois d'un jaune très-pâle, doublé de lames blanches, inégales et un peu arquées. Le pédicule est cylindrique, élancé, ordinairement blanc, bulbeux, pourvu d'un anneau un peu teint de jaune et dont les bords sont finement dentés. Ce champignon, de même que le précédent, acquiert aussi plus ou moins de développement suivant la nature et l'exposition du sol. Il reste grêle, très-petit parmi la mousse, dans les lieux secs et sablonneux; il devient plus élevé et prend des dimensions plus fortes dans les terrains humides; sa chair est blanche, d'une odeur vireuse, analogue à l'odeur des substances moisies.

*Amanite bulbeuse blanche* ou *Agaric vénéneux* (Amanita bulbosa alba, seu Agaricus bulbosus vernus); Persoon, *Champ.*, tome II, *fig.* 2. — De Candolle, *Flore fr.*, 565. — Roques, *Hist. des Champ. com. et vén.*, 138.

Cette espèce a de la ressemblance avec l'agaric comestible des pacages; elle est blanche dans toutes ses parties, enveloppée, à sa naissance, d'un volva de la même couleur. Son chapeau est légèrement convexe, large de 6 à 8 centimètres, d'un blanc mat, souvent taché par quelques fragments du volva, et quelquefois un peu teint de jaune vers le centre. Les lames, toujours blanches, sont recouvertes, en naissant, d'une membrane légère, qui se détache ensuite et reste adhérente autour du pédicule, où elle forme un collier mince, assez large. Le pédicule est plein, cylindrique, bulbeux à sa base, haut de 8 à 15 centimètres. Le volume de ce champignon varie suivant les lieux où il croît; il est ordinairement d'une jolie forme, dit M. Roques, et d'une couleur propre à séduire ceux qui connaissent peu les champi-

gnons. On l'a souvent pris pour l'agaric de couche
ou des prairies, et surtout pour la variété connue
sous le nom de *boule de neige*, laquelle croît également dans les bois. Voici les caractères essentiels
qui distinguent ces deux espèces différentes : Le champignon des prairies n'a point de volva, tandis que
cette membrane laisse toujours quelques traces sur
le chapeau ou à la base du pédicule de l'amanite
bulbeuse. Le champignon des prairies a la surface
sèche; on peut le peler aisément; il a d'ailleurs une
saveur agréable et une odeur aromatique. L'amanite bulbeuse a la surface un peu humide, la peau
adhère fortement à la chair et s'enlève mal.

Les feuillets du champignon comestible sont d'un
blanc rosé ou d'un violet tendre : ceux de l'amanite
vénéneuse sont et restent toujours blancs. Dernier
caractère enfin, mais qui est équivoque suivant les
auteurs, le champignon des prairies a une odeur et
une saveur aromatique agréable; tandis que l'espèce
vénéneuse se signale par une odeur vireuse, une saveur âcre.

*Amanite vergetée* ou *Agaric vergeté* (Amanita
virgata. Agaricus virgatus): PERSOON. *Synops.*,
245. — DE CANDOLLE, *Flore fr.*, 367. — ROQUES,
*Hist. des Champ. com. et vén.*, 141.

Cette espèce a un volva épais, très-grand, d'un
gris noirâtre, qui se rompt au sommet en plusieurs
segments. Le pédicule est plein, cylindrique, blanchâtre, haut de 6 centimètres, surmonté d'un cha-

peau d'abord convexe, puis aplati, charnu, assez
grand, d'un gris cendré, rayé de lignes noires, divergentes. Les lames sont peu nombreuses, libres,
inégales, d'abord couleur de chair, ensuite d'un
rouge de brique et pulvérulentes. Elle a une saveur
âcre, et contient, suivant M. Braconnot, une matière
grasse et fluide et un principe délétère volatil.

*Amanite* ou *Agaric à petit volva* (Amanita pusilla,
Agaricus pusillus seu volvaceus minor); Persoon,
*Synops.*, 249. — Roques, *Hist. des Champ.
com. et vén.*, 142.

Ce petit champignon, de forme élégante, sort d'un
volva grisâtre, qui se déchire en trois ou quatre lanières. Il a un pédicule court, blanc, transparent,
cylindrique, plein ou fistuleux, un chapeau hémisphérique, mamelonné, blanchâtre, traversé par des
lignes noirâtres, rayonnantes, et recouvert d'une
fine peluchure; des lames larges, épaisses, inégales,
assez distantes du pédicule et d'une couleur rosée.
On le trouve, en automne, rapproché par groupes,
dans les bois et dans les jardins.

Ne serait-il pas encore, dans la section des Amanites, des espèces à ranger auprès des précédentes,
l'Amanite gris de souris (*Agaricus murinus*);
l'Amanite ou Agaric conique (*Agaricus conicus*);
l'Amanite malfaisante ou gendarme (*Agaricus ma-
leficus*)? Mais ces espèces ont des rapports avec les
espèces voisines, et n'en ont pas toujours été très-
nettement distinguées. Que l'on soit prévenu que

c'est dans la tribu des Agarics et spécialement dans la section des Amanites. *très-près des espèces comestibles*, que l'on trouve le plus grand nombre de champignons pernicieux. La plupart des empoisonnements qu'on voit périodiquement se renouveler dans les campagnes, à l'époque de l'apparition des champignons, sont dus à la fausse-oronge, si facile à confondre avec l'oronge vraie, et à diverses variétés de l'agaric bulbeux que l'on est trop porté à prendre pour l'agaric comestible des bois ou des pacages.

### *Des Lycoperdons.*

Les Lycoperdonées forment une tribu distincte dans les Champignons. Le genre Lycoperdon proprement dit est caractérisé comme il suit : Péridium ordinairement turbiné, charnu, ferme, homogène, puis spongieux, rempli d'une poussière très-fine, fauve ou verdâtre, formée par les sporules. Il s'ouvre irrégulièrement au sommet pour donner passage à la poussière séminale qui s'échappe en fumée.

*Lycoperdon gigantesque* (Lycoperdon giganteum);
 PERSOON, *Synops.*, 140. — DE CANDOLLE, *Flore fr.*, 712. — ROQUES, *Hist des Champ. com. et vén.*, 150.

Cette espèce, dit M. Roques, est très-volumineuse, d'une forme arrondie, presque sphérique, blanche dans sa jeunesse, puis d'une couleur cendrée ou roussàtre, couverte d'écailles éparses, fendillées en aréoles vers sa partie supérieure. Sa chair, d'abord blanche, ensuite d'un jaune verdàtre ou d'un gris brun, se convertit en une masse de poussière de couleur bistrée qui n'occupe à peu près que la moitié du péridium; le reste est une substance spongieuse avec laquelle on peut faire une espèce d'amadou. On rencontre ce lycoperdon, en automne, dans les friches, dans les pàturages, surtout dans le voisinage des anciennes forêts. Il égale, dans ses dimensions moyennes, la grosseur de la tête d'un homme. Une racine très-grêle fixe au sol cette masse considérable. Lorsque cette espèce est jeune, sa chair est blanche, d'un goût de champignon ordinaire. On la mange, dit-on, en Italie, ainsi qu'une espèce voisine, le Lycoperdon ciselé (*Lycoperdon cœlatum*). Il est possible que ces champignons ne soient point nuisibles à l'époque de leur premier développement, mais ils sont à coup sûr d'un usage pernicieux, lorsque leur substance devient grisàtre et commence à se ramollir. Dans tous les cas, c'est là un aliment suspect.

*Lycoperdon verruqueux* (Lycoperdon verrucosum, Scleroderma verrucosum); PERSOON, *Synops.*, 154. — DE CANDOLLE, *Flore fr.*, 715. — ROQUES, *Hist. des Champ. com. et vén.*, 152.

On distingue aisément cette espèce à la forme arrondie de son péridium; à sa racine composée d'appendices nombreux réunis en larges touffes, et dont le collet est profondément sillonné ou plissé; à sa surface jaunâtre ou fauve. quelquefois lisse , mais plus souvent toute couverte de verrues aplaties. Sa chair, d'abord blanche. prend une teinte bleuâtre. et devient ensuite d'un brun foncé. Le péridium est épais, ferme et persistant : il offre çà et là de petites perforations d'où s'échappe par jets une poussière noirâtre, très-fine, inflammable. Ce scléroderme est commun. en automne. dans les bois. dans les prés et dans les terrains sablonneux. D'après Vaillant. il est mortel quand il est pris intérieurement. Sa poussière irrite vivement les yeux et les narines

*Lycoperdon* ou *Scléroderme des cerfs* (Lycoperdon cervinum, Scleroderma cervinum): Persoon, *Sy-nops.*, 156. — Roques. *Hist. des Champ. com et vén.*, 152.

Ce champignon. entièrement dépourvu de racines. vient sous terre et ressemble, en quelque sorte , à une truffe. Il est d'une forme arrondie ou oblongue, à peu près de la grosseur d'une noix. L'enveloppe corticale est dure. coriace, granuleuse, d'un jaune fauve ; elle renferme une chair d'abord compacte et d'un blanc rougeâtre. ensuite pulvérulente, d'un brun noir et mêlée de filaments floconneux. On le trouve, en automne et en hiver, enfoui dans les terrains sablonneux. principalement dans les forêts de sapins. On lui donne le nom de *truffe du cerf*. Il exhale une odeur très-forte. spermatique. Bien que les bêtes fauves, et surtout les cerfs, recherchent avec avidité ce champignon, l'homme ne saurait en faire usage avec sécurité; son odeur, presque virulente, n'annonce point des qualités salubres. On lui a attribué une vertu aphrodisiaque, et, dans certains pays, on l'a fait servir à composer un élixir auquel, sous ce rapport, on accordait les plus merveilleux priviléges.

A part les caractères botaniques, existe-t-il des signes généraux propres à faire distinguer les champignons vénéneux des champignons comestibles?

On a dit qu'il fallait regarder comme vénéneux les champignons à chair coriace ou, au contraire, d'un tissu trop mou; ceux qui ont une couleur éclatante, bigarrée, ou dont le tissu intérieur se colore à l'air quand on les rompt; ceux dont la saveur est âcre, brûlante, amère, poivrée, acide.

Évidemment ces caractères indiquent de mauvais champignons. Mais que d'espèces vénéneuses ne sont ni coriaces ou molles dans leur chair; ni éclatantes dans leur couleur; ni âcres, amères, acides ou poivrées dans leur saveur!

On a dit encore qu'il fallait regarder comme suspects :

Les champignons dont le développement est très-rapide;

Ceux qui croissent dans les bois, dans les lieux sombres et humides, et qui s'attachent au pied des arbres;

Ceux qui sont à tige bulbeuse;

Ceux qui conservent des fragments du volva sur le chapeau, une sorte de collier autour du stipe ou pédicule, etc.

Mais, comme l'a fait observer M. Letellier, ces caractères sont tout au plus négatifs, et il est des champignons qui peuvent en présenter plusieurs, sans pour cela devoir être réputés non comestibles ou vénéneux. Telle espèce d'ailleurs, réputée saine, peut, par suite de circonstances diverses, contracter des propriétés nuisibles. Nul végétal ne parait plus exposé que les champignons à s'altérer par érémacausie ou fermentation organique

En défiance contre de fâcheux préjugés, qu'on ne croie jamais devoir manger un champignon, parce qu'en le coupant, il n'a pas noirci une lame d'acier ou d'argent; coloré le jus de l'ail ou de l'oignon; donné un suc laiteux ou âcre par la pression entre les doigts, etc. (1).

---

(1) « Méfiez-vous des champignons dont la chair se colore d'une teinte jaune ou livide, bleue, verte ou noire lorsqu'on l'entame, dit le D^r Roques; rejetez ceux qui ont la surface visqueuse, la chair grenue, cotonneuse, mollasse, le chapeau verruqueux, couvert de pellicules blanches ou colorées. Rappelez-vous que les espèces les plus vénéneuses se plaisent dans les taillis épais, les bois touffus, dans les lieux sombres et humides, et qu'elles portent ordinairement quelques débris de leur enveloppe sur le chapeau ou au bas du pédicule; que les bons champignons croissent plus volontiers dans les lieux découverts, tels que les friches, les gazons, les pacages, les bruyères, la lisière des bois; que ceux-ci ont une texture ferme, sèche, cassante, que leur parenchyme se distingue par une blancheur permanente, tandis que les premiers ont une substance molle ou aqueuse, quelquefois teinte de diverses couleurs, et ordinairement susceptible d'une décomposition rapide. On croit, en général, que les espèces munies d'un pédicule fistuleux sont malfaisantes, mais ce signe n'est pas d'une grande valeur, car la tige des meilleurs champignons se creuse avec l'âge. Quelques naturalistes prétendent également avoir observé que les vers, les

Une seule épreuve doit décider à faire usage d'un champignon douteux, c'est le lavage, *plusieurs fois répété*, à l'eau chaude, ou la macération dans une eau salée, dans une eau alcaline ou acide. Déjà ce fait important avait été signalé par divers naturalistes, par M. Vardot, par M. le D' Cordier, et d'autres encore; mais il vient d'être mis hors de toute contestation, sous nos yeux mêmes, par M. Frédéric Gérard.

Plein de résolution, ce savant, après un grand nombre d'expériences qu'on aurait pu croire périlleuses, adressa au Conseil d'hygiène publique et de salubrité, un Mémoire dans lequel il annonçait qu'il avait mangé, qu'il mangeait chaque jour, lui et sa famille, composée de douze personnes, *toute espèce de champignons vénéneux.* Une Commission fut nommée pour s'assurer de la vérité de cette assertion; j'en faisais partie. Les champignons qu'on nous présenta crus, nouvellement cueillis, étaient

---

limaces, les insectes s'attachent aux espèces les plus saines, et ne touchent jamais aux espèces nuisibles. Cette observation n'est point exacte, et il ne faudrait point la prendre au pied de la lettre, puisque j'ai vu des limaçons attaquer la *fausse-oronge,* l'*amanite citrine.* Cependant les vaches, les sangliers, les cerfs et autres quadrupèdes herbivores, qui ont une organisation différente et un instinct plus développé, sont très-friands des ceps et autres bons champignons, tandis qu'ils rejettent les espèces délétères.

» La remarque faite par Necker, par Thuillier et quelques autres botanistes, que des ognons mis dans un ragoût avec des champignons vénéneux, prennent une teinte noirâtre, est tout à fait illusoire, de même que beaucoup d'autres expériences légèrement accueillies par la crédulité publique. » (Ouv. cité, p. 20.)

i Agaric fausse-orange (*Amanita muscaria* de Persoon), et l'Agaric bulbeux de Bulliard (*Amanita venenosa* de Persoon), c'est-à-dire les espèces les plus meurtrières du genre Amanite. Nous les vîmes passer par plusieurs eaux, accommoder à la manière ordinaire et servir à l'expérimentateur. Ils avaient une odeur agréable, mais étaient durs, presque coriaces. M. Gérard en mangea une très-forte proportion, au moins 250 grammes, et l'un de ses enfants, 50 grammes environ. Nous hésitions à laisser faire l'expérience, mais la confiance de M. Gérard nous gagna, et nous-mêmes nous en prîmes assez pour nous rendre malades, si l'aliment avait été un poison. La même expérience fut répétée plusieurs fois, et M. Gérard, non plus que ses enfants, non plus que les personnes qui s'associèrent aux épreuves, ne fut indisposé. Cependant l'expérimentateur ne se ménageait pas, et sa famille faisait habituellement comme lui.

Pour la Commission et pour le Conseil de salubrité, les expériences de M. Gérard furent concluantes. Mais, en raison des soins que l'on prend, à Paris, pour qu'il n'arrive sur les marchés que des champignons de couche, on se demanda s'il était opportun ou d'un grand intérêt de donner de la publicité aux résultats obtenus. On pensa qu'il ne serait peut-être pas sans danger de dire à tous, qu'avec certaines précautions, on pouvait manger toutes les espèces de champignons. Ces précautions seraient-elles toujours rigoureusement prises? Suivrait-on partout, et à la lettre, les prescriptions transmises

par des instructions émanées d'une administration ?
Ne s'en écarterait-on pas, et par témérité même?
Puis, considérations d'un autre ordre, ne serait-ce
pas introduire au foyer domestique un nouveau poison, et d'autant plus dangereux, qu'il est un aliment, qu'il est sans saveur, ou plutôt qu'il a une saveur agréable, recherchée même ?

L'Administration et le Conseil d'hygiène publique et de salubrité virent le mal à côté du bien, et
tout en adressant des éloges à M. Gérard, ils ne cru-
rent pas devoir donner une publicité officielle à
des faits qui, sans doute, se propageront d'eux-
mêmes (1).

_______________

(1) Je crois devoir reproduire ici quelques extraits des Rapports
faits au Conseil de salubrité sur les expériences de M. Gérard. Ces
Rapports portent la date des 9 et 26 novembre 1851. Ils sont dus
à M. Cadet-Gassicourt.

Après avoir rappelé les tentatives faites dans tous les temps pour
corriger les propriétés vénéneuses des champignons (PLINE a dit :
*Debellat eos acetum, et aceti natura contraria iis*), M. le rapporteur s'exprime ainsi :

« ...Mais nul expérimentateur, que nous sachions, n'avait encore osé, dans nos contrées, mettre complétement en pratique, à
ses risques et périls, les théories transmises du Nord, pour corriger les espèces les plus dangereuses. M. Gérard, en homme résolu, dévoué, et d'un courage qu'on serait tenté de taxer de témérité, a dépassé l'épreuve qu'on pouvait demander. D'abord, il
s'est adonné au régime alimentaire des champignons toxiques avec
une confiance progressive dont on ne peut donner ici l'idée qu'en
le laissant parler lui-même.

« Dans l'espace d'un mois, dit-il, plus de 75 kilogrammes de
» champignons sont entrés chez moi ; ce sont toutes les espèces fi-
» gurées sur la planche ci-jointe. » ( L'auteur a joint, en effet, à son
Mémoire une planche représentant 1° la *fausse-oronge*; 2° *l'agaric
bulbeux*; 3° *l'agaric vénéneux*; 4° *l'agaric émétique*; 5° *l'agaric san-*

L'analyse chimique des Champignons, toute imparfaite qu'elle soit encore, aurait pu conduire aux

guin ; 6° l'*agaric pernicieux* ; 7° le *bolet chrysenthère* ; 8° le *lycoperdon gigantesque*. » — Pendant huit jours, je m'astreignis à manger
deux fois par jour, malgré la répugnance que me causait cette
uniformité de nourriture, de 250 à 300 grammes de champignons cuits. N'en ayant ressenti aucune incommodité, je ne m'en
tins pas là, et, craignant que les nombreuses expériences que
je ne cessais de faire sur moi, n'eussent émoussé ma sensibilité,
j'admis à partager mes expériences tous les membres de ma famille qui se compose de douze personnes. Je ne procédais qu'avec
lenteur, et après avoir essayé sur un, j'en prenais un deuxième.
Je continuai jusqu'à ce que je fusse convaincu que, malgré la
différence des âges, des sexes et des tempéraments, personne
n'était incommode.... »

Pour chaque 500 grammes de champignons coupés de médiocre
grandeur, dit M. Gérard, il faut 1 litre d'eau acidulée par deux à
trois cuillerées de vinaigre, ou deux cuillerées de sel gris, si l'on
n'a pas autre chose. Dans le cas où l'on n'aurait que de l'eau à sa
disposition, il faut la renouveler une ou deux fois. On laisse les
champignons *macérer pendant deux heures entières*. Puis on les lave
à grande eau. Ils sont alors mis dans l'eau froide qu'on porte à l'ébullition, et après un quart d'heure, ou mieux une demi-heure,
on les retire, on les lave, on les essaie, et on les apprête comme
mets spécial. »

Arrivant aux expériences faites devant la Commission, M. le
rapporteur en rend compte en ces termes :

« Les champignons recueillis par M. Gérard appartenaient à une
espèce très-connue, l'*Agaric fausse-orange* (Amanita muscaria de
Persoon), la plus dangereuse des espèces peut-être, après l'agaric
bulbeux, et si remarquable par la beauté de son chapeau rouge
écarlate moucheté de taches blanches, sorte de verrues formées par
les débris du volva.

« Deux jours s'étant écoulés depuis la récolte de ces champignons, ils avaient été réduits, par la dessiccation, au tiers de leur
poids, et ne pesaient plus exactement que 500 grammes au moment
d'expérimenter.

« Nettoyées et coupées en gros morceaux tout compris, chapeaux,
feuillets et pédicules, les *fausses-oranges* ont été d'abord lavées,

conclusions que l'empirisme a maintenant bien établies. Elle a montré, en effet, que tous les principes toxiques de ces végétaux, quelle qu'en fût l'espèce,

---

puis mises, à 3 heures de l'après-midi, dans 1 litre de nouvelle eau froide, avec addition de deux cuillerées de vinaigre, pour macérer en cet état pendant deux heures. Au bout de ce temps, on les a retirées de l'eau de macération, lavées à grande eau, mises à bouillir dans une nouvelle eau pendant une bonne demi-heure. Après cette coction, elles ont été lavées une dernière fois dans de l'eau froide et essuyées.

» Ces opérations terminées, les *fausses-oronges* ont été accommodées à la manière ordinaire. Le mets avait assez bonne apparence. A 6 heures du soir, une assiette pleine fut servie, et M. Gérard commença à en manger. Sur l'offre qu'il fit à l'un de nous (M. Flandin), celui-ci en prit une cuillerée; puis les deux autres membres du Conseil, présents (MM. Cadet-Gassicourt et Beaude), en voulurent aussi goûter. M. Gérard et l'un de ses enfants achevèrent ce que contenait l'assiette.

» Le lendemain de l'expérience, M. Gérard nous écrivait: « A l'exception d'un petit embarras gastrique, qui a duré jusqu'à $8^h 30^m$ du soir, et qui venait de l'état actuel de mon estomac, je n'ai éprouvé, non plus que mon fils, aucun accident par suite de l'ingestion de l'*Amanite fausse-oronge*. J'étais sans inquiétude sous ce rapport, et je ferai des expériences sur l'*Amanita venenosa* dès que j'en aurai à ma disposition. »

» Avec M. Gérard, les faits suivent de près les promesses. Après avoir donné la journée de dimanche à des recherches actives dans les bois des environs de Paris, il nous présentait, lundi, trois des plus pernicieux cryptogames. L'état avancé de l'un d'eux, ainsi que la saison froide et pluvieuse, nous prescrivaient de hâter l'expérience. En conséquence, les membres de la Commission, notre collègue M. Beaude et M. le D^r Cordier, qui suivaient avec intérêt les expériences de M. Gérard, ont été convoqués pour le lendemain matin, à 10 heures très-précises.

» L'espèce de champignon à l'ingestion de laquelle allait se soumettre M. Gérard, a été parfaitement vérifiée. C'était l'Agaric bulbeux de Bulliard (*Amanita venenosa* de Persoon). Malgré sa ressemblance avec notre champignon de couche, cette espèce s'en distingue

étaient solubles dans l'eau. Combien de fois, pour
s'assurer de ce fait, n'a-t-on pas préparé des infusions ou décoctions de champignons, et constaté que
le liquide seul avait des propriétés toxiques, tandis
que les champignons eux-mêmes bien desséchés
étaient inertes? Dans plusieurs champignons même,
le principe toxique a paru volatil, facilement des-
tructible, en conséquence, par la coction.

D'après Vauquelin et Braconnot, la matière première ou essentielle du champignon est une matière
spéciale, qu'on a comparée au *ligneux* des autres
plantes, et désignée sous le nom de *fungine*. Elle

---

aisément à la blancheur de ses feuillets, ceux du champignon de
couche étant de couleur rose ou violette.

» Un de ces champignons, comme nous l'avons dit, était altéré:
le parenchyme de son chapeau particulièrement était flasque et
comme glutineux. Nous aurions été d'avis qu'on le rejetât, d'autant plus que les deux autres champignons réunis offraient une
dose redoutable, et qui eût largement suffi pour une expérience
convaincante. Mais M. Gérard joignit aux autres ce champignon
détérioré.

» Les trois champignons pesaient ensemble 7 grammes, un tiers
en moins vraisemblablement qu'ils n'eussent pesé deux jours plutôt, quand ils étaient frais.

» Après les avoir préparés de la manière indiquée, on les servit
à M. Gérard, qui, en les mangeant, se borna à faire la remarque
que le mets avait un peu de mauvais goût, *provenant du champignon gâté.* »

Le lendemain l'expérimentateur allait donner aux membres de
la Commission les nouvelles les plus satisfaisantes de sa santé.

Le Rapport se terminait par des remerciements adressés à M. Gérard, et la conclusion formelle qu'il était possible de rendre inof-
fensifs les champignons les plus dangereux.

Le Rapport et les conclusions furent adoptés par le Conseil
d'hygiène publique et de salubrité.

contient de l'azote, ce qui la différencie du principe immédiat auquel a été appliqué le nom de *ligneux*. On l'obtient en traitant successivement les champignons par l'eau, l'alcool, et une dissolution alcaline faible. Elle est inerte, blanche et fade. Elle brûle facilement et laisse une cendre blanche. Traitée par l'acide nitrique, elle se modifie, donne des matières qui ont de l'analogie avec les résines, la cire ou le suif, une substance amère et de l'acide oxalique.

Un assez grand nombre d'espèces de champignons contiennent une matière sucrée que Vauquelin et Braconnot ont nommée *sucre de champignon*, mais que M. Malagutti a rapportée à la mannite.

Un médecin, le D<sup>r</sup> Letellier, a séparé, de plusieurs espèces du genre Amanite, un extrait qu'il a pris pour un principe immédiat, supposant qu'il formait diverses combinaisons définies avec les bases ou avec les acides; mais cet extrait, appelé *amanitine*, est incristallisable, et il est fort à croire qu'il est composé de plusieurs principes que, jusqu'ici, l'on n'a point su isoler. L'*amanitine* de M. Letellier est certainement un extrait concentré, très-énergique comme agent toxique; mais il ne constitue pas une matière spéciale, basique, acide ou neutre, qui soit nettement caractérisée par des réactions chimiques.

Il serait du plus haut intérêt pourtant que, des parties solubles des champignons, on pût extraire un ou plusieurs principes immédiats caractéristiques, de même que, des parties insolubles, on retire la *fungine*. Sans qu'il soit nécessaire de m'expliquer à ce sujet, on conçoit tout l'intérêt qu'aurait la médecine légale à cette découverte. Elle ne lui fera pas trop longtemps défaut sans doute.

Outre les matières spéciales ci-dessus nommées, les champignons contiennent comme principes bien déterminés :

> De l'albumine ;
> Des matières grasses ;
> De la cire ;
> De la résine ;
> Des acides (acétique, benzoïque, fungique) ;
> De l'osmazôme ;
> De la gélatine ;
> Des sels à base de potasse et de chaux.

II. — *Effets des champignons sur l'économie animale. Applications physiologiques, thérapeutiques et médico-légales*

Les observations recueillies empiriquement en médecine ont fait incliner à croire qu'il existe dans les champignons, comme dans plusieurs autres familles de plantes, des principes toxiques de nature différente. « Les champignons, dit Zeviani, nous présentent les propriétés de différentes substances toxifères, telles que l'opium, le laurier-cerise, la renoncule scélérate, etc. »

« Il me serait difficile, pour ne pas dire impossible, dit M. Orfila, de donner une description générale des symptômes produits par les champignons vénéneux, parce que ces symptômes offrent des différences notables, suivant l'espèce et la quantité du champignon ingéré, et surtout parce que souvent l'empoisonnement a eu lieu par un *mélange* de divers champignons vénéneux (1). »

« Envisagés sous le rapport de leurs qualités délétères, dit M. Devergie, les champignons constituent des poisons quelquefois très-dangereux, susceptibles d'amener la mort dans un espace de temps fort court; mais tous sont loin de partager cette propriété à un si haut degré, ils ne paraissent pas agir de la même manière (2). »

M. Christison parle comme MM. Devergie et Orfila. « Quelquefois, dit cet auteur, les champignons produisent seulement des effets de narcotisme, quelquefois des effets d'irritation exclusivement; mais, le plus communément, ils agissent tout à la fois comme irritants et comme narcotiques (3). »

Reprenons Zeviani. En développant son opinion, il nous aura peut-être donné une solution fort simple du débat ouvert devant les médecins, et que la chimie pourra sans doute terminer un jour. Voici les paroles écrites par le médecin italien : « Il solo veneno de' funghi contiene in se la malizia di tutti, e veri moltiplici effetti produce, secondo chè in maggiore coppia ingolato, e in maggiore coppia dentro le vene si include. » C'est-à-dire, selon nous, « le poison des champignons réunit en lui seul les qualités malfaisantes de tous les autres, et il produit des ef-

---

(1) ORFILA, *Traité de Toxicologie*, t. II, p. 520.
(2) DEVERGIE, *Médecine légale*, t. III, p. 732, édit. de 1852.
(3) CHRISTISON, *on Poisons*, p. 922, édit. de 1845.

fets variés et nombreux, selon qu'il a été ingéré en plus grande quantité, et qu'il s'en est introduit une plus forte proportion dans les veines. » M. Orfila n'a pas compris ce passage, ou il l'a mal traduit; il a fait dire à Zeviani : « Le poison des champignons produit des effets variés et nombreux, selon qu'il a été pris et introduit dans les veines en plus ou moins grande quantité. » Zeviani a fait une distinction que M. Orfila ne fait pas. Il a distingué, et très-nettement, il me semble, les effets nombreux et variés du poison, selon qu'il a été ingéré par l'estomac en plus ou moins grande quantité, et selon qu'il a pénétré dans l'organisme (dentro le vene) en plus ou moins forte quantité également. Il a vu, il a discerné ce que nous avons appelé, de notre côté, les effets locaux et les effets d'absorption. Avec cette distinction, tout s'explique. Les symptômes d'irritation tiennent à la plus ou moins grande quantité de champignons ingérés; les symptômes narcotiques ou les effets de stupeur qui portent sur le cœur et le système nerveux, pour rappeler à la fois les expressions de M. Christison et de M. Devergie, sont le résultat de l'absorption d'une plus ou moins grande quantité des principes délétères ou toxiques des champignons.

Veut-on des exemples? Je laisse parler M. Christison : « Le cas suivant, dit-il, est un remarquable exemple de pur narcotisme. Un homme cueillit à Hyde-Park un nombre considérable d'Agarics campanulés (*Agaricus campanulatus*), les prenant pour des Agarics des champs (*Agaricus campestris*), les fit cuire, et commença à les manger. Mais il n'avait pas fini son repas, il ne s'était pas écoulé dix minutes depuis qu'il l'avait commencé, qu'il éprouva tout à coup un obscurcissement de la vue, des vertiges, de la faiblesse, un tremblement général, une sorte d'anéantissement. Après quelques instants, il revint assez à lui-même pour se sentir capable d'aller chercher du secours. Mais il n'avait pas fait deux cent cinquante pas que sa mémoire l'abandonna, et qu'il perdit son chemin. Son extérieur exprimait l'anxiété, sa marche était chancelante, et il pouvait à peine parler. Le pouls était lent et faible. Il tomba dans un tel assoupissement, qu'on ne pouvait l'éveiller qu'en le secouant vivement. On provoqua des vomissements par le sulfate de zinc, et l'assoupissement se dissipa peu à peu. Le lendemain, il ne se plaignait plus que d'un peu de langueur et de faiblesse.

» D'autres cas non moins remarquables de pur narcotisme ont été rapportés par le Dr Peddie. Une demi-heure après avoir mangé des Agarics élevés (*Agaricus procerus*), un homme d'un certain âge et un enfant de quinze ans furent saisis de vertiges et d'accablement, comme s'ils étaient empoisonnés. Au bout d'une heure, ils devinrent insensibles, le vieillard au point de ne pouvoir être éveillé par aucun moyen. Les vomitifs ayant peu d'effet, on eut recours à la pompe gastrique, aux stimulants employés tant à l'intérieur qu'à l'extérieur. On ranima ainsi jusqu'à un certain point la sensibilité. Il survint des spasmes, des convulsions, un délire furieux, avec cris et résistance à l'emploi des remèdes, puis un état qui avait de l'analogie avec le *delirium tremens*. Les pupilles, d'abord extrêmement contractées, se dilatèrent quand revint la connaissance. Ce double effet se manifesta chez l'enfant comme chez le vieillard. Dans l'un comme dans l'autre cas, il n'y eut pas de souffrances locales, le tube digestif ne fut nullement affecté. Un autre enfant qui ne mangea qu'une petite quantité de champignons, ne présenta d'autres symptômes que des vertiges, de la pesanteur et de la faiblesse.

» Des effets de narcotisme étrange se manifestèrent sur un enfant de quatorze ans qui avait mangé des oronges dartreuses (*Agaricus pantherinus*). Deux heures après le repas, il fut pris de délire, de mouvements désordonnés et convulsifs. A ces symptômes, on vit succéder une sorte de coma, qui ne l'empêchait pas de porter son attention sur ce qui se passait autour de lui et d'y prendre part, mais sans avoir la force de le manifester. Les vomitifs mirent fin à ces accidents. »

Voici, d'après le même M. Christison, un cas où les symptômes furent exclusivement ceux d'une irritation :

« Plusieurs soldats français mangèrent en Russie une assez forte quantité de Fausses-Oronges (*Amanita muscaria*), qu'ils avaient prises pour des Agarics-Oronges (*Amanita cæsarea*). Au bout de six heures, et même au delà, quelques-uns n'en avaient ressenti aucun effet. Quatre d'entre eux, qui étaient des hommes vigoureux, se croyaient préservés, parce qu'ils n'éprouvaient absolument rien, alors que leurs compagnons commençaient à souffrir. Ils se refusèrent à prendre des vomitifs. Mais le soir, ils commencèrent à éprouver de l'anxiété, un sentiment de suffocation, de fréquentes faiblesses, une soif ardente, des coliques aiguës. Le pouls devint petit et fréquent; la peau se couvrit de sueur froide; les traits du visage étaient grippés, profondément altérés; les ailes du nez et les lèvres avaient pris une teinte violette. Le ventre enfla, et il y eut une diarrhée abondante et fétide. Les extrémités devinrent livides, les douleurs abdominales de plus en plus intenses. Il se manifesta du délire, et quatre d'entre eux succombèrent (1). »

Maintenant, voici un fait semblable à cent autres déjà recueillis par les auteurs. J'en dois la relation à M. Girard, officier de santé à Montierender (Haute-Marne), qui fut appelé pour secourir les malheureuses victimes.

« Le 18 août 1852, entre onze heures et midi, M. Gustave de Coucy, sa domestique, une autre fille déjà vieille et maladive, un jeune garçon de quinze ans, fils de cette dernière, mangèrent, dans des proportions différentes, des champignons cuits au beurre et préalablement imbibés de vinaigre. Les

---

(1) CHRISTISON, on Poisons, p. 923; 1845. — London Med. and Phys. Journal, t. XXXVI, p. 451. — Edinburgh Med. and Surg. Journal, t. XLIX, p. 192. — Annali universali di Medicina, t. I, p. 549; 1842. — Journal de médecine de Corvisart, t. XXXI, p. 323. — VARDOT, Thèse sur l'empoisonnement par les Champignons.

proportions ingérées par chaque individu ont été
appréciées approximativement ainsi qu'il suit : N° 1,
cinq huitièmes; n° 2, deux huitièmes; le dernier
huitième, mesuré dans une cuiller à ragoût, a été
mangé, pour les trois quarts, par le n° 3, et l'autre
quart à peine par le n° 4.

» Entre 5 et 6 heures du soir, M. de Coucy et sa
domestique prirent leur repas habituel ; ce n'est
qu'environ une demi-heure après, qu'il leur survint
des nausées, des coliques, puis des vomissements,
et successivement des déjections alvines, etc. Ce ne
fut que vers les 10 heures de la nuit qu'ils commencèrent à penser à appeler un médecin : la servante
dut se charger de cette commission et parcourut plusieurs fois les rues du bourg, tout en allant par haut
et par bas.

» J'arrivai près d'eux vers la fin de la onzième
heure. Depuis l'ingestion des champignons, ils
avaient déjà vomi sept ou huit fois chacun, et
éprouvé à peu près autant de déjections alvines. En
outre des douleurs abdominales, le maître se plaignait d'éprouver des crampes et du mal de tête; la
fille était moins malade et put donner des soins à
M. de Coucy encore pendant quelques heures. Le
lendemain matin, à 5 heures, aux symptômes ci-
dessus qui persistaient, s'en joignaient d'autres, tels
que de l'accablement chez le maître, un commencement de refroidissement de la peau et des extrémités
du corps : beaucoup d'agitation chez la fille,
d'anxiété, de soif chez les deux.

» Dans la journée, tous les symptômes décrits

dans les auteurs se développèrent avec intensité ; la fille éprouva particulièrement une dyspnée très-intense, qui céda en partie à une saignée. Elle paraissait beaucoup plus souffrir que son maître. Le lendemain, même état jusqu'à midi. M. de Coucy eut alors des lipothymies qui se succédèrent jusqu'à 5 heures du soir. Alors on le leva pour faire son lit ; en le déposant sur son fauteuil, il tomba dans un état qui fut pris pour une faiblesse par les assistants. A mon arrivée, sept ou huit minutes après, je ne trouvai plus qu'un cadavre. Jusqu'à son dernier moment, M. de Coucy a conservé l'usage de ses sens et de ses facultés mentales ; le pronostic avait été très-défavorable ; les boissons ne passaient pas, les vomissements ont continué jusqu'à la dernière heure, la peau s'est à peine réchauffée ; la mort est arrivée à la cinquante-quatrième heure après le repas de champignons.

» La domestique n'est morte que vingt sept heures plus tard. Dans la matinée du dernier jour, le pouls et la chaleur extérieure étaient revenus, la dyspnée et les déjections avaient à peu près cessé, il y avait un certain calme, et même un peu de sommeil ; on remarquait un peu d'aberration dans les facultés mentales. Dans l'après-midi, il survint des convulsions.

» Les symptômes d'empoisonnement ne se sont déclarés sur la fille n$^{os}$ 3 que vers la quinzième heure après le repas de champignons ; le symptôme principal chez cette malade a été la douleur épigastrique, tenant, sans doute, à ce qu'elle était atteinte depuis longtemps d'une gastrite chronique. Elle est morte vers la centième heure. Elle avait aussi, comme le n° 2, présenté, dans la matinée du dernier jour, une cessation presque complète de tous les symptômes, hors la douleur citée.

» Le n° 4 n'a commencé à se plaindre que trente heures environ après l'ingestion des champignons. Les accidents ont été modérés, il n'a tenu le lit que deux jours ; il était sur pied le cinquième.

» Aucune autopsie n'a été pratiquée.

» Les champignons mangés étaient du genre *Amanite* (fausse-oronge) ; grosse bulbe ou bourse, long pédicule blanc, feuillets lamelleux blancs, chapeau d'abord convexe, puis plane, le dessus couleur verdâtre ; le pédicule porte un collet ou anneau un peu au-dessous du chapeau ; odeur vireuse. Il paraît qu'ils sont très-agréables au goût.

» Nous avons trouvé beaucoup d'analogie entre les symptômes de cet empoisonnement et ceux du choléra asiatique. Les déjections alvines de ces quatre malades ont presque toujours été blanches comme de l'eau de riz et floconneuses. »

En résumant les principaux effets morbides signalés dans les observations qui précèdent, on voit que, sauf les anomalies et les exceptions, c'est plusieurs heures après un repas de champignons que se manifestent les premiers symptômes de l'intoxication. Or, ces premiers effets attestent des accidents purement locaux ou de contact, ou déjà ce sont des phénomènes consécutifs à l'absorption. Un médecin attentif pourra distinguer les uns des autres.

Les vomissements, les selles, les tranchées, les coliques, sont des effets locaux et de contact.

La stupeur, l'abattement, la défaillance, l'état comateux, le délire, sont des effets plus graves et qui dénotent l'absorption du poison.

La réaction est subordonnée à la dose de poison ingérée ou absorbée, à la constitution de l'individu, à son état moral, en raison de l'idée qu'il se fait de la nature de la maladie et du danger dont il est menacé.

De quelle utilité serait-il de se répéter mille fois dans ce livre, sur les effets d'une intoxication, c'est-à-dire sur l'absorption d'une matière inassimilable, qui agit comme corps étranger, ou comme ferment dans l'organisme? Les expressions de M. l'officier de santé Gérard dénotent le praticien : « Nous avons trouvé, dit-il, beaucoup d'analogie entre les symptômes de l'empoisonnement de M. de Coucy et ceux du choléra asiatique.... » Avec quelle maladie les médecins les plus habiles confondirent-ils un instant l'empoisonnement du duc de Praslin? Avec le choléra asiatique. C'est, il faut le répéter, qu'un empoisonnement arrivé à sa seconde période, à la période d'absorption, a toujours des caractères tranchés, j'allais dire une physionomie propre. Le choléra aussi est un empoisonnement, un empoisonnement miasmatique.

Comme altérations pathologiques à la suite de l'empoisonnement par les champignons, a-t-on toujours signalé les mêmes désordres? Non; ici, ces altérations sont très-évidentes : ce sont des engorgements ou des infiltrations vasculaires, des taches rouges, noires, gangréneuses; en un mot, les résultats d'une vive irritation locale; là, au contraire, c'est une absence à peu près complète de lésions anatomiques, le poison s'est infiltré dans les veines, à travers les tissus, comme un fluide subtil qu'entraînent les forces ou le double courant de l'endosmose et de l'exosmose physiologique. J'en pourrais citer divers exemples ; en voici un que je relève de mon registre de laboratoire :

Le 10 novembre 1852, à 3$^h$ 10$^m$ du soir, on donne à une petite chienne blanche de l'espèce King's Charle's, une boulette de viande imprégnée d'extrait d'*Amanita bulbosa* (25 grammes). L'animal ne semble pas souffrir jusqu'à la fin du jour.

Le lendemain matin, il est abattu, il refuse de manger ; à 9$^h$ 30$^m$, il vomit quelques écumes blanches. Il a une diarrhée liquide, noire, fétide. Vers le milieu de la journée, il a froid, il reste couché. Dans l'après-midi, ses selles, toujours très-fétides et diarrhéiques, sont aussi sanguinolentes. Il y a eu de nouveaux vomissements blancs, mais pas abondants. Dans la soirée, on le fait marcher, courir, et on ne le croit pas si près de sa fin. Mais il expire dans la nuit. Le lendemain matin, on le trouve mort, et déjà roide et froid.

*Autopsie.* — Le sang est très-noir, très-liquide. Il s'écoule du lait des tétines : la petite chienne nourrissait sans doute au moment où elle a été amenée à la Fourrière. L'estomac, le tube intestinal ne présentent aucune lésion, si ce n'est dans la dernière partie des gros intestins, où l'on remarque quelques arborisations vasculaires. Mais ces lésions n'ont pu contribuer en rien à la mort, qu'on ne peut attribuer non plus à quelques traces de congestion signalées dans les poumons. Tous les autres organes sont dans leur état normal.

Comment ou dans quelles circonstances, les effets locaux et d'absorption peuvent-ils se produire, soit simultanément, soit à l'exclusion les uns des autres? Je pourrais le dire, mais à quoi bon? le médecin m'a compris, et il n'est pas nécessaire que d'autres me comprennent.

Le traitement à opposer à l'empoisonnement par les Champignons est celui qu'il convient d'employer dans toute espèce d'empoisonnement.

Premièrement, on emploiera les vomitifs, si ce n'est même, dans les cas urgents, la pompe gastrique ;

Secondement, les laxatifs ou purgatifs ;

Troisièmement, les moyens généraux, tels que les antiphlogistiques, les excitants ou les antispasmodiques et les diurétiques, selon les symptômes dominants à combattre.

M. Devergie a écrit, dans la dernière édition de sa *Médecine légale* (t. III, p. 376), que l'eau vinaigrée et le jus de citron *pourraient être prescrits avec avantage :* 1° parce qu'ils paraissent avoir la propriété de neutraliser la matière vénéneuse des champignons ; 2° parce qu'ils constituent des sédatifs puissants pour combattre l'influence que ces poisons exercent sur le système nerveux en général. Et M. Devergie ajoute : « Il résulte d'expériences ré-

centes faites par M. Gérard, qu'il suffit de couper,
même en morceaux assez gros, les champignons les
plus vénéneux, et de les faire bouillir pendant sept
à huit minutes dans l'eau à laquelle on a ajouté
trois à quatre cuillerées de vinaigre par litre, pour
en détruire le principe vénéneux et pouvoir les
manger comme les autres champignons (1). »

M. Devergie ne s'est pas exactement rendu compte
des résultats obtenus par M. Gérard. M. Gérard a
montré que l'eau simple et l'eau vinaigrée dissol-
vaient les principes toxiques des champignons ;
mais il n'a nullement montré que le vinaigre les
neutralisait. Le vinaigre les dissout tout aussi
bien, si ce n'est mieux, que l'eau simple, et voilà
pourquoi il faut s'abstenir d'administrer le vinaigre dans les cas d'empoisonnement par les champignons.

L'éther, dit également M. Devergie, en s'appuyant d'une observation de M. Dufour, de Montargis, l'éther doit être regardé comme propre à
neutraliser les principes toxiques des champignons.
Non, il ne peut être qu'un excitant, un antispasmodique ou un sédatif, et c'est à ce titre, vraisemblablement, qu'il a rendu service dans l'observation
relatée par M. Dufour, et relative à un enfant qui,
sans connaissance au milieu d'un bois, empoisonné
qu'il était par des champignons, fut rappelé à la
vie par l'administration de l'éther..., et sans doute
aussi par un bénéfice de la nature.

---

(1) Devergie, *Méd. lég.*, t. III, p. 736, édit. de 1852.

Selon M. Devergie, les acides, et spécialement l'acide acétique, seraient des sédatifs. C'est une opinion toute nouvelle, et que nous ne sachions pas être partagée par les médecins.

M. Chansarel a trouvé les acides inutiles, mais il croit l'infusion de noix de galle avantageuse. Formerait-elle, avec les principes toxiques des champignons, des tannates réfractaires à l'action des liquides digestifs? ou plutôt, agirait-elle en resserrant, en fermant les ouvertures ou pores des vaisseaux absorbants? On pourrait se rendre compte de ses bons effets par l'une comme par l'autre de ces explications.

*Applications médico-légales.* — Que pourrait, que devrait faire le médecin expert dans un cas présumé d'empoisonnement criminel par les champignons?

Il aurait tout d'abord à rechercher et à constater les circonstances du crime.

En second lieu, par l'histoire de la maladie et par l'examen nécroscopique, il aurait à déterminer quelle a été la nature de l'affection pathologique qui a causé la mort.

En troisième lieu, s'il avait à procéder à l'analyse chimique, il devrait s'appliquer à retrouver dans les entrailles de la victime, ou des champignons en nature, ou la fungine, ou les autres matières connues qui entrent dans la composition des espèces cryptogamiques. Et d'abord, il serait guidé par l'odeur des matières extraites des intestins. Les champignons ont une odeur *sui generis* très-persistante. Ensuite, il devrait procéder aux analyses d'après les méthodes indiquées précédemment, c'est-à-dire dessécher à une basse température ou au bain-marie, les matières suspectes mêlées à de la chaux vive (12 pour 100); traiter la masse desséchée par l'alcool ou par les agents propres à recueillir celles des matières qu'il regarderait comme essentiellement toxiques, ou accompagnant ces matières dans les diverses espèces de champignons vénéneux; essayer enfin, au besoin, sur de jeunes animaux, les extraits ainsi obtenus.

Si le principe toxique à découvrir était volatil, il faudrait opérer par la distillation en vases clos: s'il était de nature très-altérable, il faudrait agir non-seulement en vases clos, mais dans une atmosphère artificielle d'acide carbonique ou d'hydrogène.

Un cas difficile peut se présenter, celui où, à de bons champignons, une main criminelle en aurait mêlé de mauvais, qui auraient avec eux la plus grande ressemblance. Toute la sagacité des magistrats et des médecins serait ici nécessaire pour découvrir le crime.

Il s'est rencontré, le fait est rapporté par Platner, il s'est rencontré une femme de chambre qui empoisonna sa maîtresse avec de l'arsenic ajouté dans un plat de Mousserons. La victime périt dans les vingt-quatre heures, et à l'ouverture du corps, on trouva l'estomac enflammé, gangrené même en divers points, et les intestins plus ou moins vivement injectés. On n'hésita pas à attribuer la mort aux champignons, et l'on ne poursuivit pas la femme de chambre. Trente ans après, la même fille s'étant rendue coupable d'un nouvel empoisonnement au moyen de l'arsenic mêlé dans du chocolat, on obtint d'elle l'aveu des deux crimes. Avis à des experts qui, n'ayant pas trouvé le poison sur lequel avaient porté de premiers soupçons, peuvent en découvrir un autre qui n'avait point été signalé à leur attention par les magistrats.

# ARTICLE XI.

## DE L'ERGOT DE SEIGLE ou SEIGLE ERGOTÉ
### (*Sclerotium clavus*, seu *Secale cornutum*).

Dans un des derniers genres de la famille des Champignons, le genre SCLEROTIUM, se trouve une production végétale singulière, qui mérite de notre part une attention spéciale; c'est le Seigle ergoté ou Ergot de seigle, dont le nom rappelle des épidémies meurtrières.

### I. — *Histoire naturelle, chimique et pharmaceutique de l'Ergot de seigle.*

On s'est demandé, pendant longtemps, quel était ce produit de végétation qui semblait ne ressembler à aucun autre. Était-ce une maladie des céréales, analogue à la carie des céréales (*Uredo carbo*)? Était-ce une plante spéciale, un parasite *sui generis?* Les micographes en ont décidé : c'est un champignon d'une forme particulière, et dont les propriétés ne sont pas moins dignes d'intérêt que son organisation même.

D'après M. Fée, un des botanistes distingués qui aient pris à tâche de résoudre cette question d'organogénie végétale, l'Ergot de seigle est composé de deux parties distinctes : 1° d'une partie extérieure (*sphacœlia*), qui forme comme le fourreau de cette production bizarre; 2° d'une partie interne, féculente (*nosocarya*), mais où la fécule a subi une altération par l'effet d'une sorte de diastase. La partie extérieure est la plante agame; elle est constituée par des sporidies innombrables, que la pluie répand sur les balles et sur les glumes des fleurs voisines. Le sommet semble uniquement composé de ces sporidies moulées ou agglutinées sur le tissu extérieur de l'ovaire, et M. Fée pense que c'est là la partie essentielle de la plante (1).

Selon M. Léveillé, l'Ergot se compose également de deux parties : d'abord de l'ergot proprement dit, qui n'est que l'ovaire du grain avorté et développé, lequel est une substance inerte; puis d'un champignon déliquescent, qu'il nomme *Sphacœlia segetum*. Guidé par les observations du P. Cott et du D^r Saillant, qui, les premiers, remarquèrent, au sommet de l'Ergot, les traces d'une excroissance distincte, et par celles de Tessier et de M. Simonnet, sur l'existence, dans certains épis de seigle, d'un suc visqueux, luisant, d'un goût de miel, qui précède et accompagne constamment la naissance de l'Ergot, M. Léveillé est arrivé à cette conclusion, que l'Ergot est toujours annoncé par l'apparition de ce suc, qu'il considère comme un champignon,

_______________

(1) A.-L-A. Fée, *Mémoire sur l'Ergot de seigle et sur quelques Agames qui vivent parasites sur les épis de cette céréale;* Strasbourg, 1843.

dont il a fait un genre nouveau, sous le nom de *Sphacœlia*. « Pour se faire une idée, dit-il, de la formation de l'Ergot, il suffit de se rappeler que le grain n'ayant pas été fécondé, ne cesse pas pour cela de jouir de la vie, et que la sphacélie qui en frappe le sommet, dès les premiers moments de son existence, en modifie les propriétés vitales; de là les différences profondes qui distinguent le grain de seigle normal du grain ergoté (1). »

Arrivé à maturité, l'Ergot de seigle a, le plus souvent, la forme d'un disque ou d'un ergot de coq, ressemblance à laquelle il a emprunté son nom. Il est d'un brun plus ou moins foncé à l'extérieur, violet ou d'un blanc sale à l'intérieur; sa longueur moyenne est de 2 à 3 centimètres, sa grosseur de 2 à 4 millimètres. Le plus souvent, sa surface est raboteuse et marquée par un sillon qui le divise dans le sens de sa longueur. Sa consistance est assez ferme, et il se pulvérise difficilement; en poudre, il a une légère odeur de seigle, un goût de noisette, qui pourtant n'est pas dépourvu d'une certaine âcreté. Il brûle à la manière des semences qui contiennent de l'huile, sans se boursoufler, et en dégageant une odeur qui a de l'analogie avec celle de la noix.

D'après des observations déjà anciennes et souvent répétées, l'Ergot se développe surtout dans les terrains humides, légers ou sablonneux; les terrains compactes en produisent moins, toutes circonstances égales d'ailleurs.

(1) J. BONJEAN, *Traité de l'Ergot de seigle*, p. [illegible].

Toutes les graminées peuvent en présenter dans leurs épis. Non-seulement, dit M. Bonjean, on le rencontre sur les céréales, telles que le Froment, le Seigle, le Maïs, l'Orge, l'Avoine, etc., mais encore sur de petites graminées non céréales, dont les noms suivent : *Agrostis, Aira alopecurus, Arrhenanthe-rum, Arundo, Bromus, Dactylis, Elymus, Fes-tuca, Glyceria, Lolium, Paspalum, Phalaris, Phleum, Poa, Sesleria,* etc. M. le professeur Go-dron, de Nancy, a trouvé une grande quantité d'épis ergotés sur l'*Eleocharis palustris* (jonc d'étang). Mais, de toutes les plantes sur lesquelles croît ce parasite, le Seigle est celle qui en fournit le plus ; les autres n'en produisent que rarement, et toujours en petite quantité (1).

La première analyse chimique, digne de ce nom, qui ait été faite de l'Ergot de seigle, est due à Vauquelin. Cet illustre chimiste retira de ce produit anomal : une huile blanche ; un acide, l'acide phosphorique ; de l'ammoniaque, et deux substances colorantes, l'une jaune-rougeâtre, soluble dans l'alcool ; l'autre violette, soluble dans l'eau (2).

Pettenhoffer, vers la même époque (1819), prétendit que l'Ergot de seigle contenait de la morphine. C'était une erreur.

Wiggers, en 1832, en sépara les matières suivantes :

---

(1) J. Bonjean, ouv. cité, p. 19.
(2) *Journal de Pharmacie,* année 1817, t. III, p. 164.

Une huile grasse particulière,

Une matière grasse cristallisée particulière,

De la cérine,

De l'ergotine,

De l'osmazôme,

De la mannite,

Une matière gommeuse extractive avec matière colorante,

De l'albumine,

De la fungine,

Du phosphate acide de potasse,

De la chaux.

Le principe appelé *ergotine* par Wiggers, était obtenu en épuisant le Seigle ergoté par l'alcool, distillant ou évaporant le liquide volatil, et reprenant l'extrait mou par l'eau et l'éther. Le résidu, insoluble dans l'eau et l'éther, est une poudre d'un rouge violacé, inodore, d'une saveur presque nulle, si elle a été complétement débarrassée de toute la matière résineuse par le liquide éthéré. M. Bonjean a montré que cette matière colorée était réellement inerte, et il lui a retiré son nom d'*ergotine*, pour le réserver à une autre partie de l'Ergot, suivant lui, plus essentiellement active.

D'après M. Bonjean, voici, pour 100 parties, quelle serait la composition élémentaire de l'Ergot :

| | | |
|---|---|---|
| Huile fixe (principe vénéneux) [1].......... | | 37,50 |
| Ergotine soluble dans l'eau et contenant : | 1° le principe médical... | 0,00 |
| | 2° de l'osmazôme...... | 0,00 |
| | 3° de l'extractif....... | 13,25 |
| Résine brune............................ | | 2,35 |
| Poudre rougeâtre, inerte, soluble dans l'alcool bouillant (ergotine de Wiggers).......... | | 0,40 |
| Matière grasse cristallisable, soluble dans l'alcool et dans l'éther bouillants............. | | 0,63 |
| Gomme................................ | | 1,62 |
| Gluten................................ | | 0,12 |
| Glutine ou albumine végétale............. | | 1,80 |
| Fungine................................ | | 5,25 |
| Matière colorante violette................ | | 0,40 |
| Sucre incristallisable (quantité non déterminée).. | | 0,00 |
| Principe odorant (non isolé)............... | | 0,00 |
| Chlorure de sodium..................... | | 1,12 |
| Phosphate de potasse... Phosphate de magnésie.. | | 0,75 |
| Sous-phosphate de chaux, primitivement à l'état de phosphate acide...................... | | 3,43 |
| Oxyde de fer........................... | | 0,31 |
| Silice................................. | | 0,87 |
| Cuivre (des traces)..................... | | 0,00 |
| Fibre ligneuse......................... | | 24,35 |
| Eau.................................. | | 3,25 |
| Perte................................. | | 2,60 |
| | | 100,00 |

D'après le témoignage réuni de divers expérimentateurs, le D<sup>r</sup> Wight, MM. Bonjean et Félix Boudet,

---

[1] J. Joseph Bonjean, *Traité de l'Ergot de seigle*, p. 66; 1845.

ce serait exclusivement l'huile fixe du Seigle ergoté qui posséderait des propriétés toxiques ; l'extrait aqueux, au contraire, serait un médicament précieux et sans danger, jouissant de la propriété toute spéciale de provoquer les contractions utérines, et d'arrêter ainsi les hémorragies de cet organe. Mais les médecins ne nous paraissent pas encore fixés sur ce point, qui pourtant serait digne de toute leur attention.

Selon M. Bonjean, le Seigle ergoté ne jouit de propriétés toxiques que s'il a atteint sa maturité. « L'Ergot recueilli tout de suite après son développement, dit-il, est plus grêle, moins volumineux, moins nourri et moins foncé en couleur que lorsqu'il est arrivé au terme de sa maturité ; mais ces caractères sont insuffisants pour faire distinguer l'ergot bien mûr de celui qui ne l'est pas. Dans ce dernier cas, l'ergot *n'est pas vénéneux ;* il ne devient *poison* que lorsqu'on l'a laissé suffisamment mûrir sur plante (M. Bonjean cite, à l'appui de cette opinion, quelques expériences), ce qui explique comment son action toxique a pu être niée par quelques-uns (1). J'ai observé, en effet, que l'Ergot recueilli immédiatement après sa formation, peu après sa naissance, ne possède aucune action nuisible, administré à des doses suffisantes pour causer la mort

______

(1) L'action toxique de l'Ergot de seigle a été niée dans un moment par Model, Schlegel et Parmentier. Voir *Récréations chimiques de Model ; Journal encyclopédique,* juin 1771 ; *Histoire et Mémoires de la Société royale de Médecine,* ann. 1777 et 1778, p. 587

quand il est bien mûr, ou tout au moins des accidents bien déterminés. Ses propriétés vénéneuses ne se développent qu'avec la maturité, et cinq à six jours suffisent pour donner à ce sclerotium toute l'énergie dont il est susceptible, toute la force qui le caractérise comme poison. Cette question présente d'ailleurs peu d'importance, ajoute M. Bonjean ; il est plus essentiel pour nous de savoir que le principe *obstétrical et hémostatique de l'Ergot* existe, avec toutes ses propriétés médicales, à toutes les périodes de son développement (1). »

M. Bonjean, contre l'opinion commune, croit encore que le Seigle ergoté ne perd point, avec le temps, ses propriétés énergiques, toxiques ou médicales. Il ne recommande donc pas, de même que les autres pharmaciens ses confrères, de le conserver à l'abri de l'air et de l'humidité par le procédé Appert ou tout autre équivalent.

Généralement, c'est à l'état de poudre qu'on administre l'Ergot en médecine. On lui attribue plus d'action sous cette forme qu'en décoction ou en infusion. M. Bonjean, il faut le dire encore, a insisté pour qu'on donnât la préférence à l'extrait aqueux, qui, selon lui, est dépourvu de la matière toxique, c'est-à-dire de l'huile. En traitant même cet extrait par l'alcool, le pharmacien de Chambéry s'est réservé le privilége d'une préparation médicamenteuse spéciale, à laquelle il a donné le nom d'*ergo-*

---

(1) J. Bonjean, ouv. cité, p. 18.

*tine Bonjean*. L'Ergot fournirait le dixième de son poids de cet extrait sec. Cette ergotine, qui n'est point une base organique définie, peut être employée sous forme de potion ou de pilules. M. Bonjean l'a fait servir à préparer un sirop particulier, ainsi composé :

| | |
|---|---|
| Ergotine Bonjean.......... | 1 |
| Eau de fleurs d'oranger..... | 3 |
| Sirop simple........... ... | 60 |

L'huile d'Ergot, ou la matière essentiellement toxique, a pourtant, elle aussi, été vantée à titre de médicament. On la prépare en traitant l'Ergot de seigle dans un appareil à déplacement, par la plus petite quantité possible d'éther sulfurique.

II. — *Effets du Seigle ergoté sur l'économie animale. Applications physiologiques, thérapeutiques et médico-légales.*

Les effets du Seigle ergoté sur l'économie animale sont connus par des épidémies dont l'histoire de la médecine a gardé le souvenir.

La première qui fut rapportée à cette cause date de 1596. Elle éclata dans la Hesse, et fut étudiée par la Faculté de médecine de Marbourg.

En 1698, disent les *Éphémérides des Curieux de la Nature*, plusieurs personnes, dans quelques cantons de l'Allemagne, éprouvèrent une sorte d'ivresse des douleurs de tête, des vertiges, des nausées continuelles et une enflure considérable de la face, accidents qui furent attribués à l'usage du pain composé avec du Seigle ergoté (1).

En 1716 et 1717, une épidémie *convulsive* ravagea plusieurs cantons de la Lusace, de la Saxe et de la Suède ; elle fut déterminée par la mauvaise récolte des Seigles qui, suivant le rapport de Schmieder, avait fourni *un tiers* d'ergot. Les villages situés sur des terrains marécageux furent plus maltraités que les autres, et ceux-ci plus que les villes. Les malades étaient attaqués de spasmes, de convulsions, et surtout de douleurs inexprimables qu'ils comparaient à celles que pourraient exciter les efforts les plus violents, exercés dans la vue de déplacer les membres de leurs articulations. Mais ces douleurs n'étaient point continues ; elles revenaient par accès, et avaient même des intervalles de deux à trois jours, pendant lesquels les malades pouvaient vaquer à leurs affaires. Après le paroxysme, les uns avaient un appétit dévorant, qui les portait à des actes d'intempérance, dont les suites devenaient souvent mortelles ; les autres tombaient dans une sorte de léthargie dont ils ne sortaient qu'avec les signes qui caractérisent la langueur, la stupidité et l'ivresse ; et lors même que leurs accès étaient complétement évanouis, il leur restait encore pendant quelque temps des vertiges, des tintouins, des éblouis-

_______________

(1) *Éphémérides des Curieux de la Nature*, déc. III. — *Dictionnaire des Sciences médicales*, t. XIII, p. 167.

sements, de la roideur dans les membres et une faiblesse extrême. A l'ouverture des cadavres, on trouvait du sang extravasé dans la poitrine, et des traces
d'inflammation dans les poumons; le cœur offrait
un état de flaccidité remarquable; les ventricules
étaient vides de sang; *les vaisseaux sanguins paraissaient ne charrier que de la bile;* on remarquait
quelques taches gangréneuses sur le foie et sur la rate.

En 1736, le pays de Wurtemberg, en Bohême,
éprouva les funestes effets du Seigle ergoté. J.-A.
Srine, qui vit à lui seul *cinq cents* individus attaqués d'ergotisme, traça le tableau suivant de cette
maladie « qui commence, dit ce médecin, par une
sensation incommode aux pieds, une sorte de titillation ou de fourmillement : bientôt l'estomac est
tourmenté d'une violente cardialgie; de là, le mal
se porte aux mains et successivement à la tête. Les
doigts sont, en outre, saisis d'une contraction tellement forte, que l'homme le plus robuste peut à
peine la maîtriser, et que les articulations paraissent
comme luxées. Les malades jettent les hauts cris, et
se plaignent d'un feu dévorant qui leur brûle les
pieds et les mains. Des sueurs très-abondantes ruis-
sellent en même temps sur tout le corps. Après les
douleurs, la tête ressent de la pesanteur, éprouve des
vertiges, et les yeux se couvrent de brouillards épais.
Quelques malades deviennent totalement aveugles,
ou voient les objets doubles. Ils perdent la mémoire,
chancellent en marchant comme s'ils étaient ivres,
et ne sont plus maîtres de leurs facultés intellectuelles. Les uns deviennent maniaques, les autres

mélancoliques, d'autres sont plongés daus un sommeil comateux. Le mal est accompagné d'opisthotonos, et il sort de la bouche une écume sanguinolente, ou teinte d'une couleur jaune ou verte. Souvent la langue était déchirée par la violence des convulsions; chez quelques-uns, cet organe prit une telle intumescence, que la voix était interceptée, et la bouche laissait échapper une quantité très-considérable de salive. La plupart de ceux qui étaient attaqués d'accidents épileptiques succombaient. Ceux qui, après le fourmillement des membres, devenaient roides de froid, éprouvaient moins de distension dans les mains et les pieds. Cette iliade de maux était suivie de faim canine; plusieurs ne pouvaient se rassasier; très-peu avaient de l'aversion pour les aliments. Un seul eut des bubons au cou, lesquels rendirent un pus jaune, au milieu de douleurs atroces et brûlantes. Un autre malade eut sur les pieds des taches qui ressemblaient à des piqûres de puces, et qui persistèrent pendant huit semaines; quelques-uns en eurent la face horriblement couverte. Le pouls était comme dans l'état de santé, sans aucune exception. Aux spasmes succédait communément la roideur des membres. Cette maladie durait deux, quatre, huit, quelquefois même douze semaines, avec des intervalles de repos. Sur cinq cents personnes qui en furent attaquées, à la connaissance de Srinc, trois cents enfants périrent, en considérant comme tels tous ceux qui n'avaient pas atteint l'âge de quinze ans. »

Dans une autre épidémie qui régna en Silésie et

dont Burghard a donné la description, les symptômes affreux et les spasmes qui ébranlaient les extrémités du corps, ainsi que la tête, les yeux, les lèvres, et qui ôtaient entièrement aux malades l'usage de leur raison, ne pouvaient être réprimés par aucune espèce de secours. Rarement il y avait rémission avant le troisième septenaire : le mal se prolongeait pendant un à deux mois, chez ceux surtout qui ne prenaient point de médicaments et qui ne voulaient garder aucun régime. Les malades auxquels il survenait une fièvre presque continue, et d'abondantes sueurs après les accès de spasmes, guérissaient plus promptement. Ceux qui succombaient, éprouvaient, avant le moment fatal, une sorte de paralysie des membres, et paraissaient enfin frappés d'apoplexie. La maladie était plus longue chez les femmes. Ceux qui furent assez heureux pour guérir, conservèrent pendant assez longtemps de la débilité dans les membres, une sorte de roideur et même d'impuissance dans les mouvements, enfin, de l'engourdissement dans les facultés intellectuelles (1).

A côté de ces épidémies, il en est d'autres et d'une autre forme, qui ont dû être rapportées à l'Ergot. Elles ont éclaté, en 1676, aux environs de Blois et de Montargis; en 1709, en Sologne, dans le Blaisois et dans le Dauphiné; en 1747, en Sologne; en 1749, auprès de Lille en Flandre et de Béthune en Artois; en 1764, aux environs d'Arras et de Douai; en 1772,

---

(1) *Dictionnaire des Sciences médicales*, t. XIII, p. 168.

en Sologne; en 1778, dans le Limousin et dans l'Auvergne. C'est de ces dernières que Tessier nous a laissé la description suivante, tirée en partie, dit-il, des *Mémoires de l'Académie des Sciences*, années 1710, 1748, 1776, et du *Mercure* de janvier 1748, etc. :

« Les hommes malades, surtout les mieux constitués, éprouvaient, surtout les deux ou trois premiers jours, des douleurs de tête et d'estomac. La fièvre survenait, ils sentaient tous des lassitudes douloureuses dans les extrémités inférieures. Ces parties se gonflaient sans inflammation apparente; elles devenaient engourdies, froides et livides, et se gangrenaient. Quelquefois il en suintait une sérosité fétide, ou des gouttes de sang noirâtres; quelquefois il s'y formait des vers. Ordinairement la gangrène était surmontée d'une petite traînée d'inflammation légère, où elle se bornait, et où, par la suite, le membre se séparait de lui-même. La gangrène commençait par le centre de la partie, et ne paraissait à la peau que longtemps après. Les doigts tombaient les premiers, et successivement toutes les articulations se détachaient. Les extrémités supérieures, quoique plus rarement, éprouvaient le même sort. On a vu des malheureux auxquels il ne restait que le tronc, et qui ont vécu dans cet état encore quelques jours. Les membres se séparaient d'eux-mêmes sans hémorragie. Il arrivait quelquefois qu'au lieu de se séparer, ils devenaient maigres, et se détachaient sans tomber en pourriture.

» Les personnes attaquées de cette maladie étaient

stupides; elles avaient le ventre gros, le pouls petit
et concentré; elles étaient maigres; leurs urines
coulaient librement; les excréments annonçaient de
bonnes digestions, excepté quelques semaines avant
de mourir : alors ils étaient liquides (1). »

Insisterai-je, après ces exemples, sur les deux
formes de l'affection que l'on a appelée, selon les
cas, *ergotisme convulsif* et *ergotisme gangréneux?*
Il me semble que toute observation particulière serait désormais inutile. Nos livres classiques, d'ailleurs, sont remplis de ces observations trop fatales;
on pourra y recourir au besoin, et spécialement au
*Traité de l'Ergot* de M. Bonjean, qui est une sorte
de monographie sur cet inépuisable sujet.

*Applications physiologiques, thérapeutiques et
médico-légales.* — Comment agit l'Ergot, ou quel
est son mode d'action sur l'économie animale? Je
vais laisser ici la parole à l'auteur que je viens de
citer; son ouvrage est de date assez récente, il a été
publié en 1845. Le lecteur jugera quelles sont, ou,
du moins, quelles ont été jusqu'à ce jour les doctrines de l'école en matière de poisons.

« De quelle manière agit l'Ergot? demande M. Bonjean, et il se répond ainsi : L'état de nos connaissances n'a point encore permis aux médecins de
résoudre cette question d'une manière satisfaisante.
On va voir, toutefois, que les auteurs du siècle der-

---

(1) TESSIER, *Mémoire sur les effets du Seigle ergoté* inséré dans
*l'Histoire et les Mémoires de la Société royale de Médecine*, ann. 1787
et 1788, p. 611.

nier avaient émis à ce sujet une opinion qui, pour le fond du moins, est encore celle des auteurs de nos jours.

» En 1771, le Dr Read (1) faisait les conjectures suivantes sur le *modus agendi* de cette substance vénéneuse :

« La liqueur gastrique et le mouvement péristal-
» tique développent le sel volatil âcre, l'huile et
» le soufre existant dans ces grains, et enveloppés
» dans une espèce de mucilage. Ces principes rap-
» prochés piquent et irritent les nerfs gastriques,
» les crispent, les resserrent ; ces mouvements se
» communiquent à la paire vague, et de là aux nerfs
» de tout le corps, d'où résulte nécessairement la
» constriction des pores de la peau, le frisson et le
» froid.

» Le sel volatil et le soufre portés avec le chyle
» dans le canal intestinal, s'insinuent dans le sang,
» pénètrent dans toutes les parties du corps, et oc-
» casionnent, par l'action *mécanique* des corpus-
» cules aigus qui les composent, les mouvements
» ondulatoires, les douleurs, les érosions, les spas-
» mes et les convulsions. »

» D'après ce médecin, l'embarras dans les fonc-
tions intellectuelles, les vertiges, l'ivresse, les éblouissements et tous les symptômes dépendants de l'érétisme des parties contenues dans la boîte osseuse, seraient dus à une augmentation de mouve-

---

(1) *Traité du Seigle ergoté*, par Read. Strasbourg, 1771, p. 88.

ment dans les vaisseaux sanguins, qui dilate les artères et les veines, comprime les fibres du cerveau et le principe des nerfs. Ce mouvement serait produit lui-même par la partie la plus subtile du *soufre,* d'où résultent la chaleur fébrile et tous les effets qui accompagnent une violente raréfaction de ce liquide. Enfin, Read attribue les phlyctènes et la gangrène à la décomposition du sang par les parties volatiles et *sulfureuses* de l'Ergot mêlées à ce liquide.

» Tissot pense que l'Ergot introduit dans nos humeurs une sorte de poison qui, en se portant sur les nerfs, excite des mouvements spasmodiques, ou qui, en altérant la composition du sang, détermine dans ce fluide une espèce de putréfaction, d'où résulte la gangrène des parties les plus éloignées du centre de la circulation sanguine. Ce serait donc sur les sources même de la vie que ce poison porterait spécialement ses funestes effets.

» Selon MM. Trousseaux et Pidoux, enfin, l'Ergot agit probablement en modifiant le système nerveux, qui réagit lui-même sur certains ordres de muscles (1). »

Non, mille fois non. L'Ergot agit à la manière d'une substance étrangère ou d'un ferment, qui met obstacle aux actions chimiques, d'où résulte la nutrition ou l'assimilation, la calorification et l'innervation elle-même. La matière toxique est inassimilable, elle est transportée dans l'organisme par

---

(1) J. BONJEAN, ouv. cité, p. 174.

l'absorption ; de là, tous les désordres qu'elle produit.

Aussi, à quelle impuissance n'est pas réduite ici la thérapeutique ! Le poison a été apporté graduellement dans tous les organes, il n'est plus dans le tube digestif, comment l'atteindre ? Il est curieux d'entendre ici les auteurs raisonnant chacun dans leur système : « Si le peu d'activité de l'Ergot, pris en petite dose, ne cause qu'une fièvre accompagnée de symptômes convulsifs, de mouvements spasmodiques et d'embarras dans la tête, dit Read, ces phénomènes exigent le traitement qui leur est particulier, avec cette seule différence, que l'usage des boissons acides doit être continué aux différentes époques de leur durée. Dans le cas où les douleurs fixes, l'engourdissement et le froid qui leur succèdent, annoncent l'approche de la gangrène sèche, le traitement suivant est le plus propre à la prévenir, à en arrêter les progrès, à rendre enfin ses suites moins terribles.

« L'état du pouls seul doit décider la nécessité de la saignée ; secours dont on doit toujours user très-sobrement. Les vomitifs donnés dans le début de la maladie, opèrent des effets salutaires ; mais ils ne sont indiqués que lorsqu'on peut s'assurer que les nausées ne dépendent point seulement de l'irritation du ventricule, et que l'amertume de la bouche annonce une congestion d'humeurs saburrales dans les premières voies : l'ipécacuanha en infusion, à la dose d'un gros, aiguisé d'un grain ou deux de tartre stibié, remplit cette indication sans trouble notable.

Le lendemain du vomitif, on purgera le malade avec un minoratif, s'il n'y a point de fièvre, ou si elle est légère ; dans le cas opposé, les lavements purgatifs prendront la place des potions. On donnera pour boisson ordinaire une infusion de fleurs de sureau, de guimauve et de bouillon-blanc, à laquelle on ajoutera quatre cuillerées de vinaigre, autant de miel, et un grain de tartre stibié pour chaque pinte de liquide. On pourra substituer à cette boisson une limonade légère et peu sucrée, aiguisée également avec le tartre stibié.

» Dès que les malades se plaindront de l'engourdissement et du froid aux membres, on appliquera, sur les parties affectées, des linges trempés dans une décoction de plantes aromatiques ; mais, avant l'application de ces linges, on frottera les parties avec la main ou quelque étoffe de laine. On mettra de larges emplâtres vésicatoires sur les endroits voisins des membres engourdis. On fera prendre au malade, toutes les trois heures, 4 onces d'une boisson composée d'une demi-once de sel ammoniac, deux pincées de fleurs de camomille et 4 onces de quina en poudre grossière bouillis ensemble dans un pot d'eau de fontaine. Si l'engourdissement et le froid continuent après l'application des aromatiques, l'action des vésicatoires et l'usage de la décoction qui vient d'être indiquée, on se servira de cette dernière pour fomenter les parties menacées de gangrène. »

Lorsque les membres affectés se mortifient, Read recommande de les fomenter avec la préparation suivante : alun calciné, 4 onces; vitriol romain ( sulfate de cuivre ), 3 onces; sel commun, 1 once; le tout bouilli dans 2 livres d'eau, jusqu'à réduction de moitié. Si, nonobstant tous ces moyens, le sphacèle se prononce, et que l'amputation du membre devienne nécessaire, on doit attendre que la nature ait marqué elle-même le temps et le lieu d'élection de cette opération, par une ligne de séparation entre le vif et le mort.

Tissot, qui avoue n'avoir jamais vu ni traité cette maladie, propose la saignée, le vomissement et les purgatifs salins, auxquels il fait succéder de fortes doses de camphre et de quinquina, l'application de larges vésicatoires au cou et à la région du sacrum, et enfin, des incisions profondes dans les parties malades, qu'il recommande de fomenter continuellement avec une décoction vineuse de quina.

De nos jours, on a eu recours à l'opium à l'intérieur, aux fomentations adoucissantes à l'extérieur : à l'opium, sans doute, pour calmer des souffrances trop ardentes; aux fomentations émollientes, pour apaiser les effets locaux d'irritation ou de réaction inflammatoire.

Mais que peuvent ces médications palliatives? Hors les cas où le poison est encore dans l'estomac, et où l'on peut le faire évacuer et mettre obstacle à l'absorption, la thérapeutique n'a donc que de bien faibles ressources contre un agent toxique qui porte le trouble le plus profond dans toutes les fonctions, et spécialement dans la nutrition et l'assimilation même.

Le procédé d'analyse à suivre pour retrouver le
principe toxique du Seigle ergoté, est encore ici celui que nous avons indiqué pour la recherche des
bases organiques, la dessiccation des matières organiques au contact de la chaux, l'entraînement ou
la séparation de l'huile ou principe toxique, au
moyen de l'alcool et de l'éther successivement. Le
poison même serait reconnu à ses caractères physiques et chimiques, et aux effets qu'il produirait sur
de jeunes animaux.

Auprès du Seigle ergoté, mentionnerai-je l'Ivraie
(*Lolium temulentum*), graminée que, suivant la
parole traditionnelle, il ne faut pas mêler au bon
grain ?

L'Ivraie n'est point un poison, dans le sens rigou-
reux de ce mot ; mais, mêlée au pain, on l'a vue donner lieu à des accidents assez graves, tels que vomissements, vertiges, tremblement général, convulsions
ou assoupissements. Le médecin toxicologiste doit
en être prévenu.

Voici les caractères de la plante, d'après A. Richard : Racine capillaire, surmontée d'un chaume
dressé, haut de 40 à 60 centimètres, offrant quelques nœuds. Feuilles engaînantes, très-longues,
planes, assez larges, un peu rudes au toucher ;
gaîne fendue, offrant à son orifice une membrane tronquée. Fleurs disposées en épi distique à
la partie supérieure du chaume ; épillets alternes
sessiles, comprimés d'avant en arrière. L'épicène
bivalve, parallèle à l'axe, renfermant six fleurs, qui
constituent un épillet allongé et comprimé ; valves

inégales ; l'externe de la longueur de l'épillet, lancéolée, aiguë, striée longitudinalement, l'interne plus petite, ayant à peu près le tiers de la hauteur de l'épillet, mince et scarieuse. Dans chaque fleur, la glume est bivalve, les valves sont à peu près égales; l'extérieure, un peu plus grande, ovale, striée, presque obtuse, est terminée par une arête assez longue, droite, subulée, et un peu scabre, qui est insérée au-dessous de son sommet. Le fruit est allongé, petit. L'Ivraie est assez commune; c'est une plante annuelle.

Parmentier a donné le moyen de faire perdre aux graines d'Ivraie leurs propriétés nuisibles, qui paraissent résider dans un principe âcre et volatil. Il suffit de les faire sécher au feu avant de les réduire en farine. Elles peuvent alors entrer dans la préparation du pain sans nuire à sa qualité, surtout si l'on ne fait usage du pain qu'après qu'il est bien refroidi.

# ARTICLE XII.

## POISONS COMPOSÉS OU EXTRAITS DE PLANTES.

L'art que les anciens ont heureusement laissé perdre (*voir* l'Introduction), l'art de composer les poisons avec des extraits de plantes, s'est reproduit ou a été conservé chez certains peuples encore barbares ou à demi civilisés. Nous ne possédons plus le fameux poison d'Ilus, les herbes enchantées de Médée, l'yao des prêtres égyptiens ; mais, en revanche, on nous rapporte parfois de contrées lointaines du *Tanghen,* du *Ticunas,* du *Curare,* *Worara* ou *Worali,* et de l'*Upas tieuté.* Bien que nous ne connaissions ces poisons, en quelque sorte que par tradition, il faut en dire ici quelques mots, dussions-nous emprunter tout notre savoir aux livres de nos prédécesseurs.

### Du Tanghen.

Il a déjà été question de ce poison dans l'Introduction. Nous avons dit l'emploi barbare qu'en fait le roi des Malgaches. Il nous reste à faire connaître le poison lui-même et les effets qu'il produit. D'après Dupetit-Thouars, ce serait le simple extrait du fruit d'un arbre nommé *Tanghinia venenifera,* et qui appartiendrait à la famille des Apocinées. Le fruit serait composé d'un brou sec grisâtre, cotonneux intérieurement et filamenteux extérieurement, recouvert d'un épiderme brun-noirâtre, luisant, comme vernissé et sillonné de rides parallèles, longitudinales. Ce brou, de forme ovoïde, se termine en pointe à l'une de ses extrémités, vers laquelle tous les filaments convergent; il donne au fruit le volume d'une pêche de moyenne grosseur. Cette première enveloppe recouvre un noyau ligneux, amygdaloïde, aplati, irrégulièrement sillonné et percé à sa surface, de même que le noyau de l'amandier, mais double et même triple en grosseur. Sa forme est quelquefois plus ronde qu'ovale : toujours l'une de ses extrémités est terminée en pointe comme le fruit de l'amandier; il offre une suture marginale dans le sens de sa longueur, et suivant laquelle les deux valves sont séparées par une fente plus ou moins large. C'est dans ce noyau qu'est renfermée l'amande, recouverte elle-même d'une enveloppe mince, brunâtre, papyracée, qui ne paraît jouir d'aucune propriété. Cette amande, formée de deux lobes distincts, est plus grosse que celle de l'*Amygdalus communis;* elle est aussi plus plate et plus arrondie; sa substance est d'un blanc sale, violacé à l'intérieur et quelquefois noirâtre à l'extérieur; ses deux lobes sont séparés l'un de l'autre par un sillon très-profond dû sans doute à la dessiccation; elle est onctueuse au toucher, d'une saveur amère d'abord, et qui détermine ensuite un sentiment d'âcreté et de constriction dans l'arrière-gorge; son poids est, en général, de $2^{gr},45$.

D'après M. Henry, l'amande du Tanghen contient :

Une huile fixe, limpide, incolore, douce, congelable à 10 degrés ;

Une matière blanche, cristallisable, neutre, très-fusible, piquant fortement la langue ;

La *tanghine*, substance incristallisable, brune, visqueuse, verdissant par les acides et rougissant par les alcalis ;

Des traces de gomme ;

Beaucoup d'albumine végétale ;

Des traces de fer et de chaux.

M. Orfila, qui écrit *Tanguin* au lieu de *Tanghen*, cite le passage suivant d'une lettre qui lui a été écrite de l'île de France : « Les noirs esclaves madécasses, à Maurice, parviennent facilement à se procurer du Tanguin par le moyen d'autres noirs de même caste, employés comme matelots sur les navires qui font le voyage de cette colonie à Madagascar, et les exemples d'empoisonnement, tant à Maurice qu'à Bourbon, sont très-fréquents. Jusqu'à présent, aucune victime à qui ce poison a été administré n'a échappé à la mort (1). »

M. Ollivier (d'Angers) a fait, avec le Tanghen, quelques expériences sur les animaux. L'une d'elles suffira pour donner une idée de l'action du poison, qui ne paraît pas sans analogie avec la strychnine et la brucine, les deux principes immédiats extraits des Strychnées.

----

(1) Orfila, *Traité de Toxicologie*, t. II, p. 444, édit. de 1843.

32.

« Expérience. — On introduisit dans l'estomac d'un chien de moyenne taille 45 grammes d'émulsion faite avec de l'eau distillée et une moitié d'amande de Tanguin pesant 80 centigrammes environ, et dont le parenchyme ne fut pas retiré par expression; on lia l'œsophage. Au bout de dix minutes, l'animal devint inquiet, agité, se coucha sur le ventre à plusieurs reprises, et il fallut l'exciter assez fortement pour le faire marcher. A quinze minutes, nausées et efforts de vomissements plusieurs fois répétés. A vingt minutes, agitation extrême; il marche dans diverses directions; mais ses mouvements annoncent une faiblesse évidente du train postérieur; cris plaintifs, nouvelles nausées, évacuation de matières fécales consistantes. A vingt-sept minutes, il tombe sur le côté; les membres antérieurs sont faibles, mais moins que les postérieurs; mouvements convulsifs des muscles de la face; les yeux sont fixes, les pupilles dilatées et immobiles lors de l'approche d'un corps extérieur; il n'entend point, et agite seulement un peu les membres antérieurs quand on le touche avec la main; déjection involontaire de matières fécales liquides; respiration lente et diaphragmatique. A trente-quatre minutes, il se relève spontanément; la paralysie des membres a disparu; il court pendant une demi-minute, puis retombe dans le même état qu'auparavant; les nausées et la paraplégie reparaissent; nouvelle déjection. A trente-six minutes, les symptômes offrent plus d'intensité. A quarante minutes, l'animal se relève une seconde fois, fait quelques pas et retombe. A quarante-cinq minutes, contractions spasmodiques très-marquées dans les muscles du tronc et qui semblent affecter plus spécialement ceux de la région dorsale dans toute sa longueur. A quarante-sept minutes, renversement de la tête en arrière, lequel se prononce de plus en plus. A cinquante minutes, mouvements lents et convulsifs des yeux, dont le globe reste fortement abaissé. A cinquante-cinq minutes, le renversement de la tête est moins considérable; les mouvements de la respiration se ralentissent. A cinquante-sept minutes, le corps devient flasque; insensibilité générale et absolue; paralysie complète des quatre membres. A soixante-quatre minutes, opistholonos momentané, avec tremblement dans toutes les parties du corps. A soixante-six minutes, mort tranquille.

» *Ouverture du cadavre.*—Le cerveau, le cervelet, la moelle épinière, étaient dans l'état naturel. Les poumons, exsangues, étaient peu crépitants. Le ventricule droit du cœur était rempli de sang noir coagulé; celui du ventricule gauche était liquide; la membrane intérieure des artères était blanche; la trachée-artère ne contenait pas de mucosités écumeuses. L'estomac et le duodénum offraient des traces non équivoques d'inflammation. Le foie, la rate et les reins contenaient très-peu de sang. La vessie était vide et contractée sur elle-même (1). »

------

(1) ORFILA, loc. cit.

## Du Ticunas.

D'après La Condamine, le Ticunas, appelé aussi *poison américain*, est un extrait des sucs de diverses plantes et particulièrement de certaines lianes. « On assure, dit l'illustre voyageur, qu'il entre plus de trente sortes d'herbes ou de racines dans ce venin. Les Indiens le composent toujours de la même manière, et suivent à la lettre le procédé qu'ils ont reçu de leurs ancêtres, aussi scrupuleusement que les pharmaciens, parmi nous, procèdent à la composition de la thériaque (1). »

D'après Fontana, qui a eu à sa disposition une assez grande quantité de ce poison, sur lequel il a fait des expériences nombreuses (2), le Ticunas est une matière brune, d'une odeur nauséeuse, désagréable, ayant de l'analogie avec celle de la réglisse. Mis sur la langue, il a une saveur extrêmement amère. Il se dissout très-facilement dans l'eau, même à froid, comme aussi dans les acides minéraux et végétaux. L'acide sulfurique le noircit ; les autres acides n'en altèrent pas la couleur. Il ne fait aucune effervescence avec les acides non plus qu'avec les alcalis, et n'altère point le lait qu'il ne teint que de sa couleur naturelle. Au microscope, il paraît composé de corpuscules irréguliers, sphé-

---

(1) *Mémoires de l'Académie des Sciences*, année 1745, p. 490.
(2) FONTANA, *Traité sur le venin de la vipère, sur les poisons américains, etc.* Florence, 1781, t. II, p. 83.

roïdes, comme les sucs des végétaux en général. Il se dessèche sans se crevasser, différent en cela du venin de la vipère.

D'après les expériences de Fontana, le Ticunas n'agit ni par son odeur, ni par ses vapeurs mêmes quand on le brûle. C'est donc sur de faux rapports que La Condamine a répété que ce poison n'était préparé que par des femmes condamnées à mort. Injecté dans les veines, il tue instantanément; introduit dans une plaie, il n'est guère moins redoutable : les effets qu'il produit sont des convulsions, puis la paralysie du sentiment et du mouvement. Ingéré dans l'estomac, il ne produit des effets funestes que si l'animal est à jeun, ou si l'extrait toxique est administré à très-fortes doses.

« Comment agit le Ticunas? se demande Fontana; agit-il sur le sang ou par l'intermédiaire des nerfs?

« J'ai coupé la tête à un pigeon, et j'ai reçu son sang tout chaud dans deux petits verres coniques un peu chauffés. J'en fis couler environ quatre-vingts gouttes dans chaque verre. Je mis dans l'un des verres quatre gouttes d'eau, et dans l'autre quatre gouttes de poison dissous dans l'eau. La quantité de poison contenue dans ces quatre gouttes allait à peine à 1 grain de poids du poison desséché. Dans le même instant, je secouai circulairement les deux verres pendant peu de secondes, mais également et de manière que les matières pussent se mêler. Au bout de deux minutes, le sang mêlé avec l'eau simple s'était coagulé. L'autre sang mêlé avec le poison américain ne se coagula point, mais il devint plus obscur et plus noir que l'autre, qui était, comme à l'ordinaire, vermeil et rutilant. Au bout de trois heures, il était encore aussi fluide qu'auparavant, tandis que, dans l'autre verre, on voyait la sérosité déjà séparée de la partie rouge.

» J'examinai au microscope, tant à cette époque que dans la suite, le sang des deux verres, et je trouvai que dans l'un et dans l'autre, les globules rouges conservaient leur figure primitive, et qu'ils ne différaient nullement entre eux.

» Cette expérience, répétée plusieurs fois, a toujours eu le même succès; en sorte qu'il paraît évident que le poison américain n'altère pas sensiblement les globules rouges du sang dans les circonstances rapportées ci-dessus. Ce qui cependant mérite attention, c'est que ce poison est loin de coaguler le sang; qu'au contraire, il empêche absolument la coagulation naturelle à ce fluide, lorsqu'il est tiré de ses vaisseaux (1). »

### Du Curare.

Le Curare, Worala, Worali ou Urari, est-il le même poison que le Ticunas? Emmert l'a pensé. Ces poisons, en effet, ont le même aspect, et ils produisent des effets analogues sur les animaux. M. de Humboldt fait venir le Curare d'une liane

---

(1) Fontana, *Traité sur le venin de la vipère, sur les poisons américains, sur le laurier-cerise et sur quelques autres poisons végétaux.* Florence, 1781, t. II, p. 107.

appelée *Rejuco de mavacure;* M. Martins le croit
produit par une espèce de strychnos, le *Strychnos
Guianensis,* et le D^r Scomburg, par le *Strychnos
toxicaria.*

M. Goudot dit que, dans l'extrait de plantes qu'ils
préparent, les Indiens ajoutent, avant qu'il soit tout
à fait sec, quelques gouttes de venin retiré des vésicules des serpents les plus dangereux. M. Waterton
a donné le même renseignement.

Phénomène remarquable, et qui résulte très-nettement d'expériences faites par MM. Bernard et
Pelouze, le Curare, comme le venin de la vipère,
peut être ingéré sans danger dans l'estomac des animaux, tandis que si on l'introduit sous la peau par
une simple piqûre, il exerce une action terrible et
très-rapide. Cette action, il est à peine besoin de le
dire, est subordonnée à la dose inoculée ou absorbée, à l'âge, à la force, à l'énergie de l'animal.
MM. Pelouze et Bernard ont expérimenté sur des
reptiles, des oiseaux, des mammifères (1). Aussitôt
après la piqûre, l'animal n'éprouve rien d'apparent.
Si c'est un oiseau, il vole comme d'habitude; mais,
au bout de quelques secondes, il tombe mort, sans
pousser aucun cri, et sans avoir paru souffrir. De
même, les chiens et les lapins sont d'abord tranquilles; mais, après quelques instants, ils se cou-
chent comme s'ils se trouvaient fatigués, ils semblent s'endormir, puis la respiration s'arrête, la

---

(1) *Comptes rendus hebdomadaires de l'Académie des Sciences,*
t. XXXI, p. 533.

sensibilité et la vie disparaissent, sans cri, sans aucune manifestation de douleur. A peine observe-t-on, parfois, de légères contractions dans les muscles peauciers de la face et du corps.

En faisant immédiatement l'autopsie des animaux ainsi empoisonnés, disent les deux expérimentateurs, on constate des phénomènes qui indiquent un anéantissement complet de toutes les propriétés du système nerveux. Une seule minute s'est écoulée, le cadavre est encore chaud, et cependant les nerfs, au lieu de réagir sous l'influence des excitants mécaniques ou chimiques, sont inertes comme sur un animal mort et froid depuis longtemps. De plus, le sang est toujours noir et se coagule difficilement.

Je ne suppose pas qu'en se conformant à une opinion trop accréditée, MM. Pelouze et Bernard tirent de là l'induction que le poison agit directement et primitivement sur le système nerveux. L'observation qu'ils constatent à propos du sang, qui ne se coagule plus, ou qui ne se coagule que difficilement, me fait presque présumer le contraire. Du sang qui ne se coagule plus, c'est du sang qui a perdu ses conditions normales, ses conditions vitales. Un pareil sang ne peut plus donner la sensibilité, la contractilité aux nerfs, aux muscles, aux tissus organiques en général. C'est donc très-vraisemblablement par l'intermédiaire du sang, c'est donc par une action chimique que le Curare arrête tous les actes de la vie, éteint toutes les propriétés des tissus animés.

Mais le phénomène singulier, capital ici, c'est que le Curare peut être introduit sans inconvénient dans le canal digestif. Il en est de même, il est vrai. du venin de la vipère et des serpents, et le Curare, avons-nous vu, est en partie préparé avec le venin des serpents les plus redoutés. Mais, d'après l'opinion commune, l'extrait végétal dont le poison se compose doit concourir à l'action physiologique. Comment et par quelle exception cet extrait végétal est-il sans effet dans le tube digestif?

Serait-ce qu'il est neutralisé par le suc gastrique, ou modifié de telle sorte que ses propriétés délétères soient détruites?

Pour vérifier cette supposition, MM. Pelouze et Bernard ont placé, dans du suc gastrique de chien, pendant vingt-quatre ou quarante-huit heures. du Curare au bain-marie entre 38 et 40 degrés centigrades; après ce laps de temps, ils ont, chez des animaux, insinué par piqûre, dans le tissu cellulaire, quelques gouttes de la dissolution, et la mort a suivi tout aussi sûre et tout aussi prompte. Le poison, malgré deux jours de mélange avec le suc stomacal, n'avait nullement perdu sa puissance meurtrière.

Bien plus, les deux expérimentateurs ont fait avaler des morceaux de Curare à un chien auquel on avait pratiqué une fistule à l'estomac ; au bout de quelque temps on a retiré, par cette fistule, du suc gastrique. et ce suc avait contracté toutes les propriétés mortelles d'une dissolution de Curare. Ainsi, spectacle frappant, on a sous les yeux un chien portant dans l'estomac, sans en sentir aucune atteinte et même sans aucun trouble de la digestion.

un liquide qui, inoculé à des animaux, leur donne la mort instantanément.

Une action spéciale du suc gastrique, qni neutraliserait le poison, ne peut donc être invoquée pour expliquer l'innocuité du Curare ingéré dans l'estomac. Il en est de même des autres liquides du tube digestif; ni la salive, ni la bile, ni le suc pancréatique, mélangés avec la substance toxique, n'en détruisent l'influence meurtrière.

Si l'estomac peut recevoir et garder, sans inconvénient pour lui-même et pour l'économie tout entière, le venin ingéré, c'est qu'il y a un défaut d'absorption de la matière vénéneuse à la surface de la membrane muqueuse gastro-intestinale. Cette membrane, par le plus heureux des priviléges, ne se laisse pas traverser par le principe toxique du Curare.

Pouvait-on mettre mieux en évidence la nécessité de l'absorption pour entraîner l'empoisonnement? Or, MM. Bernard et Pelouze ont montré encore, qu'à l'égard du Curare, d'autres membranes muqueuses, celles du nez, des yeux, etc., jouissent du privilége d'innocuité départi à la muqueuse gastrique. Il n'y a que la muqueuse des voies aériennes qui fasse exception. En introduisant quelques gouttes de Curare dans la trachée des animaux, on produit un empoisonnement rapide.

Ne m'était-il pas permis de le dire? L'étude des poisons ouvre sans cesse de nouveaux horizons à la médecine. Comment ne pas recommander cette étude aux physiologistes et aux médecins?

### De l'Upas tieuté.

L'Upas tieuté est le poison des Javanais ; de même que les précédents, il sert à empoisonner les flèches. Il provient du *Strychnos tieute*, et, d'après les analyses de MM. Pelletier et Caventou, il contient de la strychnine ; il produit donc les effets de cette substance, et presque au même degré, d'après M. Mayer (1).

Durant un temps, à Java, on a exécuté les criminels avec ce poison. Aussitôt, dit le D<sup>r</sup> Darwin, qu'ils étaient frappés par le fer du bourreau, ils éprouvaient un tremblement violent, poussaient des cris perçants, et périssaient en proie à d'effroyables convulsions, dans l'intervalle de dix à quinze minutes (2).

Il n'en est pas de l'Upas tieuté comme du Curare ; il empoisonne, quelle que soit la voie par laquelle on l'introduit dans l'économie, et tout encore ici est subordonné à la rapidité de l'absorption. Voici une des expériences relatées par MM. Delille et Magendie, dans un Mémoire sur ce poison, lu à l'Institut en 1809 :

« On a détaché la partie supérieure du nerf sciatique dans l'étendue de 2 centimètres environ ; on l'a soulevée avec une plaque de plomb passée en dessous, on a versé quelques gouttes d'Upas sur le nerf, puis on l'a ouvert longitudinalement, et on a insinué les gouttes dans son tissu. Il ne s'est mani-

---

(1) *Journal de Chimie médicale*, t. VI, p. 593.
(2) CHRISTISON, *on Poisons*, p. 905 ; 1845.

festé d'autre accident que celui de la douleur dans le
nerf blessé, et la guérison s'est opérée ensuite. »

J'ai eu si souvent, dans ce livre, à rappeler le
résultat de cette expérience et d'autres analogues,
que je saisis l'occasion de la reproduire ici dans
son texte même, afin qu'elle frappe l'attention du
lecteur.

Au sujet des poisons compris dans cet article,
est-il besoin de rappeler qu'ils ne laissent aucune
trace visible de leur action dans les organes ou tissus
organiques, et qu'il n'est pour ainsi dire aucun
moyen thérapeutique à leur opposer? Cependant,
M. Waterton croit avoir rappelé à la vie des animaux frappés mortellement par ces poisons, en en-
tretenant chez eux une respiration artificielle pendant plusieurs heures (1). Ce moyen extrême devrait
être tenté.

Si l'on avait à rechercher chimiquement le poison, il faudrait d'abord déterminer si l'analyse doit
avoir pour objet la strychnine ou tout autre principe immédiat, tel que la *curarine*, base du Curare,
d'après MM. Boussingault et Roulin, et procéder
par la méthode analytique que j'ai indiquée à l'article de la morphine et des autres alcaloïdes. Les
expériences sur les animaux avec l'extrait définitivement obtenu, seraient le dernier recours d'un expert
qui n'aurait pas de réactions chimiques à invoquer
pour caractériser une matière toxique encore indé-
terminée.

---

(1) CHRISTISON, *on Poisons,* p. 907; 1845.

# ARTICLE XIII.

## DU CYANOGÈNE ET DE SES DÉRIVÉS, ACIDE HYDROCYANIQUE ET CYANURES.

A côté des poisons dont les sauvages se sont réservé le secret, il faut en placer un, le plus terrible de tous, que l'on doit aux découvertes de la science : c'est avoir nommé l'acide prussique. Les anciens ont connu ce poison, sans doute : il est question dans leurs livres, et comme de poisons violents, d'*eaux amères* ou de *fleur de pécher,* et la fleur de pêcher, et les amandes amères, et le laurier-cerise, et d'autres plantes encore, telles que le Frêne et le Manioc, contiennent de l'acide prussique. Mais des eaux dites *amères,* ou des produits de la distillation de certaines plantes, au composé chimique dont il s'agit, à l'acide prussique anhydre ou dérivé d'un radical nouveau, le cyanogène, quelle distance pour le toxicologiste ! Le poison des anciens n'eût excité qu'une curieuse sollicitude, le poison des modernes exige une attention sérieuse, une étude approfondie.

## CHAPITRE PREMIER.

Histoire chimique et pharmaceutique du cyanogène, de l'acide cyanhydrique ou prussique et des cyanures.

Schéele, dont le nom se rattache à tant de brillantes découvertes, est le premier qui parvint à isoler l'acide prussique de ses combinaisons. Il le prépara en décomposant le bleu de Prusse, cyanure double de fer et de potassium, par le précipité rouge (oxyde de mercure), et distillant le cyanure de mercure obtenu au contact de la limaille de fer et de l'acide sulfurique. Il en fit connaître les principales propriétés ; mais, non plus que Bertholet qui le suivit dans cette étude, il n'en détermina pas la composition. Cet honneur était réservé à un homme dont la science déplore la perte récente, à Gay-Lussac.

On connaît les mémorables recherches de l'illustre chimiste sur l'acide prussique (1). Elles le conduisirent à la découverte la plus importante qui ait été faite en chimie après la découverte de l'oxygène ; elles lui révélèrent, à lui le premier, l'existence d'un *radical composé*, c'est-à-dire d'un corps qui, bien que composé de plusieurs éléments, joue le rôle de corps simple. Ce corps, c'est le *cyanogène* ($C^2$ Az ou Cy), dont il a été question à l'article des gaz, et qui, comme l'indique le symbole $C^2$ Az, est formé de 2 volumes de carbone et de 1 volume d'azote.

Ce corps, ou radical composé, que nous devons étudier ici tout spécialement, est un gaz incolore, doué d'une odeur pénétrante, qui affecte vivement les yeux et qui brûle avec une flamme pourpre. Sa densité, comparée à celle de l'air, est 1,80. Il est soluble dans l'eau, dans l'alcool, dans l'éther et dans

_______

(1) *Annales de Chimie*, t. LXXVII et XCV.

l'essence de térébenthine. Il rougit la teinture de tournesol. Il décolore la dissolution de sulfate rouge de manganèse, ce que ne fait point l'acide hydro-cyanique, preuve, dit Gay-Lussac, que ses éléments ont plus de mobilité que ceux de cet acide. Il est absorbé par la potasse, et le produit, qui est un cya-nure, précipite en bleu les dissolutions des sels de fer (bleu de Prusse).

Ces caractères en établissent rigoureusement la nature.

On le prépare en décomposant le cyanure de mer-cure par la chaleur. On obtient le cyanure de mer-cure en faisant bouillir 2 parties de bleu de Prusse, 1 partie de protoxyde de mercure et 8 parties d'eau. La dissolution filtrée abandonne, par refroidisse-ment, des cristaux prismatiques blancs de cyanure de mercure anhydre. Si la liqueur contient un peu de fer en dissolution, on l'en débarrasse par le prot-oxyde de mercure qui précipite l'oxyde de fer. On obtient encore le cyanure de mercure en faisant bouillir 2 parties de cyanoferrure de potassium avec 3 parties de sulfate de protoxyde de mercure dis-sous dans 15 ou 20 parties d'eau. Le cyanure de mercure cristallise par le refroidissement.

En sa qualité de radical, ou de corps composé jouant le rôle de corps simple, le cyanogène se com-bine avec l'oxygène pour former :

L'acide cyanique $Cy\,O$, $HO$, et, par suite, des cya-nates $MO$, $Cy\,O$ ;

L'acide fulminique $Cy^2\,O^2$, $2\,HO$, et, par suite, des fulminates $(MO^2)$, $Cy^2\,O^2$ ;

L'acide cyanurique $(Cy^3 O^3)$, 3 HO, et, par suite, des cyanurates $(MO^3)$, $Cy O^3$.

Il se combine avec le chlore, le brome et l'iode, pour former des chlorure, bromure et iodure de cyanogène;

Avec les métaux, pour former des cyanures simples, doubles ou triples, qui sont aujourd'hui d'un grand usage dans l'art de la dorure et de l'argenture par les procédés galvaniques dits procédés Ruolz et Elkington.

Sans m'arrêter à l'histoire de chacune de ces combinaisons, qui sont du domaine de la chimie, j'arrive immédiatement à l'étude du composé qui a pour nous plus d'intérêt, du composé de cyanogène et d'hydrogène, désigné indifféremment sous les noms d'*acide prussique*, d'*acide cyanhydrique* ou *hydrocyanique*.

L'acide hydrocyanique anhydre (H Cy) est un liquide incolore, d'une densité très-faible (0,697), d'une odeur extrêmement pénétrante, qui rappelle celle des amandes amères. Il rougit, mais faiblement, le papier bleu de tournesol. Il bout à $26^o,5$, et se solidifie à — 30 degrés. Le froid qu'il produit en s'évaporant à l'air suffit pour congeler la partie qui reste liquide. Imprégnez d'acide cyanhydrique un fragment de papier, l'évaporation d'une partie du liquide se produisant, l'autre se transforme en petits cristaux ou glaçons visibles à l'œil nu ou à la loupe.

L'acide cyanhydrique brûle comme l'alcool avec une flamme d'un blanc bleuâtre.

Rendu alcalin par la potasse ( cyanure de potassium), il donne, avec le sulfate de cuivre, un précipité gris, qui passe au blanc si l'on ajoute au liquide un peu d'acide chlorhydrique. Dans ce cas, l'acide chlorhydrique dissout de l'oxyde de cuivre séparé du sel cuivrique par la potasse. Le précipité qui reste est du cyanure de cuivre.

Une réaction plus sensible, en raison de la couleur du précipité, est celle que donne, dans le cyanure de potassium, un mélange de sulfate de protoxyde et de sulfate de peroxyde de fer. En ajoutant au mélange un peu d'acide sulfurique pour détruire l'excès de potasse, on obtient un précipité *bleu* très-caractéristique (bleu de Prusse), réaction qui s'explique de deux manières ou par deux théories différentes, en disant : $1^o$ que le bleu de Prusse est un cyanure double de fer et de potassium $(3\,Fe\,Cy + 2\,Fe^2\,Cy^3)$; $2^o$ que c'est un composé binaire formé de potassium et d'un radical composé, le ferrocyanogène $(3\,Fe\,Cy + Fe^2\,Cy^3)$ [1].

Avec l'azotate d'argent, l'acide cyanhydrique donne un précipité blanc de cyanure d'argent, insoluble à froid, mais *soluble à chaud* dans l'acide azotique. Ce dernier caractère distingue le cyanure d'avec le chlorure d'argent, le chlorure d'argent étant insoluble, même à chaud, dans l'acide azotique.

En présence de l'hydrosulfate d'ammoniaque, l'a-

---

(1) Il est rare (les sels de fer se suroxydant toujours à l'air) que le sulfate de protoxyde de fer des laboratoires ne contienne pas une certaine proportion de sulfate de peroxyde, ce qui le rend très-propre à produire la réaction indiquée.

cide prussique est converti en sulfocyanure d'ammonium que les sels de peroxyde de fer colorent en rouge de sang très-vif. Cette réaction, qui a été indiquée par M. Liebig, est celle qui donne les résultats les plus sensibles. Elle peut faire découvrir dans une liqueur des proportions pour ainsi dire atomiques d'acide prussique. La composition de l'hydrosulfure d'ammoniaque étant représentée par $AzH^3HS$ ou $AzH^4S + HS$, la réaction qui s'opère, en supposant qu'un équivalent d'hydrogène s'unit avec l'oxygène de l'air, peut être représentée par la formule suivante :

$$AzH^4, S^2 + H, Cy + O = CSy + HO$$

ou

$$AzH^3 Cy S^2 H + HO.$$

Avec le sel de peroxyde de fer, le sulfocyanure d'ammonium forme un composé qui n'est pas sans analogie avec le bleu de Prusse.

Pour obtenir la réaction avec les plus minimes proportions d'acide hydrocyanique, il faut se placer dans les conditions suivantes : Mouiller un verre de montre avec l'hydrosulfate d'ammoniaqu  et superposer ce verre, comme un couvercle, sur la matière suspecte, c'est-à-dire au-dessus de l'acide hydrocyanique extrêmement dilué, placé lui-même dans un autre verre de montre. Par suite de l'extrême volatilité de l'acide prussique, il y a réaction lente entre les deux composés, et formation de sulfocyanure d'ammonium. On évapore légèrement et on touche le résidu sec avec le persel de fer. Il y a ici un médium à tenir : si l'évaporation n'est pas suffisante, le persel de fer sera précipité par l'hydrosulfure d'ammoniaque indécomposé ; si elle est portée trop loin, au contraire, le sulfocyanure d'ammoniaque lui-même est décomposé, et le sel double de couleur rouge ne prend pas naissance.

J'insiste sur cette réaction délicate, parce qu'elle sera recommandée plus loin pour la recherche de l'acide hydrocyanique dans les cas d'expertise médico-légale.

L'acide cyanhydrique anhydre ne se conserve, et non indéfiniment encore, que s'il est tenu à l'abri de la lumière. A la longue, il subit une altération par suite de laquelle il dépose une matière brune ou noirâtre, que l'on a appelée *acide azulmique*. Quelquefois il brise le flacon dans lequel il est renfermé. Ce phénomène, que j'ai vu se produire dans mon laboratoire, rappelle ce qu'ont dit les anciens de certains poisons qui étaient considérés comme si terribles, qu'ils brisaient les vases dans lesquels ils étaient contenus.

L'acide cyanhydrique dit *médicinal* est, suivant les formules, plus ou moins étendu d'eau. La dernière édition du Codex (1839) prescrit 6 volumes ou 8 ½ parties en poids d'eau distillée contre 1 volume ou 1 partie en poids d'acide hydrocyanique. C'est la formule de M. Magendie, heureusement substituée à celle de l'édition du Codex de 1816. L'ancienne formule contenait une proportion d'acide dix à douze fois plus forte. Elle ne fut changée que par suite de l'accident déplorable arrivé à l'hospice de Bicêtre, et dont il sera question plus loin (page 522).

L'acide cyanhydrique anhydre ou pur se prépare en décomposant le cyanure de mercure par l'acide chlorhydrique ou par l'acide sufhydrique :

$$Hg\,Cy + H\,Cl = H\,Cy + Hg\,Cl\,,$$
$$Hg\,Cy + HS = H\,Cy + Hg\,S.$$

Pour les besoins de la pharmacie, on prépare l'acide hydrocyanique par le procédé dit de Pessina, qui est plus économique que le précédent, dû à Gay-Lussac. On prend :

Prussiate double de fer et de potasse.   18
Acide sulfurique à 66 degrés.......   9
Eau...........................   12

On mêle l'eau à l'acide sulfurique, et après refroidissement, on introduit le liquide dans une cornue placée sur un bain de sable. On pulvérise le prussiate double de fer et de potasse, et on l'ajoute au liquide, en ayant soin d'agiter la masse. On adapte à la cornue une allonge et un récipient, et on lute. Après quinze à seize heures, on entoure le récipient de glace et l'on distille à petit feu, jusqu'à ce que l'on ait retiré la plus grande partie du liquide. L'eau et le cyanure double sont décomposés par l'acide sulfurique. Les 12 équivalents d'oxygène provenant de l'eau se combinent avec le potassium et, par suite, avec l'acide sulfurique, pour former du sulfate de potasse; les 12 équivalents d'hydrogène s'unissent

au cyanogène devenu libre, pour former de l'acide
hydrocyanique. Il reste dans la cornue du cyanure
de fer qui, combiné avec une petite portion de cyanure de potassium non décomposé, constitue du
bleu de Prusse.

Ainsi préparé, l'acide cyanhydrique contient
toujours plus ou moins d'eau. Il est nécessaire d'en
établir rigoureusement la proportion, afin de l'amener ensuite au degré qu'il doit avoir pour constituer
l'acide prussique médicinal. Le moyen employé est
fort simple. On pèse exactement 1 gramme de l'a-
cide, on le précipite par le nitrate d'argent. on sèche, et l'on pèse le cyanure d'argent obtenu. Le cyanure d'argent sec représente 0,203 parties d'acide
prussique anhydre ou pur. La quantité d'eau à ajouter sera calculée en conséquence.

Outre l'acide hydrocyanique dit médicinal qui ne
doit être employé que par gouttes, on prépare en
pharmacie le sirop d'acide cyanhydrique, qui est
composé d'après les proportions suivantes :

> Acide hydrocyanique medicinal . .    0,25
> Sirop simple blanc . . . . . . . . . . ..    32

La dose la plus habituelle de ce sirop dans une potion
(32 grammes ou 1 once) contient exactement $\frac{1}{4}$ de
gramme d'acide prussique médicinal.

On compose également un cérat dit hydrocyanique. dont voici la formule (Biett) :

> Acide hydrocyanique . . . . .    20 gouttes;
> Cérat blanc . . . . . . . . . . . . .    30 grammes.

Ce cérat est employé pour le pansement des cancers ulcérés.

On fait de même usage d'une *lotion* dite *hydro-cyanique*, composée comme il suit :

℞ Acide hydrocyanique médicinal.   4 à 8 grammes.
    Eau de laitue................   1000$^{gr}$(Magendie).

Le cyanure de potassium, le cyanure de zinc, les cyanures doubles de fer et de potassium ont été et sont encore quelquefois employés comme calmants et comme fébrifuges. Ces composés sont moins dangereux que l'acide prussique. L'un d'entre eux même, le cyanoferrure de potassium, ne possède aucune action toxique. Nous tirerons plus loin une induction de ce fait important.

---

## CHAPITRE II.

Effets du cyanogène et de ses composés, et spécialement de l'acide cyanhydrique sur l'économie animale. Applications physiologiques, thérapeutiques et médico-légales.

Le fer ne produit pas des effets aussi prompts,

dit le poëte, en parlant du poison versé par Néron à Britannicus. Et pourtant ce poison n'était pas, très-vraisemblablement du moins, l'acide prussique. C'était plutôt un extrait des plantes étudiées plus haut (la fève de Sainte-Ignace, la fausse angusture, la noix vomique), qui fournissent comme principes immédiats la brucine et la strychnine. L'acide prussique, pour le poëte, c'eût été la foudre, car c'est à cette comparaison qu'on a eu recours, dans la science même, pour donner une idée de la rapidité, de la presque instantanéité d'action de ce poison terrible. Mais ici nous devons parler sans figures; la réalité est assez saisissante pour n'en avoir pas besoin.

Un garçon de laboratoire trouvant sur la table où l'avait laissée le professeur de chimie, une dissolution alcoolique d'acide prussique, qui venait de servir à des expériences, la but, croyant avoir mis la main sur un flacon de liqueur. Il tomba comme frappé d'apoplexie, et mourut en deux minutes (1).

Un voleur, pris en flagrant délit, avala 25 à 30 centigrammes (5 à 6 grains) d'acide prussique qu'il portait sur lui, renfermé dans un petit flacon. A peine eut-il fait quelques pas, qu'il s'affaissa sur lui-même, et tomba sans proférer une parole. Appelé en toute hâte, le médecin le trouva sans pouls et sans respiration. Après quelques minutes, il y eut une forte expiration qui sembla, dit l'auteur de l'observation, *coller les côtes contre les vertèbres dorsales. Les membres devinrent froids comme la glace; les yeux étaient proéminents, brillants, tout à fait insensibles; les traits du visage affaissés, le teint pâle et terne.* Dans l'intervalle de

______

(1) *Annales de Chimie,* tome XCII, p. 63. — CHRISTISON, *on Poisons,* p. 765, édit. de 1845.

huit à dix minutes environ, il y eut deux *expira-*
*tions convulsives*, et la vie s'éteignit.

Maintes fois j'ai expérimenté l'action de l'acide
prussique sur des chiens. Je me contentais de leur
placer sous les narines un flacon contenant de l'a-
cide pur anhydre. Une ou deux inspirations suffisaient pour que les animaux tombassent renversés,
l'œil hagard et brillant, la mâchoire inférieure con-
vulsée (trismus), l'échine recourbée en arrière (emprosthotonos), les membres roidis et agités de frémissements tétaniques. Après quelques mouvements
profonds d'inspiration et d'expiration, l'animal cessait de vivre.

Pour être bref sur ce sujet, tels sont les effets de
l'acide prussique anhydre, ou très-concentré. Mais
si l'acide est mitigé ou dilué (acide médicinal), on
conçoit que son action ne doive pas être aussi rapidement funeste.

En 1830, un médecin de Bicêtre prescrivit à sept
épileptiques du sirop cyanhydrique. Ce sirop, que
le médecin supposait devoir être préparé d'après
une formule, celle de M. Magendie, le fut d'après
une autre, celle du Codex (édition de 1816). Il en
résulta que la quantité à administrer n'étant pas
calculée en conséquence, chaque épileptique prit,
en une dose, 1 gramme et plus d'acide prussique
médicinal, c'est-à-dire une quantité tout à fait insolite ou exorbitante. Aussi, sept minutes après
l'ingestion du médicament, tous les malades étaient-
ils étendus sur leur lit, *sans connaissance et en*
*proie à des convulsions ; la respiration était*
*bruyante et agitée, la bouche écumeuse, le corps*

*couvert de sueur, le pouls fréquent.* Graduellement, il survint de l'*affaissement*, *les mouvements respiratoires se ralentirent*, *les extrémités se refroidirent*, et la mort eut lieu, pour celui qui vécut le moins, au bout de quinze à vingt minutes; pour celui qui résista le plus longtemps, au bout de trois quarts d'heure.

A l'autopsie, on signala les désordres suivants : « *Une inflammation manifeste de la membrane muqueuse de l'estomac et de l'intestin grêle*, avec un développement remarquable des cryptes muqueux de cette membrane, une injection légère du tissu cellulaire sous-péritonéal de ce même estomac et de l'intestin grêle, la rate ramollie et souvent ramenée à un tissu pultacé; les veines du foie, remplies d'une assez grande quantité de sang noir et fluide, les veines d'une couleur violette foncée, un peu ramollies, gorgées de sang, et laissant détacher avec facilité la membrane extérieure qui les recouvre; le cœur d'un tissu assez ferme, tout à fait vide de sang, ainsi que les grosses artères; les grosses veines, au contraire, pleines d'un sang noir très-liquide, le sang partout fluide et n'offrant nulle part la moindre trace de caillot; la membrane muqueuse du larynx, de la trachée-artère et des bronches, d'un rouge foncé qui ne s'efface pas par le lavage, et les bronches remplies jusqu'à leur profondeur d'un liquide spumeux sanguinolent; les membranes du cerveau injectées, les sinus de la dure-mère gorgés d'une assez grande quantité de sang noir et fluide, le tissu du cerveau un peu plus mou que dans l'état naturel, et du reste paraissant sain, ainsi que la moelle de l'épine ; la membrane muqueuse de la vessie était blanche, ainsi que celle du pharynx et de l'œsophage. Nulle partie n'exhalait l'odeur d'amandes amères et n'offrait des signes de putréfaction, et dans tous les cadavres existait une roideur cadavérique prononcée. »

Le lecteur en a déjà fait la remarque, dans l'observation relative aux sept épileptiques, l'acide prussique était étendu d'une certaine quantité d'eau ; il avait été ingéré par la bouche ; il séjourna, tant avant qu'après la mort, un certain temps dans l'estomac et dans les intestins ; avant d'être absorbé, il put, il dut agir localement. De là, des traces visibles de son action de contact ; mais que le poison tue par un effet d'absorption, sans avoir eu le temps, pour ainsi dire, d'irriter ou d'enflammer les tissus, qu'il soit absorbé par les voies respiratoires surtout, il est à peu près certain qu'il ne produira localement aucune altération pathologique à laquelle on puisse rapporter la mort.

En ouvrant des chiens tués rapidement par l'inhalation de l'acide prussique anhydre, il m'est arrivé de rencontrer une injection, ou plutôt une congestion des vaisseaux qui enveloppent la protubérance annulaire et la moelle allongée. J'ai cru un moment, tant cette lésion s'est offerte de fois à mon observation, qu'elle était constante, qu'elle était le résultat même des convulsions qui précèdent la mort. Mais il m'est arrivé de la voir manquer, et j'ai dû renoncer à en faire un caractère spécial de l'empoisonne-

ment par l'acide hydrocyanique. Il en est de même
de divers autres effets pathologiques constatés par
les auteurs : des congestions pulmonaires partielles ;
de la fluidité du sang dans les vaisseaux ; du défaut
de contractilité du cœur et des muscles, sous l'influence du galvanisme, peu d'instants après la mort.
Ces effets peuvent être produits par d'autres poisons,
et spécialement par des maladies essentielles ayant
des caractères pernicieux ou typhoïdes.

Règle générale donc, ce n'est pas avec les données
de l'anatomie pathologique que l'on peut espérer de
pouvoir résoudre le problème d'un empoisonnement
par l'acide prussique. Les circonstances ayant donné
lieu aux présomptions, on serait mieux fondé, peut-
être, à tirer des inductions de l'absence de toute lésion pathologique, surtout si certaines parties du
cadavre, ou le cadavre entier, exhalaient l'odeur du
poison, l'odeur des amandes amères.

Quelle que soit la controverse établie à ce sujet,
si l'acide prussique, de même que tout autre poison,
agit en pénétrant dans l'organisme par absorption,
quels seront logiquement les moyens les plus sûrs
pour prévenir un empoisonnement imminent? Devra-t-on recourir aux médications ordinaires, opposer au tétanos les antispasmodiques et les calmants, exciter par des révulsifs et des toniques la
résistance vitale? On l'essaya à l'hospice de Bicètre,
dans le cas des sept épileptiques dont il a été parlé
plus haut : on fit prendre à ces malheureux des bains
de pied très-chauds. Qu'en résulta-t-il? « Celui
» d'entre eux qui vécut le plus longtemps, ayant

» laissé mettre ses pieds dans l'eau chaude, fut pris,
» quelque temps après et tout à coup, de convul-
» sions générales très-violentes, sous l'influence des-
» quelles il s'élança hors de l'eau par un mouvement
» extrêmement brusque.... »

Il y avait mieux à faire, mieux à essayer, pour parler ici sans trop de présomption. Il fallait chercher à neutraliser chimiquement le poison non absorbé, et même le poison qui déjà avait pénétré dans le torrent de la circulation.

Par quels moyens?

Par l'ammoniaque, par le chlore, en fondant des espérances sur l'instantanéité d'action de ces deux agents? L'ammoniaque et le chlore, c'est-à-dire bien entendu les eaux légèrement chlorées, ou rendues faiblement alcalines par l'ammoniaque, peuvent être utiles; mais une pratique meilleure et plus sûre serait, selon nous, l'emploi simultané de deux dissolutions étendues, l'une de carbonate de potasse et l'autre de sulfate de fer. J'ai dit plus haut que les cyanures doubles ou cyanoferrures n'agissaient pas comme poisons; or, en mêlant à de l'acide prussique du carbonate alcalin et du sulfate de fer, on forme instantanément du bleu de Prusse ou cyanure double, corps insoluble et presque sans action sur l'économie animale. Qu'on me permette, à ce sujet, de citer une grande autorité, celle du professeur Christison, qui alors qu'il ne croyait pas encore à l'absorption des poisons, avait écrit que le meilleur antidote de l'acide prussique serait l'agent qui produirait sur l'organisme un effet contraire à celui produit par le poison, *c'est-à-dire une action stimulante très-puissante sur le système nerveux* (that is, a powerful stimulant action on the nervous system).

« On a recueilli jusqu'ici, dit le savant toxicologiste anglais, peu d'observations sur les antidotes chimiques de l'acide prussique, ou sur les substances qui pourraient rendre ce poison inerte en le transformant en un composé insoluble.... Récemment il vient d'être montré par MM. T. et H. Smith, de cette ville, que les effets d'une dose mortelle d'acide prussique peuvent être prévenus par l'administration, en temps opportun, des agents nécessaires pour convertir l'acide en bleu de Prusse. Ces expérimentateurs ont constaté que si l'on faisait prendre aux animaux une solution de carbonate de potasse, puis une solution de sulfate de protoxyde et de peroxyde de fer, peu de temps après leur avoir administré trente gouttes d'acide prussique médicinal de la pharmacopée d'Édimbourg, qui contient 3 p. 100 d'acide prussique anhydre, le plus souvent on les sauvait, les effets produits n'ayant parfois aucune gravité. Les solutions employées étaient composées, la première avec 144 grains de carbonate de potasse pour 2 onces d'eau; la seconde avec 12 gros de sulfate de protoxyde de fer, unis à 1 once du même sel converti en sulfate de sesquioxyde au moyen des acides sulfurique et nitrique, suivant la méthode en usage. Cinquante-deux parties environ de chacune de ces solutions peuvent neutraliser tout l'acide contenu dans 100 grains d'acide médicinal d'Édimbourg, et l'on peut tripler et quadrupler la dose des deux solutions, sans se préoccuper des effets qu'elles peuvent produire par elles-mêmes (1). »

Nous avons répété les expériences de MM. T. et H. Smith, et il nous a paru qu'on pouvait réellement tirer un grand avantage des deux solutions chimiques qu'ils ont vantées comme antidotes de l'acide prussique.

Après l'action des antidotes, est-il des moyens efficaces et sûrs pour combattre les effets de l'acide prussique? J'ai fait plus haut la remarque qu'à l'ouverture du corps des animaux, j'avais trouvé *très-fréquemment*, si ce n'est presque toujours, les vaisseaux du crâne et spécialement ceux de la base, très-congestionnés. N'en résulte-t-il pas que, pour désemplir ces vaisseaux, la saignée, la saignée de la jugulaire spécialement, peut et doit être très-utile? « Il est probable, dit M. Christison, sur l'autorité duquel j'aime à m'appuyer, que la saignée de la veine jugulaire mérite plus d'attention comme moyen curatif, qu'on ne lui en a attribué jusqu'ici. It is probable, that Bleeding from the jugular vein deserves more attention as a remedy than it has yet received (2). » Et cet auteur cite tout à la fois diverses observations médicales et quelques expériences à l'appui de son assertion (3).

De même encore, et ici tous les expérimentateurs sont d'accord, de même, dis-je, les affusions froides

---

(1) Christison, *on Poisons*, p. 780, édit. de 1845.
(2) Christison, *on Poisons*, p. 780, édit. de 1845.
(3) *Voyez* Magendie, *Formulaire pour les nouveaux médicaments.*

sur la tête peuvent, si elles sont faites à temps et à propos, être d'une utilité incontestable. Lorsque le poison a été administré à dose trop faible pour entraîner la mort, dit le D' Herbst, à qui l'on doit la première idée de cette médication, deux affusions d'eau froide suffisent ordinairement pour faire cesser tous les accidents déterminés par le poison. Si la dose a été plus forte, il faut répéter plus souvent ou prolonger davantage l'emploi de l'eau froide. Le succès est d'autant plus assuré qu'il est fait usage des affusions plus vite, et dans la première période ou celle des convulsions ; cependant, il en a été obtenu encore de bons effets après que le relâchement des muscles et la paralysie s'étaient manifestés. Parmi les expériences propres à recommander cette médication, il faut citer la suivante : Le D' Herbst a pris deux chiens de même force et de même taille. Il a administré à l'un de l'acide prussique goutte par goutte jusqu'à ce que la mort s'ensuivît. Ensuite, il a fait prendre à l'autre la même quantité en une seule dose. L'animal subissant immédiatement les effets du poison, tomba à terre en proie aux convulsions ( trismus et opisthotonos ). Après une minute, le système musculaire était dans un état de relâchement, la respiration était imperceptible, le pouls à peine sensible. Une première affusion ne produisit aucun résultat ; une seconde provoqua un nouvel accès tétanique et des cris ; les suivantes, renouvelées de cinq en cinq minutes, ranimèrent la respiration, firent cesser les spasmes, et enfin, au bout de quelques heures, remirent l'animal sur pied.

Toutefois, on ne saurait oublier que les effets du poison sont tellement rapides, que pour peu que les secours tardent à être administrés, ils sont réellement sans puissance.

*Applications médico-légales.*—Dans un cas présumé d'empoisonnement par l'acide prussique, on peut être appelé à décider deux questions : 1° si la matière suspecte contient de l'acide prussique; 2° quelle quantité elle en contient.

Je n'ai point à rappeler quel procédé il convient de suivre quand il s'agit de retrouver et de doser de l'acide cyanhydrique étendu d'eau. Le problème est simple : il suffit, pour le résoudre, d'avoir présentes à l'esprit les propriétés ci-dessus indiquées de l'acide prussique. Cet acide exhale une odeur qui lui est propre; il est volatil; il précipite en blanc par l'azotate d'argent, et le précipité est insoluble dans l'acide azotique à froid, mais soluble dans le même acide porté à l'ébullition, etc. En outre, le cyanure d'argent sec représente, en poids, 0,203 d'acide cyanhydrique pur et anhydre.

Mais le toxicologiste sera appelé à résoudre un problème plus difficile, il aura à retirer l'acide prussique d'un mélange quelconque de matières organiques.

Ici, c'est un sirop qu'il faut analyser, avec mission spéciale de déterminer quelle est la quantité d'acide toxique qu'il renferme. Comment devra-t-on agir?

Distiller? L'expérience a appris que, par la distillation, on ne retire pas d'un sirop tout l'acide prussique qu'il renferme. Il vaut mieux étendre d'eau et précipiter par l'azotate d'argent. Le sucre n'est point ici un obstacle insurmontable à la précipitation, et, par le poids du précipité lavé et desséché, rien de plus simple que d'arriver à connaître le poids d'acide renfermé dans le sirop.

Mais le problème devient plus complexe encore, il s'agit de retirer l'acide prussique d'un mélange de matières organiques liquides ou solides provenant d'un corps empoisonné : à quelle opération recourir?

L'expert tiendra compte de la nature des matières suspectes, de l'état dans lequel elles se trouvent. On a dit que la distillation des matières animales exigeant l'intervention de la chaleur, pouvait donner lieu à la formation directe de l'acide prussique : on a pensé que, dans les matières qui avaient subi un simple et premier degré de fermentation putride, il pouvait se trouver de l'hydrosulfate d'ammoniaque, et qu'en présence de cet hydrosulfate, l'acide hydrocyanique passait à l'état de sulfocyanate fixe, inséparable, par conséquent, des matières organiques par la distillation. Mais ne sont-ce point là des vues trop théoriques et que la pratique n'a pas justifiées?

Toutefois, rien ne s'oppose à ce qu'on essaye d'abord les matières par la méthode de M. Taylor, en mettant à profit la réaction indiquée par M. Liebig, c'est-à-dire à ce que superposant à ces matières placées dans un ballon, un verre de montre mouillé par de l'hydrosulfate d'ammoniaque, on ne cherche à constater si l'hydrosulfate se transforme, avec le temps, en sulfocyanure, et si ce sulfocyanure, après évapo-

34.

ration convenable, *rougit* au contact d'un sel de peroxyde de fer.

Mais l'essai terminé, quel qu'en soit le résultat, c'est à la distillation qu'il faut en venir, à la distillation au bain-marie, en élevant graduellement la température à 5o, 6o et jusqu'à 8o degrés ; en recueillant le produit de la distillation dans une dissolution très-étendue de nitrate d'argent. De la sorte, on rentrera dans les conditions mêmes des opérations précédentes, et l'on aura, en définitive, un précipité de cyanure d'argent qui devra être soumis aux réactions propres à le caractériser.

Avant d'arriver à ces épreuves finales, indiquons toutes les précautions que devra prendre l'expert.

Si les matières qu'il a mission d'examiner sont liquides, elles sont prêtes pour la distillation ; si elles sont solides, il devra les réduire en petits fragments ; si elles sont absolument sèches, il faudra les humecter ou les pénétrer d'eau.

La distillation pourra, devra peut-être être opérée en deux temps ou de deux manières différentes. Dans le premier temps, le bec ou l'alonge de la cornue se rendra dans un récipient vide, ballon à double tubulure, qui sera entouré d'eau froide ou de glace (appareil décrit plus haut au sujet de la recherche de l'alcool, de l'éther et du chloroforme, *voir* tome III, page 112, *Pl. II, fig.* 4). A la tubulure qui ne reçoit pas la cornue, sera adapté, au moyen d'un bouchon, un tube à aire étroite, à travers laquelle on pourra, avec prudence, aspirer le gaz pour en percevoir l'odeur, ou chercher à l'enflammer pour s'assurer s'il brûle avec la couleur propre à l'acide prussique.

Dans le second temps, le liquide de distillation sera reçu, ainsi qu'il a été dit, soit dans l'eau distillée, soit dans une dissolution très-faible d'azotate d'argent. Si l'acide a été recueilli dans l'eau, le liquide rougira le papier de tournesol. Alcalinisé par la potasse et chauffé avec du proto et du peroxyde de fer, il formera du bleu de Prusse. En présence de l'hydrosulfate d'ammoniaque, il formera un sulfocyanure qui rougira par les sels de fer, etc.

En dernier résultat, je suppose qu'avec la dissolution du sel d'argent, on ait obtenu le précipité blanc caillebotté, soluble dans l'acide azotique bouillant, qui caractérise le cyanure d'argent, toutes les opérations de l'expert ne sont pas terminées, et il peut se présenter même des questions secondaires à résoudre.

Pour s'assurer de la nature du précipité, il faut le sécher, et après l'avoir pesé (afin de déterminer par le calcul la quantité d'acide prussique recueillie), l'introduire dans un tube, effiler ce tube à la lampe, et chauffer pour décomposer le cyanure d'argent. Il se dégagera ainsi, par l'ouverture du tube effilé, du cyanogène nettement caractérisé par son odeur et par la propriété qui lui est propre de brûler avec une flamme pourpre.

Ces résultats acquis, l'expert, je viens de le dire, peut avoir des questions subséquentes à décider. De quelle source provient l'acide toxique? N'a-t-il pas été le produit de l'action réciproque des éléments or-

ganiques en présence? N'existait-il pas tout formé
dans les matières suspectes par suite d'une fermentation ou putréfaction antérieure?

On a dit, d'après le D' Schubarth (1), que l'acide
prussique pouvait se former dans l'opération même
de la distillation, par la décomposition des matières
animales. Mais j'ai maintes fois distillé des matières
animales non empoisonnées, et je n'en ai pas retiré
d'acide prussique. Les matières déjà avancées elles-
mêmes ne donnent pas un atome de cet acide à la
distillation. Le D' Witling dit avoir vu de l'acide
prussique se développer dans la fermentation du fromage et dans d'autres circonstances encore; mais de
telles observations sont trop isolées ou trop excep-
tionnelles pour entraîner la conviction. Je ne sache
pas que de graves autorités en chimie aient encore
admis ce fait, je ne dirai pas comme certain, mais
même comme probable. « En admettant que l'on ait
obtenu du cyanure d'argent, dit M. Orfila, on ne
sera pas autorisé à *conclure* que la matière suspecte
renfermait de l'acide cyanhydrique *libre,* car il pourrait se faire qu'elle contînt du cyanhydrate d'ammoniaque, ou bien un ou plusieurs cyanures solubles
qui auraient fourni de l'acide cyanhydrique par
l'action que les acides contenus dans cette matière
auraient exercée sur les cyanures (2). » Mais dans
quelles conditions se place donc ici M. Orfila?
Existe-t-il des cyanures à l'état normal? On peut

---

(1) *Annales de Chimie et de Physique,* t. XXVII, p. 200.
(2) ORFILA, *Traité de Toxicologie,* t. II, p. 315; 1843.

former mille suppositions, se créer des difficultés
toutes théoriques, mais pourtant il ne faut pas aller
au delà des éventualités de la pratique. Or, on sait
que ce n'est pas lorsque la putréfaction s'est emparée
d'un corps, qu'on peut y rechercher utilement l'a-
cide prussique. Les expériences de MM. Leuret et
Lassaigne nous ont appris que ce n'est pas au delà
de huit à dix jours qu'on peut se flatter de réussir
dans cette recherche, lorsqu'il s'agit d'un empoisonnement. Puis, l'expert oubliera-t-il que le résultat de
son analyse doit avoir ses contre-épreuves, et dans
une opération parallèle sur des matières non suspectes, et dans les circonstances du crime, et dans
l'histoire de la maladie à laquelle a succombé la victime? Or, pour le médecin, quel empoisonnement
se révèle par des signes plus sûrs que l'empoisonnement par l'acide prussique? Pour le magistrat, quel
crime se dénonce par des circonstances plus excep-
tionnelles ou plus accusatrices?

# APPENDICE A L'ARTICLE XIII.

## DES PLANTES QUI CONTIENNENT DE L'ACIDE PRUSSIQUE OU LES ÉLÉMENTS PROPRES A LE FORMER.

Un certain nombre de végétaux qui, en général, appartiennent à la famille des Rosacées, contiennent de l'acide prussique ou les éléments propres à le former. Tels sont spécialement le Laurier-cerise, l'Amandier, le Pêcher et le Merisier. J'ai parlé plus haut du Manioc (*Ianipha manihot*), je ne crois pas devoir y revenir ici.

*Laurier-cerise* (Cerasus lauro-cerasus).

Le Laurier-cerise est originaire des bords de la mer Noire. Il a été transporté en Europe vers la fin du xvi<sup>e</sup> siècle. On le cultive, en France, dans nos provinces méridionales. C'est un arbrisseau de 5 à 10 mètres d'élévation dont le tronc est rameux, assez lisse, noirâtre à l'extérieur, le bois très-dur et rougeâtre, surtout après qu'il a été exposé à l'air. Les feuilles persistantes, et toujours vertes, sont ovales, acuminées au sommet, denticulées sur leurs bords, vertes et luisantes en dessus, plus pâles en dessous ; leur consistance est coriace. Les fleurs forment des épis axillaires, elles sont blanches, petites, et répandent une odeur *sui generis* (acide prussique). Le fruit est une drupe ovoïde un peu allongée, ayant la forme et la couleur de la variété de cerises appelée *guignes*. Sa saveur est douceâtre et fade.

Toutes les parties de la plante sont réputées contenir de l'acide hydrocyanique. Mais rien de plus variable dans leur composition que les eaux dites *eaux distillées de Laurier-cerise*. Elles sont tantôt faibles, tantôt énergiques. Cette différence peut et doit tenir à deux causes : au mode de préparation du médicament; à l'époque où ont été recueillies les feuilles avec lesquelles on l'a préparé. M. Soubeiran a fait la remarque que les feuilles récoltées au mois de juin donnent une eau distillée plus active que celles qui sont récoltées plus tard, et il s'est assuré même que la dessiccation fait perdre aux feuilles toutes leurs vertus. Il serait important que, dans les officines, on ne vendît que des eaux distillées de Laurier-cerise titrées. MM. Liebig et Wöhler ont indiqué le moyen de les préparer.

*Amandier* (Amygdalus communis).

L'Amandier est un bel arbre auquel ses rameaux allongés, dressés, d'un vert clair, donnent un aspect qui le fait facilement reconnaître. Ses feuilles sont alternes, lancéolées, dentées en scie, glabres et d'un vert clair des deux côtés. Les fleurs sont très-grandes, extra-axillaires, au nombre de deux ou trois au-dessous de chaque faisceau de feuilles. Le fruit est une drupe verte, de forme ovoïde. La partie extérieure, nommée chair ou brou, est dure et coriace. Le noyau est rugueux, crevassé, il renferme une amande blanche recouverte d'une peau ou pellicule jaunâtre.

L'Amandier présente deux variétés qu'il importe de distinguer : celle qui fournit les amandes douces (*Amygdalus dulcis*), et celle qui fournit les amandes amères (*Amygdalus amara*). D'après Murray (1), les deux espèces peuvent se transformer l'une dans l'autre, la variété amère devenant douce par la culture, et la variété douce pouvant devenir amère par l'abandon ; mais cette assertion a laissé des doutes, et il importerait qu'elle fût confirmée.

Les amandes douces contiennent, d'après M. Boullay, pour 100 parties :

| | |
|---|---:|
| Eau | 3,5 |
| Pellicules extérieures contenant un principe astringent | 5,0 |
| Huile | 54,0 |
| Albumine jouissant des propriétés de l'albumine animale | 24,0 |
| Sucre liquide | 6,0 |
| Gomme | 3,0 |
| Partie fibreuse | 4,0 |
| Perte et acide acétique | 0,5 |
| | 100,0 |

Les amandes amères contiennent les mêmes prin-

____

(1) Murray, *Apparatus medicaminum*, t. III, p. 557. — Christison, on *Poisons*, p. 783, édit. de 1845.

cipes que les amandes douces, mais de plus, une matière cristalline azotée, dite *amygdaline*, et une résine jaune âcre. On croyait naguères que l'huile, dite *essentielle* ou *volatile,* et l'acide prussique s'y trouvaient à l'état libre ou tout formés, mais les recherches de MM. Robiquet et Boutron-Charlard, poursuivies par MM. Liebig et Wöhler, ont montré que ce mélange ou cette combinaison était le résultat d'une fermentation ou réaction spéciale entre les principes mêmes que contient l'amande amère en présence de l'eau.

Que l'on traite, en effet, des amandes amères par l'éther, on n'entraînera aucune trace d'huile volatile, non plus que d'acide hydrocyanique, et ces deux corps pourtant sont essentiellement solubles dans ce liquide. En second lieu, qu'on épuise le son des amandes amères par l'alcool bouillant, soit avant, soit après un traitement par l'éther, on recueillera un principe spécial cristallisable, qu'on a nommé *amygdaline*. Après la séparation de l'amygdaline, de quelque manière qu'on traite le résidu des amandes amères, on n'en retirera ni acide prussique, ni huile volatile. L'amygdaline joue donc un rôle dans la formation de l'huile volatile et de l'acide prussique. Comment opère-t-elle ? MM. Liebig et Wöhler l'ont établi expérimentalement. Ils ont nommé *émulsine*, le principe albumineux qui fait partie des amandes douces, aussi bien que des amandes amères. Que l'on mêle cette émulsine à une solution d'amygdaline, aussitôt il s'élève une odeur d'acide cyanhydrique qui devient de plus en plus forte par l'échauffement du mélange. En ajoutant au liquide un sel de fer, puis de l'ammoniaque, il se forme du bleu de Prusse; ce qui démontre que le mélange contient de l'acide cyanhydrique.

Coagulée par la chaleur, l'*émulsine* perd ses propriétés; coagulée par l'alcool, au contraire, elle les conserve. Nulle autre matière albumineuse ne paraît partager les propriétés de l'*émulsine*. Outre l'acide prussique et l'essence volatile qui l'accompagne, l'émulsine, au contact de l'amygdaline, produit du sucre et diverses substances analogues à des résidus de fermentation. Le phénomène en question a donc la plus grande analogie avec ceux qu'on rapporte aux érémacausies organiques.

On n'a pas fixé rigoureusement quelle est la quantité d'acide hydrocyanique que peut développer l'émulsine des amandes amères. On en a extrait depuis 8,5 jusqu'à 14,33 pour 100 de la chair et du son des amandes.

MM. Liebig et Wöhler ont montré que 1 gramme d'amygdaline, mis en contact avec une solution d'émulsine, donne 5 centigrammes d'acide cyanhydrique anhydre, et environ $\frac{1}{4}$ gramme d'essence d'amandes amères.

*Pêcher* (Amygdalus persica).

Le Pêcher ne diffère, en quelque sorte, de l'Amandier que par son fruit. Cet arbre est originaire de Perse; on le cultive dans les vignes et dans les jardins. Les feuilles sont alternes, lancéolées, étroites, aiguës, dentées en scie, d'un vert glauque sur les deux faces. Les fleurs sont d'un rose pâle, alternes, et très-rapprochées les unes des autres à la partie supérieure des rameaux; elles sont sessiles. Le fruit est une drupe arrondie, creusée d'une gouttière longitudinale d'un seul côté; le noyau est arrondi, pointu d'un côté, marqué de sillons irréguliers et profonds.

Les fleurs de pêcher sont employées, en médecine, pour préparer le sirop de ce nom. On mêle 1 partie du suc épuré de ces fleurs avec 2 parties de sucre; on fait fondre le sucre au bain-marie, et l'on clarifie ensuite par le procédé ordinaire.

### *Merisier* (Cerasus avium).

Le Merisier est très-commun dans les bois, où il acquiert une hauteur de 12 à 15 mètres. C'est l'arbre dont le fruit est employé, dans les Vosges et la Forêt-Noire, pour préparer le kirsch ou kirschenwasser, dont on fait partout un si grand usage. La saveur amère de cette liqueur est due à la présence d'une proportion infinitésimale d'acide prussique.

Plusieurs variétés de l'espèce donnent les fruits connus sous le nom de *guignes* et de *bigarreaux*. On peut de même, avec les noyaux de ces fruits, préparer des liqueurs qui, par la fermentation, acquièrent l'odeur et la saveur de l'acide hydrocyanique.

Il ne manque pas d'exemples d'empoisonnements produits par les amandes amères, par l'eau distillée de laurier-cerise, par les fleurs de pêcher, par le kirschen-wasser ou les liqueurs fermentées du même genre, qui peuvent contenir des proportions variables d'acide prussique.

Un enfant de quatre ans, à qui son père avait fait prendre, comme vermifuge, la liqueur émulsive exprimée d'environ une demi-poignée d'amandes amères, fut immédiatement saisi de coliques, avec tension du ventre, vertige, trismus et écume à la bouche. Bientôt survinrent des convulsions, un état d'insensibilité, et l'enfant mourut au bout de deux heures.

Un homme d'une forte constitution, exerçant la profession de laboureur, mangea à son repas une grande quantité d'amandes amères. Peu de temps après, on le vit chanceler, s'appuyer contre un mur, et tomber sans connaissance. Son pouls était insensible, et son haleine exhalait l'odeur d'amandes amères. Il mourut, et l'on trouva dans son estomac les amandes non encore digérées. Aucune lésion, d'ailleurs, ne parut propre à expliquer la mort, que le médecin, le D' Kennedy, n'hésita pas à attribuer à une intoxication (1).

Un homme hypocondriaque, âgé de quarante-huit ans, avala 16 grammes environ d'huile essentielle d'amandes amères. Quelques minutes après, son domestique le trouva dans son lit, les traits du

_______________

(1) *London Med. and Phys. Journal*, lvij, p. 150. — CHRISTISON, *on Poisons*, p. 786, édit. de 1845.

visage contractés, les yeux fixes, hagards, retournés en haut, respirant avec peine et convulsivement. Le médecin qui le vit un quart d'heure plus tard, le trouva presque insensible, les pupilles sans contractilité, le pouls faible, à trente pulsations par minute, la respiration lente et stertoreuse, l'haleine exhalant une odeur prononcée d'amandes amères. La mort arriva au bout de dix minutes (1).

Le fait suivant a donné lieu à un procès qui eut du retentissement en Angleterre. Theodosius Bougton, jeune homme de vingt ans, jouissait d'une santé parfaite, à cela près d'un reste d'affection vénérienne de date ancienne, et pour laquelle il devait prendre une médecine laxative. En lui donnant cette boisson, lady Bougton, sa mère, remarqua qu'elle exhalait une forte odeur d'amandes amères. A peine était-elle ingérée, qu'elle déterminait des borborygmes dans l'estomac. Au bout de dix minutes, le jeune homme était tombé dans un état d'immobilité presque complète, il avait les yeux fixes, convulsés en haut, les dents serrées, de l'écume à la bouche, la respiration stertoreuse. Il mourut une demi-heure après avoir avalé le fatal breuvage. Le corps ne fut examiné que dix jours après l'inhumation, et l'on constata de la rougeur dans l'estomac, un engorgement dans les poumons, une sorte de congestion sanguine dans le système veineux. Mais l'autopsie ne

---

(1) *Journal complémentaire des Sciences médicales*, t. XVII, p. 366. — CHRISTISON, *on Poisons*, p. 786, édit. de 1845.

fut faite que très-incomplétement, dit Christison;
le crâne, par exemple, ne fut pas ouvert, et l'on ne
sut tirer de l'examen auquel on se livra que des
inductions sans valeur. Néanmoins, l'auteur du
crime fut poursuivi et condamné. C'était le capitaine Donnellan.

« En 1728, dit Murray (1), deux femmes, con-
seillées par leur cuisinière, ayant pris, comme car-
diaque, de l'eau distillée de laurier-cerise, à la dose,
l'une, de plus de 10 gros (40 grammes) en une heure
de temps, et l'autre, de deux cuillerées à bouche; la
première, après avoir éprouvé un sentiment pénible
dans l'estomac et perdu l'usage de la parole, expira
sans vomissements, sans déjections alvines et sans
convulsions; la seconde, à peine s'était assise sur sa
chaise, qu'elle mourut sans convulsions ni autre
commotion apparente. »

« Tandis que je faisais un cours de médecine à
l'université de Turin, dit Fodéré, la femme de
chambre et un autre domestique d'une maison noble
de cette ville dérobèrent, par gourmandise, à leur
maître, une bouteille d'eau distillée de laurier-cerise,
qu'ils prirent pour une excellente liqueur qu'on tenait renfermée afin de la conserver. Craignant
d'être surpris, ils se hâtèrent d'en avaler, l'un après
l'autre, plusieurs gorgées; mais ils payèrent bientôt
le prix de leur infidélité, car ils périrent presque

---

(1) Murray, *Apparatus medicaminum*, t. III, p. 213. — Fodéré,
*Méd. lég.*, t. IV, p. 26.

sur-le-champ avec des convulsions. Leurs cadavres
ayant été portés à l'Université, on trouva l'estomac
légèrement enflammé et le reste dans l'état sain (1). »

Un jeune homme eut la malheureuse idée de
prendre, pour se purger, une sorte de salade faite
avec des fleurs de pêcher. A peine l'eut-il avalée,
qu'il fut saisi de vertiges et de superpurgations violentes et de convulsions. Il tomba ensuite dans un
état de stupeur et mourut le troisième jour.

On donna à un enfant de dix-huit mois une décoction de fleurs de pêcher pour détruire des vers.
Presque aussitôt le malheureux enfant fut pris de
convulsions, d'efforts pour vomir et de diarrhée
sanguinolente. Il ne tarda pas à succomber.

Je n'insiste pas sur de tels empoisonnements. Tout
ce qui a été dit au sujet de l'acide hydrocyanique
leur est applicable, et dans un cas où il s'agirait
de rechercher les matières toxiques, ce serait l'a-
cide hydrocyanique lui-même qu'il faudrait s'efforcer de retrouver dans les mélanges suspectés ou
dans les organes de la victime. La distillation, telle
qu'elle a été indiquée dans l'article précédent, serait
le moyen propre à y parvenir.

_______

(1) Foderé, *Méd. lég.*, t. IV, p. 17.

# ARTICLE XIV.

## DU CAMPHRE (*Camphora*).

Les toxicologistes ont encore rangé parmi les poisons le produit du *Laurus camphora* ou Camphrier, arbre originaire de l'Inde, et qui n'est pas le seul toutefois qui produise l'huile concrète désignée sous le nom de *camphre*.

Cette huile existe dans toutes les parties de l'arbre. On l'extrait en grand, sur place, par le procédé suivant : On réduit en fragments les branches et les racines du *Laurus camphora*, du *Shorea robusta* ou autres arbres à camphre; on les place dans de grandes cucurbites de fer surmontées de vastes chapiteaux garnis de paille, et l'on chauffe modérément. Le camphre se sublime et se concrète autour des brins de paille. On le recueille et on l'exporte tel quel, c'est-à-dire à l'état brut, en Europe, où on le purifie par une nouvelle sublimation.

Non purifié, le camphre est en grains irréguliers de couleur grise. Tel que l'emploie la pharmacie, qui en fait un assez grand usage, il est sous forme de poudre blanche ou en morceaux amorphes, d'un beau blanc mat, ou même en prismes hexaédriques, forme de ses cristaux.

Son aspect, sa couleur, son odeur surtout le caractérisent suffisamment.

Semblable aux huiles volatiles dans sa composition, il en possède toutes les propriétés chimiques.

Ainsi il se volatilise à l'air, et disparaît sans laisser de résidu.

Soumis à l'action du feu, il se fond d'abord, puis se change en une vapeur dont la tension est peu considérable.

Il est à peine soluble dans l'eau, mais très-soluble dans l'alcool, dans l'éther, dans les huiles, dans les acides, et spécialement dans l'acide acétique. La dissolution du camphre dans l'acide azotique portait autrefois le nom d'*huile de camphre*. Les chimistes ont donné pour formule à ce principe immédiat

$$C^{20} H^{16} O^{2}.$$

En pharmacie, le camphre est employé en poudre, en dissolution, en émulsion et par incorporation dans les emplâtres. En poudre, M. Raspail le fait fumer sous forme de cigarettes. On connaît l'eau sédative du même chimiste, l'eau-de-vie camphrée, l'alcool, l'éther, le vinaigre camphrés, l'huile camphrée, etc. On a fait tout un système de médication avec ce produit, qui est regardé tout à la fois comme un sédatif puissant et un antiseptique sans pareil. Mais nous n'avons pas à nous occuper de ses propriétés médicales.

Est-il un poison, un poison actif, violent? Non, car de l'aveu des expérimentateurs, il en faut 12 à 16 grammes pour tuer un chien de moyenne taille. Dans ces cas, dit-on, le camphre agit en excitant le cerveau et tout le système nerveux. Il produit le dé-

lire et des convulsions, et, comme lésions organiques, donne lieu à l'inflammation des voies digestives. Mais, caractères qui distinguent cette espèce
d'empoisonnement, d'après M. Scuderi, de Mes-
sine (1), les convulsions sont accompagnées d'un
délire singulier qui tient de la manie ; les sujets affectés sont transportés ou maîtrisés par une force
involontaire ; ils courent ou s'arrêtent sans motifs ;
ils passent de la loquacité au silence sans cause apparente. Les organes urinaires sont généralement
affectés ; les urines sont rouges et rendues avec difficulté.

L'observation suivante a été rapportée par le
D<sup>r</sup> Edwards :

« M..., d'une complexion plutôt maigre que
grasse, ayant la peau blanche et colorée en rouge
sur les joues, d'une constitution rarement altérée
par les maladies, mais sujet à de légères affections
nerveuses, avait, depuis quelques jours, une constriction du sphincter de l'anus, qui lui causait, par
intervalles, de vives douleurs. Pendant cet espace
de temps, il eut recours à des lavements mucilagineux, mais sans en éprouver aucun soulagement ; on
lui prescrivit d'ajouter au lavement 2 grammes de
camphre : il n'en prit que 9 décigrammes. La douleur fut entièrement suspendue pendant environ une
heure. Le lendemain, on lui administra 2 grammes
de camphre en lavement ; quelques minutes après, il

_______________

(1) *Annali univ. di Med.*, t. XXXIV, p. 102.

sentit un goût de camphre à la gorge : au bout d'un
quart d'heure, n'ayant pas rendu le lavement, il
éprouva un sentiment d'inquiétude et de malaise général. Comme cet état pénible allait en augmentant,
il sauta à bas de son lit, et il fut surpris de se
trouver plus léger que de coutume : il lui semblait
qu'il tenait à peine à la terre et qu'il l'effleurait,
pour ainsi dire, en marchant. Il descendit pour
chercher des secours : sa marche était incertaine et
chancelante. Il se promenait en gesticulant et en de-
mandant avec instance un verre de vin. Sa face était
pâle, ses yeux hagards, ses traits altérés : il éprouvait un froid léger dans toute l'étendue de la peau,
avec un sentiment d'engourdissement au cuir chevelu, mais surtout à la nuque : la peau était fraîche
et humide dans quelques parties ; le pouls était faible
et serré : il lui semblait qu'il avait une disposition à
la défaillance ; son esprit était particulièrement affecté ; c'était un état de vive inquiétude, et cependant il ne se croyait pas en danger. Il était ému et
versait des larmes, qu'il s'étonnait de répandre,
parce qu'elles étaient sans motif et qu'il ne pouvait
les arrêter, parce qu'elles étaient involontaires. Cet
état continua pendant environ une demi-heure, en
diminuant graduellement. Le vin qu'il but contribua
beaucoup à le rétablir. Il exhalait par la bouche une
très-forte odeur de camphre, qui subsista pendant
toute la journée : la constriction douloureuse ne se
fit pas sentir pendant tout ce temps : elle ne se renouvela que vingt-quatre heures après, et céda ensuite
complétement à 60 centigrammes de camphre admi-

nistrés en deux doses de la même manière (1). »

Au rapport de M. Christison, M. Alexandre faillit être victime d'expériences qu'il faisait sur lui-même pour éprouver l'action de certains médicaments. Après s'être assuré qu'à la dose de 1 scrupule ($1^{gr}$,3), le camphre n'avait produit sur lui aucun effet sensible, il en avala, en une seule dose, 2 scrupules mêlés à du sirop de roses. Après vingt minutes, il se sentit comme frappé de langueur et d'insensibilité. Au bout d'une heure, il se sentit pris de vertiges, de confusion dans les idées, et d'une sorte de terreur panique. Tous les objets tournaient devant lui, et il était comme assiégé par des idées tumultueuses et sans suite. Bientôt il perdit connaissance, eut des convulsions, et comme un accès de folie. Ces symptômes avaient en partie disparu quand le D$^r$ Monro, appelé près du patient, lui fit prendre de l'émétique. Les vomissements firent évacuer presque tout le camphre avalé trois heures auparavant. Malgré la promptitude du secours, une sorte de délire ou d'état mental singulier persista chez le malade, comme pour témoigner que le camphre avait été absorbé et que, par l'intermédiaire de la circulation, il avait agi assez violemment sur le système nerveux.

Hoffmann a rapporté une observation qui présente de l'analogie avec celle qui a eu pour sujet le D$^r$ Alexandre :

« Un homme, sujet à une affection hypocondriaque des plus vives, et qui lui causait des accidents

---

(1) ORFILA, *Traité de Toxicologie*, t. II, p. 495, édit. de 1843.

spasmodiques très-fréquents, avala, par méprise, en une seule fois, 2$^{\text{gr}}$,6 de camphre dissous dans l'huile d'olives. Les effets de cette imprudence furent des vertiges, le froid des extrémités, une grande anxiété, une sueur froide de la tête, un délire léger accompagné de somnolence : le pouls était petit et languissant. A ces symptômes succédèrent bientôt une grande chaleur, un pouls plus accéléré, des urines rouges ; mais le malade fut bientôt dédommagé de cet accident, puisqu'il fut totalement délivré de ses spasmes (1). »

Est-il besoin d'indiquer le traitement à suivre dans le cas d'un empoisonnement accidentel par le camphre? Les évacuants, puis les excitants diffusibles, le vin même, ont été les moyens mis en usage, comme on l'a vu, par les D$^{rs}$ Monro et Edwards, et ces moyens ont réussi.

Lebkuchner a retrouvé le camphre dans le sang des animaux empoisonnés par ce principe immédiat (2).

Ce poison pénètre donc rapidement et profondément tout l'organisme. On le reconnaitrait, d'abord, à son odeur ; on l'isolerait ensuite, par la distillation, en recueillant et condensant les vapeurs au moyen d'un tube partant de la cornue et plongeant dans l'alcool.

---

(1) Orfila, *Traité de Toxicologie*, t. II, p. 496, édit. de 1843.
(2) *Diss. inaug.* Tubingue, 1845, p. 9. — Christison, *on Poisons*, p. 908; 1845.

# ORDRE TROISIÈME.

## DES POISONS ANIMAUX.

Je formerai trois divisions dans l'ordre des poisons dont il me reste à traiter. J'étudierai successivement, et dans autant de sections séparées : 1° les animaux à venin ; 2° les animaux qui recèlent naturellement, ou dans lesquels peuvent se développer accidentellement, des principes de nature toxique : on les a appelés quelquefois *toxicophores* ; 3° les matières animales altérées ou putréfiées, et celles qui, par suite de certaines maladies des animaux, ont contracté des propriétés virulentes.

## SECTION PREMIÈRE.

### DES ANIMAUX A VENIN.

Le poison semble avoir été donné comme une arme défensive à certains animaux. Il en est qui, comme le crapaud et les salamandres, dirigent contre leur ennemi un liquide subtil ; d'autres, tels

que les vipères et certains serpents, qui, en mor-
dant, laissent dans la plaie un venin assez souvent
mortel; d'autres, enfin, et telles sont diverses espèces de fourmis et d'araignées, dont le contact
souille ou pénètre la peau d'une humeur virulente.

Ainsi que j'en ai déjà fait la remarque (*voir* l'Introduction), les poisons tirés des animaux ont été
les premiers que les esprits malfaisants aient mis en
œuvre. On les mélangeait avec un certain art, et il
est de ces mélanges dont les effets étaient terribles.
Avec le temps, les empoisonneurs ont changé de
moyens. Les Locuste et les Sainte-Croix de nos jours
en sont venus à l'arsenic, à la morphine, à la nicotine. Mais il faut se tenir en garde contre les retours
du passé, contre toutes les imitations du crime. Dans
un intérêt d'applications pratiques, non moins que
dans un intérêt scientifique, il m'est donc imposé
de traiter des poisons animaux avec non moins de
soin et d'étendue que des poisons des deux ordres
précédents, ou des poisons minéraux et végétaux.

## ARTICLE PREMIER.

DES CRAPAUDS (*Bufo*) ET DES SALAMANDRES
(*Salamandra*).

### I. — *Histoire naturelle et chimique.*

Aux yeux de l'homme, le crapaud est le plus
immonde des animaux. Cette impression tient non

seulement à la laideur de ce batracien, mais à l'effroi qu'il inspire. Quoi de plus perfide que l'état d'engourdissement dans lequel semble plongé cet animal fangeux, qui ne rampe ni ne marche, et qui semble toujours prêt à faire usage d'un venin dont la source est multiple et ne tarit point !

Je puis parler de même de la salamandre. Après le crapaud, quoi de plus hideux que cet autre batracien à tête aplatie, noire, à peau chagrinée et ridée, nuancée de jaune et couverte de tubercules ? On recule involontairement quand on le rencontre, et l'on ne se hasarde point à le toucher.

On a pourtant dit de ces animaux, et particulièrement des crapauds, qu'ils n'avaient pas de venin. Cuvier lui-même s'exprime ainsi, en parlant des crapauds : « Ce sont des animaux d'une forme hi-
» deuse, dégoûtante, que l'on accuse mal à propos
» d'être venimeux par leur salive, leur morsure,
» leur urine, et même par l'humeur qu'ils trans-
» pirent (1). »

Mais le doute n'est plus permis sur ce point. MM. Gratiolet et Cloëz viennent de publier des recherches qui doivent lever les dernières incertitudes des naturalistes. Les crapauds et les salamandres sont bien des animaux venimeux. Pour les crapauds, les organes sécréteurs du venin sont des cryptes ou follicules cutanés. Ces follicules sont

_______________

(1) Cuvier, *Règne animal*, t. II, p. 94, édit. de Déterville. Paris, 1817.

surtout abondants vers les régions parotidiennes.
où ils forment des amas appelés *parotides*, à la région
dorsale du corps et des membres. Ils sont particulièrement
apparents dans tous les points des
membres que l'animal ne peut soustraire aux actions
extérieures, lorsqu'il se ramasse en boule pour
résister.

Il en est ainsi des salamandres et des tritons. La
Salamandre terrestre (*Lacerta salamandra*) a, dans
l'épaisseur de la peau, des glandes vénénipares abondantes,
surtout aux régions parotidiennes, et dans
toute l'étendue des gouttières latérales du rachis,
jusqu'à l'extrémité de la queue. La Salamadre d'eau,
ou Triton (*Triton*), en possède de semblables, mais
en moindre proportion : on en trouve surtout à la
queue. Ces glandes sécrètent un liquide lactescent,
d'une odeur forte, très-certainement doué de propriétés
toxiques.

D'après les intéressantes études de MM. Gratiolet
et Cloëz, voici quelles sont les propriétés physiques
et chimiques des humeurs virulentes des deux espèces
de Batraciens.

Le liquide excrété par les follicules vénénipares
du Crapaud commun (*Rana bufo*) est épais et visqueux;
sa teinte est jaunâtre; il a une odeur vireuse
et une amertume nauséeuse insupportable. L'un des
deux savants expérimentateurs l'ayant goûté en plus
grande quantité qu'il ne l'aurait voulu, a pu constater
qu'il ne déterminait sur la muqueuse buccale
aucune impression douloureuse. Il a une réaction
fortement acide.

Desséché, il conserve longtemps, si ce n'est in-définiment peut-être, ses propriétés malfaisantes.

Au produit desséché, l'éther enlève une matière granulée, oléagineuse, cristalline, qui agit elle-même comme poison, mais moins énergiquement peut-être que le résidu inattaqué par l'éther. Ce résidu, quand on le pulvérise, est un sternutatoire violent. L'éther dissoudrait donc, mais en assez faibles proportions, le principe essentiellement toxique.

Repris par l'alcool, le résidu du traitement par l'éther a donné une matière d'apparence résineuse, qui paraît être le principe même, le principe actif du venin, la partie insoluble dans l'alcool étant inerte.

Cette matière, d'apparence résineuse, ou prin-cipe essentiellement actif du venin, est soluble dans l'eau fortement aiguisée d'acide chlorhydrique; la solution précipite en jaune par le bichlorure de platine, en blanc par le bichlorure de mercure; réactions qui, selon la remarque de MM. Gratiolet et Cloëz, appartiennent aux alcaloïdes.

De même encore, la dissolution chlorhydrique de cette matière active précipite par l'ammoniaque, et le précipité est insoluble dans l'eau et soluble dans l'acide acétique. La dissolution acétique donne, par évaporation, un résidu d'aspect cristallin, qui a toutes les propriétés de la base toxique.

Les venins animaux seraient-ils donc aussi des bases alcaloïdes, dont la chimie pourrait déterminer les caractères, et que la toxicologie pourrait ressaisir

jusque dans les organes de la victime après un empoisonnement? Les recherches bien conçues et ha-
bilement dirigées de MM. Gratiolet et Cloëz tendent à cette conclusion. La difficulté seule de se
procurer des quantités suffisantes de venins a re-
tardé, jusqu'ici, pour eux, la solution définitive
de cet important problème.

II. — *Effets du venin des crapauds, des salamandres et des tritons sur l'économie animale.
Applications physiologiques, thérapeutiques et
médico-légales.*

C'est à l'aide des expériences, en partie encore
inédites, de MM. Gratiolet et Cloëz, que j'espère
donner quelque intérêt à ce paragraphe. Les anciens,
et aussi les médecins du moyen âge, avaient cru à
l'existence du venin des crapauds. Jacobœus, dans
son Traité *de Ranis observationes*, est le premier
qui ait élevé des doutes sur ce fait, et, du doute,
les savants ont insensiblement passé à l'incrédulité.
Ils ont traité de fables tout ce que leurs devanciers
leur avaient légué sur ce point; j'ai rappelé plus
haut l'opinion de Cuvier. Pour l'illustre naturaliste,
les crapauds ont été calomniés : ce sont les plus in-
nocents des animaux.

Cependant les crapauds étrangers n'avaient point
été tout à fait réhabilités comme les nôtres. Pison
(*de Medecinâ Brasiliensium*) avait maintenu, à
l'égard des batraciens américains, la mauvaise ré-

putation que les anciens avaient faite à cette famille.
M. Roulin, au retour de ses voyages en Amérique,
avait rapporté des observations qui consacraient les
traditions de Pison.

La question, en ce qui concerne les espèces de nos
climats tempérés, demandait donc des études nouvelles. Ces études ont été entreprises avec dévoue-
ment par MM. Gratiolet et Cloëz. En voici les
résultats :

« Nous avons inoculé, disent les deux expérimentateurs, l'humeur lactescente du Crapaud commun à cinq oiseaux (Verdiers ou Pinsons) ; tous ces
oiseaux sont morts en cinq ou six minutes ; ils ou-
vraient le bec et chancelaient comme dans l'ivresse :
ils avaient perdu la faculté de coordonner leurs mouvements. Au bout de quelques instants, ils fer-
maient les yeux comme pour dormir, et tombaient
morts.

» Une petite tortue ( *T. mauritanica* ) piquée à la
patte postérieure droite, ne parut point, au premier
abord, ressentir les effets du poison ; toutefois, au
bout de quelques jours, un affaiblissement sensible
se manifesta dans le membre lésé : bientôt survinrent les symptômes d'une paralysie véritable, et l'a-
nimal conservé pendant huit mois n'avait point, au
bout de ce temps, recouvré le mouvement anéanti
dans cette partie. Ce fait, qui semble établir la possibilité d'empoisonnements partiels, nous a paru
digne d'être signalé. »

Plus tard, durant les chaleurs du mois d'août
(MM. Gratiolet et Cloëz ont cru remarquer que le

venin avait beaucoup moins d'activité, si même il
en conservait encore dans les temps froids), plus
tard, dis-je, et dans la saison chaude, le poison fut
inoculé à un cochon d'Inde, à un lapin, à un chien,
à un chat, à un ruminant (un énorme bouc sans
cornes), et tous ces animaux périrent avec des accidents effroyables. Les symptômes ordinaires étaient
la somnolence interrompue par des convulsions plus
ou moins fréquentes, qui déterminaient quelquefois
une mort subite, mais qui, d'autres fois, y condui-
saient par une paraplégie graduelle et ascendante.
Les carnassiers ont eu des vomissements affreux.
Sans exception, tous les animaux soumis aux expériences ont eu des superpurgations.

Sur un chat, un phénomène curieux a été observé.
Dans les moments qui précédèrent les dernières convulsions, les excitations de l'ouïe n'amenaient aucune réaction immédiate. Un coup de marteau donné
sur le sol à côté de lui ne l'éveillait pas : mais, après
un nombre de secondes qui s'accrut jusqu'à une
demi-minute, on le voyait s'éveiller en sursaut, la
transmission des impressions auditives étant singulièrement ralentie.

Les autopsies pratiquées *immédiatement* après la
mort ont fait découvrir l'existence d'un ramollissement général de la moelle épinière et d'un anéantissement complet de l'irritabilité musculaire : les
muscles de la face faisaient seuls exception, et leur
irritabilité persistait un peu plus longtemps. C'est là,
disent les auteurs, un fait général dont l'histoire

exige d'autres études, mais dont la réalité est, dès à présent, bien constatée (1).

Au sujet du liquide qu'on retire des pustules cutanées de la Salamandre terrestre, liquide blanc, d'une odeur vireuse, lactescent, acide, et qui se coagule promptement, voici les expériences de MM. Gratiolet et Cloëz :

« Une petite quantité de cette humeur, placée sous la peau de l'aile ou de la cuisse d'un petit oiseau, ne semble point avoir la causticité qu'on lui attribue, car l'oiseau n'en paraît nullement incommodé. Mais, au bout de deux ou trois minutes, un trouble singulier se manifeste. Les plumes se hérissent, l'animal chancelle. Bientôt surviennent les symptômes d'une extrême angoisse ; l'oiseau tient alors son bec ouvert et le fait claquer convulsivement ; en même temps, il se redresse de plus en plus, renverse sa tête en arrière, pousse des cris plaintifs, s'agite, tourne plusieurs fois sur lui-même, et ne tarde pas à mourir.

» Un bruant, blessé à l'aile, est mort en un accès, en moins de trois minutes.

» Un pinson, blessé également à l'aile, est mort en vingt-cinq minutes, après deux accès épileptiformes.

» Plusieurs autres oiseaux, soumis aux expé-

_______________

(1) Je dois ces dernières observations à l'amitié de M. Gratiolet. Elles n'ont point encore été publiées.

riences, sont morts en six ou sept minutes. La mort
est d'autant plus prompte, que l'écoulement du sang
au fond de la petite plaie a été moins abondant. Un
bruant, blessé à la cuisse, avait perdu beaucoup de
sang ; la mort n'est arrivée qu'au bout de vingt-deux
heures; pendant les douze dernières heures, il est
resté plongé dans un état de somnolence que trou-
blaient, à de courts intervalles, de légers accidents
convulsifs. Il faut ajouter que deux heures après
l'opération, on lui avait fait respirer de l'ammoniaque, ce qui avait paru diminuer un peu son angoisse et ralentir singulièrement la marche des accidents.... »

Les deux expérimentateurs ont cru devoir essayer
l'action du poison sur de plus grands oiseaux.

« Une tourterelle, blessée légèrement à l'aile,
est morte en vingt minutes, après des convulsions
terribles et des paralysies alternatives qui ont tourmenté l'animal dès la huitième minute.

» Tous les oiseaux soumis à l'action du liquide
laiteux de la salamandre ont eu des convulsions épileptiformes.

» On a inoculé à de petits mammifères, tels que
des cochons d'Inde et des souris, une parcelle du liquide laiteux sous la peau de la cuisse. Tous ces animaux, au bout de dix minutes, ont manifesté une
grande angoisse. La respiration était, par moments,
haletante et pénible; ils s'endormaient à chaque
instant, et ce sommeil était interrompu par des convulsions légères, pareilles à des secousses électri-
ques. Mais, au bout de quelques heures, ces acci-

dents se sont dissipés, et les animaux blessés sont revenus à la santé (1). »

Le venin des salamandres est donc moins énergique que celui des crapauds; mais il produit des effets de même sorte.

Ces effets, d'après MM. Gratiolet et Cloëz, se manifestent surtout sur le système nerveux. « Un fait dont l'importance sera appréciée, disent les deux observateurs, c'est que, dans tous les oiseaux soumis à nos expériences, et morts après des convulsions en sens divers, les canaux demi-circulaires de l'oreille ont toujours été trouvés simultanément remplis de sang. Ce fait, rapproché des résultats qu'ont donnés les expériences de M. Flourens sur ces organes problématiques, ne saurait manquer d'éveiller l'attention des physiologistes (2). »

Je signalerai ici, comme je l'ai déjà fait ailleurs, cette tendance des anatomo-physiologistes à attribuer aux agents toxiques des actions spéciales, des actions directes sur le système nerveux en général, et même sur telle partie du système nerveux en particulier.

Ne serait-ce pas là une *localisation* bien plus extraordinaire que celle que l'on nous a reprochée, à M. Danger et à moi, d'avoir voulu introduire dans la science? Jusqu'ici, toutefois, défions-nous de ce qui n'est qu'une conjecture, j'allais dire un vœu de notre esprit. Le poison absorbé paraît se concentrer vers certains organes et ne pas pénétrer tous les

---

(1) *Comptes rendus heddomadaires des séances de l'Académie des Sciences,* tome XXXII, p. 593.

(2) *Comptes rendus hebdomadaires des séances de l'Académie des Sciences,* t. XXXIV, p. 331, numéro du 11 mai 1852.

systèmes. Mais ce phénomène a lieu, sans doute, en raison des modifications ou transformations que la matière toxique éprouve dans sa marche à travers les tissus organiques. Elle se concentre là où l'entraînent la circulation et l'effort critique des excrétions et sécrétions; elle séjourne là où elle subit des modifications qui l'enlèvent à la circulation, là, par exemple, où de l'état soluble, elle passe à l'état de corps ou de composé insoluble.

Que dire du traitement à opposer à l'inoculation ou à l'absorption du venin des crapauds ou des salamandres? On n'aura certainement pas recours, de notre temps, aux antidotes des anciens, aux formules si complexes de Dioscoride; on cautérisera les plaies, on excitera le vomissement et les évacuations alvines qui, selon nous, sont des efforts critiques; on combattra enfin, symptôme à symptôme, les effets consécutifs ou résultant d'une absorption consommée.

Dans les cas, qui ne se présenteront vraisemblablement jamais, où l'on aurait à rechercher le poison dans les organes de la victime présumée d'un crime, il faudrait mettre à profit les recherches déjà si bien commencées par MM. Gratiolet et Cloëz, et s'efforcer, par les méthodes ci-dessus indiquées, d'isoler la matière vénéneuse, pour en constater les propriétés physiques et chimiques, et pour l'expérimenter sur de jeunes et faibles animaux. On suivrait, en tous points, les règles déjà données pour séparer des matières animales les bases alcaloïdes végétales. (*Voir* pages 130 et 214 de ce volume.)

# ARTICLE II.

## DES REPTILES OPHIDIENS OU SERPENTS VENIMEUX.

### I. — *Histoire naturelle, chimique et pharmaceutique.*

On confond trop souvent les serpents non venimeux avec les serpents venimeux. Voici les caractères essentiels qui les distinguent :

Les serpents non venimeux ont les branches de la mâchoire supérieure, celles de la mâchoire inférieure et les branches palatines garnies de dents fixes et non percées; ils ont donc quatre rangées à peu près égales de ces dents dans le dessus de la bouche et dans le dessous.

Les serpents venimeux se subdivisent en venimeux à plusieurs dents maxillaires, et en venimeux à crochets isolés.

Les serpents venimeux à plusieurs dents maxillaires ont les mâchoires organisées et armées à peu près comme les serpents non venimeux; seulement leurs mâchoires ont un moindre nombre de dents à la rangée extérieure, c'est-à-dire à l'os maxillaire, et la première de ces dents, plus grosse que les autres, est percée et conduit le venin dans la plaie. Tels sont les Bongares ou Pseudoboas, les Trimérésures et les Hydres, serpents exclusivement originaires des Indes. Les serpents venimeux par excellence, ou à crochets isolés, ont une structure particulière dans les organes de la manducation. Leurs os maxillaires supérieurs sont fort petits, portés sur un long pédicule analogue à l'apophyse ptérygoïde externe du sphénoïde et très-mobiles. Il s'y fixe une dent aiguë, percée d'un petit canal, qui donne issue à une liqueur sécrétée par une glande volumineuse située sous l'œil. C'est cette liqueur qui, versée dans la plaie par la dent, produit les désordres qui seront étudiés plus loin. Cette dent, quand l'animal n'en fait point usage, se cache dans le repli de la gencive, et il y a derrière elle plusieurs germes, destinés à se fixer à leur tour pour la remplacer, si elle se casse dans une plaie. Les naturalistes ont nommé les dents venimeuses *crochets mobiles*, mais c'est proprement l'os maxillaire qui se meut; il ne porte point d'autres dents, en sorte que, dans cette sorte de serpents malfaisants, on ne voit, dans le haut de la bouche, que les deux rangées de dents palatines.

Toutes ces espèces venimeuses font des petits vivaces, parce que leurs œufs éclosent avant d'avoir été pondus. De là leur vient le nom de *vipères*, contraction de vivipares.

Un caractère des serpents venimeux à crochets isolés, est d'avoir les mâchoires très-dilatables et la langue très-extensible. Leur tête, large en arrière, a généralement un aspect féroce qui annonce, en quelque sorte, leur naturel. Il en existe deux grands genres, les *Crotales* et les *Vipères*, autour desquels s'en groupent quelques petits, tels que les *Scytales*, originaires des Indes.

## Des *Crotales* (Crotali), vulgairement *Serpents à sonnettes* (1).

Ce qui distingue le mieux les Crotales, dit Cuvier (2), c'est l'instrument bruyant qu'ils portent au bout de la queue, et qui est formé de plusieurs cornets écailleux emboîtés lâchement les uns dans les autres, qui se meuvent et résonnent légèrement quand l'animal rampe ou quand il remue la queue. Il paraît que le nombre de ces cornets augmente avec l'âge, et qu'il en reste un de plus à chaque mue. Le museau de ces serpents est creusé d'une petite fossette arrondie derrière chaque narine. Toutes les espèces dont on connaît bien la patrie viennent d'Amérique. Elles sont d'autant plus dangereuses, que la contrée et la saison sont plus chaudes; mais leur naturel est, en général, tranquille et assez engourdi.

Le Serpent à sonnettes rampe lentement, ne mord que lorsqu'il est provoqué, ou pour tuer la proie dont il veut se nourrir.

Quoiqu'il ne grimpe point aux arbres, il fait cependant sa nourriture principale d'oiseaux, d'écureuils, etc. On a cru longtemps qu'il avait le pou-

---

(1) Le mot *crotale* vient de κρόταλον, cresselle.

(2) Cuvier, *le Règne animal distribué*, etc. Paris, t. II, p. 77; 1817

voir de les engourdir par son haleine, ou même de les charmer, c'est-à-dire de les contraindre, par son seul regard, à se précipiter dans sa gueule. Il paraît qu'il lui arrive souvent de les saisir dans les mouvements désordonnés que la frayeur de son aspect leur inspire.

La plupart des espèces ont sur la tête des écailles semblables à celles du dos.

L'espèce la plus commune aux États-Unis (*Crotalus horridus*, L.) est brune avec des bandes transversales irrégulières noirâtres.

Celle de la Guyane (*Crotalus durrissus*) a des taches en losange, bordées de noir, et quatre lignes noires le long du dessus du col.

Toutes deux sont également redoutées, et peuvent faire périr en quelques minutes. Elles parviennent l'une et l'autre à 2 mètres et plus de longueur. Les autres ont la tête garnie de grandes plaques. Tel est le Millet (*Crotalus miliaris*).

### *Vipères* (*Viperæ*).

En n'ayant égard qu'aux téguments, dit Cuvier (1), les Vipères sont des couleuvres venimeuses, car elles ont, comme les couleuvres, des plaques entières sous le ventre, et divisées en deux sous la queue. On en compte un très-grand nombre de variétés, parmi lesquelles il faut distinguer :

---

(1) Ouvr. cité, t. II, p. 80.

1°. Les *Trigonocéphales*, qui ont des fossettes derrière les narines, comme les serpents à sonnettes, qu'ils égalent presque par la force de leur venin. Leur queue se termine souvent par un petit aiguillon corné. Leur occiput est fort élargi par l'écartement des mâchoires. Dans les uns, la tête est couverte d'écailles pareilles à celles du dos. Dans d'autres, elle est seulement garnie d'écailles granulées comme du chagrin. Tels sont le *Trigonocéphale jaune*, *Vipère jaune des Antilles*, ou *Fer de lance* (Vipera lanceolata), le plus dangereux serpent de la Martinique, et qui atteint jusqu'à 2 mètres; le *Trigonocéphale à losanges* (Crotalus mutus); le *Trigonocéphale vert*, ou *Trimérésure vert* de Lacépède.

2°. Les *Platures*, qui ont la queue comprimée, la tête couverte de plaques, et vivent dans les eaux de la mer des Indes, et parmi lesquels se trouve le *Plature à bandes* (Colubrinus laticaudatus, seu Hydrus colubrinus), bardé en travers de blanc et de noir.

3°. Les *Naïa*, dont l'espèce la plus célèbre est le Serpent à lunettes (*Vipera naia*), ainsi nommé d'un trait noir en forme de lunette, dessiné sur la partie élargie. On le trouve aux Indes. Les bateleurs, dit Cuvier, en apprivoisent qu'ils savent faire jouer et danser pour étonner le peuple, après toutefois qu'ils leur ont arraché les dents. On fait le même usage, en Égypte, d'une autre espèce, l'Haje (*Vipera haje*, *Colubrina haje*), dont le col s'élargit un peu moins et qui est verdâtre bardée de brun. Les jongleurs de ce pays-là savent, en lui pressant la nuque avec le doigt, mettre ce serpent dans une espèce de catalepsie qui le rend roide et immobile (le change en verge ou bâton). L'habitude qu'a l'Haje de se redresser quand on en approche, avait fait croire aux anciens Égyptiens qu'il gardait les champs qu'il habitait; ils en faisaient l'emblème de la divinité protectrice du monde, et c'est lui qu'ils sculptaient sur le portail de tous leurs temples des deux côtés d'un globe. C'est incontestablement le serpent que les anciens ont décrit sous le nom d'*Aspic*.

4°. Les *Élaps*, dont l'espèce la plus commune est l'Élaps lemniscate (*Coluber lemniscatus*), marquée d'anneaux noirs, rapprochés trois à trois sur un fond blanc. Le bout de son museau est noir. Elle est de la Guyane, où on la redoute beaucoup.

5°. Les *Vipères ordinaires* ou *communes* que l'on pourrait diviser, dit Cuvier, à peu près comme les Trigonocéphales :

I. En celles qui ont toute la tête couverte d'écailles imbriquées et carénées (ou les *Cobra* de Laurentii), espèces étrangères, dont l'occiput est élargi comme celui des Trigonocéphales, et qui ne leur cèdent point pour la force du venin :

II. En celles qui ont la tête couverte d'écailles granulées, comme

La Vipère commune (*Colubrinus berus*).

La Vipère à museau cornu (*Vipera ammodytes, Vip. illyrica, Col. aspis*).

Le Céraste (*V. cerastes*).

III. En celles qui ont sur le milieu de la tête trois plaques un peu plus grandes, comme

La Vipère rouge ou Æsping des Suédois (*Vip. chersœa, Col. chersœa, Coluber berus*);

IV. Enfin, en celles qui ont le dessus de la tête tout garni de plaques, comme

L'Hémachate de Perse et des Indes (*Col. hœmachates*).

Je reviens, pour la décrire, à la *Vipère commune*, appelée à Paris *Vipère de Fontainebleau*, parce qu'on la rencontre fréquemment dans cette localité. Ce reptile, ordinairement de la grosseur du pouce, a 5o à 8o centimètres environ de longueur, y compris la queue qui est assez distincte, et peut être comptée pour 8 à 1o centimètres. Il est de couleur brune ou fauve, avec une raie noire ondulée le long du dos, et une rangée de taches un peu moins foncées de chaque côté; le ventre est ardoisé. Le mélange de ces teintes donne à la peau de l'animal l'aspect d'écailles imbriquées les unes sur les autres.

La tête aplatie, élargie en arrière, a la forme d'un écusson. Sur le devant, une tache noire imite assez un trident; sur les côtés, deux raies plus marquées figurent deux fers de lance. En s'écartant en arrière, ces deux raies forment une sorte de V, dans l'ouverture duquel immerge, en pointe ou encore en fer de lance, la raie noire ondulée du dos.

Les dents à crochets sont courbes, effilées et poin-

tues comme des épines ; sur leur convexité, elles
portent une petite cannelure qui conduit à un canal
où se trouve un liquide (le venin) sécrété par une
glande placée à la base. Il y a plusieurs germes de
ces crochets ; mais on n'en remarque ordinairement
qu'un ou deux qui peuvent se redresser, les autres
étant destinés à remplacer les premiers qui tom-
bent.

Le venin des serpents n'a jamais été recueilli en
assez grande quantité, que nous sachions, pour être
soumis à des investigations chimiques. On sait seulement que le venin de la Vipère est un liquide
blanc-jaunâtre, neutre aux papiers réactifs, sans
odeur et saveur qui puissent le distinguer de toute
autre matière animale. Il est soluble dans l'eau et
dans l'alcool, et se conserve pendant assez longtemps
dans l'un et l'autre liquide sans perdre ses propriétés.
A l'état sec, s'il est bien préservé de l'humidité, il
se garde non moins bien que le fluide vaccin. Voici,
sur ce point, comment s'exprime Fontana dont l'o-
pinion fait autorité : « Le venin de la Vipère se conserve pendant des années dans la cavité de sa dent
sans perdre de sa couleur ni de sa transparence ; si
l'on met alors dans de l'eau tiède cette dent, il se
dissout très-promptement et se trouve encore en état
de tuer les animaux. Car, d'ailleurs, le venin de la
Vipère, séché et mis en poudre, conserve pendant
plusieurs mois son activité, ainsi que je l'ai éprouvé
plusieurs fois, d'après Redi. Il suffit qu'il soit porté,
comme à l'ordinaire, dans le sang par le moyen de
quelque blessure. Mais il ne faut cependant pas qu'il

ait été gardé trop longtemps. Je l'ai vu souvent sans effet au bout de dix mois (1). »

Le venin des serpents agit à la manière des ferments ; c'est une sorte de ferment sans doute. C'est là jusqu'ici tout ce que la chimie peut en dire.

Est-il de mon sujet de rappeler que la chair des serpents, celle de la Vipère spécialement, entre dans la composition de certaines préparations pharmaceutiques? Aucun médecin ne l'ignore ; mais employée de la sorte, la chair de ces animaux ne possède aucune propriété toxique. A-t-elle des propriétés thérapeutiques?

« Rien, dit Macrobe, ne nous donne une idée plus parfaite de la santé, que cette propriété commune aux différentes espèces de serpents, de se dépouiller chaque année de leur peau ; car après les maladies, après les langueurs, le rétablissement de la santé est la période d'une vie renaissante, comme le serpent semble se revêtir de la jeunesse, quand une nouvelle peau succède à l'ancienne (2). »

Est-ce là la raison qui a fait croire à la thériaque comme à une panacée? Que les praticiens le disent. Ils avouent, d'ailleurs, que souvent en médecine, il faut agir sur la folle du logis, sur l'imagination. Ce que le temps semble avoir consacré a toujours des vertus.

---

(1) Fontana, *Traité sur le venin de la Vipère, etc.* Florence, t. I, p. 53 ; 1781.

(2) Richard Mean, traduction française de Coste, t. I, p. 70 ; 1774.

II. — *Effets du venin des serpents sur l'économie animale. Applications physiologiques, thérapeutiques et médico-légales.*

Le venin des serpents est-il d'une nature identique, ou bien chaque espèce a-t-elle le sien? Dans l'ignorance où nous laisse la chimie sur ce point, nous ne pourrons nous faire une opinion que par les observations de la pratique médicale. Rapprochons celles qui peuvent le mieux nous éclairer.

Un enfant, dit M. Tixier, médecin distingué qui a habité l'Amérique, ayant eu l'imprudence de plonger le bras dans le creux d'un arbre qu'habitait un serpent à sonnettes, en fut mordu, et expira à l'instant même.

Un nègre, qui sarclait un champ de cannes à sucre dans la Louisiane, poussa tout à coup un grand cri. Il avait été mordu par un énorme crotale: il tomba mort.

Une femme fut mordue par un *Crotalus miliaris*, de 4 décimètres de longueur, sur lequel elle avait posé le pied par mégarde. Au bout de dix minutes, elle éprouvait les symptômes suivants :

Elle gisait à terre dans un état d'anxiété extrême.

La face était grippée, terreuse, couverte d'une sueur abondante et froide: la peau du reste du corps était sèche et froide.

Le pouls était petit et serré.

Un tremblement convulsif général alternait avec une prostration complète, pendant laquelle on re-

marquait de fréquents soubresauts des tendons flé-
chisseurs des doigts.

La jambe qui avait été mordue était très-gonflée,
d'un rouge pâle et livide, semée de larges taches
violacées ; des douleurs violentes s'y faisaient sentir ;
elles étaient surtout marquées à la partie interne ;
le pied était rouge et œdémateux. Au-dessous du
sommet de la malléole interne, au milieu de l'espace qui la sépare du tendon d'Achille, existaient
deux petites plaies de forme arrondie, larges de
1 ligne, éloignées de 8 lignes et situées verticalement l'une au-dessus de l'autre. Ces plaies avaient
l'aspect de simples piqûres ; il n'y avait autour d'elles
ni sang ni rougeur.

M. Tixier les excisa, et enleva avec elles tout le
tissu cellulaire sous-jacent qui recouvrait le tendon
d'Achille ; il y plaça d'abord de la poudre de chasse,
puis il cautérisa fortement au fer rouge.

Trois heures après l'accident, à 6 heures du soir,
la malade vomit des matières alimentaires ; à 7 heures, nouveaux vomissements, suivis de nausées très-
incommodes. Une cuillerée d'eau-de-vie camphrée
arrêta les vomissements. A 9 heures, douleurs violentes à la jambe, céphalalgie, langue très-rouge
et sèche, soif ardente, qu'une grande quantité d'eau
n'avait pu étancher. A 10 heures, somnolence, rê-
vasseries, agitation.

Le lendemain, le pied et la jambe étaient énormément tuméfiés, durs et douloureux ; la langue
était sèche et rouge ; le pouls petit, dur et fréquent.
La malade demandait sans cesse à boire ; elle était

calme, mais très-abattue; les mouvements convulsifs avaient disparu. Le gonflement énorme de la
jambe faisant craindre un phelgmon, on pratiqua
trois incisions profondes. Peu à peu la suppuration
s'établit, les escarres se détachèrent, les symptômes
généraux disparurent, et, au bout de vingt-deux
jours, la guérison eut lieu.

Les Osages, d'après M. Tixier, regardent ces morsures comme entraînant nécessairement la mort. Ils
n'y portent aucun remède, et ils se bornent à en-
tourer la personne mordue, à chanter les chants
mortuaires, et à crier et miauler d'une manière af-
freuse, jusqu'à ce que la mort soit arrivée.

Cependant la mort est-elle toujours l'effet d'une
morsure de serpent à sonnettes? Voici ce que je lis
dans le compte rendu d'un voyage anonyme en Californie :

« Un danger inséparable des expéditions à travers les forêts et les hautes herbes des prairies, est
la morsure du *Cascabel* ou Serpent à sonnettes. On
en rencontre très-fréquemment, tapis auprès des
troncs d'arbres ou étalés au soleil sur les plateaux
élevés. Leur morsure devient plus dangereuse à mesure que vous avancez vers le sud. Dans le nord, ils
semblent engourdis, et le venin qui coule à travers
leurs incisives n'est pas toujours mortel.

» Dans une chasse que nous avions entreprise
dans les environs de Springfield, un de nos compagnons fut piqué au doigt par un serpent à sonnettes, au moment où il essayait de se hisser au
sommet d'un rocher. Au cri qu'il poussa, nous ac-

courûmes. Le pauvre garçon nous montrait son doigt ensanglanté; il paraissait très-effrayé. Heureusement nous avions avec nous un ancien élève en pharmacie. Sa science, plus ou moins vraie, nous fut d'une grande utilité, car il parvint à rassurer et même à guérir le malade, avec des infusions et des compresses d'alcali. *Plusieurs morsures de serpents à sonnettes ont été guéries par l'application de ce seul remède* (1) ».

Le Cobra de Capello, Chinta nagoo des Indiens (*Coluber naia* de Linné), n'est pas moins redouté que le Serpent à sonnettes (*Crotalus horridus*).

J'ai eu en ma possession, dit Christison, un échantillon de venin provenant d'un cobra de capello, venin qui avait été conservé en le faisant sécher au soleil sur un plat d'argent. Il m'avait été donné par M. Wardrop, de Londres, et il avait l'apparence de petits fragments de gomme arabique. J'en fis dissoudre $1\frac{1}{2}$ grain dans l'eau, et j'introduisis le liquide entre la peau et les muscles de la cuisse d'un fort lapin. Au bout de huit minutes, l'animal était faible, et il avait de la peine à se mouvoir; il gardait toutes les positions les plus incommodes qu'on lui donnait, ses *membres restant rétractés par instant*. A la fin, il se refroidit, sa respiration devint pénible, diaphragmatique, et il mourut comme épuisé, sans perte préalable toutefois de la sensibi-

---

(1) *Presse* du 6 novembre 185. : *La Californie et les mines d'or, Notes d'un voyageur.* Compte rendu par M. Édouard Auger.

lité (*it died exhausted without any precursory insensibility*). Christison ajoute que dix minutes après la mort, le cœur se contractait assez vivement sous l'influence des irritants; ce qui impliquait que le poison *paraissait avoir agi en produisant une paralysie musculaire, et, par conséquent, en mettant obstacle à la respiration.*

Mais, au sujet du cobra de capello, combien d'observations encore qui montrent que le venin de ce serpent n'est pas mortel, qu'il n'est pas plus terrible même que celui de notre Vipère commune !

Dans le mois de janvier 1788, une femme de Malabar fut mordue au bas de la jambe par un cobra de capello; quelques heures après, elle était dans un état de torpeur générale, paraissait insensible et avait perdu la vue. Le pharynx était le siége d'un spasme qui mettait obstacle à la déglutition. Cependant on lui fit prendre une pilule de *tanjore* (arsénite de potasse), on agrandit la plaie, et l'on y appliqua de l'onguent mercuriel. De trois en trois heures, on renouvela la pilule de *tanjore*, et dix-huit heures après la morsure, la malade recouvra le sentiment et la vue, ainsi que la faculté d'avaler. La faiblesse persista huit jours, mais le rétablissement eut lieu sous l'influence des pilules de *tanjore*, dit M. Duffin, à qui l'on doit cette observation.

Un Indien fut mordu à la cheville du pied par un gros cobra de capello. Au bout d'un quart d'heure, ses mâchoires étaient serrées l'une contre l'autre, et il paraissait mort; la partie mordue offrait quatre piqûres très-larges, sur lesquelles on appliqua de l'*eau de Luce*. Aussitôt l'individu donna des signes de sensibilité, et tira le membre en haut. On fit chauffer deux bouteilles de vin de Madère, qu'on le força à avaler, en séparant les mâchoires et en introduisant un entonnoir dans la bouche. Presque tout le liquide fut ingéré dans l'estomac. Une demi-heure après, on continua à appliquer extérieurement de l'*eau de Luce* pendant trois heures. L'individu était tellement insensible, qu'on l'aurait cru mort s'il n'eût pas respiré de temps en temps. Cet état dura quarante heures, après lesquelles il parut recouvrer le sentiment. Ce ne fut que douze heures après qu'il commença à parler, et il resta quelques jours faible et langoureux. Le vin de Madère paraît avoir été ici, comme dans beaucoup d'autres circonstances analogues, un remède héroïque, à moins qu'on n'attribue la guérison à l'eau de Luce. (RUSSEL. — ORFILA, *Toxicologie*, t. II, p. 657.)

Au commencement du mois de juin 1788, après le coucher du soleil, un homme de quarante ans fut mordu à la partie charnue qui se trouve entre le pouce et l'index par un cobra de capello. Il éprouva sur-le-champ une vive douleur, qui s'étendit bientôt jusqu'au haut du bras; il eut des nausées, mais ne vomit pas. En moins d'une heure, la main et le poignet furent considérablement enflés; l'épaule du même côté était douloureuse, la tête pesante; le patient avait beaucoup de tendance à l'assoupissement, en sorte qu'il passa plusieurs heures sans pouvoir juger son état; mais on apprit que tantôt il était très-inquiet sans se plaindre, tantôt il souffrait et retombait dans l'assoupissement. Les symptômes augmentèrent d'intensité vers minuit; il eut des mouvements convulsifs à la gorge; sa respiration devint pénible; il ne pouvait plus parler ni voir, quoique ses yeux fussent ouverts. On avait appliqué sur le bras un cataplasme composé de plusieurs herbes, et l'on avait donné intérieurement un antidote secret. A 2 heures du matin, il allait beaucoup mieux, il avait recouvré l'usage des sens; son bras était excessivement tuméfié. Dans le courant de la journée, les symptômes avaient singulièrement diminué. On lui fit prendre quelques doses de quinquina; le dos et la paume de la main, ainsi que le poignet, furent gangrenés; les tendons étaient à nu, et il en résulta un large ulcère, qui fut guéri par les remèdes ordinaires. Le malade avait recouvré la santé dix jours après; mais il ne put se servir de la main qu'au bout de plusieurs mois. (ORFILA, *Toxicologie*, t. II, p. 657.)

Cependant, au moment où j'écris ces pages, voici ce que racontent les journaux anglais :

« Ce matin, avant que les curieux fussent admis à visiter la ménagerie de la zoological's Society's-gardens, dans Regent's-Park, John Gosling, un des gardiens des reptiles, a été tué par suite d'un acte de folie de sa part. Vers huit heures, au moment où il devait se livrer à ses occupations ordinaires, il a fait la bravade d'enlever de sa cage un des serpents les plus venimeux, le cobra de capello, et, pour amuser un de ses camarades, il laissa le reptile s'enrouler autour de lui; au bout de quelques

secondes, le serpent le mordit à la figure, et lui fit
au nez une petite blessure, qui saigna beaucoup.

» Cet homme, qui depuis plus d'un an et demi
fait le service auprès de ces dangereux animaux, eut
la présence d'esprit (quoique se sentant mortellement blessé) de replacer le serpent dans sa cage. Il
manda le gardien en chef et l'administrateur, qui le
firent transporter sur-le-champ à l'hôpital de l'U-
niversité, dans Gower-Street. Là, tous les soins lui
furent prodigués ; mais il expira au bout d'une
heure. Le malheureux ne paraissait pas souffrir
beaucoup, et le venin agissant comme narcotique,
il est mort en syncope. Le reptile qu'il avait eu
l'imprudence de toucher est magnifique; il a 4 à
5 pieds de longueur. »

J'arrive, car ce serait trop me répéter que de reproduire d'autres observations de morsures de serpents étrangers, j'arrive, dis-je, aux effets produits
par notre Vipère commune (*Vipera berus*).

« Mordu au doigt par une vipère, un homme de
Villabesse périt dans l'espace de huit heures. »

« Le 23 juillet 1747, M. Bernard de Jussieu étant
à herboriser sur les buttes de Montmorency avec ses
élèves, un d'eux saisit avec la main un serpent,
qu'il prenait pour une couleuvre, et qui réellement
était une vipère. L'animal, irrité, le mordit en trois
endroits, savoir, au pouce, au doigt index de la
main droite et au pouce de la main gauche; le
jeune homme sentit presque aussitôt un engourdissement dans les doigts qui s'enflèrent. L'enflure
gagna les mains, et devint si considérable, que

le malheureux ne pouvait plus fléchir les doigts.
Ce fut dans cet état, qu'on le mena à M. de Jussieu, qui était éloigné de quelques centaines de
pas. L'inspection de l'animal le fit aussitôt reconnaître pour une vipère très-forte et très-vive; et le
malade, qui avait été effrayé, fut rassuré par l'espérance d'une prompte et sûre guérison. En effet,
M. de Jussieu s'était assuré, tant par le raisonne-
ment que par un grand nombre d'expériences faites
sur des animaux, que l'alcali volatil était, dans ces
sortes d'occasions, un remède sûr, pourvu qu'il fût
administré promptement. Il avait heureusement sur
lui un flacon rempli d'eau de Luce, qui, comme
l'on sait, n'est qu'une préparation de l'alcali volatil
uni à l'huile de succin. Il en fit prendre au malade
six gouttes dans un verre d'eau, et en versa sur
chaque blessure assez pour servir à les bassiner et
à les frotter. Il était alors 1 heure après midi, et il
faisait fort chaud: sur les 2 heures, le malade se
plaignit de maux de cœur, et tomba en défaillance :
on voulut faire une ligature au bras droit, qui était
très-enflé, mais M. de Jussieu la fit défaire, et une
seconde dose du même remède prise dans du vin fit
disparaître la défaillance. Alors le malade demanda
à être mené au lieu où il devait passer la nuit: il y
fut conduit par deux étudiants en médecine, qui se
chargèrent d'en avoir soin, et de lui faire prendre
le même remède, s'il lui survenait quelques faiblesses: il en eut effectivement deux dans la route.
Étant au lit, il se trouva très-mal, donna même quelques marques de délire, et vomit tout son dîner;

mais tous ces accidents cédèrent à quelques nouvelles doses d'alcali volatil. Après son vomissement,
il resta tranquille et dormit assez paisiblement.
M. de Jussieu, qui arriva sur les 8 heures, le trouva
beaucoup mieux, et seulement incommodé de l'a-
bondante transpiration que le remède lui avait causée ; la nuit fut très-bonne : le lendemain, les mains
n'étant pas désenflées, on fit une embrocation avec
l'huile d'olive, dans laquelle on mêla un peu d'alcali volatil. L'effet de ce remède fut prompt ; une
demi-heure après, le malade pouvait fléchir librement les doigts ; il s'habilla, et revint à Paris, après
avoir déjeuné de très-bon appétit. Depuis, il alla de
mieux en mieux, et se trouva entièrement guéri au
bout de huit jours. L'enflure, l'engourdissement
des mains, et une jaunisse qui s'était montrée dès le
troisième jour, sur les deux avant-bras, furent dissipés par le même remède, dont il prenait trois
fois par jour deux gouttes dans un verre de sa
boisson (1). »

« *Laurino*, grenadier de la garde impériale, est
vivement mordu à la deuxième phalange du doigt
index de la main gauche. Il éprouve à l'instant une
douleur excessivement vive ; la partie mordue s'enfle
presque immédiatement après. On fait une forte
ligature au haut de la première phalange, près de
son articulation avec le métacarpe ; la partie inférieure se tuméfie considérablement. Paulet, qui voit

---

(1) *Histoire de l'Académie des Sciences*, p. 54 ; 1747.

ce grenadier une heure après, trouve la peau du doigt mordu dans un état de tension extrême, et plus pâle que celle des environs. Il fait huit ou dix scarifications sur toute l'étendue du doigt tuméfié. Le malade, qui n'avait éprouvé ni syncope, ni vomissements, ni d'autres douleurs que celles qu'avait produites la morsure, eut une faiblesse semblable à celle qu'aurait pu causer une forte saignée. La partie déliée fut dégorgée entièrement. On lui fit prendre 4 grammes de thériaque dans un verre de vin, et la partie fut pansée avec des compresses d'eau-de-vie camphrée. On lui administra l'*infusum* de fleurs de tilleul. Le lendemain, la partie mordue était en bon état ; mais quelqu'un y fit appliquer de l'alcali volatil, qui détermina une vive douleur et une tuméfaction qui se communiqua de la main jusqu'au haut du bras. On en revint aux compresses imbibées d'eau-de-vie camphrée ; la sueur ne tarda pas à s'établir, et le malade fut entièrement guéri au bout de dix-sept jours. » (*Observations sur la Vipère de Fontainebleau*, par Paulet : 1805.—ORFILA, *Traité de Toxicologie*, t. II, p. 645.)

« *Charles Nava*, âgé de quatorze ans, d'une constitution grêle, fut mordu, dans la matinée du 6 mai 1823, par une vipère, à la dernière phalange du doigt indicateur de la main gauche ; il éprouva aussitôt une douleur très-aiguë, qui se fit sentir dans tout le bras jusqu'à l'épaule, et lui arracha un cri perçant. On fit pénétrer dans les morsures, qui étaient à peine visibles, de l'acide azotique concentré. Ce moyen fut employé environ une demi-heure après l'accident ; le malade n'éprouvait alors que beaucoup d'inquiétude. Il tomba bientôt dans un état de somnolence et de prostration ; la partie mordue se tuméfia , le gonflement tarda peu à s'étendre jusqu'au bras. On lui fit avaler cinq gouttes d'ammoniaque étendue dans 32 grammes d'eau commune. Aux symptômes déjà indiqués, s'étaient joints la perte de la vue , beaucoup de difficulté dans la respiration , des efforts pour vomir et des vomissements, des convulsions, une douleur très-vive à la région ombilicale , avec tension de l'abdomen ; le pouls était petit et fréquent. On prescrivit $1^{gr},30$ d'ammoniaque dans 96 grammes d'eau de menthe poivrée, à prendre deux cuillerées chaque heure. Il pouvait à peine marcher, quoiqu'il fût soutenu ; d'une voix presque éteinte , il priait qu'on le laissât dormir, la mort ne lui causant aucune crainte, si elle devait être le résultat de son sommeil. On plaça la partie du membre qui avait été mordue, ainsi que la tête du malade, sous un filet d'eau très-froide ; on ne laissa la tête qu'un moment , et on l'essuya immédiatement après ; bientôt le malade la releva de lui-même et se trouva un peu éveillé ; ce moyen fut répété trois ou quatre fois, et toujours avec plus d'avantage. Alors on fit plonger le malade nu dans un bassin formé par un torrent, et l'on fit répandre avec un seau de l'eau sur sa tête ; on le retira deux minutes après du bassin , et il était encore moins assoupi ; le pouls s'était relevé, il était moins fréquent, cependant un peu irrégulier ; la vue était en partie revenue , quoique les yeux fussent encore troubles; la physionomie était moins abattue, la douleur de l'ombilic moins vive, le ventre plus souple; mais les efforts pour vomir continuaient. Il pouvait faire quelques pas de lui-même. En peu de temps, on prescrivit cinq affusions sur la tête; le malade les désirait, et il n'éprouvait plus de douleur à l'abdomen dès qu'il était dans l'eau. Deux heures après l'emploi de ce moyen, il se promenait seul, et, à l'exception de légères douleurs dans le bas-ventre, tout était rentré dans l'ordre, et le pouls était presque naturel. » (*Gazette de Santé* du 5 juillet 1824. — ORFILA, *Toxicologie*, t. II, p. 646.)

A l'intensité près des symptômes, quelle analogie, pour ne pas dire quelle similitude, dans toutes ces observations! A la suite de la piqûre, effroi, terreur du blessé, qui sait, qui croit, du moins, qu'il n'est rien de plus dangereux que la morsure d'un serpent. Presque immédiatement, tuméfaction vers la blessure, engorgement des vaisseaux entre la plaie et le cœur. Plus tard, enfin, effets généraux ou consécutifs à l'absorption du venin, insensibilité, torpeur, convulsions, mort. Voilà bien un empoisonnement. Qui le méconnaîtrait, non-seulement à raison de la cause, mais encore à raison de la nature et de la rapidité des effets pathologiques? N'insistons donc pas sur ce point, le lecteur nous a devancé, et arrivons à la question physiologique posée au début de ce paragraphe : Le venin des serpents est-il identique, ou bien chaque espèce a-t-elle le sien?

Il serait bien digne d'intérêt de pouvoir résoudre

cette question par l'expérience directe, et de rechercher même quelles analogies, quels rapports
pourraient avoir entre eux les venins des animaux
et les virus organiques. Mais est-il facile, est-il possible, dans nos contrées, de se procurer des venins
de serpents en quantité suffisante pour les soumettre
à l'analyse ? Puis , comment agissent les venins et
les virus ? A la manière des ferments sans doute.
Or, qui ne sait qu'un ferment agit même en quantités infinitésimales, par action de présence, ainsi
qu'on le dit? Cependant tout virus organique produit
sur l'économie des effets spéciaux, et ce sont ces effets qui font nommer ou distinguer le virus. Ainsi,
il est un virus rabique qui produit la rage ; un virus
charbonneux qui produit le charbon ; un virus mor-
veux qui produit la morve, etc., etc. Le venin des
serpents produisant des effets septiques, toujours
semblables ou identiques, pourquoi supposer que
des espèces aussi voisines que les Crotales et les Vipères n'ont pas le même venin; que ce venin même
n'est pas pour ces reptiles une sorte de salive ? On
sait que les Ophidiens, en général, engloutissent
leur proie en une seule fois, que leurs mâchoires
horizontales ne sont pas faites pour broyer; que,
dans les Crotales mêmes, elles ne sont mues que
par un mécanisme assez lent, imitant l'action d'un
marteau qui frappe une enclume. D'après cette
organisation, pourquoi ne pas dire, avec Fontana,
dont les recherches ont été si patientes, que peut-
être le venin des vipères est nécessaire à la digestion
de ces animaux? « J'ai fait voir, dit l'illustre phy-

sicien, que cette liqueur dispose singulièrement les chairs dont l'animal fait sa nourriture à une prompte putréfaction, degré par où elles doivent passer pour être bien digérées; mais, par un mécanisme fâcheux, mais accessoire, la même dent porte également ce poison dans les animaux que la vipère mord, et dans les aliments qu'elle mange; » et il ajoute : « S'il était vrai, comme on l'a cru, que la salive humaine fût un poison pour certaines espèces d'animaux, pourquoi la salive des animaux ne serait-elle pas un poison pour d'autres animaux et pour l'homme? »

A l'appui de cette opinion, ne peut-on pas dire encore que le venin des serpents ne produit ses effets toxiques que s'il pénètre dans l'organisme par une plaie; qu'ingéré dans l'estomac, il est absolument sans action? Les expériences de Redi, de Mead, de Fontana, de Breschet, etc., ne laissent aucun doute à cet égard, et déjà même les anciens connaissaient bien ce fait important. Galien et Celse le mentionnent; Lucain, dans sa *Pharsale*, fait dire par Caton à ses soldats, qui craignent d'étancher leur soif dans une fontaine pleine de serpents :

*Noxia serpentum est admixto sanguine pestis;*
*Morsu virus habent et fatum dente minantur;*
*Pocula morte carent* (1).

c'est-à-dire : le venin des serpents n'est dangereux

---

(1) Lucan. *Pharsal.*, lib. IX, v. 614.

que s'il se mêle au sang ; leur morsure fait le poison, leur dent peut donner la mort ; mais l'eau dans laquelle ils vivent est sans danger.

On se souvient des Psylles, et tout récemment M. Duméril fils suçait, sans danger pour lui-même, la plaie faite à la main de son père par une vipère de la forêt de Fontainebleau.

Au sujet des venins, comme en matière de poisons en général, toutes les hypothèses ont été faites pour en expliquer l'action.

Ils refroidissent le cœur en glaçant le principe de la chaleur ;

Ils le réchauffent, au contraire, et le brûlent ;

Ils en *résolvent* ou détruisent les esprits ;

Ils en *éteignent le sentiment ;* en d'autres termes, ils en détruisent, soit la sensibilité, soit la contractilité ;

Ils produisent l'atonie ou le spasme ;

Ils irritent, enflamment tous les tissus et le sang lui-même ;

Ils coagulent le sang par un principe acide ou alcalin (qu'ils ne contiennent pas) ;

Ils en dénaturent les globules par l'action toute spéciale de certains sels (qu'on n'a jamais isolés) ;

Ils agissent par l'intermédiaire d'animalcules microscopiques (Buffon), de moffettes ou de gaz putrides (Fontana) ;

Ils portent atteinte au système nerveux, en paralysent l'action.

Quelles explications ne pourrait-on pas évoquer encore? Toutes les suppositions sont permises là où

nulle démonstration scientifique ne peut être rigoureusement donnée.

Cette dissidence, cette anarchie dans les doctrines ont fait recourir, et croire peut-être, à toutes
les recettes proposées contre le mal.

J'ai déjà parlé des pierres *serpentaires.* Comme
elles étaient des spécifiques contre les venins, elles
ne devaient pas être sans action contre toute espèce
de poisons.

La chair des serpents était aussi l'antidote de la
morsure de ces animaux. La thériaque ne jouit-
elle pas encore de quelque crédit sous ce rapport?

Nicandre n'a pas consacré moins de deux cent
cinquante vers à l'énumération des antidotes contre
la morsure des serpents. Il a nommé parmi les
plantes : l'aristoloche, le tapsus, l'origan, le fenouil, le pavot, le cyprès, le cèdre, le platane, etc.;
parmi les matières animales, la chair même des
serpents, la tête ou la queue de la vipère, les gre-
nouilles, etc. :

> *Prende coaxantes etiam prope flumina ranas ,*
> *Nempe minutarum patres , quorum optima turba est :*
> *Sive ipsos coctos , seu pinguia juscula sumas.*
> *Vipereum simili iocinus ratione juvabit ,*
> *Sischedio mixtum vino potaveris : imò*
> *Utile et ejusdem caput est serpentis , ubi sit*
> *Sumitur à læsis viroso dente puellis* (1).

(1) Nicandri *Theriaca et Alexipharmaca* , p. 650. — *Poetæ græci
veteres, carminis heroici Scriptores qui exstant omnes.* — *Aureliæ
Allobrogum sumptibus Caldorianæ Societatis,* anno CIƆIƆCVI.

Mais passons sur les erreurs ou les superstitions de la médecine antique; elles ont peut-être été remplacées par d'autres.

De nos jours, et depuis l'observation insérée dans les *Mémoires de l'Académie des Sciences,* et que j'ai rapportée plus haut, on a accordé quelque confiance à l'alcali volatil, au guaco, à l'acide arsénieux.

Au sujet de l'alcali volatil, qu'on me permette de rapporter les expériences mêmes de Fontana. Elles sont nettes et concluantes :

« J'ai fait mordre à la jambe, dit cet auteur, plusieurs animaux, comme poules, lapins, cochons d'Inde, etc. Quelques minutes après qu'ils ont été mordus, j'ai fait de grandes et profondes incisions dans les endroits qui avaient été blessés. J'ai lavé ces incisions avec l'alcali volatil pur, et j'ai couvert les jambes avec des bandes de linge. J'ai préparé un nombre égal d'animaux de même grosseur et de même espèce, pour servir de terme de comparaison. Ceux-ci ont été mordus aussi à la jambe, mais je ne leur ai pas fait les incisions, ni appliqué l'alcali volatil. Les résultats de vingt-quatre expériences n'ont point été favorables à l'alcali volatil appliqué sur les incisions, et même le nombre des morts et la gravité de la maladie ont été plus considérables dans les premiers que dans les seconds.

» Je ne veux pas manquer ici de parler d'une expérience qui me fut suggérée dans ce temps par M. le duc de Chaulnes, et que j'exécutai peu de temps après, avec son assistance, sur un pigeon, en

présence d'un célèbre médecin chimiste, M. Darcet.
Je mêlai ensemble d'égales quantités de venin et
d'alcali volatil, et j'en insinuai une partie dans les
muscles de la poitrine. Le pigeon mourut au bout
de 11 minutes. Comme j'avais quelques soupçons
qu'en insinuant le venin dans les muscles de la poitrine j'avais pénétré jusque dans sa cavité, je crus
devoir répéter cette expérience sur d'autres animaux. De plus, je variai les quantités du venin et
de l'alcali volatil, et je me servis aussi des alcalis
volatils fluides préparés sans chaux. De six pigeons
qui furent venimés à la poitrine, et de six autres
qui le furent à la jambe, aucun ne guérit, et ils
moururent en peu de temps.

» Ces expériences, continue Fontana, non-seulement démontrent l'inutilité absolue de l'alcali volatil contre la morsure de la vipère, lorsqu'on l'applique extérieurement, mais encore elles prouvent
en même temps qu'il ne peut agir immédiatement,
et comme spécifique, lors même qu'il est pris intérieurement. Si le venin de la vipère conserve toutes
ses qualités malfaisantes lorsqu'il est mêlé immédiatement avec l'alcali volatil, comment ce venin
pourra-t-il jamais en être dépossédé par la rencontre
de l'alcali volatil lorsqu'il le trouve uni à une immense quantité de fluide dans l'animal, et dispersé
dans tant de parties (1)? »

Au sujet du guaco (*Mikania guaco*), plante dont

_______

(1) Fontana, ouv. cité, t. II, p. 5.

MM. Humboldt et Bonpland ont donné la description dans leur grand ouvrage (*Plantes équinoxiales,* t. II, p. 84, tab. 104), M. Orfila s'est exprimé ainsi : « Quoi de plus merveilleux que les succès que les nègres ont obtenus depuis longtemps du guaco, plante qui croît dans plusieurs contrées de l'Amérique, et dont les Indiens se servent pour se défendre contre la morsure des nombreux serpents qui infestent leur pays, au point de le rendre inhabitable ! » Et, comme à l'appui de ces paroles, M. Orfila cite la relation d'un voyage fait en 1788, par un magistrat du village de Zipaquina, don Pedro Firmin de Vargas, relation insérée dans un journal de Madrid, pour l'année 1798, et qui contient ce qui suit :

« Le 29 mai, au soir, on fit apporter par un nègre un serpent venimeux, appelé dans le pays *Taya-equiz.* Le lendemain Vargas, convaincu par l'assurance avec laquelle le nègre racontait les effets du guaco pour empêcher les serpents venimeux de mordre, désira se soumettre lui-même à l'expérience. Il prit une ou deux cuillerées du suc de cette plante ; on lui pratiqua six incisions, une à chaque pied entre les doigts, une autre entre le pouce et l'index de chaque main, enfin, deux sur les parties latérales de la poitrine ; il se fit inoculer un peu de ce suc dans les blessures, comme cela se fait avec le vaccin. A mesure qu'il sortait du sang de ces incisions, on y faisait tomber quelques gouttes de ce même suc, et l'on frottait la plaie avec la feuille de guaco. Alors il prit entre ses mains, et à trois re-

prises différentes, le serpent venimeux, qui parut
un peu inquiet, mais qui ne donna aucune apparence d'avoir envie de mordre. Plusieurs personnes
qui avaient été témoins de ce fait, voulurent aussi
se soumettre à l'expérience, et les résultats furent
les mêmes, excepté chez dom Francisco Matiz, qui
fut mordu à la main droite, parce que le reptile se
trouva irrité, en raison des mouvements forcés qu'on
lui faisait exécuter. Les spectateurs étaient tous dans
la consternation, lorsque le nègre essuya le sang qui
s'écoulait, frotta la partie mordue avec les feuilles
du guaco, et affirma qu'il n'arriverait rien de fâcheux : en effet, Matiz déjeuna comme à l'ordinaire,
et put vaquer à ses affaires. »

Sont-ce là les effets merveilleux du guaco ? Non ;
M. Orfila ajoute :

« Les nègres sont dans l'habitude, après l'inoculation dont je viens de parler, de continuer l'usage
de cette plante tous les mois, pendant trois ou quatre
jours, afin de ne courir aucun risque en prenant les
reptiles venimeux. Vargas pense que cette pratique
est inutile, et qu'il suffit de se frotter les mains avec
la feuille de ce végétal, un peu avant de saisir les
animaux, car il croit que l'odeur désagréable qu'il
exhale suffit pour tourmenter et assoupir ces reptiles. M. de Humboldt dit avoir observé qu'en liant
un serpent très-venimeux (*Coluber corallinus* de
Linné) sur une table, et qu'en approchant du serpent une perche, il ne détourne la tête que lorsque
l'extrémité de la perche est trempée dans le suc du
guaco. Cette expérience lui fait croire que l'inocu-

lation du guaco donne une odeur à la peau, et que
le serpent craint de mordre, à cause de cette modi-
fication particulière de la perspiration cutanée. Il
doute qu'il suffise, pour ne pas être mordu, de
porter avec soi des feuilles de guaco. Les indigènes
lui ont assuré qu'il fallait être inoculé... (1). »

Les indigènes ont assuré qu'il fallait être inoculé,
et M. de Humboldt a *douté* qu'il suffît, pour être
préservé, de porter avec soi des feuilles de guaco!
Voilà à quoi se réduit notre savoir sur le *guaco*. Il
faut douter alors qu'il ait des effets merveilleux.

M. Orfila a cru aussi à l'efficacité du *tanjore* espa-
gnol, c'est-à-dire de l'arsénite de potasse ou de l'a-
cide arsénieux. Mais je ne veux répondre ici qu'a-
vec l'autorité de Fontana : « La morsure des serpents
n'est pas ordinairement mortelle ; on peut guérir par
les seuls efforts de la nature. Il ne faut donc pas regarder un remède comme un spécifique, parce qu'on
a constaté une guérison après en avoir fait emploi. »

La cautérisation, la cautérisation immédiate, ou
aussi prompte que possible, soit à l'aide du fer
rouge, soit au moyen d'un caustique tel que le beurre
d'antimoine, le nitrate acide de mercure, voilà le
remède qu'il faut vanter, prescrire et employer, en
assurant au blessé que tout autre moyen est inef-
ficace et peu sûr. Par la cautérisation, en effet, on
attaque essentiellement le mal, on détruit le venin,

---

(1) ORFILA, *Traité de Toxicologie*, t. II, p. 670 et 671, édit. de
1843.

et l'on met obstacle à l'absorption. La ligature, les
ventouses. la succion, les sangsues, ne sont que
des moyens secondaires sur lesquels il ne faut pas
compter.

Quant aux moyens préservatifs, ils ne sont qu'à
l'usage des bateleurs, qui en ont éprouvé plus d'un
mécompte. Pour les uns, ils consistent à se frotter
d'herbes odorantes; pour d'autres, à faire mâcher
aux serpents, avant de les manier, des amandes
pulvérisées, qui peuvent *clore*, pour un moment,
l'orifice de la dent par laquelle s'échappe le venin;
pour les plus habiles, enfin, à extirper à l'animal
ses crochets perfides.

Le venin des serpents ne peut guère servir à
l'exécution d'un crime. Il est difficile de se le procurer, plus difficile encore de le mettre en œuvre.
Puis, comme il n'agit sur l'économie que par inoculation, ou par l'intermédiaire d'une plaie, d'une
part, les circonstances commémoratives de la maladie, de l'autre, ses effets mêmes, en révéleraient
très-nettement et la nature et les causes.

# ARTICLE III.

## DES INSECTES VENIMEUX.

A côté des serpents, mais sur un degré inférieur
de l'échelle toxique, doivent être placés les insectes
venimeux : les scorpions, plusieurs araignées, les
fourmis rouges, un certain nombre d'insectes diptères : la mouche Ttetsé d'Afrique, le taon, les
cousins ou moustiques, l'abeille, la guêpe, le frelon, le faux bourdon.

I. — *Histoire naturelle, chimique et pharmaceutique des insectes venimeux.*

*Scorpions* (Scorpiones).

Les scorpions appartiennent à la troisième classe
des animaux articulés, à la division des insectes
aptères ou sans ailes; ils font partie de la famille des
Arachnides. Ils ont le corps long, terminé brusquement par une queue longue, grêle, composée de six
nœuds dont le dernier finit en pointe arquée et très-
aiguë, ou en un dard, sous l'extrémité duquel sont
deux petits trous pour l'issue d'une liqueur contenue dans un réservoir intérieur. Cette liqueur est le
moyen de défense de ces animaux, c'est-à-dire leur
venin.

Les scorpions habitent les pays chauds ; ils vivent à terre, se cachent sous les pierres ou d'autres corps, le plus souvent dans les masures ou dans les lieux sombres et frais, tels que l'intérieur des maisons. Ils courent assez vite, en recourbant leur queue en forme d'arc sur le dos. Ils la dirigent en tous sens en s'en servant comme d'une arme offensive et défensive.

Le Scorpion d'Europe (*Scorpio europæus*) est d'un brun foncé, avec les pieds et le dernier article de la queue d'un brun plus clair ou jaunâtre ; ses serres sont en forme de cœur et anguleuses. Il est assez commun dans nos départements méridionaux et en Italie.

Le Scorpion d'Afrique (*Scorpio afer*) est d'un brun noirâtre. Il a les serres plus grandes que celui d'Europe, en forme de cœur, très-chagrinées et un peu velues. Il habite les Indes orientales, Ceylan, etc.

Le Scorpion d'Occident (*Scorpio occitanus*) est jaune ou roussâtre. Il a la queue plus longue que le corps, avec des lignes élevées et finement crénelées. Il habite le midi de l'Europe ; il est surtout très-commun en Espagne.

De ces trois espèces, celle d'Afrique est réputée la plus mauvaise ; celle d'Occident l'est moins, et celle d'Europe moins encore.

### *Araignées* (Arachneæ).

Certaines araignées, très-voisines des scorpions par leur organisation, leur ont été assimilées comme

animaux à venin. Ce sont spécialement la *Tarentule*, l'*Araignée des caves* et l'*Araignée chasseuse.*

La *Tarentule* (Lycosa tarentula) a donné lieu à
une fable populaire. On a dit que les individus piqués par cet insecte étaient saisis d'un vertige qui
les entraînait involontairement à des mouvements
désordonnés, à une sorte de danse fantastique. On a
appelé ce vertige le *tarentisme*, et l'opinion s'est accréditée que la crise était le remède du mal, que la
danse était le moyen de guérir de la piqûre de la Tarentule. De là le nom d'une danse italienne, la *ta-
rentelle*, dans laquelle les mouvements sont d'une
vivacité extrême. Cette danse a ses analogues aujourd'hui partout, sans que l'on puisse dire que ceux
que de telles ardeurs entraînent aient été piqués par
un insecte.

La Tarentule est une grosse araignée, fort commune en Italie, et particulièrement aux environs de
Tarente. De là lui vient son nom. Elle a le tronc noirâtre, l'abdomen rouge, les pattes d'un gris cendré,
avec deux taches aux cuisses et aux jambes, et les
tarses noirs. On connaît peu ses habitudes; il paraît
qu'il en existe plusieurs espèces; l'une d'elles porte,
dans nos colonies, le nom de *Vinaigrier.*

L'*Araignée des caves* (Segestria cellaria) est plus
grosse et plus forte que l'Araignée domestique ordinaire. Elle est d'un noir cendré; ses mandibules
sont vertes ou bleuâtres; son abdomen offre quelques
taches plus foncées; les deux premières paires de
pattes sont plus longues que les autres. Elle n'a que
six yeux; la Tarentule en a huit.

L'Araignée des caves fait souvent son nid dans les vieilles murailles; mais son habitation la plus ordinaire est dans les caves. On la trouve assez communément en Italie, dans la Toscane, et en particulier à Florence. Elle est aussi assez multipliée à Bordeaux; mais à Paris et dans le reste de la France, elle est rare (1).

L'*Araignée chasseuse* (Aranea venatoria) est du genre de celles qu'on a plus particulièrement désignées sous le nom d'*araignées-crabes*. Elle a le corselet arrondi, glabre, noir; l'abdomen velu, d'un brun roussâtre, et des taches noires sur les pattes. Ses quatre pattes antérieures sont plus longues que les autres; elle a le même nombre d'yeux que la Tarentule, c'est-à-dire huit.

Cette araignée est commune dans l'Amérique méridionale: elle habite les maisons. Au rapport de Fabricius, sa morsure excite la fièvre.

### *Fourmis* (Formicæ).

Il a été question, dans l'Introduction, de fourmis venimeuses que les sauvages de l'Amérique font entrer dans la composition du worali. Les voyageurs, et en particulier Adanson, ont parlé de fourmis dont la piqûre est très-redoutée et qui sont appelées *Fourmis de feu, Flammants*. Adanson raconte qu'en côtoyant le Niger, il fut assailli par une colo-

---

(1) Hippolyte Cloquet, *Faune des médecins*, t. I, p. 174.

nie de ces insectes, sortie d'un icaquier, et qu'il eut, par suite de leur contact, les mains et le visage couverts d'ampoules semblables à celles des brûlures. Notre Fourmi rouge (*Formica rufa*) sécrète par l'abdomen en marchant, et surtout quand elle est irritée, un liquide rouge qui a été parfaitement étudié par les chimistes, et dont on a extrait un principe acide, l'acide formique.

Cet acide, qu'on a représenté par la formule

$$C^2HO^3, HO,$$

est liquide à la température ordinaire; au-dessous de zéro, il cristallise en lames qui ont un vif éclat micacé. Il est incolore, doué d'une odeur pénétrante qui rappelle celle des fourmis, d'une causticité qui égale celle des acides minéraux les plus énergiques. Une goutte appliquée sur la peau y produit une vive brûlure.

L'acide sulfurique décompose l'acide formique en eau et en oxyde de carbone,

$$C^2HO^3, HO + SO^3 = C^2O^2 + SO^3\ 2\,HO.$$

Les corps oxydants le transforment en acide carbonique. Cette réaction sert à le caractériser. Si l'on fait bouillir de l'acide formique avec de l'oxyde de mercure ou de l'oxyde d'argent, il se dégage immédiatement de l'acide carbonique, et le métal se réduit,

$$C^2HO^3\ HO + 2\,AgO = C^2O^2 + 2\,HO + Ag.$$

L'acide formique forme, avec les bases, une série de sels qui ont un grand intérêt pour le chimiste.

Quand on prépare l'acide formique avec les fourmis rouges (la chimie obtient cet oxyde indirectement par diverses réactions), on broie les insectes, on les mêle avec 2 ou 3 parties d'eau et l'on distille. On reprend la liqueur distillée par l'oxyde ou par l'acétate de plomb tribasique, et on la transforme ainsi en formiate de plomb. Un courant d'hydrogène sulfuré fait passer le plomb à l'état de sulfure solide, et sépare l'acide formique à l'état liquide.

### Mouches venimeuses.

Au nom de la Commission centrale de la Société de Géographie, M. de la Roquette a communiqué récemment à l'Académie des Sciences une observation intéressante que l'on doit à M. Oswell. D'après ce voyageur, il existe dans l'Afrique méridionale une mouche appelée par les indigènes *Tsetsé*, dont la piqûre est extrêmement dangereuse. Trois ou quatre de ces mouches suffisent pour tuer un gros bœuf. L'insecte a été vu particulièrement à l'est du Limpopo et dans la région de Sebistoani. Les habitants de ces contrées, dit M. Oswell, prennent le soin de ne conduire leurs troupeaux qu'à une certaine distance des lieux où la mouche se trouve; et s'ils se voient forcés, en les changeant de place, de traverser des portions de pays dans lesquelles elle a été aperçue, ils choisissent le clair de lune d'une nuit d'hiver, parce que, pendant les nuits de la saison froide, cet animal ne pique pas. Tous les animaux domestiques, à l'exception de la chèvre, sont exposés à la piqûre de l'insecte. Les veaux et les jeunes animaux en sont garantis pendant tout le temps qu'ils tettent. L'homme et les animaux sauvages sont à l'épreuve de son venin. Le roi de l'univers n'est pas toujours aussi heureusement privilégié (1).

### *Taons* (Tabani).

Le Taon est le fameux *OEstros* des Grecs, *Asillus* des Latins, qui mettait en fureur les troupeaux que Ganimède conduisait pour Apollon sur le mont Hymète. D'après Fontana, qui n'est pas d'accord sur ce point avec Valisnieri ni avec Morgagni, cette terrible mouche n'a pas de venin. « Je me flattai, dit cet auteur, de pouvoir trouver facilement, et la petite vésicule qui contient le venin de cette mouche, et l'aiguillon creux qui le porte, ainsi qu'on le découvre promptement dans l'abeille, la guêpe et le frelon ; mais je m'étais abusé ; son aiguillon, bien plus considérable que celui de l'abeille, n'est pourtant ni creux, ni cannelé ; je n'ai jamais pu y découvrir de trou ni à l'extérieur ni à l'intérieur. Je ne fus pas plus heureux à trouver le réservoir de cette humeur prétendue, les meilleures lentilles dont je fis usage ne servirent à rien ; j'ai eu beau presser sur l'extrémité

---

(1) *Comptes rendus hebdomadaires de l'Académie des Sciences,* t. XXXV, p. 560.

du ventre de cette mouche et sur la racine de son aiguillon, jamais je n'ai vu sortir cette liqueur comme on l'aperçoit dans l'abeille, la guêpe, le frelon, en un mot, dans tous les animaux qui portent le venin dans les blessures qu'ils font.

» Mais pour ne rien laisser à désirer là-dessus, j'ai engagé d'autres personnes à essayer, et j'ai essayé moi-même plusieurs fois de reconnaître au goût ce venin, en portant à la bouche l'aiguillon du Taon avec les parties du ventre qui en sont les plus voisines. Je l'ai brisé entre mes dents et roulé dans ma bouche; mais je n'ai jamais trouvé rien d'âcre ou de brûlant, ni éprouvé la moindre douleur ou incommodité....

» Il est donc faux que le Taon verse un poison en même temps qu'il perce le cuir des bœufs. Il ne possède qu'un dard à crochets tranchants et aigus, qui perce la peau en la déchirant.... Or, on sait l'énorme différence qu'il y a entre la douleur légère que cause un instrument tranchant et celle qu'excite une arme qui déchire les parties et qui travaille les nerfs (1). »

## *Cousins* (Culices).

Les Cousins, Maringouins ou Moustiques appartiennent à la famille des Nemoures, famille qui, dans la classification de Cuvier, touche à celle des Tanystomes à laquelle appartient le genre des Taons.

---

(1) Fontana, Traité sur le vipère, p. 37.

Ces affreux diptères (*mali culices*) ont le corps et les pieds fort allongés et velus; les antennes garnies de poils; les yeux grands, très-rapprochés, ou convergents à leur extrémité postérieure; les palpes avancés, filiformes, velus; la trompe composée d'un tube membraneux, cylindrique, terminé par deux lèvres, formant un petit bouton ou renflement, et d'un suçoir de cinq filets écailleux, produisant l'effet d'un aiguillon; les ailes couchées horizontalement l'une sur l'autre, au-dessus du corps, avec de petites écailles.

Personne n'ignore les lieux habités par ces fâcheux insectes. Ils sont partout en été, dans les jardins, dans les bois, dans les lieux ombragés et jusque dans les appartements mêmes. Dans les pays chauds, en Italie, en Amérique, dans nos colonies, on ne s'en garantit la nuit, et assez peu sûrement encore, qu'en enveloppant les lits d'une gaze qui prend le nom de *cousinière* ou de *moustiquaire*. Voici le mécanisme de leur piqûre :

Ils percent la peau avec les soies très-fines et dentelées dont est armé leur suçoir; à mesure que ces pointes s'enfoncent dans la chair, leur fourreau se replie en formant un coude. L'animal en ce moment distille dans la plaie une liqueur subtile et vénéneuse dont on connaît trop bien les effets.

*Abeilles* (Apes), *Guêpes* (Vespæ), *Bourdons* (Bombi).

Je crois pouvoir me dispenser de rappeler ici les caractères distinctifs de ces insectes bien connus, et que nous voyons tous les jours. Je m'attacherai seulement à décrire l'instrument, l'organe qui leur sert de défense. Il est assez compliqué pour mériter qu'on l'étudie avec attention. Il est composé de deux dards engainés dans une base plus large et renfermés dans un étui.

La base est un assemblage de neuf écailles cartilagineuses ou cornées, dont huit paraissent destinées, au moyen des muscles qui s'y insèrent, à porter au dehors la pointe de l'instrument, tandis que la neuvième, en forme de V, et dont la partie la plus large est tournée en avant, semble propre à en opérer la rétraction. Elles s'articulent les unes sur les autres, de manière à se réunir en un seul point.

Toutes ces écailles, quoique de longueur et de largeur différentes, ont la figure d'une coquille arrondie à son extrémité, à peu près comme celles des pholades. Elles sont recouvertes extérieurement par des fibres musculaires, et retenues en situation par d'autres faisceaux charnus qui les attachent dans la cavité de l'abdomen et les fixent autour de l'intestin rectum.

Le corps de l'aiguillon lui-même est arrondi et allongé; il est corné et long de 5 à 6 millimètres.

Il est composé d'un étui long de 3 millimètres seulement à peu près, et formé par deux portions semi-cylindriques accolées l'une contre l'autre, et par deux lames aiguës qui sont mobiles dans l'intérieur de cette espèce de fourreau, et qui laissent entre elles inférieurement une étroite rainure, une sorte de canal.

Chacune de ces lames déliées est garnie, vers l'extrémité, de quinze ou seize dentelures petites et crochues et dont le sommet est dirigé du côté de la base. Lorsque toutes les deux sont réunies, elles ont la figure d'une flèche, parce qu'elles se touchent du côté de la pointe, en s'écartant beaucoup vers la base, l'une à droite, l'autre à gauche, pour venir se terminer sur l'assemblage des cartilages écailleux; ce qui, d'après la comparaison de Swammerdam, les fait ressembler aux deux cornes de l'os lingual des oiseaux, ou aux racines du corps caverneux. La pointe qu'elles forment par leur réunion est tellement acérée, que celle de l'aiguille la plus fine paraît encore mousse auprès d'elle.

A leur base, les deux pièces de l'étui sont enveloppées par un muscle très-fort, dont les fibres se replient et entourent en même temps, comme une sorte de gaine, les branches de l'écaille cartilagineuse fourchue, laquelle est elle-même, au moyen de fibres ligamenteuses très-résistantes, fixée solidement dans la cavité des deux derniers anneaux de l'abdomen.

Il paraît évident que la contraction des muscles qui enveloppent les écailles de la base, les allonge en diminuant leur largeur, action que semble seconder un petit trousseau charnu couché le long de la concavité du prolongement recourbé des dards. Ainsi donc le mécanisme de la protraction de l'aiguillon, qui demandait beaucoup plus de force, est opéré par un appareil musculaire beaucoup plus compliqué que celui de la rétraction, qui est simple.

En raison de cette structure, l'aiguillon de l'A-
beille, quoique séparé du corps de l'insecte, peut
encore pénétrer dans la peau lorsqu'il n'est point
isolé de la partie charnue qui en fait la base; et le
point d'appui qu'on croirait naturellement devoir
exister dans l'intérieur des anneaux de l'abdomen,
se trouve dans la base même de cet instrument aussi
compliqué que curieux. C'est d'ailleurs au moyen
des dentelures qui garnissent la pointe de l'aiguillon
que ce phénomène peut s'expliquer; dès qu'une de
ces dents crochues est introduite, elle se fixe et devient un point d'appui pour la suivante, qui s'en-
fonce à son tour, et pénètre plus avant que la première (1).

On le sait toutefois, ce n'est pas par son aiguillon
seulement que l'Abeille se rend redoutable: cet aiguillon porte dans la plaie un venin subtil qui,
selon Fontana, a plus d'une analogie avec le venin
de la vipère. Le venin est introduit dans la plaie
par la rainure pratiquée au-dessous des deux lames
du dard, et il est préparé par deux canaux tortueux,
qui commencent autour du canal intestinal, par
une extrémité plongée dans la masse que forment
là les trachées et le tissu graisseux. Ces canaux, qui
sont plus longs et d'un tissu plus foncé dans la reine
que chez les neutres, viennent aboutir à une petite
vésicule musculeuse, olivaire, qui sert de réservoir au venin, et qui, à l'aide d'un autre conduit

____

1  HIPPOLYTE CLOQUET, Essai d'anatomie, t. I, p. 8.

plus étroit et plus court, porte celui-ci au point de réunion des deux prolongements recourbés des dards, à la base même du corps de l'organe. La vésicule, qui a habituellement le volume d'une grosse tête d'épingle, jouit de la faculté de se contracter et de faire jaillir elle-même la liqueur, lors même qu'elle est séparée du corps de l'animal et arrachée avec l'aiguillon. Dans les reines, cette vésicule est une fois plus grosse que dans les simples ouvrières. Chez toutes, elle est limpide, claire et transparente comme le plus beau cristal. Ses parois ont assez de force pour qu'on ne puisse pas l'écraser avec les doigts (1).

Le venin de l'Abeille est un liquide clair et limpide qui se dessèche rapidement à l'air. Il a une saveur styptique et salée qu'on a comparée à celle de l'acide nitrique. Il ne rougit point toutefois le papier de tournesol, et n'a pas non plus la réaction alcaline. Une preuve que c'est bien cette liqueur qui produit tous les accidents causés par la piqûre de l'insecte, c'est qu'une fois qu'elle est épuisée, l'aiguillon seul de l'abeille n'a plus rien de redoutable, il ne fait qu'effleurer la peau sans produire de douleur.

Dirai-je ici les préparations pharmaceutiques composées avec les insectes à venin, avec les scorpions, les araignées, les fourmis, les abeilles? L'huile de scorpion jouit encore, et surtout en Italie, d'une certaine renommée contre les plaies et contre les

_______________

(1) Hippolyte Cloquet, ouv. cité.

piqûres d'animaux venimeux. Certaines araignées
sont administrées, sous forme de pilules, contre les
fièvres intermittentes, et, dit-on, elles possèdent
non moins de vertus que la quinine. Les fourmis
donnent l'acide formique qui pourrait être un excitant ou un vésicant; les abeilles fournissent le miel
et la cire, deux agents pharmaceutiques des plus
précieux, et, de plus, elles sont par elles-mêmes,
avait-on dit dans l'antiquité, un aphrodisiaque et
un remède contre la stérilité. Que demander de
plus à la médecine des poëtes ou à la poésie des médecins!

II. — *Effets de la morsure des insectes venimeux.
Applications physiologiques, thérapeutiques et
médico-légales.*

Les anciens se sont exagéré le danger des piqûres
d'insectes réputés venimeux. Les effets de ces venins, ont-ils dit, sont la démence et la gangrène.
Un observateur moderne à qui l'on doit un travail
intéressant sur les insectes venimeux de la France,
Amoreux, a été plus sévère dans ses appréciations (1). Voici, suivant lui, quels sont les effets de
la morsure du scorpion :

Marque rouge de forme circulaire qui noircit légèrement au centre ;

_____

(1) Amoreux, *Notice sur les Insectes de la France réputés venimeux;* 1789.

Douleur, inflammation et tuméfaction consécutive ;

Dans quelques cas, développement de pustules.

Comme effets généraux, on a observé chez les
individus délicats ou faibles, de la fièvre, des frissons, de l'engourdissement; quelquefois, mais en
quelque sorte par exception, des vomissements, le
hoquet, des douleurs vagues et des spasmes nerveux

Au sujet des araignées, Amoreux dit que la
plaie, peu apparente, peut être le siége d'une enflure
de couleur livide, avec phlyctènes; mais qu'à ces
effets locaux se borne ordinairement tout le mal que
peut produire l'insecte.

Quant aux abeilles, « leur piqûre n'est rien au
fond, dit l'auteur cité; mais si ces insectes assail-
lissent en troupe un homme ou un animal, ils peuvent le charger de plaies, et le faire périr, tant par
la quantité du venin qu'ils introduisent dans son
corps qu'en le dilacérant (1). »

Amoreux n'a traité que des insectes d'Europe. Il
est peut-être quelque réserve à faire au sujet d'insectes appartenant à des climats plus chauds et dont
les espèces sont de plus forte taille que les nôtres.
Ainsi, les scorpions des Indes et de l'Afrique passent pour être plus redoutables que ceux de l'Italie
ou de l'Espagne. A Surinam, aux Antilles, à Cayenne,

_______________

(1) AMOREUX, ouv. cité, p. 248. — ORFILA, *Traité de Toxicologie*,
t. II, p. 685 ; 1843.

il existe une araignée monstrueuse appelée *mygale*, qui dévore les oiseaux-mouches et les colibris. D'après le médecin Pison, qui a longtemps voyagé dans l'Amérique méridionale (1), la piqûre de cette araignée cause des accidents graves et quelquefois la mort même. A Madagascar, d'après le voyageur Flacour, il existe une araignée noire dont la blessure produit la fièvre et de véritables accidents toxiques (2).

Rossi, dans sa *Faune étrusque* (3), assure que l'araignée mouchetée de Toscane a quelquefois donné la mort. Celle de Gascogne, si l'on en croit Jules Scaliger, possède également un venin fort subtil et qui peut pénétrer à travers les vêtements et les chaussures.

Mais n'a-t-on pas fait ici quelque confusion? Divers insectes, mouches, araignées, après avoir été mis en contact avec des matières animales putréfiées, avec des animaux atteints du charbon ou de la pustule maligne, ne peuvent-ils pas avoir transporté avec eux des parcelles de ces terribles venins? Le fait est généralement admis, et plusieurs observations semblent l'avoir consacré. Le D^r Servière (4) a vu chez une jeune fille de douze ans une pustule

---

(1) *De Indiæ utriusque re naturali et medicâ libri XIV*. Amstel., 1658, in-fol. — Hipp. Cloquet, *Faune des médecins*, t. II, p. 73.

(2) *Histoire de la grande île de Madagascar*. Troyes, 1661, in-4°. — Hipp. Cloquet, *Faune des médecins*, t. II, p. 73.

(3) *Fauna etrusca*, II, 136, 982, tab. IX, fig. 10.

(4) *Journal de Médecine, Chirurgie et Pharmacie*, par MM. Corvisart, Leroux et Boyer, t. X, p. 159; floréal an XIII.

maligne, parfaitement caractérisée, se développer à la paupière inférieure, par suite de la piqûre d'une araignée, dite *lucifuge*. La maladie causa la perte de l'œil. Dans les *Éphémérides des Curieux de la Nature* (1), on trouve l'histoire d'un accident du même genre et produit par la même cause sur un artisan de la principauté d'Anhalt.

Dans ces cas, ce n'est pas la piqûre des insectes qui a été fatale, mais l'inoculation d'un virus sceptique.

Au sujet des altérations pathologiques, produites par les piqûres d'insectes, voici ce qui a été recueilli par M. Oswell, à propos des piqûres de la mouche d'Afrique, dite *Tsetsé* : « Nous avons examiné une vingtaine de nos bœufs qui avaient été piqués, et qui moururent des suites de cette piqûre. Tous offraient les mêmes apparences. En soulevant la peau, les muscles et la chair avaient un aspect glaireux, et paraissaient fort altérés ; l'estomac et les intestins étaient sains ; le cœur, les poumons, le foie, quelquefois tous à la fois et invariablement l'un ou l'autre de ces organes étaient malades. Le cœur, en particulier, attira notre attention ; ce n'était plus un muscle ferme, mais un organe contracté et aminci, se laissant écraser par la moindre pression de ses parois ; il ressemblait à de la chair qui aurait été trempée dans l'eau.

» Le sang était diminué en quantité et altéré en

_______________

(1) *Ephem. Ac. Nat. Cur.*, cent. IX et X . obs. 49.

qualité. Le plus gros bœuf n'en rendit pas plus de vingt pintes : il était épais et albumineux. Les mains qu'on plongeait dans ce sang n'en étaient point tachées. Le poison semblerait se développer dans le sang, et, par son intermédiaire, altérer les organes (1). »

Dirai-je du venin des insectes ce que j'ai pu presque supposer du venin des serpents, qu'il est de nature identique? Les espèces sont ici trop différentes ; il y a peu de rapports entre les effets produits par la piqûre des scorpions et ceux qu'entraîne la piqûre de l'abeille. Les insectes à long aiguillon, comme le taon, l'abeille, laissent assez souvent dans la peau l'instrument qui a servi à l'ouvrir, et de là résulte une inflammation qui ne peut cesser que par l'extraction du corps étranger. Aussi le premier soin, après la piqûre d'un insecte, est-il de s'assurer s'il n'a pas laissé son dard dans la plaie (2).

A cet effet, il faut essayer de saisir l'aiguillon, et, dans tous les cas, en couper, s'il est possible, la base avec des ciseaux fins. De cette façon, quand il s'agit des insectes hyménoptères, on ne comprime point la vésicule qui contient le venin, et on l'empêche de se décharger dans la plaie. On enlève ensuite, s'il est possible, l'aiguillon lui-même avec une petite

---

(1) *Comptes rendus hebdomadaires de l'Académie des Sciences* t. XXXV, p. 560.

(2)     *Illis ira modum supra est, laesaeque venenum*
    *Morsibus inspirant, et spicula cæca relinquunt,*
    *Affixae venis, animasque in vulnere ponunt.*
                      *Virg., Georg., lib. IV.*

épingle. Ce procédé a été recommandé par Aristote lui-même, puis par Swammerdam, qui a démontré quel était le mécanisme par lequel l'abeille versait son poison dans la plaie ouverte (1).

Au sujet du taon, Fontana fait remarquer que c'est un mal d'effrayer ou d'écraser l'insecte sur la plaie, car alors il y laisse un dard à crochets recourbés, qu'il est fort difficile d'en retirer.

L'aiguillon de l'insecte extrait, est-il de nécessité de cautériser la plaie? La cautérisation à l'aide d'un liquide, du nitrate acide de mercure par exemple, n'a rien d'effrayant. Mais pourtant il pourrait se faire ici que le remède fût chose plus grave que le mal. Le plus souvent, dans nos climats spécialement, il suffit de lotions aromatiques ou émollientes pour prévenir ou combattre des effets d'absorption ou d'irritation qui n'ont rien de bien redoutable. On a vanté tour à tour : l'eau fraîche, l'eau légèrement acidulée, l'eau de mer ou une solution de sel marin (ce dernier moyen date de Dioscoride), l'eau alcaline, l'eau blanche ou sous-acétate de plomb liquide, et mille et une décoctions de plantes diverses; puis, les frictions ou embrocations d'huiles, l'application du miel, du bol d'Arménie, du suc d'opium, de la thériaque, et, moyens plus énergiques dans leur action, les bains, les affusions froides. La nature ou l'acuité des symptômes guideront le médecin; il

_______________

(1) Voir *Collection académique*, partie étrangère, t. V, p. 302. — HIPP. CLOQUET, *Faune des médecins*, t. I, p. 86.

n'est pour ainsi dire pas de préceptes à lui rappeler
ici. Le temps n'est plus où l'on croyait encore aux
mithridates de Galien, aux perles pilées d'Ambroise
Paré, à l'huile de scorpion de Rivière, et à tant
d'autres recettes dont les plus absurdes ont passé
pour les meilleures.

Encore moins que le venin des serpents, le venin
des insectes ne pourrait être employé pour l'accom-
plissement d'un crime. Ingéré dans les voies digestives, ce venin n'a plus d'action toxique. On a cité
mille exemples d'individus qui se sont fait un jeu,
sinon même un plaisir, de manger des araignées.
Lochner nous a transmis l'histoire d'un homme qui
en usait habituellement comme d'un puissant aphrodisiaque. On a attribué aux araignées les mêmes
vertus prolifiques qu'aux cantharides, ce qui pourrait expliquer, jusqu'à un certain point, le goût
décidé ou *dépravé* qu'ont pu montrer certains personnages pour ces insectes (1).

---

(1) Au nombre de ces personnages, on a placé, bien à tort, l'astronome de Lalande. Voici ce qu'on lit dans le livre de M. Hippolyte Cloquet, tant de fois cité dans le cours de cet article :

« Beaucoup de nos contemporains peuvent encore se souvenir
d'avoir vu le célèbre astronome feu de Lalande avaler avec délices
tous ceux de ces animaux dégoûtants qui lui tombaient sous la
main, et cela comme pour apprendre au vulgaire, qui s'en étonnait, que l'araignée n'est point un poison dangereux, en même
temps que pour confirmer, pour ainsi dire, la foule des témoi-
gnages des anciens à ce sujet. *Faune des médecins*, t. II, p. 71.

M. Arago se serait vivement indigné s'il eût jamais lu ces lignes.
Voici ce que je lui ai entendu raconter à lui-même, et ce qui a
donné lieu à la singulière inculpation faite à de Lalande :

L'illustre astronome se promenait dans un jardin avec une jeune

L'huile de scorpion, le scorpion entier lui-même n'ont-ils pas été indiqués comme les antidotes de la morsure de cette arachnide ? Il n'est pas jusqu'aux abeilles qu'on n'ait regardées comme le remède par excellence contre leur piqûre. *Adversus metum, macte novâ virtute puer.*

Comme poison, en matière de venin des insectes, on ne peut redouter que la liqueur des fourmis, c'est-à-dire l'acide formique. Or les propriétés bien connues de cet acide permettraient de le découvrir facilement dans toute espèce de mélanges, et dans les matières animales mêmes. Le procédé serait la distillation, la précipitation de l'acide par l'acétate tribasique de plomb, et la séparation de la base au moyen de l'hydrogène sulfuré, ainsi qu'il a été dit à l'article de la préparation de cet acide, p. 601.

---

personne de quinze à seize ans. Tout à coup, une araignée paraît, et la jeune fille effrayée pousse un cri en reculant de plusieurs pas. « Et d'où vous vient un tel effroi, dit de Lalande, avez-vous peur d'une araignée? Mais rien de plus innocent, on les mange même…; » et en parlant ainsi, il fait le geste de porter à sa bouche l'insecte qu'il a saisi. La jeune fille détourne les yeux et manifeste un sentiment de dégoût. L'astronome sourit et croit avoir guéri un enfant de la peur des araignées. Il ne s'est attiré qu'une indigne calomnie.

# SECTION DEUXIÈME.

D'après les divisions que nous avons précédemment établies, nous avons à traiter, dans cette seconde section, des animaux qui recèlent naturellement, ou dans lesquels peuvent se développer accidentellement des principes de nature toxique. Les animaux à placer dans cette catégorie sont, d'une part, les cantharides; de l'autre, les moules, les huîtres, les crabes, les crevettes, les écrevisses, les langoustes, et diverses espèces de poissons de mer ou de rivière, auxquels on a donné quelquefois le nom de *poissons toxicophores* (τοξικὸν, poison, φέρω. je porte).

# ARTICLE PREMIER.

DES CANTHARIDES (*Cantharides, Meloe, Littæ*).

1. — *Histoire naturelle, chimique et pharmaceutique.*

Les cantharides sont des insectes ou animaux articulés, de l'ordre des Coléoptères (*eleutherata*), de la section des Hétéromères, de la famille des Trachélides, de la tribu des épispastiques ou vésicants, classification qui implique pour le naturaliste :

Que ces insectes ont la bouche garnie d'organes de mastication;

Qu'ils ont quatre ailes, dont la paire supérieure constitue des espèces d'étuis ou d'élytres, et dont la paire inférieure, qui sert pour le vol, se replie transversalement;

Que leurs tarses sont composés de cinq articles aux quatre pattes antérieures, et seulement de quatre articles aux deux pattes postérieures;

Que leur tête est séparée du corselet par un étranglement brusque, et que leurs tarses sont terminés par des crochets.

J'ajoute, pour compléter ce signalement, que la Cantharide ou Mouche d'Espagne (*Meloe vesicatorius, Cantharis vesicatoria*) a le corps allongé, cylindrique; que sa tête est triangulaire ou en cœur; que ses antennes sont noires, filiformes, notablement plus courtes que le corps; que ses élytres sont longues, flexibles, d'un vert doré, très-brillant; ses tarses d'un brun foncé; son abdomen assez mou, plus gros dans les femelles que dans les mâles.

Dans nos climats, ces insectes apparaissent au milieu de la saison la plus chaude de l'année; on les rencontre plus spécialement sur les arbres de la famille des Jasminées, les frènes, les lilas, dont ils rongent les feuilles; leur larve vit dans la terre, et se nourrit des racines des végétaux.

Dans les officines, il est certaines précautions à prendre pour conserver intactes les Cantharides. A

l'air libre, elles perdent leurs propriétés vésicantes ;
avec le temps, elles deviennent la proie des mites.
On a dit que les insectes épargnant la substance active ou toxique, les cantharides vermoulues avaient
autant, si ce n'est plus d'action que les cantharides fraîches : mais j'ai pu m'assurer du contraire.
Si ce n'est pas la mite qui ronge, c'est l'air qui dissipe ou détruit la matière essentiellement active du
coléoptère.

L'analyse chimique a fait découvrir, dans les cantharides :

1°. Un principe volatil et vésicant,

La cantharidine ;

2°. Plusieurs matières inertes et non vésicantes,
ainsi désignées :

Huile concrète verte,
Huile grasse jaune,
Matière jaune visqueuse,
Matière noire.

On y a trouvé, en outre, de l'acide acétique, de
l'acide urique, des phosphates de chaux et de magnésie, et la matière commune dont est formé le
squelette des insectes, la chitine.

Je dois laisser à part les matières accessoires, pour
ne m'attacher qu'au principe actif essentiel, la *cantharidine*.

Ce nouveau principe immédiat a été découvert,
en 1810, par Robiquet : il a pour formule, d'après

ce chimiste,

$$C^{10}\,H^6\,O^5,$$

et, d'après M. Liebig,

$$C^6\,H^7\,Az\,O^6.$$

M. Regnault l'a trouvé composé : de carbone, 61,68 ; d'hydrogène, 6,04, et d'oxygène, 32,28. Il est solide, blanc, sous forme de petites lamelles micacées, fusible à 210 degrés, très-volatil, d'une saveur excessivement caustique. Pur, il est insoluble dans l'eau ; il se dissout dans le liquide alors qu'il n'a pas été complétement débarrassé de la matière jaune qui l'accompagne.

Il est peu soluble dans l'alcool à froid, mais très-soluble dans l'alcool bouillant. A chaud, il se dissout également dans l'éther, dans l'essence de térébenthine, et dans les huiles fixes et volatiles.

L'acide sulfurique se colore en le dissolvant ; les acides azotique et chlorhydrique le dissolvent sans prendre de coloration.

Les alcalis, soude et potasse, à l'état liquide et peu concentrés, le dissolvent à froid.

Deux procédés paraissent également propres à préparer la cantharidine.

Voici le premier. On traite par l'eau les cantharides pulvérisées, on évapore jusqu'à siccité, on épuise le résidu par l'alcool concentré et chaud, on évapore la liqueur alcoolique, et l'on reprend le résidu par l'éther. Ce qui reste après l'évaporation de l'éther est mis en contact avec de l'alcool, qui enlève la matière jaune, et la cantharidine reste pure.

Voici le second procédé, qui appartient à M. Thierry, et qui a été adopté par le Codex :

« ⅌ Cantharides... ... ... ... ... ...    1 kil.
     Alcool à 34° Cartier, 86° centigr. .    Q. S.

» Pulvérisez les cantharides, mettez-les en macération avec l'alcool : après vingt-quatre heures de macération, jetez le tout dans un entonnoir long et cylindrique, laissez écouler l'alcool, lavez la masse avec une nouvelle quantité d'alcool, jusqu'à ce que celui-ci sorte à peine coloré : distillez au bain-marie toutes les teintures réunies, de manière à retirer tout l'alcool employé ; laissez le résidu en repos jusqu'à ce que la cantharidine se sépare sous forme de cristaux : décantez le liquide vert huileux qui la surnage, laissez égoutter, lavez les cristaux avec une petite quantité d'alcool froid, pour enlever les dernières portions d'huile ; reprenez les cristaux par un peu d'alcool bouillant, ajoutez une petite quantité de noir animal, filtrez et faites cristalliser par refroidissement. »

Les cantharides bien conservées fournissent environ $\frac{1}{70}$ de leur poids de cantharidine.

Ce principe vésicant et toxique ne doit être manié qu'avec prudence. La moindre parcelle en contact avec la peau, y fait naître une ampoule. En se vaporisant, il atteint, même avant qu'on s'en aperçoive par la douleur, les yeux, le nez, la face et les organes respiratoires mêmes (1).

Je dois rappeler les préparations pharmaceutiques dont les cantharides sont la base. Ce sont :

1°. La *poudre*, qu'on reconnaît à son odeur pénétrante, et surtout aux parcelles d'élytres vertes dont elle est parsemée; elle colore l'eau en jaune, l'éther en jaune-verdâtre, l'alcool en jaune ou en rouge, selon qu'on opère à froid ou à chaud;

2°. L'*huile de cantharide*, qui est employée en frictions;

3°. La *teinture de cantharide*, qui donne :

| | |
|---|---|
| Avec l'eau ................. | Un précipité blanc laiteux, soluble dans un excès de liquide; |
| Avec le tournesol............ | Un précipité rose clair; |
| Avec le cyanure jaune de potassium et de fer.............. | Un précipité blanc, comme terreux, tirant sur le jaune; |
| Avec le sulfure de potassium et de sodium................. | Un précipité en grumeaux jaune clair; |
| Avec le carbonate de potasse... | Une couleur jaune avec formation lente d'un précipité pulvérulent de belle couleur blanche; |

(1) Je ne perdrai pas le souvenir des accidents dont je me suis fait témérairement la victime, soit en distillant des cantharides, soit en essayant sur la langue, le principe vésicant. J'ai eu une fois le visage couvert de petits vésicatoires, et une autre fois la langue si profondément brûlée, qu'il ne m'a pas fallu moins de

Avec les acides sulfurique et  
  chlorhydrique... ........... Une couleur jaune-serin, avec  
                                   formation d'un précipité jaune-  
                                   verdâtre;

Avec l'acide azotique.......... Une couleur jaune, avec dé-  
                                   pôt, à la surface du liquide,  
                                   d'une matière huileuse rou-  
                                   geâtre;

4°. L'*emplâtre vésicatoire ordinaire*, composé avec poix résine, 12 parties; axonge, 4; cire jaune, 9; et cantharides en poudre. 6;

5°. L'*emplâtre vésicatoire anglais*, ou par incorporation, qui est préparé avec cire, graisse de porc et cantharides en poudre très-fine, mêlés ou *incorporés ensemble* très-intimement;

6°. La *pommade épispastique verte*, composée avec cantharides en poudre fine, onguent populeum et cire blanche;

7°. La *pommade épispastique jaune ou douce*, préparée avec cantharides en poudre grossière, graisse de porc et cire jaune;

8°. Le *taffetas vésicant*, qui est l'application sur une toile cirée, d'une teinture éthérée de cantharides;

9°. Les *papiers et taffetas épispastiques*, dont voici diverses formules :

---

huit jours pour guérir. Pendant ce temps, j'ai été obligé, pour calmer la douleur, d'avoir continuellement du lait dans la bouche. Le mal ne s'était manifesté que plusieurs heures après le maniement ou l'essai de la cantharidine. Que la leçon préserve ceux qui seraient tentés de reprendre la même étude!

Cire blanche . . . . . . . . . . . . . . . . . . . . . . .  5
Huile d'olive . . . . . . . . . . . . . . . . . . . . . .  3
Beurre de cacao . . . . . . . . . . . . . . . . .  4
Blanc de baleine . . . . . . . . . . . . . . . .  3
Térébenthine . . . . . . . . . . . . . . . . . . .  1
Cantharides . . . . . . . . . . . . . . . . . . . .  1
Eau . . . . . . . . . . . . . . . . . . . . . . . . . . . .  8

Cire . . . . . . . . . . . . . . . . . . . . . . . . . . . .  $3\frac{3}{4}$
Huile . . . . . . . . . . . . . . . . . . . . . . . . . .  $2\frac{1}{4}$
Beurre de cacao . . . . . . . . . . . . . . . .  3
Blanc de baleine . . . . . . . . . . . . . . . .  $2\frac{1}{4}$
Térébenthine . . . . . . . . . . . . . . . . . . .  $\frac{3}{4}$
Cantharides . . . . . . . . . . . . . . . . . . . .  1
Eau . . . . . . . . . . . . . . . . . . . . . . . . . . . .  8

10°. Enfin, les *pois* dits *suppuratifs*, qui sont des grains ou pois d'oranges pénétrés d'une teinture alcoolique ou éthérée de cantharides.

II. — *Effets des cantharides sur l'économie animale. Applications physiologiques, thérapeutiques et médico-légales.*

On a connu les qualités aphrodisiaques des cantharides, avant de savoir mettre à profit, dans l'intérêt de la médecine, leurs propriétés épispastiques ou vésicantes. Ces insectes et d'autres de genres voisins reparaissent assez souvent dans les peintures anciennes et dans les figures hiéroglyphiques de l'Égypte. A cette place, la signification de tels emblèmes ne peut être douteuse.

Nicandre, dans son poëme des *Poisons*, s'écrie :

*Heu! fuge cantharidum, si quando olfeceris, haustum....*
*Qui bibit hunc multo perfusum humore, molestos*
*In labiis morsus, atque imo sentit in alvo....*
*Ille amens, stupidusque, infans more pudenda*
*Passim deblaterat, furiali et percitus œstro,*
*Asper, acerba tonans, Baccharum imitatur Erinnyn* (1).

C'est au médecin de Néron, à *Archigène*, qu'on attribue la découverte des propriétés vésicantes de la cantharide. Il semble que dès lors on fit un plus fréquent usage de cet insecte à l'extérieur qu'à l'intérieur. Cependant, malgré la proscription dont le frappèrent Van Helmont, Morgagni, Schrœder, etc., on n'a pas cessé, à l'exemple des anciens, d'Hippocrate, d'Arétée et de Galien, de l'employer même à titre de médicament interne. Nous l'avons vu administrer, et non sans succès, par Biett, à l'hôpital Saint-Louis, contre certaines affections de la peau. Mais Biett jouissait de la renommée, bien méritée, de manier les médicaments les plus dangereux avec une habileté, je dirais presque avec une dextérité toute à lui. Tant à l'extérieur qu'à l'intérieur toutefois, ce médicament ne doit être administré qu'avec réserve et prudence. Les leçons ne nous manquent pas à ce sujet. Voici trois observations que j'emprunte à nos livres classiques :

Pour se guérir d'une couperose invétérée, une

_______________

(1) NICANDRI *Alexipharmaca*, vers 115-119-157, etc.

femme s'était laissé appliquer sur la face un large vésicatoire.... « Trois ou quatre heures après que l'emplâtre fut réduit de puissance en effect, dit Ambroise Paré, elle eut une chaleur merveilleuse à la vessie, et grande tumeur au col de la matrice avec grandes espreintes, et vomissoit, pissoit et aceloit incessamment, se jetant çà et là comme si elle eust été dans un feu, et estoit comme toute insensée et fébricitente, dont je fus alors esmerveillé de telle chose. Et voyant que tels accidents venoient à raison des cantharides qu'on lui auoit appliquées pour faire le vésicatoire, fut aduisé qu'on luy donneroit du laict à boire en grande quantité, aussi qu'on luy en bailleroit en clystères et injections, tant au col de la vessie que de la matrice. Semblablement elle fut baignée en eau modérément chaude, en laquelle auoit bouilly semence de lin, racines et feuilles de mauue et guimauue, violiers de mars, jusquiame, pourpier, laitues ; et s'y tint assez longtemps, à cause qu'en iceluy elle perdoit sa douleur. Puis estant posée dedans le lict et essuyée, on lui appliqua sur la région des lombes, et autour des parties génitales, onguent rosat, populéum incorporez en oxycrat, afin de réfréner l'intempérature de ces parties. Et par ces moyens, les autres accidents furent cessez (1). »

« En 1572, dit Cabrol, nous fûmes visiter un pauvre homme d'Orgon, en Provence, atteint du plus horrible et épouvantable satyriasis qu'on sau-

---

(1) Ambroise Paré, liv. XXI *des Venins*.

rait voir ou penser. Le fait est tel : il avait les quartes ; pour en guérir, prend conseil d'une vieille sorcière, laquelle lui fit une potion d'une once de semences d'orties, de deux drachmes de cantharides, d'un drachme et demy de cyboules, et autres, ce qui le rendait si furieux à l'acte vénérien, que la femme nous jura son Dieu qu'il l'avait chevauchée, dans deux nuits, quatre-vingt et sept fois, sans y comprendre plus de dix qu'il s'était corrompu ; et même dans le temps que nous consultâmes, le pauvre homme spermatiza trois fois à notre présence, embrassant le pied du lit, et agitant contre iceluy, comme si c'eust été sa femme. Ce spectacle nous estonna et nous hasta à luy faire tous les remèdes pour abattre cette furieuse chaleur ; mais quel remède qu'on lui sceust faire, si passa-t-il le pas.

» Un semblable fait, continue Cabrol, m'a été récité par M. Chauvel, professeur ordinaire à l'université d'Avignon. Il faisait pour lors la médecine à Orange. En l'année 1570, au mois d'aoust, il fut appelé à Caderousse, petite ville proche, pour visiter un atteint de même satyriasis ; à l'entrée de la maison trouva la femme dudit malade, laquelle se plaignit à lui de la furieuse lubricité de son mary, qui l'avait chevauchée quarante fois pour une nuit, et avait toutes ses parties gastées, étant contrainte de les lui monstrer, afin qu'il luy ordonnât des remèdes pour abattre l'inflammation et extrème douleur qui la tourmentait. Le mal du mary estait venu du breuvage semblable à l'autre, qui luy fut donné par une femme qui gardait l'hôpital pour guérir la

fièvre tierce qui l'affligeait, de laquelle il tomba en
telle fièvre, qu'il fallut l'attacher, comme s'il fût esté
possédé du diable. Le vicaire du lieu fut présent
pour l'exhorter, à la présence même dudit sieur
Chauvel, lesquels il priait le laisser mourir avec ce
plaisir. Les femmes le placèrent dans un linceul
mouillé en eau de vinaigre, où il fut laissé jusqu'au
lendemain qu'elles aloyent le visiter : mais sa furieuse chaleur fut bien abattue et esteinte, car elles
le trouvèrent roide mort, sa bouche riante, mon-
trant les dents et son membre gangrené (1). »

Ces observations (il me paraît inutile d'en rapporter d'autres, qu'on trouvera dans tous les auteurs) mettent en relief les symptômes les plus propres à caractériser l'empoisonnement par les cantharides, à savoir les ardeurs à la vessie et le satyriasis.

Il en est d'autres, toutefois, que je ne dois pas
passer sous silence, ce sont :

L'odeur nauséeuse *sui generis,* et la saveur âcre
des cantharides, odeur et saveur qui ont pu ne pas
échapper à la victime d'un empoisonnement, et dont
elle s'est plainte au début, ou à tout autre moment
de sa maladie;

Un sentiment d'ardeur ou de brûlure aux lèvres,
dans l'intérieur de la bouche, dans la gorge, dans
l'œsophage, dans l'estomac et dans les intestins;

Des érosions consécutives ;

Des vomissements ;

---

(1) Boyer, *Traité des Maladies chirurgicales,* t. IX, p. 20.

Des déjections alvines. avec étreintes, ténesme, stries de sang dans les matières :

L'accélération du pouls et des mouvements respiratoires ;

Une chaleur générale ;

Une soif ardente ;

De la dysurie :

Une exaltation cérébrale violente, se manifestant par du délire, des convulsions, le tétanos même.

Après la mort, on peut retrouver dans le tube digestif ou sur les points du corps où elle a été appliquée. la poudre de cantharide elle-même, reconnaissable à ses parcelles brillantes ou diamantées. Les parties touchées sont excoriées. ulcérées, cautérisées. brûlées, et la gangrène peut s'en être emparée.

Les voies urinaires surtout sont le siége de graves désordres inflammatoires, qui dénotent que le principe toxique a suivi cette voie d'élimination, mais en s'y arrètant, pour y laisser comme une empreinte indélébile. Je n'insiste pas sur les altérations des autres organes. Elles peuvent être plus ou moins tranchées . analogues même aux précédentes ; mais elles n'ont pas, on le conçoit, la même valeur.

Ouvrez les auteurs; ils vous diront, et je crois devoir ici conserver leur texte même, ils vous diront que dans un empoisonnement par la poudre de cantharides, *la mort doit être attribuée à l'irritation locale qu'elle exerce et à son action sympathique sur le système nerveux, que la partie absor-*

*bée (et à peine faut-il en tenir compte) agit d'une manière spéciale sur la vessie et sur les organes génitaux* (1).

Mais où conduit cette doctrine? A répéter ce qu'on a dit pour tant d'autres matières toxiques, que ce sont des irritants, et qu'il faut opposer à leurs effets la médication antiphlogistique.

Nul poison, il faut l'avouer, ne produit des effets d'inflammation plus apparents ou plus tranchés que les cantharides; mais consultez l'empirisme même, ou, pour parler mieux, la pratique médicale, pour savoir quelle médication réussit le mieux contre cet empoisonnement. La pratique traditionnelle recommandera divers antiphlogistiques sans doute et les topiques adoucissants. Mais comptera-t-elle exclusivement sur les émissions sanguines? Non, car *l'irritation locale* et *l'action sympathique sur le système nerveux* ne sont que des effets de l'empoisonnement, et non l'empoisonnement lui-même dans son principe ou dans sa cause.

Comme première indication donc, il faut encore ici faire évacuer le poison par les éméto-cathartiques, si mieux on n'a eu recours immédiatement à la pompe gastrique. Il faut, en même temps, par l'ingestion dans l'estomac de matières grasses, du lait,

---

(1) Andouin, *Prodrome d'une histoire naturelle, chimique, pharmaceutique et médicale des Cantharides,* Thèse présentée à la Faculté de Médecine de Paris, in-4°, p. 38; 1826. — Orfila, *Traité de Toxicologie,* t. II, p. 164; 1843. — Devergie, *Médecine légale,* t. III, p. 663; 1852.

de certaines poudres obstruantes et laxatives (la magnésie), mettre obstacle à l'absorption. En dernier
lieu, enfin, il faut entretenir ou soutenir la réaction, au moyen de boissons cordiales, de frictions
calmantes et toniques à la fois, les vives et longues
douleurs pouvant épuiser le système nerveux, absolument comme les pertes sanguines épuisent les
sources mêmes du liquide essentiellement réparateur.

Le D<sup>r</sup> Pullini expérimentant sur lui-même l'action
de la cantharidine, en prit dans une matinée 10 centigrammes en quatre doses. Il éprouva de la céphalalgie, des vertiges, de la soif, de l'ardeur à la
vessie. Pour calmer cet état de souffrance, il prit
d'abord de l'alcool, et ensuite dix gouttes d'ammoniaque dans un verre d'eau. Les vertiges se dissi-
pèrent promptement, et dans la nuit même les
ardeurs d'urine avaient cessé. Le lendemain, il ne
restait qu'un sentiment de lassitude. La saignée eût-
elle fait mieux? Il est permis d'en douter. Le D<sup>r</sup> Pullini avait agi en médecin qui sent son mal et sait
le combattre (1).

Contre la dysurie, les ardeurs d'urine, les spasmes violents, la pratique a reconnu encore les bons
effets du camphre. On l'emploiera avec confiance.
Quand on veut atténuer l'action redoutée d'un vésicatoire sur des sujets irritables, n'y ajoute-t-on

---

(1) Voir *Recueil périodique de la Société de Médecine de Paris,*
t. X, n° LVI. — ORFILA, *Traité de Toxicologie,* t. II, p. 162;
1843.

pas une certaine proportion de cet agent sédatif?

*Quod volet usus*
*Arbitrium est et jus et norma.*

Jusqu'ici les médecins légistes n'ont pas cru que, dans les cas présumés d'empoisonnements par les cantharides, il fût possible de retrouver le principe vésicant ou toxique de l'insecte, la cantharidine, soit dans les matières extraites du tube digestif, soit dans les organes de la victime (1). Ils se sont bornés

---

(1) Voici comment s'exprime M. Orfila : « Il faut dire toutefois qu'il arrivera bien rarement que l'on retire de la cantharidine des matières suspectes à l'aide de l'éther, *alors que ces matières ne renfermaient pas des parcelles de cantharides visibles à l'œil nu*, parce que les cantharides ne contiennent guère que $\frac{1}{250}$ de leur poids de cantharidine, d'après Thierry, et qu'il est par conséquent presque impossible d'en obtenir en agissant sur une proportion de cantharides que l'œil n'aurait pas aperçue. » (*Traité de Toxicologie*, t. II, p. 169; 1843.)

« Est-il permis, dit M. Ploumet, de conserver quelque espoir de retirer $\frac{1}{250}$ de cantharidine que contenait le poison au moment où il a été avalé;

» Lorsque pendant la durée de l'empoisonnement, un quart, un tiers et même la moitié a été rendue par les vomissements et les selles;

» Lorsque le reste a été étendu, éparpillé parcelle par parcelle à la face interne du conduit alimentaire, qui, chez l'homme, n'a pas moins de 8 à 10 mètres de longueur;

» Lorsqu'il a été altéré par l'action physiologique de l'estomac et de l'intestin;

» Lorsqu'il a été mélangé aux sécrétions normales et morbides, aux matières alimentaires solides et liquides, au sang d'une hémorragie intestinale, aux médicaments administrés, tels que ipécacuanha, huile, camphre, opium, etc.;

» Lorsqu'il se sera écoulé entre l'ingestion et l'analyse plusieurs jours, même plusieurs mois;

» Lorsque le genre de mort, l'inhumation du cadavre auront

à prescrire de rechercher. dans les matières d'excrétions ou dans le tube digestif. les fragments diversement colorés ou brillants du coléoptère.

Voici les préceptes qu'ils ont donnés :

Les matières suspectes, ont-ils dit, seront étendues en couches très-minces sur des plaques de verre: dès qu'elles seront séchées, on les examinera à la loupe, au reflet d'une vive lumière, ou mieux encore en les plaçant au soleil. On recueillera avec soin les parcelles brillantes. colorées. pour les exa-

---

déjà produit un commencement et même un état très-avancé de putréfaction ?

• Je vais plus loin : Quand même la cantharidine existerait dans le rapport indiqué, non plus par M. Thierry, c'est-à-dire $\frac{1}{77}$, mais par Thouvenel et Beaupoil, pour $\frac{1}{5}$ et $\frac{1}{7}$, je dis encore. et pour les mêmes raisons, qu'il faudrait renoncer à l'extraire. Commander l'impossible, c'est vouloir n'être pas obéi. » (*Annales d'Hygiène publique et de Médecine légale*, t. XXVIII, p. 368, numéro d'octobre 1842.)

Cependant, et M. Orfila, et M. Ploumet connaissent. puisqu'ils la citent. une expertise faite par Barruel, et dans laquelle cet habile chimiste parvint à découvrir le principe actif des cantharides dans du chocolat. Pour arriver à ce résultat, Barruel avait réduit en poudre le chocolat, mis la poudre à digérer en vases clos dans l'éther pendant vingt-quatre heures. puis filtré la liqueur. La solution évaporée à siccité avait fourni un résidu blanc ayant l'apparence du suif ou du cacao. Une portion de cette matière appliquée sur les lèvres y avait déterminé rapidement un sentiment de cuisson, puis de la rougeur et, après quelques heures, une véritable vésication caractérisée par une phlyctène suivie d'érosion. (*Annales d'Hygiène et de Médecine légale*. t. XIII, p. 445, année 1835.)

Si l'on a pu découvrir le principe actif des cantharides dans du chocolat qui n'avait fait qu'*incommoder* ceux qui en avaient mangé. pourquoi ne le découvrirait-on pas dans les intestins. ou dans les organes d'une personne qui aurait péri victime d'un empoisonnement ?

miner ultérieurement au microscope. Si les matières sont visqueuses, épaisses ou compactes, on les délayera préalablement dans l'alcool.

Si les recherches doivent porter sur le tube digestif, après en avoir extrait les matières sans l'ouvrir, on l'insufflera fortement, et on le fera sécher, en ayant soin de le tendre dans une position verticale et de lester par un poids l'extrémité inférieure. Dans cet état, on divisera par tronçons les parties que l'on veut examiner, et on les coupera longitudinalement pour avoir des fragments de la grandeur et de la forme d'une carte à jouer. Si l'on n'avait pas tendu ces tissus verticalement, de manière à effacer les anses ou les courbures, lorsqu'on viendrait à agir sur les tissus secs pour les ramener à une surface plane, la membrane muqueuse se fendillerait et perdrait son aspect poli ; et s'il se trouvait quelque parcelle de cantharides à l'endroit de ces éraillements, elle disparaîtrait. L'observation a montré qu'en général, c'était vers la fin du tube digestif, ou dans les gros intestins, qu'on trouvait le plus grand nombre de ces fragments qui résistent à l'acte de la digestion même (1).

---

(1) Ces préceptes ont été donnés, à peu près dans les mêmes termes, par M. Orfila et par M. Devergie. Ils sont empruntés *textuellement* au travail original, cité plus haut, de M. Ythier Ploumet, d'Orléans, et qui a pour titre : *Nouvelles Recherches et expérimentations médico-légales sur l'empoisonnement par les Cantharides.* Il n'eût été que juste de le dire, et d'avouer encore qu'on avait emprunté au même auteur une liste des insectes pouvant fournir des fragments mordorés semblables aux élytres des cantharides.

C'est conformément à ces règles qu'on a agi dans l'expertise suivante que je crois devoir reproduire, du moins en partie :

« Nous, Jean-Baptiste Chevallier, Alphonse Devergie, Charles Flandin, commis par M. Desnoyers, juge d'instruction au tribunal de la Seine, pour examiner de petits fragments de matière recueillis dans l'estomac de la dame Bellicot, présumée décédée par suite d'un empoisonnement, ainsi que différents organes extraits du corps de ladite dame; après avoir prêté serment entre les mains du magistrat de remplir notre mission en honneur et conscience, avons procédé, dans le laboratoire de l'un de nous (M. Chevallier), aux opérations qui nous étaient demandées.

» *Examen des fragments de matières.*—D'après un Rapport d'autopsie qui nous a été remis, ces petits fragments de matières avaient été recueillis, avec la pointe d'un scalpel, dans l'estomac de la dame Bellicot. Le plus gros était de la grosseur d'un grain de millet; les autres, en très-petit nombre, étaient ténus comme des pellicules de son ou des grains de poussière. Tous étaient de couleur noire. Après les avoir examinés d'abord à la loupe, nous les avons placés sur le porte-objet d'un microscope et éclairés alternativement par réflexion et par réfraction, soit au moyen des rayons de la lumière solaire, soit au moyen des rayons d'une lumière artificielle. Dans l'un comme dans l'autre cas, la matière nous a paru sans couleur et privée absolument de ces reflets jaunes, verts et miroitants que présentent

les écailles et les élytres des cantharides. Examinée
dans les mêmes conditions et par comparaison, de
la poudre de cantharides prise chez un pharmacien
nous a montré immédiatement ces reflets brillants et
caractéristiques que la matière suspectée ne nous
avait pas présentés. La minime quantité de matière
suspecte qui nous avait été renvoyée ne nous per-
mettait ni d'en tenter l'analyse chimique, ni d'en
essayer les effets vésicants sur la peau d'une personne
saine. Aussi eûmes-nous immédiatement à demander qu'on nous adressât les intestins de la dame
Bellicot, afin de poursuivre des recherches qui n'a-
vaient pas été suivies lors de l'autopsie du cadavre.
Ces organes nous parvinrent par l'intermédiaire de
M. le juge d'instruction de la Seine, et voici la série
des opérations auxquelles nous procédâmes successivement.

» *Examen et analyse des organes digestifs.* —
Nous ouvrîmes le paquet intestinal dans toute sa
longueur, en recueillant avec soin, dans un vase de
porcelaine, les matières qui s'en détachaient. Des
fragments de l'intestin, nous lavâmes une moitié à
l'eau distillée, en recueillant encore tous les produits du lavage; et, sans en détacher les matières,
nous étendîmes l'autre moitié sur des planches en
sapin, en fixant les membranes à l'aide de pointes
ou de fortes épingles. La partie intestinale lavée fut
de même ainsi étalée sur des planches, pour être
examinée comparativement à la portion non lavée.
Exposées au soleil et placées autant que possible à
l'abri de toute espèce de poussière, ces préparations,

au bout d'un certain temps, furent amenées à un état parfait de dessiccation; tandis que, d'un autre côté, par le filtre et l'étuve, on avait également amené toutes les matières contenues dans les intestins à un état pulvérulent parfait. Ces opérations préliminaires achevées, on examina à la loupe et au microscope, d'une part, divers fragments d'intestins; de l'autre, les matières intestinales pulvérulentes. Dans l'un comme dans l'autre cas, cet examen ne nous amena à constater, ni sur les parois intestinales, ni dans les matières qu'on en avait retirées, les caractères physiques propres à nous signaler la poudre de cantharides.

» Nous passâmes alors aux recherches chimiques. Les matières contenues dans les intestins, ainsi que les intestins eux-mêmes, furent traités par l'alcool à chaud, puis le liquide alcoolique évaporé jusqu'à consistance d'extrait. Une partie de cet extrait fut appliqué sur la peau d'une personne qui se prêta à l'expérience. Il n'en résulta ni rougeur, ni coloration de la peau, ni vésication ou soulèvement de l'épiderme.... »

J'omets la partie du Rapport qui a trait à la recherche des autres poisons. Voici les conclusions qui le terminaient, et nos réponses à diverses questions que l'instruction judiciaire avait fait naître :

« En conséquence des recherches auxquelles nous nous sommes livrés, nous croyons pouvoir conclure:

» 1°. Que les petits fragments de matières recueillis dans l'estomac de la dame Bellicot n'étaient point des fragments de poudre de cantharides;

» 2°. Que les organes de ladite dame, soumis à notre examen, ne contenaient non plus, ni poudre de cantharides, ni aucune autre substance toxique, soit végétale, soit minérale.

» M. le juge d'instruction de Montmorillon, ayant prévu le cas d'une expertise chimique suivie de résultats négatifs, nous a soumis, dans sa commission rogatoire, diverses questions que nous allons nous attacher à résoudre.

» *Première question.* — Les effets produits par l'ingestion des cantharides, alors même qu'elles sont incorporées à un aliment, des poires tapées par exemple, comme dans l'espèce, sont-ils nécessairement immédiats, ou, au contraire, ne pourraient-ils pas se manifester à une distance assez considérable de l'ingestion, quinze jours, un mois, deux mois, etc.?

» Les effets produits par l'ingestion des cantharides sont nécessairement immédiats, c'est-à-dire qu'ils se produisent dans les premières vingt-quatre heures de l'ingestion, lorsque la dose ingérée n'est pas très-faible.

» Si la dose est très-faible, souvent répétée, en proportion croissante, il est possible que cet agent toxique ne manifeste ses effets qu'à une distance plus ou moins éloignée. C'est ce que l'on observe toujours dans l'administration d'un médicament tout à fait identique, puisqu'il contient le principe actif des cantharides, nous voulons parler de la *teinture de cantharides.*

» L'un de nous administre journellement ce mé-

dicament, soit en ville, soit à l'hôpital. Les malades
en prennent depuis deux jusqu'à vingt et trente
gouttes. Lorsque le malade est arrivé à prendre une
dose assez élevée du médicament, comme vingt,
vingt-cinq ou trente gouttes, tout à coup des accidents se montrent, et une circonstance très-impor-
tante à noter, *c'est qu'ils cessent très-rapidement
sans que le plus souvent on ait à les combattre. Il
suffit de cesser l'emploi de l'agent médicamenteux.*

» Aussi, pensons-nous que la poudre de cantharides pourrait être administrée à faible dose sans
qu'il en résultât des effets immédiats tels, qu'on eût
besoin d'invoquer les secours de la médecine, et sans
même qu'on eût à se plaindre d'une altération dans
sa santé habituelle.

» *Deuxième question.* — La saveur des cantharides est-elle très-prononcée? Peut-elle être masquée par des mets?

» Les cantharides en poudre exhalent une odeur
nauséabonde ; elles ont une saveur âcre : mais nous
pensons que cette saveur et cette odeur peuvent être
masquées par certains aliments, surtout lorsque la
quantité de poudre mêlée avec ces aliments est très-
faible.

» *Troisième question.* — Dans le cas où les recherches d'analyse physique et chimique condui-
raient à un résultat négatif, sous le rapport de la
présence des cantharides, ou de toute autre matière
vénéneuse, dans les organes examinés, pourrait-on,
par les symptômes de la maladie à laquelle a suc-

combé la femme Bellicot, et à l'aide des altérations d'organes constatées à l'ouverture du corps, être conduit à déclarer que cette femme est morte des suites d'un empoisonnement lent, par l'ingestion successive et à petites doses de poudre de cantharides?

» Il résulte de la commission rogatoire de M. le juge d'instruction, que la femme Bellicot était d'une forte constitution et d'une santé parfaite. Elle s'est mariée dans les premiers jours de mai, elle est restée bien portante durant les quinze ou vingt premiers jours; au moins, n'a-t-elle pas fait connaître qu'il en fût autrement. Ce laps de temps écoulé, elle a éprouvé des douleurs assez vives à l'estomac et dans les intestins, des vomissements assez fréquents, des ardeurs à la vessie, de très-vives douleurs lorsqu'elle urinait, une soif ardente, de la chaleur à l'intérieur, le tétanos, le délire. Ces symptômes, peu marqués au début, sont devenus de plus en plus tranchés et plus aigus jusqu'à la mort, et dans les derniers jours on a constaté l'accélération et la dureté du pouls, une respiration pénible, des déjections et des urines sanguinolentes, une véritable émaciation succédant à l'embonpoint. Divers moyens énergiques ont été sans résultat dans leur emploi. Immédiatement après la mort, le bruit s'est répandu que la femme Bellicot était morte des suites d'un empoisonnement par l'ingestion d'une certaine quantité de cantharides, qui avaient été mises dans une ou plusieurs poires cuites tapées, et qu'on lui aurait données avant ou après son mariage, dans le but seulement d'exciter ses passions.

» D'une autre part, on a constaté à l'ouverture
du corps les altérations suivantes :

» Inflammation manifeste du tube digestif : inflammation beaucoup plus intense des reins, des
uretères et de la vessie.

» Il est vrai de dire que les caractères anatomiques de ces diverses inflammations ne sont pas nettement indiqués dans le rapport d'autopsie : mais la
manière si précise avec laquelle s'expriment à cet
égard les rapporteurs nous porte à penser que, dans
la narration des faits, on s'est borné à l'énonciation
de conditions morbides appréciées d'un commun
accord, et partant très-évidentes.

» Ceci posé, nous déclarons, quant aux symptômes, qu'il est difficile de tracer un tableau plus
tranché et plus évident des phénomènes morbides
que peut développer l'empoisonnement par les cantharides. Nous ajouterons que nous ne connaissons
pas d'autres substances vénéneuses ou médicamenteuses capables de développer un pareil ensemble
de symptômes ; que les altérations cadavériques sont
en accord parfait avec les phénomènes morbides
observés chez la femme Bellicot, et que, comme
eux, elles présentent un cachet particulier à l'empoisonnement par les cantharides, en ce sens,
qu'elles siègent principalement sur des organes où
s'exerce l'action délétère et spéciale du principe
actif de ces insectes ; que ces circonstances réunies
sont en rapport parfait avec ce que l'on a observé
dans les empoisonnements par les cantharides chez
l'homme et dans les expériences sur les animaux ;

qu'il est impossible d'admettre que tous ces phénomènes et altérations morbides aient été la conséquence de l'administration de poudre de cantharides dans des poires tapées, la veille ou le jour du mariage seulement ; que si cette poudre a été donnée à cette époque, elle a été sans effets appréciables ; que, pour expliquer, au point de vue de la science, les phénomènes et altérations morbides constatés chez la femme Bellicot, il faut supposer une administration nouvelle du poison, à la date du développement de la maladie, et, de plus, des administrations ultérieures et répétées dans le cours de la maladie à laquelle cette femme a succombé.

» Certes, en l'absence de la matière vénéneuse reconnue, soit à l'aide du microscope, soit à l'aide de l'analyse chimique, il nous est impossible d'affirmer que la mort a été le résultat d'un empoisonnement par les cantharides ; mais nous devons déclarer que l'ensemble des deux autres ordres de faits établit dans notre esprit la possibilité, ou, si l'on veut, de très-graves présomptions d'empoisonnement par cette substance administrée à doses répétées et durant tout le cours de la maladie. »

Aujourd'hui faudrait-il se borner à des recherches ainsi dirigées ? Assurément on devrait toujours s'attacher à retrouver dans le tube digestif des fragments d'élytres ou d'autres parties des téguments des cantharides. Mais dans les organes profonds, et dans les reins spécialement, ne serait-il aucune chance de retrouver les éléments constitutifs des cantharides, le principe vésicant lui-même ou la cantharidine?

Je n'ai pas pu parvenir à empoisonner des chiens
avec la poudre de cantharides. Malades par l'ingestion de cette matière mêlée à leurs aliments, ces animaux refusaient de se nourrir. Les érosions ou ulcérations produites dans l'intérieur de la gueule étaient
un obstacle à la mastication comme à la déglutition.
Mais j'ai mêlé de la poudre de cantharides ou de la
cantharidine, en assez faible quantité, à des matières
animales, reins et foie, et en desséchant ces matières
à basse température, au contact de la chaux anhydre,
et reprenant le résidu sec bien broyé par l'alcool
bouillant (procédé décrit pour la recherche des alcaloïdes végétaux, *voir* page 130), je suis parvenu à
isoler, et l'huile verte et le principe actif vésicant
des cantharides. Dans un cas d'expertise médico-
légale, pour ne rien perdre des produits à saisir, il
serait utile d'opérer en vases clos et de recueillir,
dans un récipient entouré de glace ou d'eau froide,
le liquide d'évaporation, pour agir ultérieurement,
au besoin, sur ce liquide, absolument comme sur
les matières solides. On serait certain, avec de telles
précautions, de ne perdre aucun atome des principes constituants des cantharides, ou des matières
élémentaires à recueillir. Par comparaison, plus
tard, en répétant l'épreuve sur des matières analogues ou semblables et non suspectes, on consta-
terait quelle est la nature et quelles sont les propriétés des éléments chimiques obtenus. On confirmerait
ou l'on infirmerait ainsi un résultat qui deviendrait
incontestable.

Si je rappelle que dans un cas d'empoisonnement

criminel, M. Stas a su retrouver, dans les restes de
la victime, de la nicotine dont il ne faut que quelques gouttes pour donner la mort; si je constate que
sur des animaux sacrifiés par la simple aspiration
des vapeurs de l'acide prussique, j'ai pu retrouver
ce poison dans les poumons, n'accordera-t-on pas
qu'il en sera de la cantharidine comme de ces poisons plus subtils et plus redoutables, et, en définitive, qu'il n'existe pas une substance inassimilable
ou toxique bien déterminée par la chimie, substance minérale, végétale ou animale, que des experts habiles ne puissent représenter à la justice
comme preuve évidente et matérielle du crime
qu'elle poursuit ?

# ARTICLE II.

DES MOULES, DES HUITRES, DES CRABES, DES CREVETTES, DES ÉCREVISSES, DES HOMARDS, DES LANGOUSTES ET DES POISSONS TOXICO-PHORES.

Nous réunirons dans un même article tout ce qui touche à l'histoire toxicologique de ces animaux, les effets qu'ils produisent sur l'économie étant de même ordre, sinon absolument semblables.

### I. — Histoire naturelle des Moules, des Huitres, etc.

#### Moules (Mytili edules).

Les Moules sont des mollusques acéphales testacés de la famille des mytilacés, classification impliquant que ces animaux ont le corps, c'est-à-dire le foie et les autres viscères enveloppés dans un repli membraneux appelé *manteau;* quatre feuillets branchiaux striés régulièrement en travers par les vaisseaux: la bouche à l'une de leurs extrémités, l'anus à l'autre; le cœur du côté du dos: le pied attaché entre les quatre branchies, muni d'un byssus, c'est-à-dire d'un faisceau de fils déliés par lesquels l'animal se fixe ou se cramponne sur les objets. Elles ont une coquille close, à valves égales, bombées en triangle. Un des côtés de l'angle unique forme la charnière, et est muni d'un ligament étroit et allongé. La tête de l'animal est dans l'angle aigu; l'autre côté de la coquille qui est le plus long ou l'antérieur laisse passer le byssus, il se termine par un angle arrondi; le troisième côté remonte vers la charnière, à laquelle il se joint par un angle obtus; près de ce dernier est l'anus, vis-à-vis duquel le manteau forme une ouverture ou un petit tube particulier.

Les moules sont très-répandues le long de nos côtes. On les trouve suspendues en grappes aux rochers, aux pieux, aux navires, etc. Elles arrivent par cargaisons considérables sur les marchés. On en fait partout une assez grande consommation.

*Huîtres* (Ostreæ edules).

Les Huîtres, mollusques acéphales testacés d'une famille très-voisine de celle des moules (les ostracés), n'en diffèrent pas essentiellement par leur organisation. Comme les moules, elles ont les viscères logés entre les deux lames doublement frangées d'un manteau ouvert, sans tubes ni ouvertures particulières, lames entre lesquelles sont placés, en outre, quatre feuillets branchiaux striés régulièrement en travers par des vaisseaux. Elles ont de même à chacune des extrémités du corps une bouche et un anus; mais elles manquent de pied et de byssus. Les valves

de la coquille, plus aplaties que celles des moules,
sont aussi plus épaisses et plus dures. Elles sont
rudes et raboteuses en dehors, argentées et nacrées
à l'intérieur, ondées sur les bords. Sur la valve inférieure se trouvent des côtes rayonnantes en forme
d'éventail.

Comme espèces, on distingue :

L'*Huître commune* (Ostrea edulis);

La *petite Huître de la Méditerranée* (Ostrea
cristata);

L'*Huître parasite* (Ostrea parasitica);

L'*Huître feuille* (Ostrea folium);

Et d'autres encore. Nous ne devons nous attacher
qu'à l'histoire de l'Huître vulgaire ou comestible.

Cette espèce est extrêmement répandue. On la
trouve dans toutes les mers d'Europe, et dans la plupart des mers d'Afrique et d'Asie. Elle y forme des
bancs qui, dans certains parages, ont plusieurs ki-
lomètres de longueur. Elle n'est nulle part plus abondante que sur les côtes de France, auprès de Can-
cale, entre ce bourg, le mont Saint-Michel et
Granville. A Marenne, près de Rochefort, on pêche
surtout l'huître verte, qui est d'un goût plus déli-
cat que l'huître blanche. Sur nos côtes, la pêche
des huitres commence vers le milieu du mois de septembre et se continue jusqu'à la fin du mois d'avril.
On sait qu'il est de précepte en gastronomie de ne
pas manger d'huitres dans les mois qui n'ont pas
d'*r*, c'est-à-dire en mai, juin, juillet et août, époque du frai et de l'amaigrissement du coquillage.
C'est dans cet intervalle surtout que les huitres pas-

sent pour n'être pas de bonne qualité et qu'elles peuvent donner lieu à des accidents.

## *Crabes* (Canceres).

On désigne sous le nom générique de *Crabes*, des animaux articulés invertébrés, pourvus de cinq paires de pieds articulés eux-mêmes, terminés en pointes, onguiculés, attachés sur les côtés de la poitrine, et dont les antérieurs, en forme de serres, sont d'un volume proportionnellement énorme, ce qui oblige ces animaux à marcher de côté ou à reculons. Ils appartiennent à la famille des crustacés malacostracés décapodes. Ils habitent les rivages de la mer, cachés sous les pierres ou entre les rochers. Ils vivent en troupes.

Parmi les espèces que l'on mange, il faut distinguer :

1°. Le *Crabe vulgaire* de nos côtes (Cancer mœnas), d'un gris verdâtre, cinq dents de chaque côté, cinq festons au bord antérieur, et un prolongement en forme de pointe à l'articulation qui précède les pinces;

2°. L'*Étrille commune* (Cancer puber), qui est velue, a le front découpé de plusieurs petites pointes, dont les deux du milieu plus fortes : c'est le plus estimé de nos crabes;

3°. Le *Poupart* ou *Tourteau* (Cancer pagurus), large, roussâtre, à neuf festons de chaque côté, les doigts des serres noirs à l'extrémité : il devient fort grand :

4°. Les *Gégareins* (Gegareini), vulgairement appelés *Tourlourous* dans nos colonies.

Ils ont le test en forme de cœur, largement tronqué en arrière. Les pieds-mâchoires extérieurs s'écartent. La deuxième paire de pieds est plus courte que les suivantes.

Ils passent la plus grande partie de leur vie à terre, dit Cuvier, se cachant dans les trous et ne sortant que le soir. Il y en a qui se tiennent dans les cimetières. Une fois par année, lorsqu'ils veulent faire leur ponte, ils se rassemblent en bandes nombreuses, et suivent la direction la plus courte jusqu'à la mer, sans s'embarrasser des obstacles. Après la ponte, ils reviennent très-affaiblis. On dit qu'ils bouchent leur terrier pendant la mue; lorsqu'ils l'ont subie, et qu'ils sont encore mous, on les appelle *boursiers*, et l'on estime beaucoup leur chair, qui cependant est quelquefois empoisonnée (1).

### *Crevettes* (Palæmones, Nikæ, etc.).

Les Crevettes que l'on pêche sur les côtes d'Europe, sont la *crevette porte-scie* ou *bouquet*, la *crevette commune* ou *salicoque*, la *crevette de Provence*, la *crevette franche*, la *crevette du Levant* ou *caramotte*.

La *crevette porte-scie* se reconnaît à son corps allongé, arqué, comme bossu, terminé par une queue

_______________

(1) Cuvier, *Règne animal*, t. III, p. ...

aussi longue au moins que le tronc ; à sa carapace peu consistante ; à ses yeux composés, globuleux, placés sur un pédoncule mobile et très-rapprochés ; à ses antennes au nombre de quatre ; à ses pattes au nombre de dix. Sa taille est de 8 à 10 centimètres, sa teinte générale est un rouge pâle, plus vif sur les antennes et sur les lames natatoires de la queue. Elle habite les côtes de la Manche.

La *Crevette commune* ou *Salicoque* est de moitié moins grosse que la Crevette porte-scie ; elle offre d'ailleurs les mêmes caractères et habite les mêmes parages. On la distingue par une tache d'un rouge vif dont est marqué le milieu du test. Sa chair n'est pas aussi estimée que celle des crevettes de plus forte taille.

La *Crevette de Provence* n'appartient pas au même genre que les deux espèces précédentes. Elle s'en distingue, au premier coup d'œil, par le défaut singulier de symétrie des pieds de la première paire, dont le droit se termine par une pince didactyle, tandis que le gauche finit simplement en pointe, et par l'allongement extrême d'un de ceux de la seconde paire, qui sont, d'ailleurs, filiformes, grêles, terminés en pince.

Elle a la taille de la *Crevette commune*, et habite la côte des Alpes maritimes. On la trouve, en toute saison, sur les marchés de Nice.

La *Crevette franche* est d'un vert glauque pâle ponctué de gris ; elle porte 6 à 8 centimètres de longueur.

Elle a quatre antennes : deux intermédiaires su-

périeures, courtes, bifides ; deux latérales inférieures sétacées, de la longueur du corps et couvertes à leur base par une écaille oblongue. Son
corps, subcylindrique, s'atténue en cône postérieu-
rement ; sa carapace est mince, demi-transparente.
Son rostre est court, non dentelé, non comprimé.
Elle habite les côtes de l'Océan et de la Manche, et
on la trouve sur les marchés de Paris.

La *Crevette du Levant* est la plus forte et la plus
longue des crevettes comestibles ; elle porte jusqu'à
20 centimètres et plus. Elle vit dans les mers des
contrées tempérées et chaudes ; elle est commune
sur les côtes méridionales de France et sur celles
d'Italie, dans la Méditerranée, où elle est l'objet
d'une pêche abondante et d'une grande exportation
pour le Levant.

*Écrevisses, Homards, Langoustes* ( Astacus fluvia-
tilis, Astacus marinus, Palinurus).

Dois-je m'attacher à donner une description des
écrevisses, des homards et des langoustes, crustacés
que tout le monde connaît?

Les *Écrevisses* ont des saillies, en forme de petites écailles ou de dents, sur le pédoncule des antennes latérales ; les six pieds antérieurs terminés
par une pince à deux doigts, et la pince extérieure
des appendices natatoires du bout de la queue divisée en deux parties.

Les unes vivent dans les eaux douces, et les autres dans la mer. C'est sur ces animaux qu'on a

constaté la faculté qu'ont les crustacés de régénérer leurs pieds, lorsqu'ils les ont perdus ou qu'ils ont été mutilés. On a fait une singulière confusion, en appelant *yeux d'écrevisses* deux concrétions calcaires que l'on trouve dans l'estomac des écrevisses d'eaux douces, au moment de la mue. Ces concrétions ont de la vogue en médecine, à titre d'absorbants ; elles sont formées par du carbonate de chaux.

Les *Homards* ont les pieds sans divisions, et les quatre antennes insérées presque à la même hauteur, avec le pédoncule des latérales nu ; mais les deux ou quatre pieds postérieurs ont une grandeur proportionnelle à celle des antérieurs. Le dessous de la queue a des fausses pattes dans les deux sexes, et les appendices latéraux de son extrémité postérieure composent toujours, avec son dernier segment, une nageoire commune en éventail. Ils habitent exclusivement la mer.

Les *Langoustes* ont les antennes latérales très-longues, en forme de soie, et les yeux saillants, gros et rapprochés sur un support commun et transversal ; leur tronc est cylindrique. La *Langouste commune* (Palinurus quadricornis) est grande, rougeâtre, avec le test hérissé de piquants, garni de duvet, et armé à sa partie antérieure, au-dessus des yeux, de deux dents très-fortes, avancées, comprimées et dentelées en dessous. La queue est tachetée ou ponctuée de blanc jaunâtre ; les segments ont un sillon transversal et interrompu. Les pieds sont entrecoupés de jaunâtre et de rougeâtre. Ces crustacés vivent sur nos côtes.

*Poissons toxicophores.*

Parmi les poissons dont la chair peut contracter des propriétés malfaisantes ou toxiques, il faut placer spécialement (je suis ici l'ordre alphabétique, et j'emprunte cette liste à un Mémoire de MM. Chevallier et Duchesne) [1] :

Le Barbeau (*Cyprinus barbus*);
Le Barracuada (*Esox barracuada*);
La Barbianne ;
La Bécune (*Sphyræna becuna*);
La Baliste ou Licorne de mer à une seule pointe ;
Le Brochet (*Esox lucius*);
Le Cailleu-Tassart (*Clupea thrissa*) :
Le Capitaine, ou Spare à queue d'or (*Sparus erythrinus*);
La Carangue (*Caranx carangus*);
Le Chat marin (*Squalus galeus*);
Le Coffre triangulaire (*Ostracion cornutus*);
Le Congre ou Anguille de mer (*Muræna conger*);
Le *Corracinus fuscus major*;
La Dorade (*Sparus aurata*) :
La Grande gueule ;
Le Hareng (*Clupea harangus*) :
Le Jacob ferme ;
La Lotte (*Gadus lota*) :
Les Looks ;
La Lune de mer (*Tetraodon mola*);
Le Maquereau (*Scomber scombrus*);
Les Oreilles noires ;

---

1. CHEVALLIER et DUCHESNE. *Mémoire sur les empoisonnements par les huîtres, les moules, les crabes et par certains poissons de mer et de rivière*. Paris, 1851, p. 11.

La grande Orphie, ou le Gambarus (*Esox brasiliensis*) ;
La petite Orphie, ou le petit Espadon (*Esox margi-
natus*) ;
Le Pagre (*Sparus pagrus*) ;
La Parque jaune ou à dents de chien ;
Le Perroquet (*Sparus psittacus*) ;
Le Poisson armé (*Diodon atinga*) ;
La Sardine (*Clupea sprattus*) ;
La Sardine dorée (*Clupea tropica*) ;
Le Spare chrysops (*Sparus chrysops*) ;
Le Tétraodon rayé (*T. lineatus*) ;
Le Tétraodon ocellé (*T. ocellatus*) ;
Le Tétraodon scélérat (*T. sceleratus*) ;
Le Thon (*Scomber thymnus*) ;
La Vive (*Trachinus draco*) ;
La Vieille (*Balistes vetula*) ;
La petite Vieille (*Aluterus monocceros*).

Bien longue est déjà cette liste, et peut-être qu'elle
ne comprend pas encore tous les poissons dont la
chair peut, dans certaines circonstances, devenir
malfaisante. Il est trop certain, dit M. Christison,
que toute espèce de poissons, bien que journellement consommée en parfaite sécurité, peut devenir
toxique, soit en tout temps, soit occasionnellement
et pour certains individus. It is well ascertained that
some species of fisch.... and even the richer sorts of
vertebrated fishes, though actually eaten with per-
fect safety by mankind in general, are nevertheless
poisonnous, either at all time or only occasionally,
to particulars individuals (1).

_______

(1) Christison, *on Poisons*, 1845, p. 618.

II. — *Effets des Crustacés et des Poissons toxicophores sur l'économie animale. Applications
physiologiques, thérapeutiques et médico-légales.*

Les livres de médecine anciens et modernes sont
remplis d'observations attestant des accidents plus
ou moins graves, de véritables empoisonnements,
advenus à la suite de repas faits avec des crustacés
ou divers poissons, alors même que ces aliments
n'offraient aucun goût anormal, et qu'ils avaient
leur aspect accoutumé.

Je n'éprouve que l'embarras du choix pour reproduire ici des observations d'*empoisonnement par
les moules*.

Une femme de vingt ans, qui avait trop mangé
de moules, dit Mentzelius (1), tomba tellement
malade, que les assistants pensèrent qu'elle allait
mourir.

Elle eut des nausées, de la chaleur par tout le
corps, des angoisses précordiales;

La respiration était difficile, le pouls accéléré;

Tout le corps devint rouge comme s'il avait été
enveloppé d'un drap d'écarlate (totum corporis adeò
rubrum erat, ac si panno coccineo abductum esset).

Il y eut des mouvements convulsifs qui ne laissaient pas de repos à la malade.

---

(1) *Ephem. Nat. Cur.*, p. 408, 1689.

On donna du thé, de l'huile d'amandes douces ; on provoqua les vomissements, et le soulagement fut immédiat. Il resta seulement de la chaleur et de la soif pendant la nuit. Le retour des règles aida à la guérison.

En 1827, à Leith, près Édimbourg, plus de trente personnes, sur lesquelles deux moururent, furent plus ou moins gravement malades à la suite de repas faits avec des moules. Dans cette localité, dit Christison, la population entière a renoncé à ce genre d'aliment (1).

*Empoisonnement par les huîtres.*—On parle avec assurance des faits dont on a été témoin, et dont on peut dire *quorum pars experta fui.* En 1834, plusieurs de mes amis et moi arrivions à Mestre. Malgré les avertissements que nous avions reçus au sujet des huîtres de Venise, nous eûmes la tentation d'en goûter. Celui d'entre nous qui en mangea le plus, n'en consomma pas plus de douze, et, quant à moi, si j'ai bonne mémoire à ce sujet, je ne m'en accordai que sept. Ces huîtres étaient excellentes, très-fraîches, et elles n'avaient aucun aspect qui pût inspirer de la défiance. Bien plus, l'hôte qui nous les servit nous disait : Ici, tout le monde en mange chaque jour ; c'est un préjugé, parmi les étrangers, de croire que nos huîtres sont mauvaises. L'hôte ne nous trompait pas ; les personnes du pays ne redoutent rien d'un mets auquel elles sont habituées ; mais nous,

---

(1) Christison, *on Poisons,* p. 619 ; 1845.

au nombre de cinq, nous fûmes excessivement malades, à l'exception d'un enfant de dix ans, qui, fait assez remarquable, résista à l'épreuve. Le colonel X..., homme d'une forte constitution, fut le plus vivement atteint. Pendant toute la nuit qui suivit notre repas, il eut des vomissements, des étreintes intestinales violentes et des évacuations alvines répétées. Pendant plusieurs jours, il ne put prendre aucun aliment. Quant à moi, je n'eus des vomissements que trente-six heures après le repas, ce qui attestait bien que notre maladie ne devait pas être rapportée à une indigestion.

Dans le même temps, j'eus occasion de voir, à Venise, un de nos compatriotes pour qui la leçon avait été encore plus sévère que pour nous, car un empoisonnement par les huitres lui avait laissé une affection intestinale dont il ne guérit qu'au bout de plusieurs mois.

*Empoisonnement par des écrevisses.* — Une personne dont Ehrenfrid Hagendorius a rapporté l'observation, aimait les écrevisses avec passion, et elle en mangeait souvent. Un jour, après un repas presque exclusivement composé d'écrevisses, elle fut prise subitement de nausées violentes avec anxiétés précordiales, tumescence du col et de la face. Il survint une éruption à la peau, qui ne se dissipa qu'après des sueurs abondantes. Depuis lors, l'amateur d'écrevisses, à son grand regret, ne put en manger sans éprouver les mêmes effets. Bien que le mets ne lui causât aucun dégoût, il fut obligé d'y renoncer.

*Empoisonnements par divers poissons.* — « Dans

une seule occurrence, dit M. Moreau de Jonnès, j'ai vu à la Martinique, près de Saint-Esprit, au mois d'octobre 1808, vingt personnes être empoisonnées par une Carangue pêchée la veille dans le canal de Sainte-Lucie. Cependant le même parage fournissait journellement des poissons, et notamment la même espèce, à l'habitation où cet événement arriva, et jusqu'alors cette nourriture n'avait point produit d'événements de ce genre. L'empoisonnement d'un chien, qui avait mangé une partie des entrailles de ce poisson, ne permit pas de douter que quelque autre cause ait pu produire les effets vénéneux attribués à cet aliment, et l'inspection des vases culinaires dont on s'était servi, me prouva qu'on ne pouvait élever à cet égard la plus légère suspicion.

» Dans cette occurrence, comme dans toutes celles dont j'ai acquis la connaissance par les récits de témoins oculaires et dignes de foi, les symptômes de l'empoisonnement furent :

» 1°. Des douleurs d'estomac et d'entrailles, d'abord faibles et intermittentes, puis progressivement plus fréquentes, et finalement continues, violentes et même atroces ;

» 2°. Des nausées suivies de vomissements répétés ;

» 3°. Des éblouissements et des vertiges ;

» 4°. Un état spasmodique et même convulsif ;

» 5°. Dans la plupart des individus empoisonnés, des furoncles et une phlegmasie cutanée, du genre de l'éruption miliaire, accompagnée d'un sentiment

de douleur brûlante, suivie de desquammation de
l'épiderme et de dépilation ;

» 6°. Un abattement, ou plutôt une adynamie,
qui succède aux épreintes gastriques, et présente la
crise finale de la maladie comme une sorte de coma ;

» 7°. Et enfin la mort, ou un rétablissement gra-
datif, lent et souvent accompagné de douleurs partielles et persistantes, de mouvements automatiques,
de tremblements, et même, dit-on, d'hémiplégie et
de paraplégie.

» Ces symptômes me parurent variés dans le cas
précité, selon la constitution des individus, et la
quantité de l'aliment vénéneux qu'ils avaient prise. »

« En 1803, au mois d'août, raconte encore
M. Moreau de Jonnès, il y eut au Céron de la Martinique un empoisonnement dont toutes les circonstances furent absolument semblables ; mais, soit
que, dans ce dernier cas, les propriétés vénéneuses
fussent plus énergiques, ou bien que la chair du
poisson, qui en était infecté, ayant été partagée entre
un moins grand nombre d'individus, la quantité en
fût plus considérable, deux personnes succombèrent à ses effets, l'une immédiatement, et l'autre
après deux mois de souffrances....

» Ces deux empoisonnements furent causés par
des poissons appartenant à des espèces et même à des
ordres différents : l'un était une Carangue, et l'autre
un Poisson armé (1). »

---

(1) Moreau de Jonnès, *Recherches sur les poissons toxicophores des
Indes occidentales.* Paris, 18..

42.

En rapprochant les observations rapportées par les auteurs, on est conduit à diviser les phénomènes de l'empoisonnement par les moules, les huîtres et, en général, par les poissons toxicophores, en deux ordres : les uns consistant spécialement en une éruption critique à la peau avec anxiétés précordiales et difficulté à respirer ; les autres signalés par un état comateux avec faiblesse, adynamie ou paralysie même.

Les observations d'empoisonnements par les moules, données par la *Gazette de Santé* des 1er mars et 1er octobre 1812, 21 mars et 11 avril 1813 ; celles que l'on doit au D^r Möhring (1) appartiennent au premier ordre. Dans ces cas, les symptômes débutèrent une ou deux heures après le repas et, en très-peu de temps, ils acquirent toute leur intensité. C'était tout à la fois un violent coryza, un gonflement et une vive démangeaison des paupières, une éruption ortiée, vésiculeuse et papuleuse ; puis, enfin, une dyspnée plus ou moins grave. Dans deux cas qu'a relatés le D^r Burrow, et qui étaient relatifs à deux jeunes enfants, l'empoisonnement eut des suites funestes : aux symptômes précédemment indiqués, il succéda des vomissements, des déjections alvines, du délire, des convulsions, un état comateux, puis, le troisième jour, la mort.

Les effets du second ordre ressortent d'observations

_______________

(1) *De Mytilorum quorumdam veneno Acta physico-medica Acad. Cæsareo-Leopoldino-Carol.*, etc., 1744. — *Appendix*, p. 124. — Christison, *on Poisons*, p. 620 ; 1845.

recueillies par le D^r Combe. Dans ces cas, le mal
commence par un sentiment de faiblesse ou de débilité plus ou moins profonde; il s'y ajoute de la
chaleur, de la constriction à la gorge, une difficulté
à avaler et même à parler; puis, des démangeaisons
et des fourmillements dans les mains, quelquefois
dans tous les membres. La cardialgie, les nausées,
les vomissements manquent le plus souvent. Mais le
phénomène capital, c'est-à-dire l'état adynamique,
peut être porté à un point tel, que le malade ne
puisse se tenir debout, et que, couché même, il reste
plongé dans une atonie complète. Assez souvent,
toutefois, on a constaté alors une certaine sensibilité
du ventre, particulièrement dans la région de la
vessie. La miction urinaire était supprimée, ou elle
n'avait lieu qu'avec effort. La respiration restait libre, mais les battements du cœur étaient déprimés,
faibles; la face pâle, exprimant l'anxiété; la surface
du corps froide; les facultés mentales restaient intactes. Dans deux cas de cette nature, on a vu la
maladie se terminer par la mort; une fois au bout de
trois heures, une autre fois au bout de sept heures.

Après la mort, quelles altérations pathologiques a-t-on constatées? Sur un cadavre (c'était un
matelot qui mourut deux jours après avoir mangé
des moules, et qui avait eu des nausées, des vomissements, du ténesme, quelques signes de phlogose
intestinale), Fodéré dit avoir trouvé le tube digestif *légèrement* enflammé et rempli de mucosités épaisses et abondantes. Mais on comprend que
ces lésions ne constituaient pas l'empoisonnement

même; elles n'en étaient qu'un effet accessoire.

Un grand nombre d'hypothèses ont été invoquées pour rendre compte de cette espèce d'empoisonnement. Il faut les rappeler succinctement.

1°. On a attribué le mal au cuivre. On a dit, d'une part, que les moules et les huîtres malfaisantes avaient été prises sur des carènes ou des débris de navires naufragés; de l'autre, que les poissons devenus toxiques avaient été pêchés sur des bancs de cuivre. Dans un travail imprimé dans les *Annales d'Hygiène* (1), M. Bouchardat a annoncé qu'il avait trouvé dans des moules une quantité de cuivre suffisante pour empoisonner. Mais cette assertion a trouvé des contradicteurs, et il est indubitable que des moules, que des huîtres et que divers poissons ont donné lieu à des accidents d'empoisonnement sans contenir de cuivre.

2°. On a supposé, et peut-être très-gratuitement, qu'en se nourrissant de certains fruits (les fruits du mancenillier), de certains mollusques (les gorgones, les millépores, les holothuries, les méduses, etc.), les poissons de mer contractaient des propriétés toxiques. Mais les poissons ne s'empoisonneraient-ils pas eux-mêmes en faisant leur nourriture de matières toxiques? Et les mollusques, soi-disant toxiques, ont-ils cette qualité? M. Moreau de Jonnès a prouvé le contraire. Des poissons enfermés dans un

---

(1) Année 1837, t. XVII, p. 322. — Mémoire inédit de MM. Chevallier et Duchesne, p. 34.

bassin avec des débris de polypes et de radiaires
choisis parmi ceux qui habitent les fonds de mer
réputés dangereux, ont vécu longtemps, et l'on a
pu en manger la chair sans éprouver le moindre
accident (1).

3°. On a dit que si ce n'était pas par les zoophytes ou les mollusques que les poissons fussent
empoisonnés, c'était par les eaux écumeuses, par la
*crasse de la mer*, ou bien encore *par certaines petites étoiles marines qui pénètrent entre les écailles
de la moule par exemple, et s'y développent plus
particulièrement dans certaines saisons de l'année.*
MM. Orfila et Devergie qui se copient, quand ils
ne se contredisent pas, ont accueilli ces explications
en s'appuyant de l'autorité de MM. Lamouroux et
Breumié. Mais ces opinions ne supportent pas même
l'examen. Qu'est-ce que la crasse de l'eau de la mer?
Dans mille circonstances, on n'a pas trouvé d'étoiles
marines dans les moules ou les poissons qui ont occasionné des accidents toxiques.

4°. L'époque du frai a été regardée par quelques
observateurs comme celle où l'on est le plus exposé à
voir les animaux aquatiques acquérir des propriétés
nuisibles. Mais ici encore on a pu noter aussi souvent l'exception que la règle.

5°. Frappé de quelques faits qu'on a souvent
rapprochés, pour montrer toute la part d'influence
qu'il faut accorder en physiologie à l'entité appelée

---

(1) [illegible]

*idiosyncrasie*, Edwards a nié l'existence du poison dans les animaux aquatiques, et il a rapporté tous les effets observés à cette cause occulte, l'*idiosyncrasie nerveuse*. Mais les animaux eux-mêmes, et tous ceux qui ont mangé de certains poissons reconnus malfaisants, ont éprouvé des accidents par cette alimentation. Les animaux ont-ils donc aussi leur idiosyncrasie?

Sans exclure, comme pouvant agir accidentellement, quelques-unes des causes relatées ci-dessus, n'est-il pas plus probable qu'en sortant du milieu où ils vivent, les animaux aquatiques subissent, selon le temps et les saisons, des altérations spéciales plus ou moins rapides, des décompositions partielles qui en font des ferments plus ou moins actifs? On verra plus loin qu'il en est ainsi pour les matières animales. Quelle raison aurait-on de se refuser ici à une sorte de similitude?

Mais la matière du poison étant inconnue, quels antidotes ou quelles médications rationnelles lui opposer?

Le sulfure de potasse a été indiqué par M. Lherminier, naturaliste et médecin distingué de la Guadeloupe, dans la pensée que l'empoisonnement avait pour cause l'iode, l'iode contenu dans les polypes, dans les madrépores, dans les fucus et dans les éponges dont les poissons dits toxicophores font leur nourriture. Mais quelle quantité d'iode ne faudrait-il pas pour empoisonner? N'aurait-il pas été on ne peut plus facile de découvrir ce corps, cet agent toxique, dans les cas d'empoisonnement par les animaux aquatiques? A défaut de médecine rationnelle, consultons l'empirisme.

Aux Antilles, contre les dangers d'un pareil empoisonnement, on fait usage des spiritueux, du rhum et du vin de Madère.

Aux Indes, on a recours à l'anis étoilé (*Illicium anisatum*). Dans nos colonies de la Guadeloupe et de la Martinique, c'est le poivre de Cayenne (*copsicum*) qui possède la confiance des nègres et des colons mêmes. Nous, médecins de France, il n'est pas besoin de le dire, nous prescririons tout d'abord les émétiques et les éméto-cathartiques; puis, les matières toxiques étant évacuées, nous aurions recours, selon la prédominance des symptômes, aux médications antiphlogistiques et calmantes.

On a indiqué plusieurs moyens pour reconnaître si un poisson était vénéneux. Mais ces moyens sont d'un empirisme grossier, tout culinaire. Nous regrettons que MM. Chevallier et Duchesne aient cru devoir leur accorder quelque confiance. Il n'en est qu'un qui puisse être recommandé par des médecins, c'est celui qui consiste à expérimenter l'aliment suspect sur des animaux.

A la suite de l'accident arrivé à Leith, en 1827, et dont il a été question plus haut, M. Christison fit quelques essais pour rechercher quelle pouvait en avoir été la cause. Le D<sup>r</sup> Coldstream, croyant avoir fait la remarque que le foie des moules envoyées à Leith était plus volumineux, plus noir, plus amer que celui d'autres crustacés semblables et réputés plus sains, Christison partit de cette donnée pour

faire l'analyse du foie. Il pensait qu'il lui serait
peut-être possible de découvrir quelque principe organique auquel on aurait pu rapporter les accidents.
Mais ses espérances furent trompées. « Le résultat,
toutefois, dit-il, ne doit pas décourager, car faute
de matières, je n'ai pas pu répéter assez mes épreuves. » On verra plus loin que l'analyse chimique
est parvenue à saisir la matière spéciale qui paraît
donner aux saucisses et aux fromages altérés leurs
propriétés toxiques. C'est une huile grasse, fétide.
N'en serait-il pas de même pour les poissons altérés
ou toxicophores?

# SECTION TROISIÈME.

DES MATIÈRES ANIMALES ALTÉRÉES OU PUTRÉ-
FIÉES, ET DE CELLES QUI, PAR SUITE DE
CERTAINES MALADIES DES ANIMAUX, ONT
CONTRACTÉ DES PROPRIÉTÉS VIRULENTES.

## ARTICLE PREMIER.

### DES MATIÈRES ANIMALES ALTÉRÉES OU PUTRÉFIÉES.

Un assez grand nombre de matières animales,
dont on fait un usage habituel comme aliments,
peuvent, en subissant certaines altérations ou fermentations toutes spéciales, contracter des propriétés toxiques. Ce sont principalement diverses préparations de charcuterie; les viandes ou poissons
salés ou fumés; plusieurs espèces de fromages et le
lait lui-même.

C'est moins en France qu'en Allemagne, et particulièrement dans les petits États de ce grand em-
pire, que les médecins ont eu à constater, et maintes
fois déjà, l'altération des matières que je viens de
nommer. Cette circonstance tient-elle à un manque
de soins dans la préparation de ces aliments quelquefois trop grossières, ou bien à un défaut de vigi-
lance de la part des employés chargés d'en surveil-

ler la vente? On conçoit que je n'ai pas à répondre ici à cette question : on peut accorder l'un et l'autre point.

Il paraît que c'est au printemps surtout que se développent dans les boudins et saucisses, dans les viandes fumées et salées, dans les fromages mêmes, des érémacausies ou fermentations qui en altèrent plus ou moins les principes nutritifs. Ces mouvements, ces métamorphoses organiques sont favorisés, à cette époque, par les alternatives du froid et de la chaleur, de la sécheresse et de l'humidité. On a remarqué assez souvent que la décomposition n'était que partielle, qu'elle n'atteignait, par exemple, que l'intérieur ou le centre des matières, la surface extérieure restant saine.

Dans les viandes fumées en général, dans les boudins et les saucisses surtout, les parties altérées ont une apparence suspecte, une odeur et une saveur nauséeuses, une réaction acide. Dans les fromages, on voit çà et là des taches de nuances diverses ; les parties tachées ont un goût désagréable ; elles rougissent le papier de tournesol ; elles rougissent, au lieu de jaunir, par l'action de l'acide nitrique. Cependant le D$^r$ Westrumb et M. Sertürner, auxquels on doit une intéressante notice à ce sujet, disent n'avoir observé, dans des fromages qui avaient produit des accidents toxiques, ni mauvais goût, ni taches insolites (1). Le lait altéré a une

---

(1) *Uber die Vergiftung durch Käse. Horn's Archiv.*, 1828, 1, 65. — CHRISTISON, *on Poisons*, p. 641 ; 1845.

couleur fausse, une odeur aigre ; il est en partie précipité en flocons caséeux, et possède une réaction
acide.

Voici, d'après les deux écrivains allemands, les
effets les plus caractéristiques produits par les préparations de charcuterie, telles que boudins, saucisses, fromage d'Italie, etc., et, en général, par les
viandes et poissons salés qui ont été atteints de l'altération ci-dessus décrite.

Le plus souvent, le mal ne se manifeste que vingt-
quatre ou quarante-huit heures après l'ingestion de
l'aliment. Ce retard est dû vraisemblablement à la
nature réfractaire des matières grasses auxquelles se
trouve uni le principe inassimilable ou essentiellement toxique. Les premiers symptômes sont des
douleurs aiguës à l'épigastre ou dans l'abdomen,
des vomissements, des déjections alvines, le plus
souvent sanguinolentes. La plupart des sécrétions,
excepté celle des reins, sont supprimées. La bouche
et les narines se sèchent ; il n'y a plus d'expuition
salivaire ou bronchique ; les déjections intestinales
ne sont pas colorées par la bile. La miction urinaire
peut être empêchée ; mais, en sondant le malade, on
trouve, et le plus souvent en abondance, de l'urine
dans la vessie. Il n'en est pas ainsi, comme on l'a
vu, dans les empoisonnements par les composés métalliques. L'appétit est conservé, mais la déglutition
est difficile, et les aliments peuvent s'arrêter dans
l'œsophage. La respiration est inégale, courte, gênée ; le pouls est petit ; il y a souvent des lypothi-
mies. Les yeux sont fixes ou hagards, les paupières

peu mobiles, les pupilles dilatées ou contractées, peu ou point sensibles à l'action de la lumière ; la voix est altérée, éteinte même. Les facultés intellectuelles restent intactes. Si la maladie doit avoir une issue fatale, il peut, dans la dernière période, survenir de l'oppression, du délire, des convulsions. Ces symptômes sont toujours de fâcheux augure. Ils sont à redouter depuis le troisième jusqu'au huitième jour.

Comme altérations pathologiques, on a signalé dans la plupart des cas :

Des injections vasculaires et des traces d'inflammation dans le pharynx et dans l'œsophage ;

Des lésions de même nature et plus prononcées, ou même des plaques gangrenées dans l'estomac et dans les intestins ;

Une sorte de flaccidité des organes et spécialement du cœur ;

Une augmentation de volume du foie, de la rate et du pancréas....

Mais quelles lésions anatomiques sont réellement propres à caractériser un empoisonnement ?

Je ne m'arrête pas à tracer les règles du traitement de ces sortes d'empoisonnement. Le médecin sait qu'il n'a point ici de neutralisants chimiques à employer. Il aura recours, selon le moment et selon les symptômes, aux vomitifs, aux évacuants, aux excitants ordinaires ou aux diffusibles. L'observation a fait accréditer l'emploi des boissons éthérées. L'éther aurait-il la propriété d'atténuer ou de dissoudre le principe toxique, pour en faciliter l'élimination, ou bien agirait-il simplement comme anesthésique? La question pourrait être vivement agitée avant d'être résolue.

Les effets produits par les fromages altérés sont analogues aux précédents. Ils en diffèrent toutefois sous un rapport. Ils se manifestent plus promptement, cinq ou six heures après l'ingestion de l'aliment, et quelquefois même plus tôt. Selon ses degrés, la maladie peut prendre les caractères d'une indigestion, d'une gastro-entérite, d'une sorte de choléra. Mais aux causes qui l'ont déterminée, il est impossible d'en méconnaitre la nature.

Avant de se livrer à des recherches et à des expériences directes, on a en quelque sorte épuisé les conjectures pour *deviner* les causes de ces sortes d'empoisonnement. En rapprochant les effets observés de ceux que produisent les composés de cuivre et de plomb, on a été porté à penser que les accidents étaient dus à la malpropreté ou au mauvais étamage des vases employés par les charcutiers ou autres marchands de comestibles. D'après ces présomptions, il a été rendu, dans différents États d'Allemagne, des ordonnances ayant pour objet de défendre l'usage des ustensiles en cuivre pour les préparations de ces sortes d'aliments. Mais, dans aucune circonstance, les charcuteries altérées, les viandes et poissons fumés, reconnus suspects, les fromages aigris et tachés, n'ont fourni de cuivre ou de plomb à l'analyse chimique. Il a donc fallu renoncer à une opinion trop facilement préconçue.

On a eu recours alors à une autre supposition, en

a dit, et c'est un savant physiologiste qui a hasardé cette idée, que la matière toxique des boudins gâtés ou des viandes altérées était l'acide prussique. Mais les effets pathologiques devaient suffire pour ne pas laisser s'accréditer l'erreur.

De l'acide prussique, on a passé à l'acide acétique animalisé, à l'acide pyroligneux, à la créosote, à la coque du Levant. Mais toutes ces hypothèses n'ont pu être sanctionnées par de valables analyses.

En 1820 et 1822, le Dr Kerner (1) eut l'occasion d'examiner et de soumettre à l'analyse des échantillons de boudins et de saucisses qui avaient donné lieu à de graves accidents, à la mort même de plusieurs personnes. Il parvint à en extraire une matière grasse, analogue, selon lui, à l'acide sébacique. Mais, de son aveu même, cette matière acide était unie à un principe volatil qu'il n'isola point. Toutefois la matière grasse complexe, telle que l'avait obtenue M. Kerner, donna lieu, sur des animaux, à des effets absolument analogues aux effets qu'avaient produits les boudins entiers.

De recherches faites dans des circonstances toutes semblables, le Dr Dann a conclu que le principe toxique n'était pas nécessairement un acide, mais plutôt une huile âcre empyreumatique, qui n'acquérait des qualités délétères qu'en s'unissant à divers

---

(1) *Neue Beobachtungen über die Vergiftungen durch den genuss geraücherten Würste;* Tubingen, 1820. — *Das Fettgift, oder die Fettsäure und ihre Wirkungen auf den thierischen organismus;* Tubingen, 1822.

acides gras. Une sorte de saponification opérée pendant la fermentation serait donc, selon le D$^r$ Dann, la condition qui transformerait une matière neutre et inerte en un composé toxique (1).

M. Buchner (2) a émis une opinion qui diffère, sous quelques rapports, des deux précédentes. Pour lui, le corps toxique est une huile fétide, unie à un acide, l'acide acétique animalisé. La partie acide seule n'a aucun effet sur les animaux, l'huile fétide est un narcotique, et la combinaison des deux corps est une sorte de narcotique âcre plus actif. En examinant des boudins qui lui avaient été envoyés du Wurtemberg, et dont divers échantillons avaient causé des accidents graves chez trois personnes, et, après six jours de maladie, la mort d'une quatrième, il constata que le principe toxique n'était ni soluble dans l'eau, ni volatil (on ne l'obtenait point par la distillation); qu'il était soluble à froid dans l'alcool, et qu'il consistait en une matière grasse, granulée, laquelle, après un lavage par l'eau, était douée d'une odeur nauséeuse, d'une saveur oléagineuse, et laissait dans la gorge une sécheresse extrême. Quoique neutre au papier de tournesol, cette matière formait un savon avec les alcalis, et elle était de nouveau séparée de ces bases, et sans altération, par un acide. M. Buchner proposa de lui donner le nom de *Würst-fett-saüre*, acide gras du boudin. Ce corps possédait

---

(1) *De Veneni botulini viribus et naturâ. Dissertatio inauguralis*; Berolini, 1828. — CHRISTISON, *on Poisons*, p. 667 ; 1845.

(2) *Toxicologie*, p. 136 ; 1820. — CHRISTISON, *on Poisons*, p. 630, 1845.

toutes les propriétés toxiques des boudins gâtés.
Trente grains extraits d'un échantillon suspect, et
donnés à un jeune chien, en deux doses, dans l'intervalle de vingt-quatre heures, le firent périr, en
déterminant tous les effets produits par le boudin
même.

Les recherches du D$^r$ Schumann (1) se rapportent
à celles de M. Buchner. En traitant par l'alcool
bouillant un saucisson gâté, ce médecin obtint, par
refroidissement du liquide, une matière grasse qui,
à la suite d'un lavage à l'eau distillée, laissa un
acide gras doué de toutes les propriétés ci-dessus
indiquées, et agissant sur les animaux de la même
manière que le saucisson altéré.

En 1827, le professeur Hünefeld, de Greifswald,
eut, de son côté, l'occasion d'observer plusieurs empoisonnements produits par des fromages de mauvaise qualité. Il analysa avec soin la matière suspecte, et crut reconnaître que le principe toxique
auquel on devait rapporter les accidents, était un
mélange de deux acides organiques, qu'il a désignés
sous les noms d'*acide caséique* et d'*acide sébacique* (2). Le D$^r$ Westrumb et le chimiste Sertürner
confirmèrent cette opinion (3). Ils expliquèrent

---

(1) *Das Wurst-fett-gift, oder neue Untersuchung*, etc. Archiv. *für
medizinische Erfahrung*, 1829, 1, 30, und 75. — CHRISTISON, *on Poisons*, p. 640; 1845.

(2) *Die chemische Ausmittelung des Kasegifts. Horn's Archiv.*, 1827,
1, 203. — CHRISTISON, *on Poisons*, p. 641; 1845.

(3) *Uber die Vergiftung durch Kase. Horn's Archiv.*, 1828; 1, 65.
— CHRISTISON, *on Poisons*, p. 641; 1845.

comme il suit, dit Christison, à qui j'emprunte l'analyse de ces travaux, la formation des deux acides :

« D'après les recherches de Proust, le goût relevé particulier des vieux fromages est dû à la conversion graduelle du lait caillé ou de la caséine en caséate d'ammoniaque, qui, dans les fromages de bonne qualité, est toujours uni à un excès d'alcali. Dans les fromages en question (*barscher-kase*, *quark-kase*, *hand-kase*), le lait caillé, avant d'être salé, est abandonné pendant quelque temps en masse à la fermentation, qui le fait passer à un état acide d'abord, à un état gras ensuite. Mais si le lait a été caillé avec du vinaigre ; si la liqueur acide formée pendant la fermentation n'a pas été retirée avec soin ; si la fermentation a été portée trop loin ; s'il a été ajouté trop peu de sel pour prévenir toute altération dans le lait caillé, ou même de la fleur de farine au caillé, la transformation des matières caséeuses suit une marche particulière ; il se forme un excès d'acide caséique et une certaine quantité d'acide sébacique (1). »

M. Lassaigne est arrivé à des résultats analogues, en ce qui touche la fermentation des matières animales en général. Il a constaté, en examinant les détritus putrides de viandes conservées, pendant un certain temps, dans des vases fermés, qu'il s'était formé du carbonate d'ammoniaque, beaucoup de caséate d'ammoniaque, et une huile volatile fétide qui

_______

(1) CHRISTISON, on Poisons, p. 641 ; 1845.

était, selon toute apparence, la matière essentiellement toxique du mélange.

Au rapport de MM. Westrumb et Hünefeld, une
petite quantité des matières grasses acides extraites
des fromages gâtés, faisait périr les chiens très-
rapidement.

En prenant en considération ces résultats, en se
guidant d'après ces recherches, on conçoit que dans
une expertise médico-légale, il n'y aurait, pour ainsi
dire, aucune difficulté de retrouver le corps de délit
dans un cas avéré d'empoisonnement par les matières alimentaires ci-dessus désignées. Il faudrait
analyser ces matières, d'après les méthodes indiquées ; traiter de même les matières des vomissements, des évacuations alvines, ou celles qu'on aurait recueillies après la mort dans le tube digestif.
La matière toxique séparée, il faudrait, après en
avoir bien constaté la nature, en étudier les effets
sur les animaux, comparativement avec l'ingestion
des substances alimentaires elles-mêmes.

Dans une occasion récente, il m'a été donné de
faire un Rapport en justice sur un lait soi-disant
altéré, qui avait produit des accidents toxiques sur
diverses personnes. L'analyse m'a permis de conclure que ce lait suspect contenait une matière minérale toxique. Voici ce Rapport, dont on ne devra
pas inférer, toutefois, et contradictoirement à ce
qui précède, que c'est à la présence de matières minérales qu'il faut attribuer les accidents toxiques
déterminés par un lait altéré ou suspect.

« Je soussigné, Charles Flandin, chargé par

M. Courteille, commissaire de police de la section
des Halles, de procéder à l'analyse chimique d'un
échantillon de lait réputé contenir des matières nuisibles à la santé; après avoir prêté serment de remplir cette mission en honneur et conscience, j'ai
reçu de M. le commissaire une boîte ficelée et scellée qui contenait environ 8 décilitres d'un lait déjà
avancé, en apparence altéré et transformé par la
fermentation en caséum et en petit-lait.

» Après un essai préliminaire des réactifs que j'a-
vais à employer, j'ai procédé aux opérations suivantes :

§ I. — *Recherche de l'arsenic et de l'antimoine.*

» Il a été pris 340 grammes du lait d'échantillon,
qui ont été pesés dans une capsule préalablement
tarée. On a évaporé à petit feu jusqu'à réduction
de 100 grammes, après quoi on a ajouté graduellement jusqu'à 75 grammes d'acide sulfurique à 66 degrés, quantité d'acide qui s'est trouvée nécessaire
pour obtenir une carbonisation complète des matières grasses du lait. Le charbon amené à sec et réduit en poudre, on l'a traité par l'acide chloro-azotique et, après évaporation de l'excès d'acide, par
l'eau distillée. La liqueur filtrée était limpide et incolore. On l'a divisée en deux parties A et B; l'une,
A, pour la recherche de l'arsenic et de l'antimoine;
l'autre, B, réservée en cas de résultat négatif.

» La liqueur A, traitée dans un appareil de Marsh
(procédé dit de l'Institut), n'a donné soit dans le

tube à combustion, soit à l'extrémité de la flamme, aucun anneau ou aucune tache d'arsenic ou d'antimoine.

» La portion B, traitée par l'hydrogène sulfuré, a fourni immédiatement un précipité brun qui devait être un sulfure métallique, vraisemblablement un sulfure de cuivre ou de plomb, si ce n'est l'un et l'autre.

### § II. — *Recherche du cuivre et du plomb.*

» Le précipité brun de l'opération qui précède a été décanté avec soin, lavé, puis traité par quelques gouttes d'acide azotique et sulfurique, dans la pensée de le transformer totalement en sulfate.

» Le résidu a présenté une teinte bleue caractérisant le cuivre.

» Repris par l'ammoniaque, il s'est dissous, et le liquide a offert une coloration bleue céleste (ammoniure de cuivre).

» L'ammoniaque étant neutralisée par un excès d'acide, on a plongé dans la liqueur une petite tige de fer bien décapée, qui n'a pas tardé à se couvrir d'une couche de cuivre métallique. (*Voir* la pièce de conviction, n° 1.)

» Assuré par cette épreuve que le lait analysé contenait du cuivre, j'ai procédé, dans une seconde opération, à la recherche directe de ce métal.

» Pour cette seconde opération, il a été pris 200 grammes de lait, qu'on a calcinés au rouge dans une capsule neuve de porcelaine de Sèvres. La matière aussi bien incinérée que possible, on l'a reprise par l'acide azotique puis, après évaporation de l'excès d'acide, par l'eau distillée. La liqueur filtrée était limpide, incolore, complétement dépouillée de matières organiques.

» Sur diverses fractions de ce liquide, on a obtenu :

| | |
|---|---|
| Par la potasse.................... | Un précipité bleu pâle (oxyde hydraté de cuivre); |
| Par l'ammoniaque............. | Une liqueur colorée en bleu céleste (ammoniure de cuivre); |
| Par l'hydrogène sulfuré........ | Un précipité brun (sulfure de cuivre); |
| Par le chlorhydrate d'ammoniaque, sur un fil de platine, au contact de la flamme d'une lampe à alcool.............. | Une coloration bleue et verte très-caractéristique de la combustion du cuivre. |
| Enfin, au contact d'une lame de fer bien décapée............. | Du cuivre métallique. |

» Comme pièce à conviction j'adresse, sous le n°2, à M. le commissaire de police, cette tige de fer recouverte d'une couche très-manifeste de cuivre métallique.

» Pour savoir si le métal toxique se trouvait dans le lait à l'état de composé soluble, j'ai filtré environ 100 grammes de petit-lait, et j'ai fait passer dans le liquide bien clarifié un courant d'hydrogène sulfuré. Immédiatement une coloration brun-fauve de sulfure métallique s'est manifestée, et, avec le temps, il s'est déposé tout à la fois un précipité blanc sale de soufre et de matières organiques, et un précipité noir bien distinct du sulfure métallique. Le précipité décanté, et le soufre brûlé par l'acide azotique, on a obtenu un sulfate de cuivre bleu sur lequel on a répété toutes les réactions déjà indiquées et propres à caractériser le cuivre.

» Il n'était pas probable, il n'était pas possible, en quelque sorte, que le cuivre retrouvé dans ces analyses provînt des réactifs. Cependant je jugeai convenable de faire une contre-épreuve de mes opérations, et je calcinai dans la même capsule en porcelaine, 200 grammes de lait pris chez une laitière. Dans le produit de l'incinération, je ne retrouvai pas la plus légère trace de cuivre.

» Il fut donc rigoureusement établi pour moi, et ce seront les conclusions de ce Rapport, que le lait renvoyé à mon examen contenait une proportion très-notable d'un composé soluble de cuivre. »

# ARTICLE II.

## DES MATIÈRES ANIMALES QUI, PAR SUITE DE CERTAINES MALADIES DES ANIMAUX, ONT CONTRACTÉ DES PROPRIÉTÉS VIRULENTES.

A la liste déjà longue des poisons que la chimie peut saisir, faut-il ajouter ceux dont la matière est inconnue, ou dont la chimie n'a pas déterminé la nature? Ce sera le complément de ces études, la limite au delà de laquelle on entre dans le domaine de la pathologie pure. Un des objets de ce livre est le diagnostic différentiel entre l'empoisonnement et la maladie : il faut ne rien négliger pour l'atteindre.

En présence de l'air, les matières animales subissent une fermentation ou putréfaction plus ou moins rapide. Elles contractent ainsi des propriétés toxiques ou virulentes qui les mettent au rang des corps toxiques.

Toutefois, la remarque doit être faite immédiatement, ce n'est pas comme aliments que ces matières exercent leur action la plus redoutée. Mille exemples existent de l'ingestion de viandes fermentées ou putrides dans les voies digestives de l'homme et des animaux, sans qu'il en soit résulté des effets d'empoisonnement. Je l'ai dit ailleurs, l'estomac paraît défendu par des liquides qui peuvent modifier certaines substances toxiques et les transformer en matières inertes ou même assimilables. Mais la nature n'a pas disposé partout des mêmes moyens de défense. A la peau, à la surface des plaies, à l'entrée des voies respiratoires, partout ailleurs, en un mot, que dans l'estomac et les intestins, l'absorption se fait sans obstacle, et l'absorption d'une matière inassimilable, c'est l'empoisonnement.

Qu'on se reporte aux expériences des auteurs, et particulièrement à celles de Gaspard, de Brodie, de Leuret, de Hamont, de M. Orfila, de M. Magendie. Ces physiologistes ont pu, dans quelques cas, nourrir impunément des animaux avec des viandes avancées, putréfiées même. Ils les ont tués infailliblement, au contraire, quand ils les ont soumis à la simple aspiration des gaz infects qui s'en dégagent, quand ils ont injecté dans des plaies, dans les cavités splanchniques ou dans les veines, les liquides ichoreux qui sont le produit de la putréfaction.

On connaît l'expérience faite par M. Magendie, expérience qui peut servir à résumer toutes les autres. Au fond d'un tonneau ouvert par le haut, il a mis des matières en putréfaction ; au-dessus il a assujetti, en double fond, un grillage ordinaire, et sur ce grillage, il a fait séjourner des animaux de diverses sortes, des pigeons, des cabiais, des lapins et des chiens. Les pigeons, les cabiais et les lapins ont pu vivre assez longtemps dans ce foyer d'infection ; mais, dès le quatrième jour, les chiens ont commencé à dépérir : ils sont morts, dans l'intervalle de dix à vingt jours, avec tous les symptômes d'un véritable empoisonnement miasmatique.

D'un autre côté, quel médecin ne sait, et par une expérience trop personnelle peut-être, que si l'on ne cautérise immédiatement la plaie, il n'est rien de plus dangereux qu'une piqûre ou même une simple éraillure d'os, advenue en disséquant ou en faisant une autopsie. Durant les années que j'ai passées dans les hôpitaux, trois fois, après avoir fait des autopsies, j'ai été atteint de phlébite, et, les trois fois, je ne m'étais pas aperçu que je m'étais, je ne puis pas dire déchiré, mais simplement effleuré l'extrémité d'un doigt avec une esquille ou un fragment d'os.

Brodie et aussi Christison ont vu des érysipèles graves qui avaient pour cause de petites déchirures aux doigts par des esquilles d'os de lièvre. Les cuisiniers sont en garde contre ces sortes de piqûres, et surtout quand ils touchent ou dépouillent des pièces de gibier faisandé.

On pouvait le concevoir à priori, mais M. Magendie l'a établi par des expériences : les diverses sortes de chairs ou de matières animales putréfiées produisent des effets d'intensité différente. Ainsi, la chair pourrie des carnivores est plus meurtrière que celle des herbivores. L'eau putride provenant de la décomposition des poissons, exerce une action plus virulente que les liquides de même sorte provenant de la décomposition des huitres.

Les théories chimiques ont donné l'explication de ces faits : Les éléments qui entrent dans la composition des matières organiques sont d'autant plus mobiles, qu'ils ont contracté des combinaisons moins arrêtées ou moins fixes. Or, plus on s'élève dans l'échelle des êtres organisés, plus les matières qui les composent sont essentiellement destructibles ou tendent à satisfaire à des affinités nouvelles. Le composé le plus animalisé est aussi le composé le plus putréfiable.

On a émis l'opinion, je pourrais dire on a soutenu la thèse, que lorsqu'elles avaient subi la cuisson, les matières animales, de quelque source qu'elles provinssent, d'un animal sain ou d'un animal malade, quel que fût pour ainsi dire leur degré d'altération, ne produisaient, comme aliments, aucun effet nuisible ou toxique. Il est vrai que le plus souvent la cuisson peut faire perdre aux viandes leur mauvaise qualité, et, pour en donner la preuve, on ne peut trop citer le fait si saisissant davenu dans la maison de l'illustre vétérinaire Huzard, et qui nous a été confirmé verbalement par son fils, notre honorable collègue au Conseil d'hygiène publique et de salubrité (1). Mais ne faut-il pas rappeler ici ce qui a été dit des viandes salées devenues

_______________

(1) Voici ce fait pour ceux de nos lecteurs qui ne le connaissent point. M. Huzard, professeur à l'École vétérinaire d'Alfort, avait apporté chez lui, pour l'examiner à loisir, une tumeur qu'il avait enlevée sur un cheval. Sans y songer, ou forcé, en arrivant à son cabinet, de donner audience à un client, il avait déposé son paquet dans sa cuisine. La cuisinière allait mettre un pot-au-feu. La viande de boucherie touchait à la pièce anatomique. Il était facile de prendre l'une pour l'autre. Il fut fait ainsi. La cuisinière mit dans le pot la tumeur pathologique, et elle laissa à la place la viande de boucherie. M. Huzard, obligé de sortir avec son client, oublia jusqu'au lendemain l'examen de la pièce anatomique. Il rentra pour dîner, et avec toute sa famille,, il mangea le fatal pot-au-feu

malfaisantes.' La salaison n'est point une cuisson,
sans nul doute; mais on a vu, d'après les analyses
rapportées plus haut, que les principes toxiques de
ces matières avaient paru, selon les cas, ou de nature volatile ou de nature fixe. Des corps gras, des
huiles fixes, rances ou putrides pourraient échapper à
l'action du feu, de même qu'aux actes de la digestion.
Dans les organes digestifs, en effet, les corps gras
ne sont pas détruits ou modifiés; ils sont simplement
émulsionnés pour être entraînés par l'absorption.
Résoudre la question, sans réserver au moins des
exceptions, me paraîtrait donc hasardé. Je n'ignore
pas qu'il existe des tribus sauvages, des peuples pê-
cheurs qui mangent habituellement des huiles rances, des graisses putréfiées, etc.; mais l'habitude ici
est venue au secours de la nature, comme elle se
plie aux goûts fantasques du gastronome blasé qui
fait ses délices de la viande qui saigne, ou du gibier
qui se corrompt.

Ces sortes d'exceptions ne sont pas la règle, et l'on
a vu de graves accidents, de véritables empoisonnements, suivre l'ingestion des viandes atteintes d'un
commencement de décomposition seulement. Au
siége de Mantoue, d'après Fodéré, des individus
furent atteints de gangrène et de scorbut pour avoir
mangé de la chair pourrie. Et que d'exemples ana-

---

de sa cuisinière. La méprise ne fut connue que quelque temps
après le repas. Déjà l'on était rassuré ; mais le temps même prouva
que la viande, un instant redoutée, ne devait faire de mal à personne.

logues on pourrait citer! Je renvoie à ce sujet aux écrits de Sauvages, de Franck, de Richter, de Camper, etc. Il ne faut pas croire que, pour ne s'être pas passés sous nos yeux, les faits rapportés par ces auteurs aient perdu toute valeur. Quel but auraient donc nos ordonnances municipales, si sévères aujourd'hui, si ce n'était de nous mettre à l'abri des fléaux qu'on a vus trop souvent régner, quand les villes manquaient d'une police sanitaire?

Diverses maladies, et je n'ai à mentionner ici que les maladies qui se développent spontanément sur les animaux, diverses maladies altèrent aussi très-profondément les matières animales, ou leur communiquent des propriétés délétères toutes spéciales: ce sont le charbon, la pustule maligne, l'anthrax, la morve et la rage.

Le charbon, la pustule maligne et l'anthrax attaquent les animaux de boucherie (Ruminants), auxquels on a fait faire de longues marches, ou que l'on dit avoir été *surmenés;* ceux qui sont placés dans de mauvaises conditions hygiéniques, nourris de fourrages gâtés, abreuvés d'eaux saumâtres, enfermés dans des étables étroites, obscures, mal aérées; ceux-là surtout qui ont séjourné dans les lieux où le mal s'est produit sous forme d'épizootie meurtrière, car, trop souvent, c'est avec un caractère imminent de contagion, que l'une et l'autre de ces affections morbides se propagent sur le bétail.

Le charbon est caractérisé par une tumeur dure, froide et indolente, de nature gangréneuse, qui se développe rapidement et pour ainsi dire tout à coup.

Autour de cette tumeur, selon le degré de réaction, se dessine une auréole d'un rouge plus ou moins vif, qui est l'indice d'un travail d'élimination. L'animal affecté perd l'appétit, il a l'œil terne, le poil rugueux, la démarche lourde ou traînante. En très-peu de temps, quelquefois en moins de vingt-quatre heures, il succombe s'il n'est heureusement secouru.

La pustule maligne, ainsi que l'indique ce nom, se manifeste par une ou plusieurs vésicules ou pustules, qui contiennent une sérosité roussâtre, séro-sanguinolente. Au-dessous, le derme est engorgé, rouge; mais, en un point, au centre habituellement, il ne tarde pas à se former une tache noire, qui est un commencement de gangrène ou de *charbon*, si l'on doit de nouveau caractériser la maladie par ce nom. Une certaine analogie, en effet, réunit dès lors les deux maladies, qui ont le plus souvent la même issue, la mort, et qui imprègnent les matières animales du même poison, le virus charbonneux.

L'anthrax se présente sous un aspect moins redoutable. Dans l'origine, ce n'est qu'une tumeur analogue ou semblable au *furoncle*. Mais tout furoncle tend à se faire jour au dehors par une suppuration critique; l'anthrax a des tendances contraires. Soit étranglement des parties, comme on le croit généralement, soit toute autre cause, il tend à se développer de l'extérieur à l'intérieur, et, au lieu de subir une suppuration critique, il s'affaisse sur lui-même et passe à l'état gangréneux. Il prend ainsi les caractères du charbon, et, sauf l'intensité

et la rapidité du mal, il peut en avoir la terminaison, et les conséquences mêmes en ce qui concerne l'altération des débris animaux.

La morve est propre aux Solipèdes, mais elle
atteint aussi les Ruminants ; elle est essentiellement contagieuse, ou transmissible des animaux à
l'homme, et de l'homme aux animaux ; elle dénature profondément les matières organiques. Quelles
altérations toutes spéciales ne produit-elle pas pendant la vie, et ne laisse-t-elle pas sur le cadavre
après la mort ! Ce sont des flux ichoreux dans les
narines et dans la bouche, des pustules suppurantes
à la peau, des abcès partout, à l'intérieur comme
à l'extérieur, des artérites, des phlébites, des phlegmasies lymphatiques générales ou partielles, une
infection purulente que, dans ses rapides progrès,
nulle médication aujourd'hui connue ne peut conjurer.

La rage, qui, comme maladie spontanée, n'atteint
que certaines espèces animales, est essentiellement
transmissible à l'homme. Cette transmission n'a
lieu ordinairement que par la morsure des animaux atteints de cette horrible maladie. La règle,
toutefois, n'est pas sans exception. D'après Énaux
et Chaussier, diverses personnes ont contracté la
rage en se mouchant dans des linges souillés par la
bave d'animaux enragés. Au rapport de Cœlius Au-
relianus, une couturière fut saisie de la maladie
pour s'être servie de ses dents en décousant le manteau d'un homme mort d'hydrophobie rabique.
Schenkius rapporte qu'une personne mourut de la

rage pour s'être coupé le doigt avec un sabre qui avait servi à tuer un chien atteint de cette maladie. Telle est la subtilité du virus rabique, telle est l'inaltérabilité des virus en général, que ces faits peuvent bien ne pas être considérés comme apocryphes.

On connaît les effets de la rage. Le virus inoculé par la morsure d'un animal ou par toute autre cause, reste, pendant trente à quarante jours, plus ou moins, à l'état latent dans l'organisme. Cet intervalle de temps est appelé la *période d'incubation*. Au delà de ce terme, alors que le sujet est peut-être en pleine sécurité sur le passé, tout à coup il est saisi de frissons intérieurs, d'horripilations vagues, d'un sentiment d'oppression inexprimable. Il crie qu'il étouffe, il demande de l'air; le pharynx est le siége d'une constriction violente. Il veut boire et rejette tout liquide qu'on lui présente; l'aspect seul des boissons l'irrite, lui donne des convulsions: *Miserrimum genus morbi*, dit Celse, *in quo simul æger et siti et aquæ metu cruciatur*. Le délire, un délire furieux se manifeste, et il n'est pas d'état plus horrible à voir, et qui inspire plus d'effroi ou de pitié. Dans les accès qui se renouvellent et s'exaspèrent, comme ceux de la folie, il est des malades qui cherchent à mordre, qui brisent ou déchirent tout ce qui tombe en leur pouvoir; mais le plus souvent il reste à ces malheureux assez de sentiment d'eux-mêmes pour prévenir de leur fureur ceux qui les assistent, et les éloigner d'eux. A l'Hôtel-Dieu, j'ai vu une femme ne cesser de cracher autour d'elle sur les infirmiers et sur les médecins ; mais cette expuition n'attestait qu'un spasme involontaire, et non l'intention de nuire. Cette femme ne manifestait pas l'envie de mordre (1).

On a recueilli quelques observations qui méritent une mention spéciale. Un malade dont parle Haller, fut en proie au satyriasis le plus violent. M. Portal dit avoir vu des femmes atteintes de fureur utérine portée au plus haut degré. M. Magendie a soigné un sourd de naissance qui, pendant ses accès, entendait très-distinctement.

Malgré des assertions contraires, nulle médication, nul remède spécifique n'est propre à conjurer les effets de la rage *confirmée*. La cautérisation seule peut prévenir le mal en en détruisant la cause, le virus rabique. Cette inévitable et fatale terminaison de l'*hydrophobie inoculée*, la distingue de l'hydrophobie simple ou non inoculée, qui n'est qu'un symptôme nerveux, non mortel par lui-même. Les deux termes de la maladie, l'inoculation et la mort, sont donc les caractères pathognomoniques de la rage. Il serait superflu d'en chercher d'autres : l'anatomie pathologique ne les donnerait pas (2).

---

(1) Dupuytren fut atteint à la lèvre par la salive de cette femme ; il ne s'en préoccupa point, ne se fit pas cautériser, et il n'en résulta rien.

(2) Je tiens du professeur Récamier, alors que j'étais son élève, le fait suivant qu'on ne peut trop reproduire : Deux personnes avaient été mordues en même temps par un animal suspect. L'une d'elles, s'inquiétant des suites que pouvait avoir la morsure, alla, dix-huit jours après l'accident, consulter l'illustre médecin de

Les maladies charbonneuses, la morve et la rage
altèrent et dénaturent profondément les matières
animales. Mais, selon chaque affection, l'altération
est de nature spécifique : le charbon engendre le
charbon; la morve engendre la morve; la rage
engendre la rage. Toutefois, il faut encore faire ici
la distinction ou la réserve qui a été faite au sujet
des matières animales fermentées ou putréfiées. Les
chairs provenant d'animaux morts du charbon, de
la pustule maligne, de l'anthrax, de la morve ou
de la rage, ne sont pas essentiellement virulentes
comme matières alimentaires. Les liquides digestifs
les modifient, les rendent assimilables; elles ne sont
un poison pour l'économie, que si, par suite de circonstances accidentelles, elles ont été mises en contact direct avec des surfaces absorbantes. Alors les
fluides organiques sont sans action neutralisante, et
l'absorption étant immédiate, l'empoisonnement en
est la conséquence.

Mais quelle main coupable osera ou pourra faire
usage de tels poisons? Le crime se révélerait par les
circonstances qui l'auraient précédé. Ce n'est encore qu'en Chine, et dans un roman même, que,
pour se défaire de sa femme, un mari a eu l'idée de
l'enfermer et de placer à sa porte, pour la garder,

---

l'Hôtel-Dieu. « Il faut cautériser la plaie sur-le-champ, » dit Récamier, et il y porta l'instrument tranchant, puis le nitrate acide
de mercure. Trois semaines plus tard, la personne qui ne s'était
point fait cautériser mourait de la rage; celle qui avait été opérée
n'en fut point atteinte. Puisse l'exemple servir de leçon, puisse le
même remède être encore utile !

un chien enragé. La femme enfermée voudra sortir, s'était-il dit, elle sera mordue... ; elle mourra.

En terminant ici ce livre, qu'on me permette donc d'en reproduire, comme conclusions, les propositions premières :

Il n'existe point de poisons à l'état normal dans le corps humain ;

Les poisons sont des matières inassimilables, qui pénètrent dans l'organisme par absorption ;

Ils agissent par action de présence, en raison de leur nature, en vertu des affinités chimiques ordinaires, subordonnées toutefois aux conditions physiologiques.

En conséquence :

La médecine en signale les effets, qu'elle distingue des effets produits par les maladies ordinaires ;

La chimie en retrouve les traces, non-seulement sur les points avec lesquels ils ont été mis en contact, mais jusque dans les organes où ils ont été portés par l'absorption.

FIN DU TROISIÈME ET DERNIER VOLUME.

# TABLE DES MATIÈRES.

## TOME TROISIÈME.

Pages.

FIN DE LA TABLE DES MATIÈRES.

# TABLE ALPHABÉTIQUE.

Les chiffres romains indiquent le volume, et les chiffres arabes
indiquent la page.

## A

## B



## C

## D



## E

### F

FOIE DE SOUFRE. *Voyez* SULFURES ALCALINS.
FOURMIS. III, 500.
FOWLER (Solution de). I, 481, 489.
FROMAGES ALTÉRÉS. *Voyez* MATIÈRES ANIMALES ALTÉRÉES.
FROMAGES D'ITALIE. *Voyez* MATIÈRES ANIMALES ALTÉRÉES.
FULMINATE DE MERCURE. II, 90.

# G

GALÈNE. II, 53.
GAROU. *Voyez* DAPHNÉ GAROU.
GASTRITE et GASTRO-ENTÉRITE CHRONIQUE. I, 316.
GASTRO-ENTÉRO-COLITE. I, 284.
GASTRORRHAGIE. I, 280.
GAZ DES MARAIS. *Voyez* HYDROGÈNE PROTOCARBONÉ.
GAZ TOXIQUES. III, 47.
GŒCKLER (Affaire). I, 359.
GOMME GUTTE. III, 397.
GOUTTES UTÉRINES DE LA REINE D'ESPAGNE. III, 238.
GRATIOLE. III, 399.
GUACO. III, 500.
GUÊPES. III, 604.
GUTTIFÈRÉES. III, 507.

# H

HÉCATE. I, 6.
HERBES ENCHANTÉES. I, 7.
HERNIES. I, 263.
HOMARDS. III, 651.
HUILE PHOSPHORÉE. II, 383.
HUITRES. III, 646, 656.
HYDROCHLORATE D'AMMONIAQUE. *Voyez* CHLORHYDRATE D'AMMONIAQUE.
HYDROGÈNE ANTIMONIÉ. II, 27. — ARSÉNIÉ. I, 473. — BICARBONÉ. III, 49, 61. — PHOSPHORÉ. II, 428. — PROTOCARBONÉ. III, 49, 61. — SULFURÉ. II, 423.
HYDRURE D'ANTIMOINE. II, 26. — D'ARSENIC. I, 472.
HYOSCIAMINE. III, 204.
HYPOCHLORITES ALCALINS. III, 16, 27, 34.
HYPOCHLORITE DE SOUDE. *Voyez* HYPOCHLORITES ALCALINS.

## I



## J



## K



## L



## M

## P

# R



# S

## T



## U



## V

# W



# Y



# Z

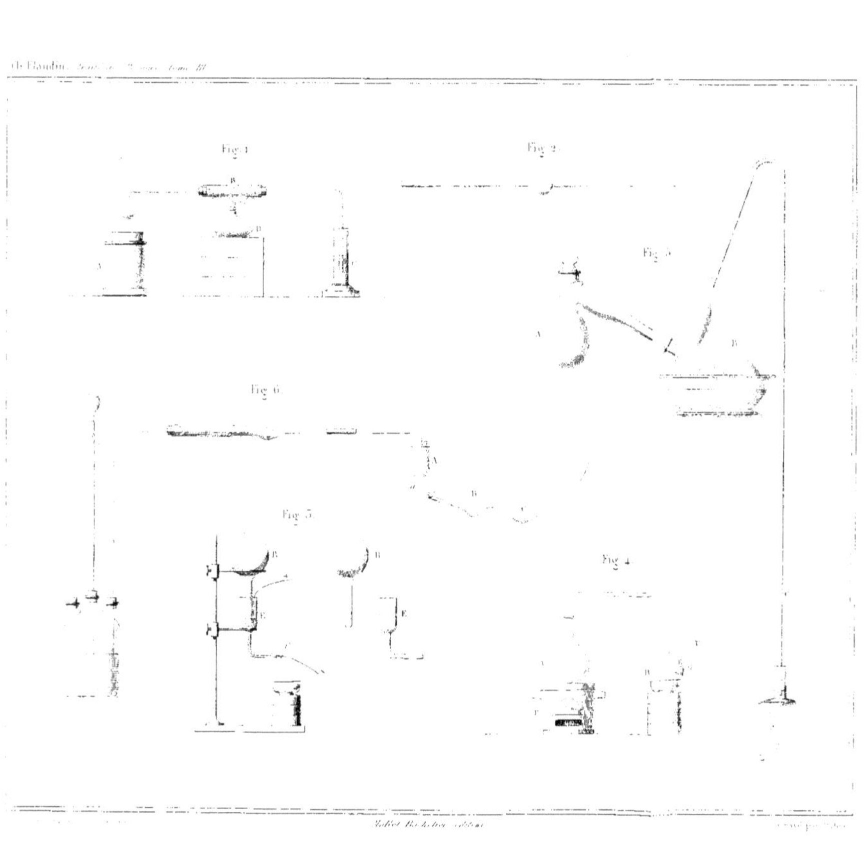


Fig. 1
Fig. 2
Fig. 3
Fig. 4
Fig. 5
Fig. 6